临床免疫学进展

主　编　汪慧英　杨旭燕
副主编　田　炯　范　剑　罗发满

ZHEJIANG UNIVERSITY PRESS
浙江大学出版社

编著者名单

（按姓氏拼音）

陈保德　浙江大学医学院附属第一医院　副主任技师

陈　楚　浙江大学医学院附属第四医院硕士

范　剑　浙江大学医学院附属第一医院　副主任技师

付婉艺　浙江大学过敏研究所　博士

高中山　浙江大学过敏研究所　教授

江新国　美国斯坦福大学医学院　博士

楼　滨　浙江大学医学院附属第一医院　副主任技师

刘光辉　华中科技大学同济医学院附属同济医院　教授

刘小孙　浙江大学医学院附属第一医院　副主任医师

刘永林　浙江中医药大学附属浙江省中医院　博士

罗发满　浙江大学医学院附属第二医院　副主任医师

吕铁锋　杭州市第六人民医院　主任医师

邵亚南　浙江大学医学院附属儿童医院　硕士

唐兰芳　浙江大学医学院附属儿童医院　主任医师

谭亚军　浙江大学医学院附属第一医院　副主任技师

田　炯　浙江大学医学院附属第一医院　主任医师

王巧宏　浙江大学医学院附属第二医院　副主任医师

汪慧英　浙江大学医学院附属第二医院　博士

Wen Tian　美国斯坦福大学医学院　博士

吴新宇　浙江大学医学院附属第二医院　博士

相学平　浙江大学医学院附属第二医院　主管技师

熊文依　浙江大学医学院附属儿童医院　硕士

许伟红　浙江大学医学院附属第二医院　博士

杨旭燕　浙江大学医学院附属第二医院　主任医师

姚　我　浙江大学医学院附属第二医院　硕士

叶　波　浙江大学医学院附属第一医院　硕士

郑书发　浙江大学医学院附属第一医院　主管技师

朱　亮　浙江大学医学院附属第二医院　主治医师

周　湘　浙江大学过敏研究所　博士

学术秘书　张根生　高　雁（浙江大学医学院附属第二医院）

序

　　随着生命科学的发展，人类对临床疾病的认知逐步加深，从最初的疾病症状诊断到病理生理诊断，到现在开始进入免疫学诊断，免疫机制在各种疾病中的作用越来越受到重视。人们发现，免疫机制几乎存在于各种疾病中，而各种免疫学技术的不断发展突破以及在临床中的广泛应用，则促进了免疫学技术和临床医学的有效结合，为临床疾病的诊断、治疗提供了有效的帮助和巨大的作用，这种免疫学的进展为人们打开了一扇新的窗户。

　　20世纪60—70年代，一批具有临床经验的医师开始进入实验室，开发和转化基础免疫研究技术，并将之用于临床，形成了临床免疫学这一崭新的学科。随着基础免疫学、分子免疫学和实验技术的飞速发展，他们在临床的应用渗透到每一个领域和学科中，这为临床免疫学的快速发展提供了巨大的空间。然而事实上，临床免疫学的发展却是比较崎岖和艰难的，究其原因，临床免疫学是临床与免疫学知识的结合，即将免疫学的知识、理念、技术应用到临床疾病诊治中，它需要在临床和免疫学之间搭建起一座桥梁；它要求临床医师拥有比较丰富的免疫学知识，并将其融入到临床疾病的日常诊治中；它希望临床工作者具备更新的思维、更多的技能、更高的要求。与国外相比，我国的免疫学与临床的结合相对比较松散：临床医师往往缺乏专门的免疫知识培训而存有诸多盲区；临床医师往往会对疾病的免疫机制模糊不清缺乏了解；临床医师往往在诊治中跟不上日新月异的诊疗技术发展；有些临床医师甚至对已经在临床开展的免疫学检测指标都知之不详，更毋论最新进展或是转化医学的开展。这些局限性限制了免疫学在临床中的实际应用，使得临床免疫学的进一步发展受到种种阻碍。因此，临床免疫学知识在广大医务人员中特别是一线临床医师中的推广迫在眉睫，虽然也有不少这方面的书籍出版，但以一线临床免疫学实践应用为特征的临床免疫学的书籍比较缺乏。

　　此次由汪慧英、杨旭燕医师主编的《临床免疫学进展》一书，从一线医师临床实践需求出发，组织国内外相关专业的一线临床医师专家，根据内科临床实践，既对免疫学的基础知识与疾病的发病机制进行详尽的论述，又对相关临床的实践应用结合具体实际进行了系统的阐发。本书作者阵营独特，全部来自国内外一线临床医师，内容系统丰富、资料新颖翔实、文字简洁明了、临床实用性强，相信对广大一线临床医师和从事相关工作的医学工作者更好地理解临床疾病的免疫学机制和临床相关诊疗技术手段的应用，会有很好的帮助，同时对临床免疫学的发展也必将具有独特的价值。

赵小英

2015年1月

前　言

编写一本具有以一线临床免疫学实践应用为特征，反映其最新进展和动态的临床免疫学著作的想法由来已久。作为长期从事临床工作的作者，我们的想法正是源于以下三个现实需求：

首先，临床免疫学作为一门新兴的边缘学科，与医学微生物学、分子生物学、遗传学、病理生理学及临床流行病学等均具有高度的相关性。近年来，免疫学在临床疾病发病机制的研究与疾病的预防、治疗中的应用日益增多和深入，早已从最初单纯的研究疫苗抗感染性疾病扩展到过敏、感染、肿瘤、移植、自身免疫等疾病，这就需要我们在宏观上对此必须有一个系统的、整体的、全面的学习和了解。

其次，随着基础免疫学知识的不断更新和免疫技术的不断发展，免疫学的新概念、新理论、新技术的建立与应用极大地推动了临床免疫相关性疾病的诊断和治疗，甚至改变了既往的治疗理念、策略和方式。但同时也对临床医师提出了新挑战，需要与时俱进不断更新、学习和掌握临床免疫学疾病诊治的相关知识与技能。

再次，当今国内的临床免疫专业尚在起始阶段，专业的临床免疫医师稀缺，虽然已有大学开设临床免疫学课程，也陆续有一些关于临床免疫的著作出版，但这些教材、书籍大多偏重于基础免疫学，而对于临床疾病免疫学机制和免疫治疗的阐述则较为简单，特别是具有以一线临床免疫学实践应用为特征，反映其最新进展和动态的临床免疫学书籍尚不多见。

借此，我们邀请了三十余位从事一线临床免疫学实践和研究的同道共同编写了这本《临床免疫学进展》。在本书中，他们阐述了国内外相关领域研究的最新进展，并融合了自己十几年甚至几十年的研究成果和临床实践。

我们力求在本书中体现三个特点：一是充分注重免疫学知识和技术在一线临床中的实用性；二是努力体现临床免疫学的最新进展和发展动态；三是尽力回答临床医师在临床免疫学应用实践中碰到的困惑和疑难。

本书内容总体由临床免疫学基础、临床免疫学技术和临床免疫学疾病构成。在第一篇中，主要阐述临床免疫学基础，包括临床免疫系统的构成，免疫应答的类别及其重要的生理病理意义；以及临床免疫学技术的进展，包括血清学免疫分子的检测以及免疫细胞的鉴定，同时也阐述了免疫病理学的进展。第二篇详尽介绍临床常见的免疫学疾病，主要包括过敏反应与免疫、自身免疫性疾病、感染与免疫、移植与免疫、肿瘤与免疫以及免疫缺陷性疾病。在各大类临床免疫学疾病中，侧重从疾病的免疫发病机制和类型、临床特征以及免疫诊断方法和治疗进展等几方面来进行具体的阐述。

我们将本书奉献给广大一线临床医师，以及对临床免疫相关性疾病感兴趣的研究者、大学生和患者，为他们提供临床免疫相关性疾病的全面和最新知识，相信本书的编写特点能提供给广大读者独特的实用价值,对提高临床免疫学的整体水平也将产生积极的作用。

由于临床免疫学进展迅速,相关信息浩如烟海,难免会有疏漏,衷心期望并热情欢迎广大读者和专家予以指正。

汪慧英　杨旭燕

目 录

第一篇 临床免疫学基础与临床免疫分析技术

第二篇 临床免疫性疾病

第一篇　临床免疫学基础与临床免疫分析技术

第一章 临床免疫学基础

免疫系统通常分成两大类:先天性免疫系统和获得性免疫系统。先天性免疫系统的主要特点是与免疫应答相关的蛋白表达和产生不需基因重组,所以先天性免疫是非特异的快速反应;而获得性免疫的特点是与防御有关的蛋白分子要经过基因重组后才能表达,获得性免疫反应的这个特点不仅可以增加免疫的特异性,并且也可以增加免疫的多样性。本章节主要介绍抗原与抗体及细胞因子的基本概念、先天性和获得性免疫相关的主要免疫细胞、免疫学的最新研究进展以及它们在临床免疫学中的作用。

一、抗原与抗体的基本概念

在免疫系统中,任何能够诱导获得性免疫反应的物质都可以被称为抗原。大部分抗原是蛋白质或者是多糖。能够与特异的抗体结合的抗原部分被称作抗原决定簇,一个抗原分子可以有一个或多个抗原决定簇。抗原决定簇里功能性的基团被称为半抗原。半抗原是刺激抗体产生的重要结构,但通常它们不能单独诱导抗体的产生,而是需要载体(carrier)的帮助。根据它们诱导的免疫反应种类,抗原可以分类为免疫原、耐受原以及过敏原。顾名思义,它们可以各自导致免疫反应、免疫耐受或者过敏反应。根据抗原的来源,它们可大致分类为外源性抗原、内源性抗原、自身抗原以及肿瘤抗原。需要注意的是,内源性抗原可以是外源性细菌或病毒感染后导致体内细胞产生的抗原,而自身抗原是新暴露的具有免疫原性的自身分子。肿瘤抗原来源于突变的自身分子。蛋白抗原诱导产生抗体通常需要 T 细胞的帮助,而多糖及脂质抗原诱导产生抗体则不需要 T 细胞帮助。

抗体是一种由浆液细胞产生的属于免疫球蛋白超家族的糖蛋白。抗体的基本组成成分是两条重链及两条轻链。位于轻链和重链顶端的区域称为超变区,是认识并结合抗原的地方,超变区的每个变种(variant)可以认识一种与之对应的抗原。V(D)J重组和体细胞超级突变(somatic supermutation)是造成抗体多样性的主要机制。根据重链的不同类型,抗体分成 5 类:IgG,IgA,IgM,IgD 和 IgE。这些抗体各自有相对特定的功能,如 IgG 是最主要的抗入侵病原抗体,IgA 主要在黏膜组织如肠和肺表达,IgD 主要作为受体表达在 B 细胞上,IgE 主要在肥大细胞和嗜碱性粒细胞上表达并介导过敏反应,IgM 主要表达在病原侵入早期时的 B 细胞上。抗原抗体及相关概念不仅解释了免疫防御系统的基本组成部分,而且是其他很多疾病发展及许多生物医学研究工具的重要理论基础。

二、细胞因子

细胞因子是细胞产生的能够通过相应的受体而作用在它们自己(称为自分泌,autocrine)或者其他靶细胞(称为旁分泌,paracrine)上的蛋白。它们跟一些生长因子的作用方式并没有本质的区别,但是细胞因子通常是指那些跟机体防御有关,并且主要作用在白细胞上的分子,而生长因子则仅指那些主要作用在别的体细胞的蛋白。历史上曾使用过淋巴因子、单核因子来区分由淋巴细胞产生或单核细胞产生的细胞因子,但是由于这些细胞因子中的很大一部分都可由不同种细胞产生,这种命名方式现在已经不太常用。细胞因子中,白细胞介素(interleukin,IL)是由白细胞产生而作用在别的白细胞上的细胞因子;趋化因子(chemokine)是介导免疫细胞趋化的细胞因子。也有把细胞因子大体上分为两种:1类细胞因子(type Ⅰ cytokine)和2类细胞因子(type Ⅱ cytokine)的分类方法。这种分法主要基于细胞因子本身及受体的结构,同一类型的细胞因子通常诱导相似的细胞内信号传导机制。总之,关于细胞因子的分类没有统一的标准,也很难把数量庞大的细胞因子完整地归类。对细胞因子的功能认识要与相关的病理或者生理情况联系起来才更有实践意义,所以这里我们不详细介绍各个细胞因子的功能,而将它们留在相关的章节中。

三、先天性免疫系统细胞

(一)树突状(dendritic)细胞

抗原特异性的免疫反应是机体防御(如防御感染和抑制肿瘤发生和发展)以及疫苗发挥其免疫保护作用的主要机制;但有时候过度免疫反应会导致机体自身免疫性疾病。T细胞在这些免疫反应包括免疫调节中都起着重要作用,但是它们不能直接认识未经处理的抗原,所以需要其他细胞的帮助。树突状细胞被认为是一种专职的抗原递呈细胞(professional antigen presenting cell),是可以帮助获得性免疫细胞如T细胞成熟的主要抗原递呈细胞。树突状细胞表面具有丰富的抗原递呈分子(MHC-Ⅰ和MHC-Ⅱ类分子)、共刺激因子(CD80/B7-1,CD86/B7-2,CD40,CD40L等)和粘附因子(ICAM-1,ICAM-2,ICAM-3,LFA-1,LFA-3等),因此是功能极其强大的专职抗原递呈细胞。树突状细胞的生物免疫学功能主要为摄取、加工和递呈可溶性抗原,激活初始型T细胞并刺激其增殖,启动T细胞介导的特异性免疫应答,刺激B细胞增殖和分化,激活自然杀伤细胞(nature killer cell,NK cell),并促使其向局部淋巴结迁移。

一般来说,树突状细胞可分两种:(1)髓样树突状细胞(myeloid dendritic cells,mDC),又称为传统树突状细胞。它由骨髓中$CD34^+$多潜能干细胞($CD34^+$ Hematopoietic progenitor cell,$CD34^+$ HPC)分化形成。研究发现,$CD34^+$ HPC在GM-CSF和TNF-α的作用下可以沿着三种不同途径分化为成熟的树突状细胞。其一,$CD34^+$ HPC先分化为$CD1a^+$的前体树突状细胞,再形成含有Birbeck颗粒,表达Lag抗原以及E-Cadherin的Langerhans细胞或间质树突状细胞。其二,$CD34^+$ HPC先分化为$CD14^+$的前体树突状细胞。此种成熟树突状细胞表达CD1a,CD2,CD9,CD68以及因子ⅩⅢ。其三,$CD34^+$ HPC先分化为外周血液中的$CD14^+$单核细胞(mononuclear cell),在GM-CSF和IL-14的作用下,部分单核细胞不分化为巨噬细胞(macrophage),却形成了不成熟的树突状细胞,然后在IL-1,LPS,TNF-α等炎性介质的作用下,发育成为成熟树突状细胞。(2)淋巴样树突状细胞,起源于先驱淋巴细胞(lymphoid progenitor cell)。此类型的树突状细胞能释放出大量的Ⅰ型干扰素(type Ⅰ interferon),主要在抗病毒中起重要作用,又可称为浆细胞样树突状细胞(plasmacytoid dendritic cells,pDC),分化后通常分布于淋巴组织中。

毫无疑问,树突状细胞诱导的免疫反应为机体防御提供重要保护机制,但是同时增加了诱发自身免疫反应、过敏反应以及慢性炎症反应的可能性。由此产生的一个问题是树突状细胞怎样才能帮助免疫系统只对病原体起反应,而避免对自体抗原以及非致病环境抗原起反应呢?研究证明,T细胞的负性选择需要树突状细胞递呈的抗原;此外,树突状细胞也能诱导调节性 T 细胞的发展,因此树突状细胞可以用不同机制来诱导中枢耐受(central tolerance)。同样,树突状细胞也能够通过获取和处理无害抗原而促进外周耐受。

作为一种联系先天性及获得性免疫的重要细胞,树突状细胞能够在不同疾病中起作用,如在移植排斥反应、自身免疫疾病、肿瘤以及一些病毒引起的疾病如艾滋病及登革热中起作用。在肿瘤治疗中,树突状细胞疫苗是非常有前景的免疫治疗策略,在今后很长的时间内还将是一个研究的热点。

(二)自然杀伤(natural killer,NK)细胞

自然杀伤细胞最初得到这个命名是因为它们能够直接杀灭肿瘤细胞,现在知道这些细胞在早期先天性免疫中起着重要作用,尤其是在病毒感染时。它们分泌的细胞因子作用在其他先天性免疫细胞上,可一起调节获得性免疫的发展。自然杀伤细胞属于淋巴细胞系细胞,是胞内有嗜天青颗粒的形体较大的淋巴细胞。自然杀伤细胞可杀灭不表达 MHC Ⅰ类分子的靶细胞。因此它们与 T 细胞能互补性地杀灭细胞。在临床及基础研究中,自然杀伤细胞通常用以下一些表面分子来与其他免疫细胞区分:在小鼠中主要的标记分子是 $NK1.1^+$,$Fc\gamma RIII(CD16)^+$,$CD122^+$ 及 $CD3^-$;而在人类中的标记分子是 $CD56^+$ 及 $CD3^-$。一般来说它们都表达 NKG2D 及 NKp46 受体。自然杀伤细胞主要通过两种机制来杀伤靶细胞,一是通过颗粒酶 B 和穿孔素来直接溶解细胞;另一种是通过 FAS 死亡受体诱导细胞凋亡。自然杀伤细胞识别靶细胞主要由细胞表面受体决定,这些表面受体的表达有以下特点:(1)表面受体分子由胚系基因决定,也就是说它们不像 TCR 一样要在免疫反应过程中进行重组;(2)每个自然杀伤细胞表面可同时表达激活性或抑制性受体;(3)有些不同的受体可能认识相同的配体;(4)自然杀伤细胞受体能认识 MHC Ⅰ类分子,但是它们在结构和功能上与 TCR 有本质上的不同。

自然杀伤细胞的表型和功能成熟在骨髓发生,它们的发育需要细胞因子如 IL-7 和 IL-15的存在以及与间质细胞直接接触。自然杀伤细胞在骨髓中的发育与别的淋巴细胞类似,都需要转录因子 Ikaros 及 PU.1。除此之外,其他转录因子如 Ets-1,Id2,IRF-1,MEF 和 GATA-3 也和它们的发育相关。据估计,虽然自然杀伤细胞在小鼠周边淋巴器官如脾脏中仅占所有白细胞的 2.5%,但是它们却可以迅速地对入侵的病原启动免疫防御反应。其主要机制可能包括:1)自然杀伤细胞激活性受体可以识别多种配体;2)表达同一种激活性受体的自然杀伤细胞可以相对大量存在;3)细胞因子受体的持续性表达促使它们可以对细胞因子快速起反应;4)持续性表达的颗粒酶和一些细胞因子也可加快其免疫防御反应。新近研究表明自然杀伤细胞除了先天性免疫作用外,还有免疫记忆功能,这使得它们看起来有点像获得性免疫细胞。总之,自然杀伤性细胞在抗病毒感染及肿瘤免疫起着重要的作用,最新的研究也证明它们可能与肺移植免疫耐受相关。除此之外,自然杀伤性细胞还可以调节 T 细胞免疫。

(三)巨噬细胞(macrophage)

巨噬细胞是由单核细胞分化而来的广泛分布在体内不同器官和组织的先天性免疫细胞。由于其起源及存在组织局部环境的不同,这些细胞的存活时间及表型也各不相同。成

熟的巨噬细胞具有很强的吞噬能力,它们是相对存活时间较长而且非常适应于对入侵的抗原和微生物起反应的效应细胞。组织中的巨噬细胞主要通过识别和防御入侵的微生物,微小颗粒以及其他免疫原维持稳态。巨噬细胞还有抗原递呈作用,从而激活相关的 T 细胞和 B 细胞反应。除了在起局部防御作用,巨噬细胞还能通过产生细胞因子如 IL-6 和脂质代谢产物如白三烯等进入循环系统来促进全身性的反应。当局部血管或者组织受到病原体侵入产生炎症反应时,通常伴随有组织巨噬细胞的激活,此时血液中骨髓产生的单核细胞数量会大量增加,这些单核细胞被招募至炎症组织后可分化成巨噬细胞。这一系列的过程跟组织炎症性质、强弱、局部产生的趋化因子以及内皮细胞表面产生的粘附细胞因子都相关。最近的研究证明巨噬细胞本身还能够局部增殖,然后被 Toll-样受体(TLR)配体和 IFN-γ 激活,表型从有氧代谢变成无氧代谢,产生大量炎症因子以及 ROS 及 RNS,巨噬细胞的这种表型称为经典激活巨噬细胞(classically activated macrophage,CAM),它们具有极强的吞噬和处理病原体的能力。而当巨噬细胞被 IL-4 和 IL-13 激活时,它们会呈现另一种表型,称为另类激活巨噬细胞(alternatively activated macrophage,AAM)。这类巨噬细胞通常与伤口修复、肿瘤及其他慢性炎症性反应有关。一个最新的关于人类巨噬细胞基因表达研究显示它们的表型并不是简单地分成一类或另一类,而是呈现出色谱样连续分布的情况,说明不同巨噬细胞之间可能极易发生表型转换。除此之外,巨噬细胞还具有调节免疫系统的功能,在机体发育中也可能起着重要作用。因此巨噬细胞是一大类作用广泛,与免疫、人类发育、稳态维持及疾病等密切相关的重要细胞。

(四)粒细胞(granulocyte)和肥大(mast)细胞

粒细胞通常包括三种天然免疫细胞,中性粒细胞(neutrophil)、嗜酸性粒细胞(eosinophil)和嗜碱性粒细胞(basophil)。它们被称为粒细胞的主要原因是它们细胞内都有形态功能及染色特点各异的,用来储存胞内酶、阳性蛋白、事先形成的受体和一些细胞特异性分子的颗粒。这些细胞不仅是先天性免疫系统的重要组成部分,也是协调先天性和获得性免疫的重要细胞。

中性粒细胞是人们熟知的预防细菌和真菌感染的第一道防线,它们与单核细胞、巨噬细胞和树突状细胞一起形成人体的专职吞噬细胞。在急性炎症反应中,中性粒细胞因为在杀灭病菌的同时会损伤周围正常组织而常被认为是有害细胞,但是越来越多的研究证明这些细胞功能多样,在连接先天性及获得性免疫反应中起重要作用。例如,中性粒细胞能够调节树突状细胞、T 细胞以及 B 细胞的转移、成熟和功能。必须指出的是,在很多相关研究中,抗体 RB6-8C5 被作为消耗中性粒细胞的工具,而现在知道这个抗体的特异性并不是很强,它除了能结合中性粒细胞,还能结合其他细胞如树突状细胞、淋巴细胞和单核细胞,因此我们应该审慎对待这些研究结果。现在新的 Ly6G 抗体(1A8)特异性更强,应该能够对将来的研究产生影响。除了在免疫防御反应中起作用外,越来越多的研究也证明了中性粒细胞在血管再生、肿瘤发展以及移植排斥等反应中起着重要作用,这将是一个颇具前景的方向。

嗜酸性粒细胞占外周血液白细胞的 $1\%\sim6\%$,主要对寄生性蠕虫、细菌和病毒起免疫反应。它们也经常与 Th2 型免疫反应相关,维持一些器官如肠、乳腺、子宫、胸腺以及骨髓等的稳态平衡;新近研究也发现嗜酸性粒细胞参与维持上皮细胞屏障以及组织重塑(remodeling);同时在嗜酸性粒细胞相关的疾病如哮喘、过敏性鼻炎、特异性皮炎以及嗜酸性细胞过多综合征等中起着重要作用。

　　传统意义上，嗜碱性粒细胞、肥大细胞及嗜酸性粒细胞被认为在 IgE 介导的 Ⅰ 型超敏反应和过敏性炎症中起重要作用，然而更多的研究证明嗜碱性粒细胞和肥大细胞也能产生细胞毒性物质及炎症因子来调节免疫反应，而非通过 FcεRI 激活途径。因为这两类细胞有较多的相似之处，所以在这里一起讨论。超敏反应的主要过程包括抗原特异性的 IgE 产生，结合到嗜碱性粒细胞或肥大细胞表面的 FcεRI 受体，接着是细胞脱颗粒反应释放组胺及脂代谢产物白三烯 C_4（LTC_4）。肥大细胞在诱导过敏性炎症急性期的血管通透性中起重要作用，而嗜碱性粒细胞对维持慢性过敏非常重要，通常通过产生 IL-4 和 IL-13 的机制。肥大细胞表达 TLR1 到 10，它们可以直接对入侵病原体起反应，因此在免疫防御中起作用，相比之下，嗜碱性粒细胞在这方面的作用研究较少。与嗜酸性粒细胞类似，嗜碱性粒细胞和肥大细胞也能通过各种不同的机制来调节免疫反应。

四、获得性免疫系统细胞

（一）B 细胞

1. B 细胞的发生发展

　　B 细胞是最重要的淋巴细胞之一，主要参与体液免疫。在体液免疫中，成熟 B 淋巴细胞的主要功能是增殖和分化成浆细胞（plasma cell），然后产生大量针对诱导它成熟的抗原有高亲和力和高特异性的抗体。在人类和啮齿类动物中，出生前 B 细胞主要由胎儿肝脏和脾脏产生，出生后主要由骨髓产生。骨髓 B 淋巴细胞的发展由一系列的转录因子调控，这些因子包括 GATA-2，Runx1，PU. 1，Ikaros，E2A，EBF-1，PAX5，SOX-4，FoxO1，LEF-1，NF-kB，OCT-2 及 OBF-1 等。B 细胞在骨髓中经历几个不同的发育过程，包括重链和轻链的重新组合以及 B 细胞受体（BCR，主要是 IgM）的形成。骨髓产生的未成熟 B 细胞迁移到周边淋巴组织如脾脏，在那里一部分进一步发育为成熟 B 淋巴细胞，其余的会以凋亡的形式死亡。那些刚开始成熟的细胞被称为过渡性（transitional）B 细胞，基于细胞膜蛋白（如 CD21，CD23，AA4. 1）和 IgM 表达的不同，过渡性 B 细胞通常被分类为 T1、T2 和 T3 型 B 细胞，这些过渡性 B 细胞通常不会存活很久，并且不具备完整功能。T1 型细胞需要 B 细胞激活因子（BAFF）的作用才能发育成为 T2 型细胞；T3 型 B 细胞最后发育成熟为滤泡性（follicular）B 细胞，但是也有研究认为 T3 型 B 细胞不是滤泡细胞的前体，而是对自身抗原起反应的无能（anergic）细胞；部分 T2 型细胞可以对来自周边微环境的刺激起反应而发育成边缘区域（marginal zone）B 细胞。B 细胞的这些发育不需要抗原刺激，称为抗原独立性（independent）B 细胞发育。目前对外周 B 细胞发展的认识还不是很完善，需要更多的研究来进一步细分和表征这些细胞。此类研究不仅可以加深对 B 细胞发展的理解，而且可以为 B 细胞导致的相关疾病找到新的治疗靶点。

2. B 细胞激活

　　成熟 B 细胞要经过激活才能进一步分化成浆液细胞或者记忆 B 细胞。B 细胞需要通过叫克隆选择（clonal selection）的过程被抗原激活。每个成熟 B 细胞表面都表达有 B 细胞受体（B cell receptor，BCR），每个受体都由一个轻链（$V_L C_L$）和一个重链（$V_H C_H$）通过非共价键组成。保守估计，每个成人的一生中大概有会表达 10^{13} 个 BCR 克隆。进入免疫系统的抗原会从庞大的 BCR 克隆中选择并结合到跟它们最相配的受体，然后促使 B 细胞分化成能产生抗体的浆液细胞。由于 B 细胞表面表达的庞大的受体数量，即使是结构非常简单的抗原也能够激活表达有高特异性和亲和力 BCR 的上百种 B 细胞。这一过程在二级淋巴器官中完成并且通常需要 T 细胞和先天性免疫细胞的帮助。抗原结合到 BCR 后不仅促使一系列与 B 细胞激活相关的基因表达,而且会与 BCR 一起被内吞至细胞内,这些被内吞进入细胞的抗原被细胞内结构处理后被呈递到 MHC Ⅱ类分子上,抗原片段和 MHC Ⅱ类分子的结合物会被转移至细胞表面,再激活抗原特异性的 T 辅助(Th)细胞。值得指出的是,抗原诱导的 BCR 反应远比原来想象中的复杂,B 细胞受体的这种反应不仅跟 B 细胞的发育程度相关,而且取决于 B 细胞所处的周边环境以及抗原本身的特点。BCR 的基本组成分子包括 1 个分子膜(membrane)免疫球蛋白 mIg 和 1 个分子 Igα-Igβ。到目前为止,还没有关于完整的 mIg 和 Igα-Igβ 的晶体结构的报道。对 BCR 结构的深入了解将会增强我们对抗原-BCR 诱导的信号传递的理解。除此之外,对于抗原-BCR 诱导的 B 细胞反应,我们的认知主要来自于游离抗原诱导的 BCR 生物—化学反应,这些研究发现只有多价抗原才能诱导 BCR 细胞信号转导。越来越多的体内实时影像学研究证明,B 细胞只被结合在膜上的抗原(比如结合在抗原呈递细胞上),而不是游离的抗原激活。一个典型的最简化的抗原-BCR 诱导的信号转导包括蛋白酪氨酸激酶(PTK,包括 Src、Syk 和 Tec 家族)的激活,配体分子(SH2,SH3,pH 和 PX 同源分子区域)的募集,第二信号(如 Ca^{2+} 和 DAG)的激活,以及基因转录的开始。BCR 相关的信号转导是一组严密调控的信号系统,很多疾病已被证明与这些转导系统的缺陷有关。BCR 过度活跃会导致 B 细胞淋巴瘤和自身免疫性疾病,如系统性红斑狼疮。进一步了解和分解 BCR 信号系统将会促进药物新靶点的发现。

3. B 细胞耐受

B 细胞耐受是一个非常重要的能够使个体免于对自身抗原(如脂、多糖或蛋白抗原)起反应的保护性机制。B 细胞耐受包括中心和边缘耐受。在中心耐受机制里,骨髓中未成熟的能认识自身抗原并且对其有高亲和力的 B 细胞会以凋亡的形式被清除,或者通过受体编辑的机制改变 BCR 对自身抗原的结合力。对于那些对 BCR 有中等或比较低的亲和力的自身抗原被允许离开骨髓而进入周边淋巴器官。成熟的周边 B 细胞如果认识自身抗原但是没有 Th 细胞的帮助,这些 B 细胞会处于免疫无能(anergy)状态,最终失活或者直接凋亡。受体编辑指的是 B 细胞在分化过程中出现的一个抗体基因重组的现象,以保证产生有正常功能的 BCR 并且阻止进一步重组。受体重组是 B 细胞中心耐受的主要机制。BCR 编辑的过程始于等位基因的排斥,表现为 B 细胞通常只表达一种重链或轻链。重链重组先开始,在它结束后轻链开始重组。轻链重组使用一个同型排斥的机制,表现在 B 细胞通常只表达一型的轻链,或者是 λ 或者是 κ,而不是同时表达。还有一个过程叫继发重组,重链和轻链都可以进行继发重组,这种重组是当等位基因排斥失败时的一种替代机制。

4. 调节性 B 细胞

调节性(regulatory)B 细胞(Breg)是一类最近被认为在免疫耐受中起重要作用的细胞,这类细胞能够控制自身免疫疾病发展过程中出现的过度炎症反应。调节性 B 细胞的主要功能是通过产生 IL-10 来抑制炎症性细胞因子的功能,并且促进调节性 T 细胞的分化。最早关于调节性 B 细胞的命名大约在 2002 年,是基于这些 B 细胞能够抑制多发性硬化、胶原诱导的关节炎以及自身免疫性肠炎中的炎症反应而命名的。在小鼠模型中,调节性 B 细胞已经被证明能够通过细胞之间的接触而直接抑制 T 细胞增殖,甚至 T 细胞无能或者凋亡。CD40 和 CD40 配体(ligand)的结合是诱导调节性 B 细胞并且使之有免疫调节功能的必要条件。在小鼠中，调节性 B 细胞的表型还具有争议。现在知道有两种调节性 B 细胞，一种是过渡性的边缘 B 细胞，它们表达有很高的 CD21，CD23，CD24，CD1d 和 IgM，通常被称为 T2 类型细胞；另一种调节性 B 细胞是 CD1d^{hi}，CD5$^+$，CD19^{hi} B 细胞，因为它们产生大量 IL-10，也被称为 B10 细胞。最近的研究也证明了人类调节性 B 细胞的存在。CD19$^+$CD24^{hi} CD38^{hi}IL-10$^+$ 调节性 B 细胞已经被证明与人类系统性红斑狼疮及肾移植耐受相关。这些研究表明调节性 B 细胞是值得深入研究的一类 B 细胞，相关的研究将会对一些自身免疫疾病、移植免疫耐受及其他相关疾病的治疗产生影响。

5. 记忆 B 细胞

记忆 B 细胞在形态上与成熟的 B 细胞没有很大区别，但是促使 B 细胞发展成记忆 B 细胞的机制还不是很清楚。记忆 B 细胞比一般成熟 B 细胞对抗原更敏感，并且能更快地增殖和分化成浆液细胞。记忆 B 细胞主要有两种：一种是 Bmem，这种细胞是处于休息状态的 B 细胞，需要抗原激活后才能产生抗体；另一种是记忆浆细胞（plasm cells，PCs），这类细胞是活跃的记忆细胞，它们即使是没有抗原刺激也能产生大量的抗体。这两类细胞都在生发中心（germinal center，GC）产生。Blimp1 是 PCs 分化和生存最主要的转录因子，随着 Blimp1 表达的增加，PCs 停止分裂并逐渐失去 MHC Ⅱ类分子的表达，接着 PCs 会通过血液循环转移至骨髓，上调 CD138 的表达，转变成记忆性 PCs。这些细胞可以在骨髓里存活很久，主要由于骨髓内环境提供各种能促进细胞存活的因子，如 IL-6，SDF-1，CD138 配体，LFA-1，VLA-4 以及 APRIL 等。与 PCs 不同的是，Bmem 存在于很多的组织如脾脏、血液、骨髓和其他淋巴组织（如扁桃体和黏液屏障组织）中。在脾脏中，Bmem 存在于滤泡的边缘区域。人类 Bmem 表达很有特异性的 CD27，但是不表达 IgD。Bmem 是一类非常有异质性的细胞，它们可以表达 IgM，也可以表达 IgA 及任何类型的 IgG。因此，它们会有不同的效应功能和激活特点。记忆 B 细胞产生的保护性抗体是疫苗作用的主要机制，除此之外，许多研究也证明了这类细胞与过敏反应性疾病及自身免疫性疾病密切相关。

（二）T 细胞

1. T 细胞的发生发展

T 细胞由骨髓中产生的血液干细胞发展而成。与其他免疫细胞不同，T 细胞前体必须离开骨髓迁移到胸腺后才能进一步分化成 T 细胞。因此，T 细胞的发育不仅仅是简单的发育成熟，而是一个复杂而多样的过程，这个过程不仅使这些细胞获得 T 细胞的命运，更重要的是一系列的调控机制促进了具有多样功能的 T 细胞的发育。由于 T 细胞的一个主要功能是识别抗原，因此 T 细胞受体（TCR）的产生和装配是 T 细胞前体分化成功能性 T 细胞的一个重要过程。其中一些 TCR 可以识别并结合自身抗原，但是这些 TCR 在结构上存在缺陷，这使得它们在接下来的发育过程中会被筛选而清除掉。脊椎动物有两大类 TCR 复合物，一类是 αβ 二聚体，另一类是 γδ 二聚体。一个 T 细胞只能表达一种 TCR 复合物，αβ 或 γδ 二聚体。TCR 复合物的另一个重要的组成部分是 CD3。此外，TCR 还包括两个重要的共同受体，CD4 和 CD8。它们能够与 MHC 分子中最保守的部分起作用，从而促进抗原-MHC 和 TCR 的结合。CD4 是单体免疫球蛋白超级家族中的成员，可识别结合 MHC Ⅱ类分子；CD8 是二聚体分子，可识别 MHC Ⅰ类分子。CD4 和 CD8 分子的胞内部分都具有与 Src 家族酪氨酸激酶（如 Lck）的接合位点，因此 CD4 和 CD8 不仅可增加 TCR-MHC 复合物的稳定性，也是 TCR 诱导 T 细胞激活的重要组成部分。当 T 细胞激活时，通常会有三种细胞表面分子表达增加,先是短暂的 CD69 上调,然后是 CD25,最后是 CD44。在成熟 T 细胞中,持续性的 CD44 表达是记忆和效应性(effector)T 细胞的标记,而 CD25 通常是 FOXP3$^+$ 调节性 T 细胞的标记。

T 细胞的发育大部分在胸腺完成。与 B 细胞发育不同的是,刚进入胸腺的来自于骨髓的造血祖(progenitor)细胞仍旧是多功能的,也就是说,这些祖细胞仍具有发育成髓样细胞或别种细胞的能力,只是胸腺组织的特定环境使这些祖细胞往 T 细胞方向发展。根据细胞表面的 CD4 或者 CD8 表达与否,在胸腺中发育的 T 细胞主要经历三个阶段:早期发育成为双阴性(double negative,DN)细胞,即 CD4 和 CD8 都不表达;第二阶段为不成熟胸腺细胞,即 DN 细胞分化为双阳性(double positive,DP)细胞,即 CD4 和 CD8 都表达;最后,DP 细胞经过正、负性选择分化成为成熟的具有免疫功能的单阳性(single positive,SP)细胞,只表达 CD4 或者 CD8 其中一种。DP 细胞是最主要的胸腺细胞,约占其 80%,这些 DP 细胞不会出现在周边淋巴器官中。这些 DP 细胞中,只有很少一部分会在接下来的正性选择(positive selection)中继续发育成 SP 细胞。值得注意的是正性选择的概念,之所以叫正性,是因为通过这个选择过程后,细胞存活了下来。这些存活下来的是那些表达有与自身抗原有低亲和力的 TCR 的细胞。与正性选择相反的过程叫负性选择(negative selection),这个过程是使那些表达有与自身抗原有高亲和力的 TCR 的 T 细胞被胸腺间质细胞杀死。负性选择可以发生在 DP 细胞,也可发生在正性选择之后的 SP 细胞。成熟的 SP T 细胞离开胸腺进入到血液循环及周边淋巴组织,监控来自体外的抗原。T 细胞能够在外周存活很久,它们被抗原激活后会迅速增殖并且变成效应细胞。

2. T 细胞激活

与低亲和力的自身抗原-MHC 分子结合可促使未激活 T 细胞存活,然而当 TCR 与高亲和力抗原-MHC 分子结合时,T 细胞会被激活,包括产生淋巴因子,增殖和分化成效应细胞。主要是因为 TCR 与高亲和力抗原-MHC 结合时会获得更强更持续的信号。除此之外,当外源性抗原进入体内时,它们一般会促使树突状细胞和其他天然免疫细胞诱导共刺激受体(costimulatory receptor)表达以及细胞因子的产生。TCR 与抗原-MHC 分子结合的情况,共刺激受体以及细胞因子受体激活的信号一起决定其将分化成哪一类效应 T 细胞。体外实验证实当 TCR 与高亲和力抗原-MHC 分子接合时,TCR 会聚集在 T 细胞与抗原呈递细胞接触处,形成中心超分子激活簇(central supramolecular activating cluster,cSMAC)。TCR 集簇促进了接下来的信号转导,包括蛋白激酶的激活,Ca^{++} 浓度升高,最后导致转录因子如 NFAT、NF-kB 转移至细胞核内而促使相关基因如淋巴因子的表达。而体内实验的结果显示 TCR 与呈递细胞仅需结合很短的时间便能激活 T 细胞,这也许跟未激活 T 细胞经常性的与抗原呈递细胞结合有关。从 TCR 与抗原-MHC 分子结合到最初 T 细胞增殖大概需要两天时间。体外实验提示这种 T 细胞增殖需要 IL-2 的产生及 IL-2 受体 α 链(CD25)的表达。而体内实验显示 TCR 抗原-MHC 分子促使早期 T 细胞增殖却基本上不需要 IL-2,说明有另外的生长因子可能在这过程中起更重要的作用。由于 IL-2 是调节性 T 细胞生长的必需因子,并可促进激活诱导的细胞死亡,因此 IL-2 在 TCR-抗原-MHC 分子诱导的细胞增殖中的功能可能会被这些因素所掩盖。

T 细胞的激活除了 TCR 结合抗原-MHC 分子产生的第一信号之外,还需要第二个信号,那就是共刺激受体产生的信号。在没有第二信号的时候,第一信号通常不仅不能完全激活 T 细胞,而且极有可能使 T 细胞进入一个无反应状态。研究的最深入,并且是最重要的共刺激受体是 CD28。CD28 的配体(ligand)是表达在抗原递呈细胞上的 B7 家族分子 CD80(B7-1)和 CD86(B7-2)。CD80 分子可在细胞上持续性表达,但 CD86 与 MHCⅡ类分子在抗原递呈细胞上的表达会在其激活后急剧升高,这个机制使得抗原递呈细胞和 T 细胞之间的第一和第二信号都可以同时被强烈激活。除了 CD28 之外,还有另外的一些共刺激受体,分别为 CD2,CD5,CD30,Ig 基因超家族成员 ICOS,TNF 受体家族分子如 CD137(4-1BB)和 CD134(OX40),以及 LFA-1。与 CD28 不同的是,这些因子是在 T 细胞被激活后才开始表达。另外一个区别是 CD28 的配体通常是表达在抗原递呈细胞上,如树突状细胞和巨噬细胞。而别的共刺激因子能够表达在非血液细胞上,共刺激的这种表达方式对调节自身免疫性疾病和感染性疾病非常重要。与那些正性共刺激受体相反的是,T 细胞也表达一些负性共刺激受体,主要包括 CTLA-4 和 PD-1。这两个受体都是在 T 细胞激活后才表达的,提示它们可能参与 T 细胞激活后的负反馈调节,避免免疫反应过度。由于肿瘤免疫的主要目标是实现增强有抗肿瘤作用的免疫系统,阻断 CTLA-4 或者 PD-1 信号已经在临床上得到广泛的实验。其中可阻断 CTLA-4 信号的抗体(ipilimumab)已经在恶性黑色素瘤患者中使用。这些对 T 细胞的发育和激活的相关信号分子的研究不仅会更进一步促进我们对这个复杂的生物过程的理解,并将为我们带来更多的药物靶点。

3. CD4+ T 细胞

激活后的 T 细胞基本上可以分为两大类,CD4+ 或者 CD8+ T 细胞。CD4+ T 细胞认识与 MHC Ⅱ类分子结合的抗原,而 CD8+ T 细胞认识与 MHC Ⅰ类分子结合的抗原。CD4+ T 细胞主要的功能是帮助 B 细胞和杀伤性 CD8+ T 细胞的成熟以及免疫调节。CD4+ T 细胞有可以分为以下几类:经典的 Th1 及 Th2,新近的 Th17 和 Treg,以及更新的 Tr1,Th3,Th9,Th22 与 Tfh。这里我们重点介绍 Th1,Th2,Th17 和 Treg 细胞。值得指出的是,体外可以培养出单种 CD4+ Th 细胞,但是体内 Th 细胞的极化不是绝对的,在某一生理或病理状态中通常会有不同种类的 Th 细胞同时存在。

Th1 细胞产生大量 IFN-γ,激活巨噬细胞来杀灭细胞内微生物如分支杆菌。此外,Th1 细胞还可以促进杀伤性细胞的发育和诱导延迟性超敏反应。这类辅助 T 细胞不仅具有促进炎症反应的作用,并且与自身免疫疾病的病理和发展相关。促进 Th1 细胞分化的最主要的细胞因子是 IL-12,树突状细胞产生的 IL-12 结合到未激活 T 细胞受体后先激活 STAT4,然后激活另一个转录因子 T-bet,再促进 IFN-γ 的产生。IFN-γ 又可通过激活 STAT1 来促进 T-bet 介导的基因转录,从而形成一个正反馈系统,更进一步促使细胞分化。另外,IL-12 也可诱导 NK 细胞产生 IFN-γ 来促使 Th1 的发展。还有,树突状细胞产生的一型干扰素 IFN-α 和 IFN-β 也能促使 Th1 细胞的分化和成熟;IL-18 也能协同 IL-12 促进 Th1 细胞反应。

Th2 细胞产生的主要细胞因子包括 IL-4、IL-5 和 IL-13。这些细胞因子促进 IgE 的产生,帮助清除体内寄生虫,但同时介导哮喘以及其他过敏反应。Th2 分化和发育最主要的细胞因子是 IL-4。很多细胞包括 T 细胞、肥大细胞、嗜酸性粒细胞以及 NKT 细胞都能产生 IL-4。我们对 IL-4 在 Th2 发育中的认识还没有比对 IL-12 在 Th1 发育中的认识多。通常认为 IL-4 可以通过激活 STAT6,然后促进 GATA-3 诱导的 IL-4 基因转录,而后形成一个正性反馈机制来促进 Th2 发育。另外,上皮细胞产生的胸腺间质促淋巴因子(TSLP)也能促进 Th2 分化。

Th17 是相对比较新近发现的一类 Th 细胞,这里做相对详细的介绍。Th17 细胞产生的主要细胞因子包括 IL-17A,IL-17F,IL-22 和 GM-CSF。Th17 细胞在机体抵抗细胞外细菌和真菌感染起重要作用,尤其是在胃肠道黏膜、呼吸道黏膜和皮肤。除了在机体免疫中的保护性作用外,Th17 细胞已经被证明能够促进好几种病理性炎性反应以及一些自身免疫性疾病的发展。在风湿性关节炎、多发性硬化、肠易激惹症以及银屑病病人中,IL-17 的水平明显增高。动物实验证明 IL-17A 缺失可以使小鼠免于发生多发性硬化及风湿性关节炎;Th17 也可以通过诱导自身免疫来促进器官移植的排异反应;Th17 细胞还可能在中性粒细胞为主导的哮喘中起作用。促使 Th17 分化的主要细胞因子是 IL-1β 和 IL-6 或者是 IL-1β 和 IL-21。IL-1β,IL-6 和 IL-21 都可以激活 STAT3,然后结合到转录因子 ROR-γt,再诱导下游基因的表达,包括 IL-17A,IL-17F 以及 IL-21。其中 IL-21 可以再作用于 Th17 细胞上,从而促进刺激信号的放大。IL-23 和 TGF-β 也可促进 Th17 分化和 IL-17 的产生。值得提出的是,有小鼠实验提示 TGF-β3 以及 IL-6 和 IL-23 诱导的 Th17 细胞非常易致病,而在 IL-23 的存在下,TGF-β1 和 IL-6 诱导的 Th17 细胞不易致病。这个实验说明了不同类型的 TGF-β 以及 IL-23 存在与否会导致相当不一样的 Th17 细胞。总之,作为一个相对较新近发现的 Th 细胞,Th17 细胞在一些疾病中重要性毋庸置疑,与之相关的研究在今后很长的一段时间里都会得到重视。

调节性 T 细胞(Treg),是维持自身免疫耐受以及免疫系统动态平衡的主要细胞,FOXP3 被认为是与 Treg 细胞发展和其功能最主要的相关转录因子。Treg 细胞抑制效应细胞的主要机制包括:分泌抑制性细胞因子,产生溶细胞性酶,产生抑制性分子,破坏靶细胞代谢,通过表达特定的受体来影响抗原呈递细胞功能以及诱导细胞衰老。在小鼠中,Treg通常分两类,一类是胸腺产生的自然 Treg(nTreg,CD4$^+$CD25^{bright}FOXP3$^+$),还有一类是在外周诱导后产生的 Treg(iTreg)。nTreg 通常通过细胞间接触起作用,很少通过细胞因子。iTreg 的产生需要抗原呈递细胞的作用。在健康个体中,Treg 反应被认为是对常见免疫原最主要的 T 细胞反应。诱导 Treg 细胞最主要的细胞因子是 TGF-β 和 IL-2。它们通过激活 STAT5,然后促使 FOXP3 表达。Treg 细胞可以产生 IL-10,TGF-β 以及 CD35,其中 IL-10 可以促进 Treg 细胞本身的发展。Th17 细胞和 Treg 细胞产生通常是交互抑制的(reciprocal),表现为 IL-6 抑制 Treg 的产生,而 IL-2 则干扰 Th17 细胞的产生。总之越来越多的研究已经证明,Treg 细胞在不同疾病中起重要作用,包括移植器官的排斥、自身免疫系统疾病、肿瘤以及过敏性疾病等等。

4. CD8$^+$T 细胞

CD8$^+$T 效应细胞的主要功能是杀灭侵入体内的病毒以及变异的肿瘤细胞。未成熟CD8$^+$T 细胞首先被抗原-MHC I 类分子复合物激活,然后分化成细胞毒性 T 细胞(CTL)或者产细胞因子型效应 T 细胞(Tc),而后进行克隆性增殖。成熟的抗原特异性的 CTL 会进入外周血循环,如遇到带有激活它抗原的细胞则可杀灭它们。同自然杀伤细胞类似,CTL 主要有两种机制来杀伤靶细胞,一是通过颗粒酶 B 和穿孔素来直接溶解细胞,另一种是通过 FAS 死亡受体诱导细胞凋亡。除此之外,CTL 还可以通过产生别的细胞因子来促进免疫反应,如 IFNγ,IL-4,IL-17 和 TNFα。根据产生细胞因子的种类,Tc 细胞可以分成 3类,Tc1,Tc2 和 Tc17。这些细胞跟 CTL 不同,它们表达很低的颗粒酶 B 以及穿孔素。但是作用却跟我们上面提到过的 Th1,Th2,Th17 细胞各自相似。Tc1 主要产生 IFNγ,跟细胞免疫有关;Tc2 跟体液免疫及自身免疫有关,但是通常认为是保护性的;而 Tc17 被认为主要是促进炎症反应。

CD8$^+$ T 细胞也可以有免疫调节的功能,这些细胞称为调节性 CD8$^+$ T 细胞(CD8$^+$ Treg)。虽然 CD8$^+$ Treg 细胞 30 多年前就被发现了,但是这些细胞远没有像 CD4$^+$ Treg 一样得到广泛的研究。跟 CD4 Treg 类似的是,它们可以在胸腺和周边产生,也表达 FOXP3。CD4$^+$ Treg 通常表达 CD25,而 CD8$^+$ Treg 一般表达 CD122 或者 CD25。IL-2 在 CD8$^+$ T'reg 中的研究相对较少,但最近一项研究证明 IL-2 可以促进 CD122$^+$CD8$^+$ Treg 的调节性作用。越来越多的研究已经证明,CD8$^+$ Treg 与多种人类疾病相关,包括自身免疫性疾病、器官移植排异反应等等。

5. 记忆 T 细胞

抗原驱使的 T 细胞免疫应答不仅可以产生大量的对靶细胞直接作用的能短期存活的效应细胞,而且能产生少量的能长期存活的记忆细胞,这些记忆细胞能提供快速而强劲的对曾经诱导它成熟的抗原起回忆性免疫反应。因此它们能够为机体提供长期保护使其免受同种抗原的侵入。在小鼠中,CD4$^+$ 和 CD8$^+$ 记忆性 T 细胞都已经被证明过可以在不同病原感染中起保护性免疫作用。这些记忆性细胞可以分成两大种类,一是主要存在于淋巴结中的中心性记忆 T 细胞(central memory T cell,TCM)和存在于组织中的效应性记忆 T 细胞(effector memory T cell,TEM)或者常驻型记忆 T 细胞(resident memory T cell,TRM)。关于记忆性 T 细胞发展的机制至今还不是很清楚,但影响记忆性 T 细胞发生的因素包括感染时间的长短、炎症信号的强弱、未激活细胞募集的时间和其在组织或者器官中的位置。现在更多的研究提示效应性和记忆 T 细胞在发展过程中不是简单的两极分化,而是有很强的可塑性,细胞表型常呈连续的色谱样分布,而且如果给予特定条件,这些细胞表型还可以互相转化。虽然记忆 T 细胞跟效应 T 细胞有很多相似之处,但是它们的自我更新以及回忆性反应的能力并不相同,提示它们应该有独特的基因表达特点。与此一致,T-bet 和 eomeso-dermin 被发现是两个影响记忆性 T 细胞长期存活以及其功能的转录因子,这两个基因缺失导致的记忆性 T 细胞形成障碍主要源于影响 CD122 表达以及对 IL-15 的反应。Id2 和 Id3 也被证明与记忆性 T 细胞的发展有关。此外,转录抑制因子 Bcl-6 和 Blimp-1 也能调节记忆性 T 细胞发展和功能。最后,记忆性 T 细胞的生成已经越来越被认识到与疫苗作用相关,深入对记忆 T 细胞的认识也将会给疫苗研究带来新的契机。

6. NKT 细胞

NKT(natural killer T)细胞是表达半不变(semi-invariant)αβ TCR 并且是 CD-1d-限制性的一类 T 细胞,其最特征性表达的基因是表达 PLZF 蛋白的 Zbtb16。PLZF 在 NKT 细胞发育中起着至关重要的作用。而其他转录因子如 T-bet 和 GATA-3 也在不同实验中被证明在 NKT 细胞的发育中起作用。NKT 细胞同时表达有 NK 细胞(NK1.1)和 T 细胞(TCR)的标记物。它们是一类能够长期存活的效应细胞,主要聚集在淋巴组织或者器官的微小血管系统中,如肺和肝脏的小血管中。NKT 细胞能够被 CD1d 递呈的微生物或自身的脂或糖脂抗原诱导,然后迅速产生 Th1,Th2 和 Th17 类细胞因子或者别的趋化因子,以引起保护性或者病理性炎症反应。所以,NKT 细胞通常被认为是联系天然和获得性免疫的一种重要细胞,已经有很多研究证明 NKT 细胞与很多疾病相关,如肿瘤、过敏性疾病以及自身免疫性疾病等。因此,虽然 NKT 细胞仅占有外周循环 T 细胞很少的一部分,它们在生理和病理状态下的作用不容忽视。

7. γδT 细胞

γδT 细胞与 αβ T 细胞一样,也在胸腺发育,但是它们的 TCR 不是 α 或 β 链,而是 γ 和 δ 链。由于 TCRγδ 是 MHC 非限制性的,因此 γδT 认识抗原不需要 CD4 或 CD8 共受体。γδT 能认识细胞应激状态下产生的分子,如肿瘤细胞产生的磷酸化抗原。跟 NKT 细胞类似,γδT 通常也被认为是介于天然免疫和获得性免疫的一类细胞,它们有细胞毒性和抗原递呈的功能。体外实验证明了被磷酸化抗原激活的 γδT 细胞能够促进树突状细胞表面 CD86 和 MHC Ⅰ类分子的表达,致其发展成典型的成熟树突状细胞,提示 γδT 细胞可在抗感染免疫,肿瘤免疫中起保护性作用。也有实验提示通过增强其抗原递呈能力,γδT 细胞可能与一些自身免疫疾病如系统性红斑狼疮和风湿性关节炎的发病相关。γδT 细胞还可通过产生 Th1 和 Th17 细胞因子如 TNF-α,IFN-γ 和 IL-17 来促进自身免疫疾病的发生。除此之外,γδT 细胞还能通过帮助 B 细胞产生自身抗体而促进自身免疫性疾病的发展。所有这些证据表明,γδT 细胞可以通过不同机制来促进自身免疫疾病的发展。值得指出的是,也有证据提示 γδT 细胞可以通过影响 CD4$^+$ Treg 细胞来调节免疫功能,因此这些细胞可以抑制自身免疫疾病的发展。总之,γδT 细胞是具有多样功能的一大类细胞,它们的功能在不同疾病种类中,以及疾病发展的不同阶段中可能完全不同。

(本章编写人员:Xinguo Jiang,Wen Tian,汪慧英)

第二章　临床免疫分析技术

免疫学检验是研究免疫学技术及其在检验医学领域应用的一门学科,是检验医学专业的重要学科之一。免疫学检验可分为两部分,一部分为利用免疫检测原理与技术检测免疫活性细胞、抗原、抗体、补体、细胞因子、细胞粘附分子等免疫相关物质;另一部分是利用免疫检测原理与技术,检测体液中微量物质如激素、酶、血浆微量蛋白、血药浓度、微量元素等。这些检测结果为临床确定诊断、分析病情、调整治疗方案和判断预后等提供了有效的实验依据。

目前,免疫学分析技术随着标记免疫技术的发展取得了质的飞跃,单克隆抗体技术和计算机应用技术的飞速发展,使得荧光免疫技术、酶联免疫分析技术、速率散射免疫分析技术、化学发光免疫技术、流式细胞免疫分析和免疫印迹技术等新技术、新方法以自动化的形式应用于临床实验诊断。了解各项免疫技术的特异性、敏感性和稳定性,掌握免疫检验项目的诊断效能,对免疫实验进行全面的质量控制,与临床医学广泛结合,是免疫学检验工作者的主要任务,也是免疫检验学科的发展方向。

第一节　酶免疫分析技术

酶免疫分析技术是三大经典标记技术。1971 年由 Engvall、Penlmann 和 Vanweemen、Schuurs 两组学者分别用酶代替放射性同位素制备了酶标记技术,创立了酶标记免疫技术(enzyme immunoassay,EIA)。在经典的三大标记技术中,它具有检测灵敏度高、特异性强、准确性好,酶标记试剂稳定期长,检测方法简便、安全、易行等特点。随着生物素—亲和素放大系统的应用以及与化学发光技术的偶联等,酶免疫技术的灵敏度和自动化程度得到明显的提高,应用范围不断拓宽。

一、酶免疫技术的基本原理

酶免疫技术将抗原抗体反应的特异性和酶高效催化反应的专一性相结合,利用酶催化物反应的生物放大作用,提高抗原抗体反应的敏感性。该技术将酶与抗体或抗原结合成酶标记抗体或抗原,此结合物既保留了抗原或抗体的免疫学活性,同时又保留了酶对底物的催化活性。在酶标记抗体(抗原)与抗原(抗体)的特异性反应完成后,加入酶的相应底物,通过酶对底物的显色反应,可对抗原或抗体进行定位、定性或定量的测定分析。测定酶催化底物产生显色产物的量来反映酶总活性,从而确定待检抗原或抗体的含量。

1. 标记酶的要求

酶的活性与纯度要高,且具有可与抗原、抗体相偶联的基团,标记后酶活性保持稳定,且不影响标记抗原与抗体的免疫反应性。对催化反应的转化率要高,酶催化底物后产生的信号易于测定,且测定方法简单、敏感和重复性好。在反应过程中,酶作用专一性强,酶活性不受样品中其他成分的影响,受检组织或体液中不存在与标记酶相同的内源性酶或抑制物。用于均相酶免疫测定的酶还要求当抗体与酶标记抗原结合后,酶活性出现抑制或激活。酶、辅助因子及其底物均对人体无害,理化性质稳定,且价廉易得。

2. 常用酶及其底物

(1)辣根过氧化物酶(horsradish peroxidase,HRP)　HRP 来源于蔬菜植物辣根中,为由无色的糖蛋白(主酶)和亚铁血红素(辅基)结合而成的复合物,分子量 40kDa。主酶与酶活性无关,最大吸收峰为 275nm,辅基是酶的活性基团,最大吸收峰为 403nm。HRP 的纯度用纯度数(reinheit zahl,RZ)表示,它是以 HRP 分别在 403nm 和 275nm 处的吸光度比值来表示的。用于酶免疫技术的 HRP,其 RZ 值应大于 3.0。RZ 值代表血红素基团在 HRP 中的含量,与酶活性无关。酶活性以单位 U 表示:即 1min 将 $1\mu mol$ 底物转化为产物所需的酶量。酶变性后,RZ 值不变但活性降低,因此使用酶制剂时,酶活性单位比 RZ 值更为重要。HRP 是目前在 ELISA 中应用最为广泛的标记用酶,其易于提取、性质稳定、耐热,与抗原或抗体偶联后活性很少受损失。HRP 的底物较多,常用的有:邻苯二胺(orthophenylenedia-mino,OPD)、四甲基联苯胺(3,3,5,5-tetramethylbenzidine,TMB)、5-氨基水杨酸(5-ani-nosalicyclic acid,5-ASA)、2,2 氨基-二(3-乙基-苯并噻唑啉磺酸-6)铵盐[2,2-a-mino-di(2-ethylbenzothiazoline sulphonic acid-6)ammoninu salt,ABTS]。

(2)碱性磷酸酶(alkaline phoshphatase,AP)　AP 是一种磷酸酯水解酶,可从大肠埃希菌或小牛肠黏膜提取。但两种来源的 AP 理化性质有所不同:菌源性 AP 分子量 80kD,酶作用最适 pH 为 8.0;肠黏膜 AP 分子量为 100kDa,最适 pH 为 9.6;肠黏膜 AP 活性高于前者。应用 AP 系统的 ELISA 测定敏感性高于 HRP,但由于 AP 不易获得高纯制品,稳定性及酶标记物的获得率低于 HRP,且价格较高,故应用不如 HRP 普及。AP 用于 ELISA 必须注意的是含磷酸盐的缓冲液对其酶活性的抑制作用,因为在 ELISA 中所使用的温育和洗涤缓冲液一般均为磷酸盐缓冲液(PBS),含有相对高浓度的磷离子(15mmol/L),对碱性磷酸酶有很强的抑制作用,尽管最后显色反应的底物在另一种缓冲液中,但 PBS 洗板所残留的 PBS 也足以抑制约一半的酶活性,AP 常用底物是对硝基苯磷酸酯(p-nitrophenyl phos-phate,p-NPP),p-NPP 经 AP 作用后的产物为黄色对硝基酚,用 NaOH 终止反应后,最大吸收峰波长 405nm。

(3)β-半乳糖苷酶(β-galactosidase,β-Gal)　β-Gal 源于大肠埃希菌,因人血中缺乏此酶,以其制备的酶标记物在测定时不易受到内源性酶的干扰,因此也常用于均相酶免疫测定。其常用底物为 4-甲伞酮基-β-D-半乳糖苷(4-methylumbellifery-β-D-galactoside,4MUG),酶作用后,生成高强度荧光物,其敏感性较 HRP 高 30～50 倍,高强度荧光物的测量需用专业的荧光计。

3. 固相载体的要求

固相载体是游离抗体或抗原固相化的基础,对固定材料和固化方法的选择是酶测定的基础。理想的固相载体应与抗体(抗原)有较高、稳定的结合容量,抗体或抗原固定在其表面时经过长期保存和多次洗涤不易脱落,不影响所固定的抗体或抗原的免疫反应性。为有利于免疫反应充分进行,其活性基团最好朝向反应溶液。最常用的固相载体有如下几种:

(1)塑料制品 抗体或蛋白质抗原可通过非共价键或物理吸附机制结合到固相载体表面。因材料经济、方法简便、操作及测定易于自定化,用聚苯乙烯制成的微量反应板和小珠仍是异相酶免疫测定方法中最常用的固相载体。其主要缺点是抗体(抗原)结合容量不高,测定反应过程中固相抗体(抗原)脱吸附率较高,且不均一,从而影响测定的灵敏度、准确性及检测范围等。目前,常采用预处理使固相塑料载体带有不同结合蛋白质的功能基团(如肼基或烷氨基),抗体(抗原)通过化学偶联方法与其结合,可明显改进这些不足。

(2)微颗粒 由高分子单体聚合成的微球或颗粒,其直径多为微米,带有能与蛋白质结合的功能基团,易于抗体(抗原)形成化学偶联,且结合容量大,从而提高检测灵敏度。固相微颗粒在反应时,可以均匀地分散到整个反应溶液中,可以加快反应速度。磁化的微颗粒可以使分离步骤得以简单地用一般磁铁或自动化磁板完成,这类固相载体普遍应用于自动化荧光酶免疫测定、化学发光酶免疫测定等新技术中。

(3)膜载体 主要有硝酸纤维素膜(nitrocellu-lose,NC)、玻璃纤维素膜及尼龙膜等微孔滤膜。它们通过非共价键吸附抗体(抗原),其吸附能力强,广泛用于定性或半定量斑点ELISA的固相载体。

(4)玻璃载体 其应用原理与聚苯乙烯等塑料类似,目前主要用于含特异蛋白的细胞、组织的原位形态学检验。

4.免疫吸附剂的特点

免疫吸附剂是指将抗原或抗体固相化的过程中所使用的稀释剂。将抗原或抗体结合在固相载体上的过程称为包被(coating)。包被的方法可以是非共价键吸附于固相载体表面,也可以是共价键与固相载体表面化学偶联。目前普遍使用的聚苯乙烯固相载体(如ELISA板)即采用吸附方式包被抗原或抗体。一般多采用偏碱性(pH9.6)的碳酸盐溶液作为抗原或抗体包被时的稀释液,包被采用的温度和时间多为4℃过夜或37℃2~6h。另外,使抗体预先在pH2.5、50nmol/L的甘氨酸-盐酸缓冲液中过夜或70~80℃反应10min等方法可使抗体的部分结构发生变性而增加其疏水性,从而提高抗体在固相载体上的吸附能力。用于包被抗原或抗体的最适应用浓度,最好经预实验筛选确定。抗原或抗体包被后,固相载体表面常余少量未吸附位点,是导致实验本底升高的重要原因。用1%~5%牛血清白蛋白或5%~20%小牛血清等包被一次,此过程称为封闭(blocking),可以减少本底误差对实验的干扰。

二、酶免疫技术分类

酶免疫测定分为酶免疫测定(enzymeimmuno-assay,EIA)和酶免疫组化两大类。EIA是用酶标记抗原或抗体作为标记物,用于检测液体样品中可溶性抗原或抗体含量的微量分析技术。EIA反应系统中,酶标抗体(抗原)经反应后,可与相应的抗原(抗体)形成免疫复合物,通过测量复合物中标记酶催化底物水解呈色的颜色深浅,可以推算待测抗原或抗体含量。根据抗原抗体反应后是否需将结合和游离的酶标记物分离,EIA一般可分为均相(homogenous)非均相(异相)(heterogeneous)和酶免疫法两大类。

(一)非均相酶免疫法

非均相酶免疫法是目前使用最多的一类免疫学检测方法。试验原理是在抗原抗体反应达到平衡后,需要采用适当方式将游离的和与抗原或抗体结合的酶标记物加以分离,再通过底物显色进行测定。根据试验中是否使用固相支持物作为吸附免疫试剂的载体,又可以分为液相酶免疫法和固相酶免疫法两种方法。

1.非均相液相酶免疫法

主要用于测定小分子的半抗原物质,如体液中的微量激素和某些药物。在检测过程中,根据待测抗原加入的顺序和温育阶段不同,又可分为平衡法和非平衡法。

(1)非平衡法　又称连续饱和法,将待测样品(或标准品)Ag,特异性抗体(Ab)混合,先温育一段时间,然后加入酶抗原(E-Ag);待反应达到平衡后,再加入分离剂,去除未结合的部分;最后加入底物显色测定。

(2)平衡法　将待测样品(或标准品)(Ag),酶标抗原(E-Ag)及特异性抗体(Ab)相继加入,混匀,待反应达到平衡后,再加入分离剂,将已结合的和游离的成分加以分离,然后加入底物显色测定。

2.非均相固相酶免疫法

非均相固相酶免疫方法的原理是将已知的抗体或抗原吸附在某种固相支持物(载体)上,加入待测样品进行温育,使抗原抗体结合反应在固相载体上完成。采用洗涤方法分离已结合和游离的成分,然后加入酶标记物及底物催化剂,根据显色反应的深浅,对样品中的待测抗原或抗体进行定性或定量测定。

(二)均相酶免疫法

均相酶免疫分析和其他非均相酶免疫测定方法不同,只需将待测样品、酶标试剂和底物溶液加在一起,待抗原抗体结合反应达到平衡后,即可直接测定结果,无需分离和洗涤步骤,整个试验过程都在均匀的液相中进行。因此,均相酶免疫分析的操作过程简便、快速、适用于自动化分析。均相酶免疫分析不仅可以用于测定激素、药物、毒品等半抗原物质,也能检测大分子蛋白质抗原和病毒、细菌等颗粒及细胞性抗原物质。

酶放大免疫分析技术是最早用于均相酶免疫分析的检测方法,主要用于小分子抗原或半抗原物质,在药物检测中应用最多。

酶放大免疫分析技术的基本原理是半抗原(或小分子抗原)与酶结合成酶标半抗原,保留半抗原和酶的活性。当酶标半抗原与抗体结合后,由于抗体分子在酶的活性部位与底物之间形成空间,使酶的活性明显受到抑制。采用竞争法测定待检半抗原,即待测样品中半抗原和酶标半抗原与其相应抗体竞争结合,形成待检半抗原抗体复合物和酶标抗原抗体复合物,加底物测定反应系统中酶活性。待检半抗原量与酶标半抗原抗体复合物量成正比,与酶活性成正比,即待检半抗原越多,酶标半抗原抗体复合物形成越少,酶活性维持较高水平;反之就较低。用半抗原标准品建立标准曲线,从酶催化底物的能力可得知待测样品中相同半抗原的含量。

酶免疫测定是目前临床免疫学检验领域的主流检验技术之一,除了具有高度的敏感性和特异性,酶标记试剂比较稳定,而且容易与其他相关技术偶联,因此发展迅速。均相酶免疫测定主要用于小分子激素和半抗原(如药物)的测定。它操作简单,易于自动化分析。但其最大的缺点是易受样品中非特异的内源性酶、酶抑制剂及交叉反应物的干扰,而且灵敏度不及非均相酶免疫测定。非均相液相酶免疫测定主要用于检测样品中微量的短肽激素和某些药物等小分子半抗原,其灵敏度可达 ng 至 pg 水平。市场上各种符合质量要求的商品试剂盒(提供有包被好的固相载体、酶标记物及其底物和洗涤液等全套试剂成分)和半自动或全自动检测仪不断研发问世,极大地促进了酶免疫测定技术的普及。通过全自动酶免疫分析系统,计算机对各种数据自动进行处理,室内质量控制在一定程度上将由分析系统本身自动完成,避免了由于人为因素对各项工作造成的干扰,使实验室检测结果更加准确、可靠。

第二节 生物素—亲合素放大技术

生物素(biotin)、亲合素(avidin)是一对具有高度亲和力的物质,它们的结合迅速、专一、稳定,并具有多级放大效应。生物素—亲合素系统(biotin-avidin system,BAS)是一种以生物素和亲合素具有的多级放大结合特性为基础的实验技术,它既能偶联抗原抗体等大分子生物活性物质,又可被荧光素、酶、放射性核素等材料标记。BAS 与标记免疫技术的有机结合,极大地提高了分析测定的灵敏度,现已在整个生物学领域中得到广泛应用。

一、生物素的理化性质与标记

生物素(biotin,B)广泛分布于动、植物组织中,常从含量较高的卵黄和肝组织中提取,分子量 244.31kD。生物素分子有两个环状结构(图 11-1),其中 1 环为咪哩酮环,是与亲合素结合的主要部位;2 环为噻吩环,C_2 上有一戊酸侧链,其末端羧基是结合抗体和其他生物大分子的唯一结构。

(一)活化生物素

利用生物素的羧基加以化学修饰可制成各种活性基团的衍生物,称为活化生物素。生物素活化后,可容易地与各种抗原、抗体、酶及核酸分子中相应基团偶联形成生物素化标志物。下面介绍几种常用于标记不同类型生物大分子的活化生物素的制备及特性。

1. 标记蛋白质氨基的活化生物素

此种活化生物素的制备方法是将生物素与 N-烃基丁二酰胺在碳二亚胺的作用下进行缩和,生成生物素 N-烃基丁二酰亚胺醋(biotinyl-N-hydroxy-succinimide ester,BLAHS)q BLAHS 分子醋键中的—C=O 基团可与蛋白质分子中赖氨酸的氨基形成肽键,从而使蛋白质标记上生物素。若蛋白质含赖氨酸残基多,且等电点 pI>6 时,标记效果好。因此,BLAHS 适用于对抗体和中性或偏碱性抗原的生物素标记。

生物素的分子量较小,当与抗体或酶反应形成生物素标记结合物后,由于大分子蛋白的空间位阻效应(steric hindrance),可对生物素与亲合素的结合以及 BAS 的应用效果造成干扰。可通过在生物素分子侧链上连接一定数量的基团,形成连接臂,增加生物素与被标记大分子间的距离(如长臂活化生物素),减少位阻效应。

长臂活化生物素(N-hydrox-succinimi-do-biotinyl amido hexanoate,BCNHS)是在生物素和 N-烃基丁二酰亚胺醋之间添加了两个 6-氨基己糖分子基团,形成连接臂,使其与抗体、酶等生物大分子结合后,不受位阻效应的影响,更易发挥生物素的活性作用。

2. 标记蛋白质醛基的活化生物素

用于此类标记的活化生物素有两种：生物素酰肼（biotin hydrazide，BHZ）和肼化生物胞素（biocytin hydrazide，BGHZ）。BHZ 是水合肼（hydrazine hydrate）与生物素的合成物，主要用于偏酸性糖蛋白的生物素标记。

生物胞素（biocytin）是生物素通过 C=O 基与赖氨酸的二氨基连接而成的化合物，它与无水肼反应后形成的肼化物即为肼化生物胞素。BCHZ 除可与蛋白质的醛基结合外，它还与 BNHS（bioting-N-hydroxy-succinimide）生物素 N-羟基丁二酰亚胺脂相同，能与蛋白质的氨基结合，因此其适用范围较 BHZ 宽。

3. 标记蛋白质巯基的活化生物素

3-（N-马来酚亚胺-丙酰）-生物胞素［3-（N-maleimido-propiny）-biocytin，MPB］是能特异地与蛋白质巯基结合的活化生物素试剂。它是用氯化生物胞素与 3-（N-马来酰亚胺-丙酰）-N-BNHS 在二甲基甲酰胺（DMF）溶液中反应后制得的。

4. 标记核酸的活化生物素

活化生物素可通过缺口移位法、化学偶联法、光化学法及末端标记法等技术使生物素的戊酸侧链通过酰胺键与核酸分子相连，构成生物素标记的核酸探针。常用于标记核酸分子的活化生物素有以下几种：

（1）光敏生物素（photobiotin）　是一种化学合成的生物素衍生物。生物素分子侧链上连接的芳香基叠氮化合物基团具光敏感性，在一定波长的光照射下，光敏基团可转变为芳香基硝基苯而直接与腺嘌呤 N-7 位氨基结合，形成生物素化的核酸探针，用于 DNA 或 RNA 的标记。

（2）生物素脱氧核苷三磷酸　先将生物素与某种脱氧核苷酸连接成活化生物素，如生物素化 dUTP（Bio-11-dUTP）。Bio-11-dUTP 作为 TTP 的结构类似物，可采用缺口移位法，通过 DNase Ⅰ 和 DNA 聚合酶 Ⅰ 的作用而掺入到双链 DNA 中。

（3）BNHS 和 BHZ 两者均可以在一定条件下与核酸胞嘧啶分子中的 N-4 氨基交联，使核酸分子生物素化。采用 BNHS 和 BHZ 活化生物素标记核酸时，生物素偶联的胞嘧啶 N-4 氨基，碱基互补时胞嘧啶与鸟嘌呤核苷酸形成氢键的基团，该位置连接生物素后，可影响氢键的形成，因此目前常用光敏生物素和生物素化 dUTP 作为标记核酸的活化生物素。

（二）生物素标记蛋白质

1. 生物素化蛋白质衍生物的特性

生物素通过噻吩环戊酸侧链上的羧基与各种大分子偶联活化后，可用于标记各种蛋白质形成生物素化蛋白质衍生物。而且一个蛋白质分子可联结多个生物素分子，从而使其具有较高的比活性，在与亲合素的反应中成为多价。生物素化大分子的多价性，是 BAS 多级放大作用的物质基础。

生物素化蛋白质衍生物有两类，一种是生物素化的大分子活性物质（如抗原、抗体），另一种是标记材料（如酶）结合生物素后制成的标志物。

2. 标记方法

（1）标记抗体　抗原抗体是常用的生物活性大分子物质。由于一个抗体分子可连接多个生物素分子，因此一个生物素化的抗体分子在反应时可与多个亲合素分子结合。为适用于不同的抗原—抗体反应体系，通常选用第二抗体进行生物素标记，制备的标志物具有通用性。

常用于标记抗体的活化生物素是 BLAHS。反应时,RNHS 分子中的酰键在碱性溶液中迅速水解,C＝O 基团即可与抗原或抗体蛋白质中的赖氨酸残基形成肽键,使生物素标记在抗体分子上。游离生物素只需简单的透析方法即可除去。对于分子偏酸性的抗原,标记时多采用 BHZa。

(2)标记酶 以生物素标记辣根过氧化物酶(HRP)为例,将含有生物素 BLAHS 的 N,N'-二甲基甲酰胺溶液滴加入 HRP 碳酸盐缓冲液中(0.1mol/L pH8.4),使最终两反应物混合体积比为 1∶8,充分反应,然后用 PBS 透析 2 天除去未标记生物素等物质,即得到生物素化 HRP。

3.标记注意事项

(1)应根据抗原或抗体分子结构中所带可标记基团的种类(氨基、醛基或巯基)以及分子的理化性质(酸性、中性或碱性),选择相应的活化生物素和反应条件。

(2)标记反应时,活化生物素与待标记抗原或抗体应有适当的比例,使每个蛋白质分子上标记的生物素分子数量控制在一定范围,以免影响标志物的活性。如标记抗体时,IgG 的应用浓度以 0.5-5μg/ml,生物素:IgG 的比例(mg/mg)为 2∶1 时,效果较好。一般每个抗原或抗体分子标记 1～3 或 3～5 个生物素分子较为适宜。

(3)为减少生物素标记蛋白后,大分子物质造成的空间位阻影响,有利于生物素与亲合素的结合,可在生物素与被标志物间加入交联臂样结构。

(4)生物素与抗原、抗体等蛋白质结合后,不影响后者的免疫活性;标记酶时则结果有不同,对 HRP 葡萄糖氧化酶和 β 半乳糖苷酶,酶活性不受偶联生物素的干扰,但某些酶(如碱性磷酸酶)在标记生物素后,其活性会有一定程度降低。

二、亲合素、链霉亲合素的理化性质与标记

亲合素(avidin,AV)和链霉亲合素(streptavidin,SA)是生物亲合素的天然特异性结合物。而且,两者均为大分子蛋白,因此几乎所有用于标记的物质均可以同亲合素(AV)或链霉亲合素(SA)结合。亲合素或链霉亲合素的上述特性,是建立生物素—亲合素(链霉亲合素)放大技术的重要基础。

(一)亲合素及其活性

亲合素亦称抗生物素蛋白、卵白素,是从卵白蛋白中提取的一种由 4 个相同亚基组成的碱性糖蛋白,分子量为 68kD,等电点 pI＝10.5。耐热并耐受多种蛋白水解酶的作用,尤其是与生物素结合后,稳定性更好。每个亲合素能结合 4 个分子的生物素,两者之间的亲和力极强,亲和常数(K)为 10^{15} L/mol,比抗原与抗体间的亲和力(K＝10^5～10^{11} L/mol)至少高 1 万倍,因此两者的结合特异性高、稳定性好。亲合素以结合 1μg 生物素所需的量作为其活性单位,1mg 纯亲合素的活性约为 13～15U。亲合素在纯水中的溶解度类似于球蛋白,而在 50％硫酸铵溶液中的溶解度又与白蛋白相似;亲合素富含的色氨酸与其活性密切相关,是亲合素与生物素咪噁环结合的基团。

(二)链霉亲合素及其活性

链霉亲合素(SA)是由链霉菌 streptomyces avidinii 分泌的一种蛋白质,分子量为 65kD。链霉亲合素分子是由 4 条相同肽链组成的稍偏酸性(pI＝6.0)的蛋白质,分子中不

带任何糖基。

链霉亲合素分子中每条肽链都能结合一个生物素,因此与亲合素一样,一个链霉亲合素分子也能结合 4 个生物素分子,两者亲和常数(K)亦为 10^{15} L/mol。在蛋白水解酶作用下,链霉亲合素可在 N 端 10-12 和 C 端 19-21 间断裂,形成的核心链霉亲合素仍然保持完整的结合生物素的能力。链霉亲合素的活性单位也是以结合 1pg 生物素所需的量来表示,1mg 链霉亲合素的最高活性可达 18U。

(三)亲合素(或链霉亲合素)的标记

用于标记亲合素或链霉亲合素的小分子示踪物有 ^{125}I、胶体金、荧光素和化学发光物,大分子物质如酶、抗原或抗体、铁蛋白和荧光蛋白等,其中最常用的是酶、异硫氰酸荧光素(FITC)和胶体金。

亲合素或链霉亲合素均为大分子蛋白,其与酶的标记结合物的制备除可用普通酶标记蛋白质分子的直接标记法外,由于其特有的与生物素结合的性能,还可以通过与生物素化酶复合物中的生物素结合,间接地与酶形成结合物。

下面举例介绍几种制备亲合素(或链霉亲合素)与常用酶形成标记结合物的方法。

1. 亲合素的标记

(1)HRP-亲合素结合物的制备

①改良过碘酸钠法　新配制的 HRP 溶液中加入过碘酸钠(NaIO₄),将酶分子上的糖基氧化成醛基;依次用醋酸盐溶液(pH4.5~5)和碳酸盐缓冲液(pH9.0)透析,然后在 HRP 醛基溶液中滴加亲合素并搅拌,HRP 的醛基即可与亲合素的氨基共价结合;加入硼氢化钠(NaBH₄)终止反应,再透析、离心去沉淀,上清液即含 HRP-AV 结合物。

②戊二醛法　用新配制的 HRP 与亲合素溶液充分混匀,加双功能交联剂戊二醛室温反应,后者的 2 个醛基分别与 HRY 和亲合素分子中的氨基形成 Schiff 碱,使两者连接,经充分透析去掉未反应的戊二醛,再离心去除沉淀等杂质,收集上清液(含 HRP-AV 结合物)。

(2)亲合素—生物素化 HRP

复合物的制备利用亲合素与生物素间特异的结合,将亲合素与等体积的生物素化酶(HRP-B)按一定浓度比例混合反应后,亲合素即与 HRP-B 中的生物素结合,形成亲合素—生物素化 HRP 复合物(avidin-biotin-peroxi-base complex,ABC)。

制备 ABC 复合物时应注意控制亲合素和 HRP-B 的浓度不高于 $40\mu g/ml$ 和 $10\mu g/ml$,否则将增加非特异反应。

(3)亲合素—生物素化碱性磷酸酶(avidin-biotinylated-alkaline phosphatase,ABAP)复合物的制备

将亲合素溶液与生物素化 AP 按 4:1(浓度比)比例混合反应(至少 10min)后即可制得 ABAP 复合物。同理,也可制备 SA-生物素化 AP 的复合物(SABAP)。

2. 链霉亲合素的标记

链霉亲合素(SA)因表面所带正电荷少,且不含糖基,在实验中的非特异性结合远低于亲合素,因此目前以链霉亲合素标记的酶结合物更为常用。

(1)HRP-SA 结合物的制备

采用过碘酸钠法直接标记:反应在 4℃进行,先在 HRP 溶液中加入 NaIO₄,然后直接加入链霉亲合素溶液混匀,再用碳酸盐缓冲液(pH9.0)透析后,用 KBH 终止反应;加饱和硫

酸铁沉淀,离心后弃上清液,再用 PBS 复溶沉淀即得 HRP-SA 结合物。

(2)SA-生物素化 HRP 复合物的制备

先按 BLAHS 标记抗体法制备生物素化 HRP(HRP-B),再将 HRP-B 适当稀释后,加入等体积的链霉亲合素溶液(HRP-B 与 SA 浓度比约 1∶4)反应,即可制得 SA-生物素化酶复合物(streptavidin-biotin-peroxidase complex,SABC)。

(3)AP-SA 结合物的制备

采用戊二醛二步法,先用饱和硫酸铁沉淀碱性磷酸酶,离心后加过量戊二醛溶液复溶碱性磷酸酶沉淀,戊二醛的一个醛基即与碱性磷酸酶的氨基结合;充分透析除去未结合戊二醛后,加链霉亲合素与结合了碱性磷酸酶的戊二醛另一个醛基结合,用赖氨酸终止反应,离心后留取含 AP-SA 结合物上清备用。

三、生物素—亲合素系统的特点

生物素、亲合素结合的多级放大作用,以及 BAS 既可偶联生物大分子,又可连接标记材料的特性,使 BAS 不仅用于微量抗原、抗体及受体的定量、定性检测及定位观察研究,亦可制成亲和介质用于上述各类反应体系中反应物的分离、纯化。BAS 在实际应用中所具有的优越性主要表现在以下几个方面:

(一)灵敏度

生物素与蛋白质和核酸类等生物大分子结合形成的生物素衍生物,不仅保持了大分子物质的原有生物活性,而且比活度高,具多价性。此外,每个亲合素分子有四个生物素结合部位,可同时以多价形式结合生物素化的大分子衍生物和标志物。因此,BAS 具有多级放大作用,使其在应用时极大地提高检测方法的灵敏度。

(二)特异性

亲合素与生物素间的结合具有极高的亲和力,其反应呈高度专一性。因此,BAS 的多层次放大作用在提高灵敏度的同时,并不增加非特异性干扰。而且,BAS 结合特性不会因反应试剂的高度稀释而受影响,使其在实际应用中可最大限度地降低反应试剂的非特异作用。

(三)稳定性

亲合素与生物素间的亲和常数比抗原—抗体反应至少高 1 万倍,两者结合形成的复合物的解离常数很小,呈不可逆反应性;而且酸、碱、变性剂、蛋白溶解酶以及有机溶剂均不影响其结合。因此,BAS 在实际应用中,产物的稳定性高,从而可降低操作误差,提高测定的精确度。

(四)适用性

生物素和亲合素均可制成多种衍生物,不仅可与酶、荧光素和放射性核素等各类标记技术结合,用于检测体液、组织或细胞中的抗原—抗体、激素—受体和核酸系统以及其他多种生物学反应体系;而且也可制成亲和介质,用于分离提纯上述各反应体系中的反应物。

(五)其他

BAS 可依据具体实验方法要求制成多种通用性试剂(如生物素化第二抗体等),适用于不同的反应体系;而且都可高度稀释,用量很少,实验成本低;尤其是 BAS 与成本高昂的抗原特异性第一抗体偶联使用,可使后者的用量大幅度减少,节约实验费用。此外,由于生物素与亲合素的结合具高速、高效的特性,尽管 BAS 的反应层次较多,但所需的温育时间不长,实验往往只需数小时即可完成。

四、生物素—亲合素系统的应用

生物素与亲合素之间的结合亲和力高、特异性强,各自均可以与各型大小分子结合,以及两者在结合反应时具有的多级放大作用等优越性,使 BAS 及其相关技术被广泛应用在各种标记免疫分析技术领域中,尤其为标记免疫检测自动化分析做出了极大的贡献。此外在核酸探针标记、细胞和生物活性物质分离提纯等方面也显示了明显的优越性。

(一)生物素—亲合素系统基本类型及原理

BAS 在应用中的基本类型有两种:一类以游离亲合素为中间物,分别连接包含生物素化大分子的待检反应体系和标记生物素,称为 BAB 法(biotin-avidin bind,BAB);后来又在其基础上发展了亲合素—生物素化酶复合物技术(avidin-biotin-per-oxidase complex,ABC)。另一类是直接用标记亲合素连接生物素化大分子反应体系进行检测的 BA 法,或称标记亲合素—生物素法(labeled avidin-biotin,LAB)。此外,依据待检反应体系中所用的是生物素化第一抗体或生物素化第二抗体,又分为直接法 BAS 和间接法 BAS。

为最大限度避免待检标本中内源性生物素对引入 BAS 的检测方法的干扰,近年来也有依据 BAS 的基本工作原理,衍生出采用抗生物素抗体或抗亲合素抗体建立相应的 BAS。

1. BAB 法

BAB 法也称为桥联亲合素—标记生物素法(bridged avidin-biotin technique,BRAB),是以游离的亲合素(或链霉亲合素)作为桥联剂,利用亲合素的多价性,将检测反应体系中抗原-生物素化抗体复合物与标记生物素(如酶标生物素)联结起来,达到检测反应分子的目的。由于生物素化抗体分子上连有多个生物素,因此,最终形成的抗原—生物素化抗体—亲合素—酶标生物素复合物可积聚大量的酶分子;加入相应酶作用底物后,即会产生强烈的酶促反应,从而提高检测的灵敏度。间接 BAB 法则是在抗原与特异性抗体结合反应后,再用生物素化的第二抗体与抗原抗体复合物结合,使反应增加一个层次,从而使灵敏度进一步提高。

2. ABC 法

ABC 法是在 BAB 法基础上的改良而成,其原理是预先按一定比例将亲合素(或链霉亲合素)与酶标生物素结合,形成可溶性的亲合素(或链霉亲合素)—生物素—过氧化物酶复合物(ABC 或 SABC)。当其与检测反应体系中的生物素化抗体(直接法)或生物素化第二抗体(间接法)相遇时,ABC(或 SABC)中未饱和的亲合素(或链霉亲合素)结合部位即可与抗体上的生物素结合,使抗原—抗体反应体系与 ABC(或 SABC)标记体系连成一体进行检测。由于在 ABC 形成时,一个标记了生物素的酶分子可通过其生物素连接多个亲合素(或链霉亲合素),而一个亲合素(或链霉亲合素)分子又可桥联多个酶标生物素分子,经过这种依次的相互作用连接,从而形成一种较大的、具多级放大作用的晶格样网状结构,其中网络了大量酶分子。因此,将 ABC(或 SABC)复合体应用于免疫检测体系时,即可极大地提高酶在抗原—抗体反应场所的浓度,使该法的检测敏感性明显提高。

3. BA 法

BA(或 LAB)法是以标记亲合素(或链霉亲合素)直接与免疫复合物中的生物素化抗体

连接进行检测。该法也有相当高的灵敏度,由于省略了加标记生物素步骤,操作较 BAB 法简便。间接 BA(或 LAB)法也是采用生物素化的第二抗体,可以进一步提高检测灵敏度。

(二)生物素—亲合素系统在酶免疫测定中的应用

1. BAS 在 ELISA 中的应用

把 BAS 与 ELISA 偶联起来,可大大提高 ELISA 测定的灵敏度:每个亲合素可结合 4 个生物素,可使反应明显放大;亲合素与生物素间极高的亲和力,使反应结合更牢固稳定,而且特异性高;用小分子生物素代替酶标记抗体,可减少反应中的空间位阻。

BAS 与 ELISA 偶联应用的形式有多种。如用于固相化抗体或抗原的制备,即是先将亲合素(或链霉亲合素)包被于固相载体,抗体或抗原也先与生物素结合,然后通过亲合素—生物素反应而使生物素化的抗体或抗原固相化。这种包被法不仅可增加固相载体上的抗体或抗原包被量,而且使其结合位点充分暴露,有利于免疫反应的有效进行。BAS 亦可用于 ELISA 终反应的放大:用生物素化的抗体替代常规 ELISA 中的酶标抗体,然后连接亲合素—酶结合物(BA-ELISA)或亲合素及酶标生物素(BAB-ELISA)或 ABC 试剂(ABC-ELISA),从而使反应信号放大,提高检测灵敏度。

2. 生物素—亲合素系统在均相酶免疫测定中的应用

BAS 除了作为免疫测定的放大系统外,还可作为均相酶免疫测定中高效的酶活性调变系统:预先将作为配体的生物素与酶偶联,形成的生物素—酶复合物具有完整的酶活性;亲合素作为特异的酶结合体(类似于抗体),可与生物素—酶复合物结合。与经典的抗体结合酶抑制性均相酶免疫分析类似,当生物素—酶复合物与亲合素结合后,酶因活性中心受空间位阻作用而失活。均相酶免疫测定反应系统中,同时加有生物素—酶、亲合素—抗原、特异性抗体和待测抗原;由于抗体限量,于是待测抗原和亲合素—抗原复合物竞争与抗体结合。亲合素—抗原与抗体结合后,即不能与生物素—酶复合物结合,后者的酶活性得以保留;而游离的亲合素—抗原则可结合生物素—酶复合物,并使后者酶活性丧失。因此,反应体系中待测抗原浓度越高,则游离的亲合素—抗原复合物越多,最终测得的酶活性越低,即酶活性的变化与待测标本中抗原浓度呈剂量相关。

(三)生物素—亲合素系统在荧光免疫技术中的应用

BAS 用于荧光抗体技术,通常采用 BA 法,即用荧光素直接标记亲合素(或链霉亲合素);也可采用游离亲合素(或链霉亲合素)搭桥,两端分别连接生物素化抗体和荧光素标记的生物素(BAB 法)或荧光标记的抗亲合素(或链霉亲合素)抗体的夹心法。与常规免疫荧光法相比,引入 BAS 的荧光抗体技术可明显地提高方法的灵敏度和特异性。

与传统的解离增强镧系元素荧光免疫分析不同,Cyber Fluor 时间分辨荧光免疫分析采用的是一种新型双功能螯合剂,称为 4,7-双(氯磺酰基苯基)-1,10-菲咯啉-2,9-二羧酸[4,7-bis(chlorosulfophenyl)-1,10-phenanthroline-2,9-dicarboxylic acid,BCP-DA]。用 BCPDA 作"桥",一端连接链霉亲合素(SA),另一端螯合 Eu^{3+},制成通用试剂 SA-BCPDA-Eu^{3+};此外,将两株 Mcf1b 分别固相化和生物素化。反应完成后形成的复合物为:固相 McAB-Ag-(McAb-生物素)-(SA-BCPDA-Eu^{3+}),即通过生物素与链霉亲合素间高亲和力的结合,把通用试剂与固相载体上的双抗体夹心免疫复合物相连接,并且将反应信号放大。

酶放大时间分辨荧光免疫分析(EATRFIA)则是在抗原与固相 McAb 和生物素化 McAb 反应形成夹心复合物后,加入碱性磷酸酶(ALP)标记的 SA(ALP-SA)继续反应,经生物素和 SA 的高亲和力结合,形成复合物固相 McAb-Ag-(McAb-生物素)-(SA-ALP),再作用底物生成产物 5-氟水杨酸,后者在碱性条件下,可与 Tb^{3+}-EDTA 形成荧光寿命长且产额高的三元复合物用于检测。EATRFIA 是汇集了酶放大作用、BAS 的高亲和力和生物放大作用以及时间分辨荧光免疫分析技术(TRFIA)优点的新一代高灵敏度、不用增强液的分析方法。

(四)生物素—亲合素系统在放射免疫测定中的应用

BAS 主要与免疫放射分析(IRMA)检测体系偶联,用于对终反应的放大(BA 法):先将针对不同抗原决定簇的固相抗体和生物素化夹心抗体与抗原(标准抗原和待测抗原)同时反应,在固相载体表面形成双抗体夹心免疫复合物;再加入 ^{125}I 标记的亲合素(或链霉亲合素)与复合物中的生物素结合,最终使反应信号放大,进一步提高 IRMA 的灵敏度。如该系统用于测定促甲状腺激素(TSH)时,由于方法的高灵敏性,可将甲亢患者降低的 TSH 水平与正常值低限有效地予以区别。

此外,BAS 也可用于 IRMA 反应后 B,F 成分的分离:先将生物素化的 McAb 和放射性核素标记的 McAb,与抗原的不同抗原决定簇结合,反应平衡后,加入表面偶联有亲合素的聚苯乙烯珠,与免疫复合物中的生物素连接成固相终产物。该法的优点是克服了其他 IRMA 法需多次离心的麻烦,待测复合物与固相结合更牢固,操作更简便。

(五)生物素—亲合素系统在分子生物学中的应用

BAS 在分子生物学领域中的应用日渐增多,目前主要集中在以生物素标记核酸探针进行的定位检测,用 BAS 制备的亲和吸附剂进行基因的分离纯化,以及将免疫测定技术与 PCR 结合建立免疫-PCR(immuno-PCR)用于抗原的检测等三方面。现仅对免疫-PCR 简介如下:

免疫-PCR 是将抗原—抗体反应的高度特异性与 PCR 技术的高度敏感性相结合建立的迄今最敏感的分析方法,其检测灵敏度可达 10^{-21} mol 水平。免疫-PCR 的技术关键在于用一个连接分子将一段特定的 DNA 连接到抗体上,在抗原和 DNA 间建立对应关系,从而将对蛋白质的检测转变为对核酸的检测。如用链霉亲合素(SA)-蛋白 A 嵌合体作为连接分子,它的蛋白 A 和 SA 可分别与 IgG 的 Fc 段和生物素化 DNA 中的生物素结合,从而在蛋白质和核酸之间建立起对应关系,经 PCR 扩增,即可将抗原抗体反应的特异性高度放大。此外,为解决传统 PCR 扩增产物检测方法操作繁琐、灵敏度低和耗时的不足,现又有用 ELISA 方法来定量检测免疫-PCR 扩增产物,称为 PCR-ELISA。它主要是用一对分别标记了生物素和地高辛的引物来扩增标记 DNA,亲合素则作为捕获抗体以固定扩增产物,再用标记有碱性磷酸酶的抗地高辛抗体进行双抗夹心 ELISA 检测扩增产物。结果显示,此种方法的测定灵敏度、精密度和稳定性均优于传统方法,而且 PCR-ELISA 更节省时间和更易于临床检测的自动化。

第三节　固相膜免疫测定技术

随着免疫学技术和相关生物化学技术的发展,临床上对许多小分子物质的检测要求越来越多,在检测方法上除了要求准确性,尚对实验的易操作性、快速性和灵敏性等方面提出了更高的要求,由此也派生出了多种类型的固相膜免疫快速检测试验。该类试验的最大特点是不需要大型设备,对检测人员稍加培训即能掌握操作要求和判定标准。一些小型便携式的固相膜免疫检测盒是目前最广为应用的家庭式保健检测和床旁实验的最佳选择。

一、概 述

固相膜免疫测定(solid phasemembrane-based immunoassay)与 ELISA 相类似,其特点是以微孔膜作为固相。固相膜的特点在于其多孔性、非共价键高度吸附抗体或抗原、易于漂洗等,固相膜像滤纸一样,可被液体穿过流出,液体也可以通过毛细管作用在膜上向前移行。标志物可用酶或各种有色微粒子,如彩色胶乳、胶体金或胶体硒等。利用这些特点建立了多种类型的快速检验方法。

(一)常用的固相膜

固相膜免疫测定中常用的膜为玻璃纤维素(fiberglass)膜、尼龙(nylon)膜、聚偏氟乙烯(polyvinylidene fluoride,PVDF)膜和硝酸纤维素(nitrocellulose,NC)膜等。其中最常用为NC 膜,NC 本身为疏水性,在膜的制作过程中加入了表面活性剂,成为亲水性,对蛋白质有很强的吸附性能。

(二)固相膜的技术要求

1.孔径即能通过粒子的大小,以 μm 表示。用于穿流法的膜一般选择 $0.4\ \mu m$ 左右,用于横流法的膜可选择 $5\sim10\mu m$。

2.流速以 $ml/(cm^2 \cdot min)$ 表示。流速与孔径有一定关系,孔径大,流速快。在横流法中选择合适的膜时,流速较孔径更有参考价值。

3.蛋白质结合力 吸附力很强,以 $\mu g/cm^2$ 表示。

4.优质的膜应具有良好的均一性,这样才能保证试剂批内的均一性。固相膜免疫测定的标志物可用酶和各种有色微粒子,如彩色胶乳、胶体金、胶体硒等,其中以胶体金最为常用。

二、免疫金标记技术

免疫金标记技术(immuno-gold labelling techique)主要利用了金颗粒具有高电子密度的特性,在金标蛋白结合处,在显微镜下可见黑褐色颗粒,当这些标志物在相应的配体处大量聚集时,肉眼可见红色或粉红色斑点,因而用于定性或半定量的快速免疫检测。这一反应也可以通过银颗粒的沉积被放大,称之为免疫金银染色(immuno-gold silver staining,IGSS)。

(一)胶体金的制备

1.制备原理

胶体金(colloidal gold)的制备一般采用还原法,常用的还原剂有枸橼酸钠、鞣酸、维生素 C、白磷、硼氢化钠等。向一定浓度的金溶液内加入一定量的还原剂使金离子还原成金原子,形成金颗粒悬液,也称金溶胶(gold solution)。

2.技术要点

枸橼酸三钠还原法制备金溶胶:取 1‰氯金酸水溶液 100ml 加热至沸,搅动下准确加入1‰枸橼酸三钠水溶液 0.7ml,金黄色的氯金酸水溶液在 2min 内变为紫红色,继续煮沸

15min,冷却后以蒸馏水恢复到原体积,如此制备的金溶胶其可见光区最高吸收峰在535nm。金溶胶的光散射性与溶胶颗粒的大小密切相关,一旦颗粒大小发生变化,光散射也随之发生变异,产生肉眼可见的显著的颜色变化,这就是金溶胶用于免疫沉淀或免疫凝集试验的基础。金溶胶颗粒的直径与制备时加入的枸橼酸三钠量是密切相关的,保持其他条件恒定,仅改变加入枸橼酸三钠的量,可制得不同颜色的金溶胶,也就是不同粒径的金溶胶。

3. 注意事项

(1)玻璃容器的清洁　玻璃表面少量的污染会干扰胶体金颗粒的生成,一切玻璃容器应绝对清洁,用前经过强酸洗,后硅化。硅化过程一般是将玻璃容器浸泡于5％二氯二甲硅烷的氯仿溶液中1min,室温干燥后,用蒸馏水冲洗,再干燥备用。专用的清洁器皿以第一次生成的胶体金稳定其表面,弃去后以双蒸馏水淋洗,可代替硅化处理。

(2)试剂、水质和环境　氯金酸极易吸潮,对金属有强烈的腐蚀性,不能使用金属药匙,避免接触天平称盘。其1％水溶液在4℃可稳定数月不变,实验用水一般用双蒸馏水,实验室中的尘粒要尽量减少,否则实验的结果将缺乏重复性。金颗粒容易吸附于电极而使之堵塞,故不能用pH电极测定金溶液的pH值。为了使溶液pH值不发生改变,应选用缓冲容量大的缓冲系统,一般采用枸橼酸—磷酸盐(pH3~5.8),Tris-HCl＜pH5.8~8.3)和硼酸—氢氧化钠(pH8.5~10.3)等缓冲系统,但应注意不应使缓冲液浓度过高而使金溶胶自凝。

(二)免疫金制备

1. 制备原理

免疫金(immuno-gold)是指胶体金与抗原或抗体等大分子物质的结合物,在免疫组织化学技术中,习惯上称之为金探针。制备原理为蛋白质被吸附到胶体金颗粒表面而结合的过程。吸附的机制尚不清楚,一般认为因胶体金颗粒表面带负电荷,与蛋白质的正电荷基因间靠静电力相互吸引,达到范德华引力范围内即形成牢固地结合,同时胶体金颗粒的粗糙表面也是形成吸附的重要条件。因此环境pH和离子强度是影响吸附的主要因素,其他如胶体金颗粒的大小、蛋白质的分子量及蛋白质浓度等也会影响蛋白质的吸附。

2. 技术要点

(1)胶体金溶液的pH值

用K_2CO_3或HCl溶液调节胶体金溶液的pH至选定值。原则上可选择待标记蛋白质等电点,经多次试验才能确定。也可略为偏碱。在调节胶体金的pH值时应注意,胶体金会阻塞pH计的电极,不可直接将电极插入胶体金溶液中,宜先用终浓度为0.1％的聚乙二醇(PEG20000)稳定胶体金后,再测定胶体金的pH值。

(2)蛋白质最适标记量

将待标记蛋白作系列稀释后各取一定量加入装有一定量胶体金的试管中,然后分别加入NaCl溶液,混匀后静置数小时,对照管(无蛋白)及加入蛋白量不足的管溶液颜色由红变蓝;蛋白量足或超过的管保持红色不变,其中含蛋白量最低的一管即为稳定胶体金所必需的最适标记量。以此比例并增加10％~20％即为标记全部胶体金溶液所需的蛋白总量。由于蛋白质溶液含盐量较高或形成聚合物极易影响标记过程,因此,标记之前最好将蛋白质溶液用低浓度的盐水透析数小时并高速离心除去聚合物。

3. 注意事项

多种蛋白质、葡聚糖、PEG2000、明胶等均为良好的高分子稳定剂,PEG和BSA是最常用的稳定剂。稳定剂有两大作用：①为保护胶体金的稳定性，使之便于长期保存；②为防止或减少免疫金复合物的非特异性吸附反应。稳定剂的合理选择是十分重要的，不适当的稳定剂有时也会导致非特异性反应。

(三)膜载体免疫测定的种类与原理

免疫渗滤试验(immunofiltration assay，IFA)始创于 1985 年，最初以酶作为标志物。1989 年 Du Pont 公司推出了用于检测抗 HIV 抗体的金免疫渗滤试验(goldim-munofiltration assay. GIFA)，GIFA 是只需试剂、不需仪器的检测方法。20 世纪 90 年代初期 GIFA 展开了多方面的研究和开发，用于检测各种传染病的抗体和肿瘤标志物等。国内 1991 年即有 GIFA 试剂生产，用于检测尿液 HCG 的"金标"早孕诊断试剂取得了广泛应用。

1. 原理

斑点金免疫渗滤试验(dot immunogold filtration assay，DIGFA)是将抗原或抗体点加在固相载体硝酸纤维素薄膜上，制成抗原或抗体包被的微孔滤膜并贴置于吸水材料上，依次在膜上滴加标本、免疫胶体金及洗涤液等试剂并与硝酸纤维素膜上的相应抗体或抗原发生反应，过量试剂很快渗入吸水材料中。抗原抗体反应后，形成大分子胶体金复合物，从而使阳性结果在膜上呈现红色斑点。液体通过微孔滤膜时，渗滤液中的抗原或抗体与膜上的抗体或抗原相接触，起到亲和层析的浓缩，达到快速检测的目的，同时洗涤液的渗入在短时间内即可达到彻底洗涤目的，简化了操作步骤，成为床边检验(point of care test，POCT)的主要方法之一。本方法除试验盒本身外，不需要任何仪器设备。

2. 方法类型

(1)双抗体夹心法测抗原　用抗体结合在微孔滤膜中央，滴加待检标本，若标本中为待测抗原则与膜上抗体结合，然后滴加金标抗体，加洗涤液洗涤后，阳性者即在膜中央呈红色斑点(胶体金聚集)。

(2)间接法测特异性抗体　用抗原包被在微孔滤膜上，滴加待测标本，滴加洗涤液洗涤后，滴加金标抗抗体，加洗涤液洗涤后，阳性者即在膜中央呈红色斑点(胶体金聚集)。该法由于血清标本中非目的 IgG 的干扰，易导致假阳性结果，临床上较少用。

3. 实验材料

本法临床上均有现成试剂盒供应，试剂盒主要组成有①滴金反应板，为胶体金免疫渗滤试验中的主要试剂成分之一，由塑料小盒、吸水垫料和点加了抗原或抗体的醋酸纤维素膜片三部分组成；②胶体金标志物；③洗涤液；④抗原参照品或抗体阳性对照品。

4. 技术要点

本方法实验操作非常简单，其操作要点为：

(1)将反应板平放于实验台面上，于小孔内滴加含待测抗原的标本 1~2 滴，待完全渗入，与膜上的抗体反应而结合在膜上。

(2)于小孔内滴加胶体金标记抗体试剂 1~2 滴，待完全渗入，使胶体金标记抗体与结合在膜上的抗原反应。

(3)于小孔内滴加洗涤液 2~3 滴，待完全渗入，洗去未结合的胶体金标记抗体。

(4)结果观察在膜中央有清晰的淡红色或红色斑点者判为阳性反应，反之则为阴性反应。斑点呈色的深浅相应地提示阳性强度。

(四)免疫层析试验

免疫层析试验(immunochromatography assay,ICA)的原理与 IFA 相同,不同点在于液体的移动不是通过直向的穿流(flow through),而是基于层析作用的横流(lateral flow)。最先应用的标志物为胶体硒,其后一般均采用简便的胶体金,称为金免疫层析试验(goldimr-nuno chromatography assay,GICA)。GICA 试剂为试纸条形式。在一塑料片条上依次粘贴如下组分:①吸水纸;②玻璃纤维膜,膜上固定着干燥的金标抗体;③硝酸纤维素膜,膜上包被着线条状的抗体;④吸水纸。以上各组分首尾互相衔接,因此在①处滴加液体标本,液流即向④处移动。当液体到达②处时,金标抗体被溶解,同时与标本中的抗原反应而形成复合物。液流继续前移至③,金标记的复合物再与膜上的抗体结合而呈现红色的线条,多余的金标抗体继续前移至④处。GICA 的特点是单一试剂,一步操作。干燥包装的试剂可在室温保存 1 年以上。GICA 试剂结构简单,小型实验室即有条件开发生产。近年来发展生产GICA 试剂的品种已多达数十种,测定项目包括 HCG、LH 等激素,肿瘤标志物,传染病的抗原和抗体,心血管病标志物等,并有持续发展的势头。

1.原理

金免疫层析实验是用胶体金标记技术和蛋白质层析技术结合的以微孔滤膜为载体的快速的固相膜免疫分析技术,具体是将各种反应试剂分点固定在试纸条上,检测标本加在试纸条的一端,通过毛细管作用使样品溶液在层析材料上泳动,样本中的待测物与层析材料中的反应试剂发生特异性结合反应,形成的复合物被富集或固定在层析条上的特定区域(检测线),通过标记免疫技术显色。其特点是可进行单份标本检测,且简便、快速,不需任何仪器设备,因此,发展非常迅速。

2.方法类型

DICA 多用于检测抗原,但亦可用于检测抗体。常见方法类型有:

(1)双抗体夹心法测抗原

一般 G 处为金标抗体(免疫金),T 处包被抗体,C 处包被抗金标抗体,B 处为吸水纸。测试时 A 端滴加待测标本,通过层析作用,待测标本向 B 端移动,流经 G 处时将金标抗体复溶,若待测标本中含待测抗原,即形成金标抗体-抗原复合物,移至 T 处时,形成金标抗体-抗原—抗体复合物,金标抗体被固定下来,在 T 处显示红色线条,呈阳性反应,多余的金标记抗体移至 C 处被抗金标抗体捕获,呈现红色质控线条。

(2)竞争法测小分子抗原

G 处为金标抗体,T 处包被标准抗原,C 处包被金标抗体,测试时待测标本加至 A 端,若待测标本中含有待测抗原,流经 G 处时结合金标抗体,当混合物移至 T 处时,因无足够游离的金标抗体与膜上标准抗原结合,T 处无棕红色线条出现,实验结果为阳性,游离金标抗体或金标抗体复合物流经 C 处,与该处的抗金标抗体结合出现棕红色的质控带,若标本中不含待测抗原,金标抗体则与 T 处膜上的标准抗原结合,在 T 处出现棕红色的线条,实验结果为阴性。

(3)间接法测抗原

为了消除待测血清标本中大量的非特异性 IgG 与特异性 IgG 竞争结合金标记抗人IgG,降低了试验敏感性,胶体金间接免疫层析法测抗体常设计成反流免疫层析法。测试卡分成可左右折叠的两部分,右面中央纵向贴有 NC 膜条为膜上包被有抗原线 T,E 处为与蛋白质结合的有色染料,F处为吸水材料。测定时先将缓冲液加在D处层析至C处使金标物复溶,然后将标本加在E处使其与染料一起在膜的层析作用下向F端移动,若标本中有待测抗体存在,则与膜上抗原结合形成抗原抗体复合物,待有色染料延伸至膜上标记线G处时,在F处加缓冲液,合上测试卡,A的强大吸水作用使膜上液体反向流动,标本中非特异性IgG及无关物被洗回E处,随后而来的金标羊抗人抗体与抗原抗体复合物结合,出现棕红色线条。无棕红色线条的出现则表明血清中无特异性抗体。该法有效地排除了非特异性抗体对测试的干扰。

3.实验材料

临床上有现成试剂盒供应,试剂盒主要成分为胶体金层析条,所用试剂全部为干试剂,它们被组合在一试剂条上,试剂条的底板为单面胶塑料片,层析条为多孔聚乙烯、硝酸纤维素、玻璃纤维素材料,A、B两端粘贴吸水性强的滤纸等材料。G为干燥固定在玻璃纤维膜等材料上的胶体金结合物。T为粘附有已知的抗体或抗原,C处粘附有质控品(抗免疫金抗体),T、C处物质往往以直线的形式包被在膜上。

4.技术要点

本实验操作非常简单,其操作要点为:

(1)将试剂条标记线一端浸入待测标本中2~5s或在标本加样处加一定量待检标本,平放于水平桌面上。

(2)在5~20min内观察结果。

(3)结果判断 阴性为出现1条棕红线质控条带;阳性为出现两条棕红线条带;无棕红线条带出现为试剂失效。

5.临床应用

本法具有操作简便、快捷以及操作人员不需技术培训,无需特殊仪器设备、试剂稳定、便于保存等特点,因此特别符合"床边检验"项目要求;本法灵敏度不及酶标法和酶发光免疫测定法,在临床应用中应引起高度重视;该技术不能准确定量,只能作为定性或半定量实验,目前主要应用于正常体液中不存在的物质(如传染病抗原和抗体以及毒品类药物等)和正常含量极低而在特殊情况下异常升高的物质(如HCG等)的检测。

(五)斑点酶免疫吸附试验

斑点酶免疫吸附试验(dot enzyme linked immunosorbent assay,Dot-ELISA)的实验原理与常规的ELISA相同,不同之处在于斑点-ELISA所用载体为对蛋白质具有超强吸附力(近100%)的硝酸纤维素(NC)膜,此外酶作用底物后形成有色的沉淀物,使NC染色。实验方法为:加少量(1~2μl)抗原于膜上,由于NC膜吸附能力强,故需在干燥后进行封闭;然后滴加样品血清,其中的待检抗体即与NC膜上抗原结合;洗涤后再滴加酶标二抗,最后滴加能形成不溶有色物的底物溶液(如HRP标志物,常用二氨基联苯胺);阳性者即可在膜上出现肉眼可见的染色斑点。

Dot-ELISA的优点为:NC膜吸附蛋白力强,微量抗原吸附完全,故检出灵敏度可较普通ELISA高6~8倍;试剂用量较ELISA节省约10倍;操作简单,实验及结果判断不需特殊设备条件;吸附抗原(抗体)或已有结果的NC膜可长期保存(-20℃可长达6个月),不影响其活性。

(六)酶联免疫斑点试验

20世纪80年代,国外的科研工作者根据ELISA技术的基本原理,建立了体外检测特异性抗体分泌B细胞和细胞因子分泌T细胞的酶联免疫斑点试验(enzyme linked immuno-spot,ELISPOT)

1. ELISPOT原理

细胞受到刺激后局部产生细胞因子,此细胞因子被特异性单克隆抗体捕获。细胞分解后,被捕获的细胞因子与生物素标记的二抗结合,其后再与碱性磷酸酶标记的亲和素结合。BCIP/NBT底物孵育后,PVDF膜出现"紫色"的斑点表明细胞产生了细胞因子,通过ELISPOT酶联斑点分析系统对斑点的分析后得出结果。因其具有较高的特异性和敏感性,目前正被国内外广泛应用,对探索自身免疫系统疾病发病机制具有重要意义。

2. ELISPOT特点

ELISPOT法源自ELISA,又突破传统ELISA法,是定量ELISA技术的延伸和新的发展。两者都是检测细胞产生的细胞因子或其他可溶性蛋白,它们最大的不同在于:

(1)ELISA通过显色反应,在酶标仪上测定吸光度,与标准曲线比较得出可溶性蛋白总量。

(2)ELISPOT通过显色反应,在细胞分泌这种可溶性蛋白的相应位置上显现清晰可辨的斑点,可直接在显微镜下人工计数斑点或通过ELISPOT分析系统对斑点进行计数,1个斑点代表1个细胞,从而计算出分泌该蛋白的细胞的频率。

(3)由于是单细胞水平检测,ELISPOT比ELISA和有限稀释法等更灵敏,能从20万~30万个细胞中检出1个分泌该蛋白的细胞。

(4)捕获抗体具有高亲和力、高特异性和低内毒素MeAb特点,在研究者以刺激剂激活细胞时,不会影响活化细胞分泌细胞因子。

ELISPOT技术应用领域非常广泛,如移植中排斥反应的预测、疫苗发展Th1/Th2分析、自身免疫疾病研究、肿瘤研究、过敏性疾病研究,感染性疾病研究、抗原决定簇图谱分析,化合物和药物免疫学反应的筛选等。

(七)免疫印迹法

1. 原理

免疫印迹法(immunobiotting test,IBT)亦称酶联免疫电转移印迹法(enzyme linked immunoelectrotransfer blot,EITB),因与Southern早先建立的检测核酸的印迹方法Southern-blot相类似,通常又称为西部印迹(Western-blot)。IBT是在蛋白质电泳分离和抗原抗体检测的基础上发展起来的一项检测蛋白质的技术,它将SDS聚丙烯酰胺凝胶电泳的高分辨力与抗原抗体反应的高特异性相结合。

几乎任何蛋白质都可用于免疫印迹,免疫印迹的优势是能分析不能用其他的免疫化学技术进行研究的蛋白质样品。例如,不能标记的蛋白质或不溶于温和抽提缓冲液的蛋白质等。免疫印迹还可分析各种组织、器官或微生物等来源的粗制样品。用于免疫印迹的样本种类繁多,处理的方法也有所不同,为了选择理想的处理方法,应当考虑细胞的类型和待测抗原的性质。

第一阶段为SDS-聚丙烯酰胺凝胶电泳(SDS-PAGE)。抗原等蛋白样品经SDS处理后带阴电荷,在聚丙烯酰胺凝胶中从阴极向阳极泳动,分子量越小,泳动速度就越快。此阶段分离效果肉眼不可见(只有在染色后才显出电泳区带)。

第二阶段为电转移。将在凝胶中已经分离的条带转移至硝酸纤维素膜上,选用低电压(100V)和大电流(1~2A),通电 45min 转移即可完成。此阶段分离的蛋白质条带肉眼仍不可见。

第三阶段为酶免疫定位。将印有蛋白质条带的硝酸纤维素膜(相当于包被了抗原的固相载体)依次与特异性抗体和酶标第二抗体作用后,加入能形成不溶性显色物的酶反应底物,使区带染色。常用的 HRP 底物为 3,3,一二氨基联苯胺(呈棕色)和 4-氯-1-萘酚(呈蓝紫色)。阳性反应的条带清晰可辨。并可根据 SDS-PAGE 时加入的分子量标准,确定各组分的分子量。

2.免疫印迹中需要注意的问题

(1)抗体的性质 影响免疫印迹成败的一个主要因素是抗原分子中可被抗体识别的表位的性质。只有那些能识别耐变性表位的抗体可与抗原结合,多数多克隆抗血清中或多或少地含有这种类型的抗体,所以在免疫印迹实验中常选用多克隆抗体。相反,许多单克隆抗体不能与变性抗原反应,因为它识别的表位依赖于抗原蛋白正确折叠所形成的三维空间构象。

(2)IBT 的灵敏度 有若干种方法常用于提高免疫印迹的灵敏度,一种是在电泳之前应用免疫沉淀法将抗原进行纯化和浓缩。该法可浓缩浓度极低的抗原,并可在电泳和免疫印迹之前将其与无关的蛋白质分离,使对极低浓度抗原的研究成为可能。其他提高检测灵敏度的方法都是针对增强信号本身强度设计的,其中包括使用信号更好和更强的荧光试剂或使条带局部酶的活性增强。一些公司不断地推出新的性能更好的化学发光检测系统,而使用者则继续注重于使用研制更好和更灵敏的试剂。

(3)临床应用的局限性 虽然蛋白质分子量不同,但由于其带电荷不同,在电场中泳动速度仍可相同,从而使不同分子量的蛋白质出现电泳距离一致的条带,因此分子量相同的条带并不一定显示为抗某种单一蛋白的抗体;由于一条硝酸纤维素膜上有数种成分显示,有些条带距离很近,加上每次电泳时蛋白区带在凝胶中迁移的速率均有不同,给这些条带的识别带来一定困难,很容易造成误差和假阳性;IBT 法中的抗原是经过变性的,即使有些抗体可能识别转移膜上的变性抗原决定簇,但并非所有抗体均能与变性抗原决定簇反应。IBT 法一般不能检出针对构象依赖表位的抗体,造成某些抗体漏检。

本法综合了 SDS-PAGE 的高分辨力和 ELISA 法的高特异性和敏感性,是一个有效的分析手段,不仅广泛应用于分析抗原组分及其免疫活性,并可用于疾病的诊断。在艾滋病病毒感染中此法作为确诊试验。抗原经电泳转移在硝酸纤维素膜上后,将膜切成小条,配合酶标抗体及显色底物制成的试剂盒可方便地在实验室中供检测用。根据出现显色线条的位置可判断有无针对病毒的特异性抗体。例如 HIV 的检测是用含有去垢剂的缓冲液将感染的 H9 细胞溶解,经梯度超速离心提取可溶性病毒蛋白。病毒蛋白先沿纵轴方向在 10% 丙烯酰胺凝胶上用 SDS-PAGE 分离,再沿水平方向电泳移转并吸附于硝化纤维上,然后将该膜置于无免疫性蛋白溶液中(通常用牛血清白蛋白)。清洗后将待测血清和对照物培育,当血清 HIV 抗体阳性时,抗体结合到膜上的病毒蛋白上,最后用放射性核素标记的抗人 IgG 检测。如能检测出 HIV 蛋白抗原即为阳性,如仅 p24 阳性,则结果可疑,就对原标本重判。WB 试验能检测到 gp120,p66,p51,gp41,p31,p24 和 17kDa 的抗原。其敏感性较 ELISA

高,但比 RIPA 为差。并可用 HIV-1 和 HIV-2 划分,由于自身抗体的存在,仍有假阳性。

(八)放射免疫沉淀试验

放射免疫沉淀试验(radioimmunoprecipitation assay,RIPA)是以抗体和抗原之间的专一性作用为基础的用于研究蛋白质相互作用的经典方法,是确定两种蛋白质在完整细胞内生理性相互作用的有效方法,同时弥补了免疫印迹法的不足。其基本原理是细胞裂解液中加入抗体,与抗原形成特异免疫复合物,经过洗脱,收集免疫复合物,然后进行 SDS-PAVE 及免疫显色。但这种方法有两个缺陷:一是两种蛋白质的结合可能不是直接结合,而可能有第三者在中间起桥梁作用;二是必须在实验前预测目的蛋白是什么,以选择最后检测的抗体,所以,若预测不正确,实验就得不到结果,方法本身具有冒险性。病毒蛋白与待测血清混合,如有 HIV 抗体,则放射性核素标记的 HIV 蛋白与之结合产生沉淀。沉淀物用含有 Cleland 试剂的缓冲液和十二烷基硫酸(SDS)洗脱,即可将病毒抗原分离。然后病毒蛋白用放射显影鉴定,并同时用已知的分子标志物比较,此法是目前最具有敏感性和特异性的检测 HIV 的方法,但费时多,技术难度大。

第四节　免疫比浊测定技术

免疫学方法是以被检测物质作为抗原,然后用免疫动物的方法制备相应的抗体,利用抗原抗体的特异性结合反应来对被检测物质进行定量。随着免疫学的飞速发展,体液中的特定蛋白,特别是免疫球蛋白的快速测定,一直是人们关注的方向。经典的免疫沉淀试验有 4 个无法克服的缺点:操作繁琐、敏感度低、时间长和难以自动化。20 世纪 70 年代出现的微量免疫沉淀法主要包括免疫透射浊度分析和免疫散射浊度分析。利用外界光源的照射,通过检测抗原抗体复合物在液相中透射光减少的程度(免疫透射比浊法)或光的散射程度(免疫散射比浊法)来计算复合物的含量,再推算出溶液中待测抗原或抗体的含量。根据免疫比浊法原理研制及开发的各种特定蛋白检测仪器已经广泛地应用在免疫学诊断中,使特定蛋白的检测更加快速和准确,为其临床应用提供了技术支持。目前在特定蛋白检测领域中最具代表性的检测系统为:(1)自动速率散射比浊法:Beckman-Coulter 公司的 ARRAY360 和 IMMAGE 特定蛋白系统。(2)定时散射比浊法:Dade Behring 公司的 BN-100,BN-Prospec,BN-Ⅱ 特定蛋白系统。

一、免疫比浊分析的基本原理

免疫浊度测定的基本原理:在一定适宜的条件下,液体中特定抗原与其相应的抗体在特殊缓冲液中结合后,形成抗原—抗体复合物。这种难溶性的大分子复合物能在液相中产生浊度。当反应液中保持抗体过量时,形成的复合物随抗原量增加而增加,反应液的浊度随之增加,然后可以利用外界光源的照射,检测溶液透射光减少的程度(免疫透射比浊法)或者检测复合物对光的散射程度(免疫散射比浊法),与标准曲线进行比较,计算复合物的含量,再推算出溶液中待测抗原或抗体的含量。根据检测器的位置及检测光信号性质的不同,免疫浊度分析分为透射比浊法(turbidimetry)和散射比浊法(nephelometry)。

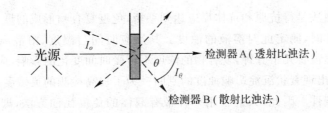

图 1-2-1 透射和散射比浊法的光路图

(一)透射比浊法(turbidimetry)

根据 Lambert-Beer 定律,当一束光线通过带有微小粒子的悬浮液和胶体溶液时,此溶液受到光散射和光吸收两个因素影响可使光的强度减弱,减弱的程度与溶液中微小粒子的含量成正比。所以,当光线通过免疫复合物时,由于反应体系中复合物颗粒对光线的反射和吸收,引起透射光减少,测量通过反应体系后的透射光照到光电倍增管的光强度,或者测定反应体系的吸光度,推导出溶液中待测物质的浓度。

透射比浊法是指待检样品中的抗原与其对应的抗体反应形成的免疫复合物使介质浊度增加,光线通过抗原抗体反应后的溶液时,被其中的免疫复合物微粒反射和吸收,引起透射光减少,在保持抗体过量的情况下,测得的反应体系的吸光度与免疫复合物的量呈正相关。与已知浓度的抗原标准品相比较,可确定标本中抗原的含量。

透射比浊法操作简便,灵敏度高,变异系数小,而且能在全自动生化分析仪上检测,常用于生化指标的检测。透射比浊法用于免疫沉淀反应也有一些缺点:①抗体用量较大;②溶液中存在的抗原抗体复合物分子应足够大,分子太小阻挡不了光线的通过;③复合物的数量要足够多,数量太少,溶液浊度变化太小对光通量影响不大;④光度计要求较高,若光度计灵敏度不高,微小浊度变化不易影响透光率的改变;⑤透射比浊测定的是抗原抗体反应的第二阶段,检测仍需温育时间,时间较长。因此按透射比浊原理设计的自动分析仪用于免疫测定已减少,主要用于生化指标的分析。

(二)散射比浊法(nephelometry)

散射比浊法是一种微量、快速、自动化检测体液中特定蛋白质成分的免疫化学分析技术。该技术是将免疫测定与散射比浊法的原理相结合而设计的一种快速免疫测定方法。主要用于对体液中单个蛋白成分的测定。

根据 Rayleigh 定律,粒子被光照射后而发光,发光的强度与粒子的大小以及照射光的角度有关。当光线通过免疫复合物时,由于反应体系中复合物颗粒可被光线折射,发生偏转;而这种偏转的角度可因光线波长和颗粒大小不同而有所区别;通过测量在入射光的一定角度上复合物颗粒发出的散射光强度,推导出溶液中待测物质的浓度。散射比浊法是指一定波长的光沿水平轴照射,通过溶液时,遇到抗原抗体复合物粒子,光线被粒子颗粒折射,发生偏转,光线偏转的角度与发射光的波长和抗原抗体复合物颗粒的大小和多少密切相关,光强度与复合物的含量呈正比。根据测定方式的不同,散射比浊法又可分为终点散射比浊法(end point nephelometry)、速率散射比浊法(rate nephelometry)和定时散射比浊法(fixed time nephelometry)。

1.终点散射比浊法(end point nephelometry)

经典的测试方法,即将抗原—抗体混合后,待其反应趋于平稳、直到反应终末时测定结果。终点散射比浊法是待抗原和抗体反应达到平衡,免疫复合物形成的量不再增加,反应体系的浊度不再变化时,测定此时溶液的浊度。其反应时间与温度、溶液离子及 pH 值等有关。一般这个过程需要几十分钟,复合物的浓度不再受时间变化的影响,应当说是免疫反应的结束,但又不能出现絮状沉淀影响浊度的判断。为了提高检测的灵敏度,就需要为抗原—抗体的结合创造条件。因此,人们采用一种带有载体的免疫比浊方法,即选择一种大小适中、均匀一致的胶乳颗粒,吸附上抗体(试剂)后,大大增加了抗原—抗体的接触机会,当遇到特异性抗原便可发生凝集。单个胶乳颗粒可允许光线通过,而两个胶乳颗粒凝集后,则使光线通过减少,减少的程度与胶乳颗粒凝集成正比,当然也就和待测抗原成正比。

该方法用于免疫沉淀反应有很多缺陷:①抗原抗体反应一定时候后,一次性测定光吸收值,认为该时间对于所有的样本、校准液和质控品都是反应终点,没有考虑每一个待测样本的吸收和散射效果,可导致测定结果不准确。②测定的仍是抗原—抗体反应的第二阶段,不适合快速检测。③在抗原抗体反应中,随时间的延长,抗原抗体复合物有重新结合的趋势,可影响散射值的改变,最后可能测出比反应早期还低的散射信号值,影响结果的准确性。(4)终点法存在反应本底,测定样本的含量越低,本底比例越大,故在微量测定时,本底的干扰是影响测定结果准确与否的重要因素。目前仅一些自动生化仪使用终点散射比浊法原理测定部分检测项目。

2.速率散射比浊法(rate nephelometry)

1977 年 Sternberg 提出了速率散射比浊法,该法的建立是免疫化学测定的一项革命,使免疫化学分析发生了质的飞跃。该法的逐步完善,使体液特定蛋白测定更加准确和快速,成为当今临床免疫学诊断技术中的重要应用技术之一。

速率散射比浊法是一种抗原、抗体结合的动力学测定法。所谓速率是指抗原—抗体在单位时间内结合的速度。速率法是测定最大反应速率,也就是抗原—抗体反应达到最高峰时形成免疫复合物的量。一般这个时间是几十秒,峰值的高低与待测物质(抗原)的量成正比,而形成峰值的时间与抗体(试剂)的浓度和其与抗原的亲和力有关。速率散射比浊法代表性仪器是 Beckman-Coulter 公司 IMMAGE 特定蛋白系统。

(1)速率信号的形成 速率是指抗原抗体反应在单位时间内形成免疫复合物的量(不是免疫复合物累积的量),连续测定各单位时间内复合物形成的速率与其产生的散射光信号联系在一起,形成动态的速率散射比浊法,每项检测仅 1～2min 即可完成。抗原与相应抗体以一定比例混合后,在抗体过剩的前提下,抗原抗体反应速度由慢到快,单位时间内形成的免疫复合物不断增多,随后逐渐减慢,连续动态监测此过程,可发现在某一时间抗原抗体反应速率最快,单位时间内免疫复合物形成的量最多,散射光强度变化最大,即所谓的速率峰。当反应液中的抗体量保持过剩时,速率峰的高低与抗原含量成正比,仪器自动通过标准曲线将速率峰值转化为所测抗原的终浓度。

(2)抗原过量检测 为保证速率散射比浊分析检测的准确性和精确度,在 Beckman-Coulter 公司的仪器系统中,设计有抗原过量检测系统。其原理是根据抗原抗体反应形成的浊度不断增加而设计的。在抗体固定的情况下,免疫复合物的生成量随抗原的增加而增加,当抗原量超过抗体量时,免疫复合物的量反而减少。根据这一原理,当标本中的抗原和反应液中的抗体结合后,若反应液中有未结合的抗体存在,再加入抗原时,可见新的速率峰信号;如果没有游离的抗体存在,即抗原过剩的情况下,就不会有新的速率信号出现,提示对待测标本进行进一步稀释,然后重新测定,以保证结果准确可靠。

（3）用户自定义系统　为了向用户提供更广泛的检测项目,Beckman-Coulter 公司设计的系列速率散射比浊仪,都有一个自定义系统,即可按各自的工作检测需要,按速率散射比浊的原理建立自己需要检测的项目,开展仪器未设置的检测。但必须具备以下几个条件:①所采用的抗血清有最适的效价和清晰度;②制作校正曲线应选择最恰当的抗原含量;③设定检测抗原的最适稀释浓度。

3.定时散射比浊法（fixed time nephelometry）

由于免疫沉淀反应是在抗原抗体相遇后立即开始,在极短时间内反应介质中散射信号变动很大,此时计算峰值信号会产生一定误差。故在抗原抗体反应时留出预反应时间,即散射光信号第一次读数在开始反应 7.5s～2min 内,大多数情况下 2min 以后测第二次读数,并从第二次读数中扣除第一次读数,最后转换为待测抗原浓度。该反应检测系统不具备真正的抗原过量检测的能力,设计者仍采用抗体过量的原理来保证抗原抗体反应形成不可溶性小分子颗粒,获得的小分子颗粒产生最强的散射光信号。在第一阶段即预反应时间内,检测总量的 10% 的标本与过量抗体反应,若第一次读数未超过预先设置的抗体浓度阈值,提示该待测样品符合预置范围,检测中不会出现抗原过量,因而把余下的 90% 的样品加入,开始第二阶段反应;如果预反应阶段读数超过所定的阈值上限,提示待测样品的浓度含量较高,样品必须在更高稀释度下重新测定。定时散射比浊法代表性仪器是 Dade Behing 公司的 BN 100,BN Prospec,BN Ⅱ 特定蛋白系统。

（1）预反应　在第一阶段即预反应时间内,将少量（1/10）标本与过量抗体反应,在预反应阶段（7.5～120s）抗原抗体产生的散射光信号值在预设阈值内,提示该待测样品抗原浓度合适,不会出现抗原过量,因而加入全部样本,如果预反应阶段读数超过所定的阈值上限,提示待测样品的浓度含量较高,样品必须在更高稀释度下重新测定。

（2）抗原过量检测　① 抗体过量:将每一项检测的范围都预置很大,检测中抗体结合抗原的能力可达到相应待测样本正常血清浓度的 50 倍以上,从而保证在异常状态下的高浓度抗原均能与抗体形成复合物而产生特异性散射光信号;② 对抗原过量进行阈值限定:在预反应阶段限定阈值上限,从而保证在检测过程中不会出现因抗原过量而导致的检测不准确。

（3）缺陷　定时散射比浊法是目前所使用的一种较为先进的方法,但该反应可能仍存在一些检测准确性的问题:①预反应阶段与抗体反应的仅是少量抗原,因此预反应阶段的信号变动仅占全反应阶段的信号变动的极少部分;②该方法采用的是间接抗原过量检测,在反应末端并没有进行真正的抗原过量检测。

二、特定蛋白检测技术的临床应用

血浆中含有许多蛋白质,具有良好的抗原性,可以采用抗原-抗体反应对血液、脑脊液、尿液等标本中的特定蛋白进行检测。按散射比浊原理设计的特定蛋白仪主要检测的是血液和体液中的免疫球蛋白系统（IgG、IgA、IgM、IgE、IgD）、补体单个成分（C3、C4 等）、急性时相反应蛋白和尿微量蛋白系列等。通过对某些特定蛋白的分析,有助于临床对人体免疫功能、泌尿系统疾病、炎症状况、营养状况、心血管疾病等方面的诊断和治疗。下面对特定蛋白检测在临床的应用作一概述。

(一)血浆蛋白测定

1. 免疫球蛋白(Immunoglobulin,Ig)

免疫球蛋白的基本结构是由二硫键连接的四条肽链组成的对称结构。分子量较小的一对肽链称为轻链(Light chain,L 链),每条轻链约由 214 个氨基酸残基组成,轻链共有两型,Kappa(κ)与 Lambda(λ)。分子量较大的一对肽链称为重链(heavy chain,H 链),约由450～570 个氨基酸残基组成。不同的重链由于氨基酸残基的排列顺序、二硫键的数目和位置、含糖的种类及数量不同,其抗原性也不同。根据重链抗原性的差异可将其分为 5 类:μ 链、γ链、α 链、δ 链和 ε 链。由上述不同类型 H 链与 L 链(κ、λ)组成的完整免疫球蛋白分子分别被称为 IgM、IgG、IgA、IgD 和 IgE。

(1)IgG IgG 是再次免疫应答产生的主要 Ig,是血清中的主要抗体成分,占血清免疫球蛋白的 75%～80%,多以单体形式存在,分子量约 150kD。IgG 有四个亚类:IgG1、IgG2、IgG3、IgG4。IgG 主要由脾脏和淋巴结中的浆细胞合成,半衰期约 23 天,是所有 Ig 中半衰期最长的,所以临床使用免疫球蛋白治疗时,以相隔 2～3 周注射一次为宜。IgG 在体内含量高,分布广,比其他 Ig 更易透过毛细血管壁弥散到组织液中,包括脑脊液在内的所有组织和体液中都存在 IgG,具有较强的抗感染、中和毒素和免疫调理作用。在人类,IgG 是唯一能通过胎盘的抗体,胎盘内 IgG 含量远比血清浓度高,对新生儿抗感染起重要作用。机体合成 IgG 的年龄迟于 IgM,个体出生后 3 个月开始合成 IgG,5 岁左右接近成人水平。此外IgG 还具有结合葡萄球菌 A 蛋白等作用。由于 IgG 具有上述特点,因而在机体免疫防御中占有重要地位,大多数抗菌、抗病毒、抗毒素抗体都属于 IgG 类抗体,但不少自身抗体,如抗核抗体、抗线粒体抗体等,以及引起Ⅲ型超敏反应的免疫复合物中的抗体大都也是 IgG 类。

(2)IgM IgM 是初次免疫应答早期阶段中产生的主要 Ig,其分子量最大(约 900kD),是由五个单体和一个 J 链组成的五聚体,呈花环状,所以又称为巨球蛋白(macroglobulin)。产生部位主要在脾脏和淋巴结中,主要分布在血流中,占血清总 Ig 的 5%～10%。在生物进化中,IgM 是出现最早的 Ig。在人个体发育过程中,无论是 B 细胞膜表面 Ig、还是经抗原刺激后合成分泌到血清中的 Ig,IgM 都是出现最早的 Ig。在胚胎发育晚期,胎儿就开始具有产生 IgM 的能力,但是 IgM 不能通过胎盘。新生儿脐血中如出现针对某种病原微生物的IgM,则表明胚胎期有相应的病原微生物感染,即宫内感染。由于 IgM 在免疫应答早期产生,加上结合补体和活化补体后可通过补体活化片段发挥调理吞噬作用的能力均较 IgG强,因此 IgM 在机体的早期免疫防御中占有重要地位。IgM 的半衰期短,仅 5.1 天,而且在感染的早期即已产生,所以检查个体特异性 IgM 抗体水平可用于传染病的早期诊断。天然的血型抗体属 IgM,所以输入血型不合的血液将引起严重的血管内溶血反应。膜表面 IgM是 B 细胞识别抗原的一种主要受体。成熟的 B 细胞表面可同时存在 SmIgM 和 SmIgD,当B 细胞接受抗原刺激分化成为记忆 B 细胞时,SmIgM 逐渐消失而被其他类型的 SmIg 所代替。B 细胞膜表面的 SmIgM 参与浆细胞分泌抗体的调控。

(3)IgA IgA 分血清型和分泌型。血清型 IgA 主要由肠系膜淋巴组织中的浆细胞产生,占血清抗体总量的 10%～20%,以单体为主,分子量 170kD,有 IgA1 和 IgA2 两个亚类。分泌型 IgA 是由呼吸道、消化道、泌尿生殖道等处黏膜固有层中的浆细胞产生的,在浆细胞内由 J 链连接成双聚体后分泌出细胞,当双聚体的 IgA 通过黏膜上皮细胞向外分泌时,与上皮细胞合成的分泌片结合形成完整的 SIgA,释放到分泌液中,分布于黏膜表面。SIgA 主要存在于唾液、泪液、初乳、胃肠液、尿液、汗液和鼻、支气管的分泌液中，其不易被蛋白酶所破坏，故可通过阻抑微生物和抗原物质粘附，并具有调理吞噬、溶菌、中和毒素和病毒等作用，在黏膜局部发挥重要的抗感染和抗过敏作用。若 SIgA 合成低下或障碍，则易发生呼吸道、胃肠道、泌尿道感染和过敏反应。IgA 不能通过胎盘，出生后 4～6 个月血中才出现 IgA。新生儿可从母乳中获得而防止胃肠道感染。

(4)IgE IgE 分子量为 190kD，血清中含量极少，仅占血清总 Ig 的 0.002%。在个体发育过程中合成较晚。IgE 主要由鼻咽部、扁桃体、支气管、胃肠道等黏膜固有层的浆细胞产生，这些部位是变应原进入机体的主要门户，也是许多超敏反应的好发场所。IgE 不能通过胎盘，也不能通过经典途径激活补体。IgE 为亲细胞抗体，其 CH3、CH4 极易与组织中的肥大细胞及血液中的嗜碱性粒细胞细胞膜上的 IgE-FcR 结合。当变应原再次进入机体，与已固定在上述细胞上的 IgE 结合时，可引起 I 型超敏反应。

(5)IgD IgD 在血清中含量仅占 Ig 总量的 1%。IgD 为单体，分子量 175kD，血中半衰期为 2.8 天。IgD 绞链区较长，极易被蛋白酶水解。IgD 功能尚不甚清楚。IgD 是 B 细胞的重要标志。B 细胞在分化过程中，细胞膜上先出现 SmIgM，然后出现 SmIgD，它们与抗原结合的特异性相同，都是 B 细胞的抗原受体，并在 B 细胞向浆细胞分化中起调节作用。

正常人血清中免疫球蛋白含量波动范围较大，随年龄、性别、血型、人种等因素而波动，但在正常成人血清中含量还是相对恒定的。血清免疫球蛋白生理性波动可见于下列情况：①新生儿通过胎盘从母体获得 IgG，所以血清含量较高，与成人水平相近，出生以后逐渐减少，至出生 3 个月时降低到最低值，以后随着自己合成 IgG 能力增强，IgG 水平又逐渐增加，5 岁左右达成人水平；②新生儿血清中仅含微量 IgA，以后逐渐增加，在 4～12 岁达到成人水平；③IgM 在新生儿血清中仅有 10mg/100ml，出生后迅速上升，到 6 个月～1 岁即可达到成人水平。

当患某些疾病时，血中 Ig 含量可发生变化，Ig 含量超出正常值范围时，称高免疫球蛋白血症，低于正常范围者称低免疫球蛋白血症。

2.补体单个成分的测定

补体是存在于正常人和动物血清中的一组具酶活性的蛋白质分子，在机体免疫系统中发挥重要作用。19 世纪末发现血清中某些不耐热的成分可与其他耐热成分共同起作用，溶解细菌和异种红细胞。进一步研究证实，耐热成分即抗体，可特异性地结合于细菌或异种细胞上的抗原（即非己的大分子物质）；而不耐热成分为补体，意指抗体的"补足物"。补体可与抗原—抗体复合物中的抗体部分结合，攻击抗原细胞，使其溶解。补体的这种作用是非特异性的。以后的研究表明，补体不单辅助抗体，参与机体抗感染的免疫防御功能，本身还参与免疫病理反应。许多疾病如变态反应性疾病等的发生发展都与补体有关。研究补体，对阐明一些疾病的发病机理，提供临床诊断手段，都有重要意义。

补体不稳定，加热 56℃30min 即被灭活。补体成分有 C1(C1q，C1r C1s)C2……C9 等 9 个成分（11 种球蛋白），各成分通常以非活性状态存在于血清和体液中，需经激活才能表现出生物学活性。在体内，补体系统各成分以酶原形式存在于血清中，只有被激活后成为一系列的酶，才具有溶菌、溶细胞的免疫活性。已知补体的激活途径有二：一是早期发现的经典途径，又称 C_1 通路；二是近年发现的替代途径，又称 C_3 旁路。

补体系统被活化后，具有溶菌、溶细胞现象，并可促进吞噬细胞的吞噬作用，还可使肥大细胞脱颗粒、释放组织胺等,导致血管通透性增高、产生炎症反应,有利于将杀菌因素和吞噬细胞集中到炎症部位,将免疫复合物清除。但在这一过程中常可导致自身组织的损伤。

直接测定人血清中的补体,能对一些疾病进行辅助诊断。这是因为在一些疾病状态下,补体的含量和活性能够发生改变。如系统性红斑狼疮、肾小球肾炎、弥漫性血管内凝血、自身免疫性溶血性贫血、血清病等时,由于补体消耗增多,造成补体含量和活性下降;在大面积烧伤、大量失血的病人,由于血清蛋白的丢失,补体水平亦下降。大多补体成分由肝脏合成,肝脏疾患时,或先天性补体缺陷时,由于补体合成障碍,血中补体水平下降。此外也有一些疾病可观察到补体水平的上升,如阻塞性黄疸、甲状腺炎、急性风湿热、类风湿关节炎、皮肌炎、急性心肌梗死、溃疡性结肠炎、伤寒等。临床上偶尔可以碰到先天性补体缺陷的病人,但除 C2 和 C1INH 缺陷相对常见外,其余补体成分的缺陷都很罕见。补体先天缺陷病人的两大主要临床表现是反复感染和自身免疫病。这也从反面证实了补体在机体免疫防御和免疫调节功能上的重要意义。

(1)补体 C3(complement 3,C3) 补体 C3 是血清中含量最高补体成分,分子量为 195kD,主要由吞噬细胞和肝脏合成,在 C3 转化酶的作用下,裂解成 C3a 与 C3b 两个片断,在补体经典激活途径与旁路激活途径中均发挥重要作用。

补体 C3 降低的主要原因是:①补体合成能力降低,如慢性肝病、肝硬化、肝坏死;②补体合成原料不足,如营养不良(多见于儿童);③补体消耗或丢失太多,如系统性红斑狼疮活动期、急性链球菌感染后肾小球肾炎、基底膜增殖性肾小球肾炎、狼疮性肾炎、慢性活动性肝炎、疟疾、冷球蛋白血症、白血病化疗后、血液进行体外循环后、大失血、大面积烧伤等;④先天性补体缺乏症。

(2)补体 C4(complement 4,C4) 补体 C4 由肝脏、吞噬细胞合成,分子量为 210kD,C4 作为 C1 酯酶的底物,在 Mg^{2+} 的参与下,C4 裂解为 C4a 与 C4b 两个片断,参与补体的经典激活途径。

血清 C4 作为急性时相反应蛋白,在急性炎症、传染病早期、急性组织损伤、恶性肿瘤、移植物排斥反应时增高。自身免疫病,如 SLE 活动期、IgA 肾病、遗传性血管性水肿、遗传性 C4 缺乏症及多发性骨髓瘤等,血清 C4 降低。

(3)补体 C1q(complement 1q,C1q) C1q 是构成补体第一成分 C1 的重要成分。血液中的 C1 是由 1 个 C1q 分子、2 个 C1r 分子和 2 个 C1s 分子构成的依赖 Ca^{2+} 的复合物,在补体经典激活途径中首先激活 C1q。

血清 C1q 作为急性时相反应蛋白,在急性炎症、传染病早期、急性组织损伤、恶性肿瘤、移植物排斥反应时增高。活动性结缔组织病、重度营养不良、肾病综合征、重症联合免疫缺陷病时降低。

3.类风湿因子(RF)

类风湿因子是存在于血清中的一种非特异性免疫球蛋白,因最初多在类风湿关节炎的病人中发现,故此命名。现已证实,类风湿因子是人体产生的一种针对体内变性免疫球蛋白的一种抗体,即也是一种自身抗体。它与 IgG 形成的免疫复合物在体内各处的沉着是引起关节局部病变和关节外表现的重要因素之一。大约 80% 的类风湿关节炎患者类风湿因子浓度升高。类风湿因子不仅存在于类风湿关节炎患者,还可见于以下情况:2%～5% 的正常人及 10% 的 60 岁以上的老年人;病毒感染性疾病如流感、肝炎等;慢性感染性疾病如结核病、亚急性细菌性心内膜炎；其他风湿性疾病如干燥综合征、系统性红斑狼疮等；寄生虫感染如疟疾等；类风湿因子升高不能作为类风湿关节炎的唯一标准。

类风湿因子包括 IgG、IgM、IgA 等。目前各实验室多以检测 IgM 型类风湿因子为主，而对 IgG、IgA 型(约占 20％～30％)尚无可靠的检测手段，故 IgG、IgA 型的类风湿关节炎患者，血中的类风湿因子可表现为阴性，也就是说类风湿因子阴性并不能排除类风湿关节炎的可能。

4. 链球菌溶血素"O"的测定(ASO)

链球菌溶血素"O"是一种具有溶血活性的蛋白质，能溶解人类和一些动物的红细胞，且具有一定的抗原性，能刺激机体产生相应抗体。人体被 A 族溶血性链球菌感染后一周，患者血清中即可出现一定量的 ASO，约 3～4 周达到高峰，可持续较长时间。若血清 ASO 滴度不断上升，提示近期有化脓性链球菌感染，对急性扁桃体炎、急性肾小球肾炎、风湿热的诊断有重要意义。类风湿关节炎患者 ASO 不升高，可作为与风湿病的鉴别诊断。A 族溶血性链球菌所致败血症、菌血症、心内膜炎等患者中，免疫功能不全或大量使用肾上腺皮质激素时，ASO 水平可不升高。

5. C-反应蛋白(C-reactive protein，CRP)

C-反应蛋白，是因 1930 年发现能与肺炎球菌 C 多糖起沉淀反应而得名，是人类最重要的急性期反应蛋白，急性期血中浓度可升高上千倍。CRP 由肝脏产生，是由五个相同的亚基依靠非共价键形成的环状五聚体。CRP 是组织损伤的一种非特异性反应，能激活补体，促进吞噬并具有其他免疫调控作用。病毒或细菌感染、梗塞、免疫复合物沉积等因素都可导致组织损伤。在组织损伤的急性期，肝脏合成的一些血浆蛋白显著增加，这些蛋白质统称为急性时相蛋白，其中 CRP 是急性时相蛋白中变化最显著的一种。目前，它的测定广泛地应用于临床疾病的早期诊断和鉴别诊断。

正常健康人的 CRP 值非常低，一般＜0.85g/L，90％的正常人＜0.3g/L，99％的正常人 CRP＜1.0g/L。而在炎症或急性组织损伤后，CRP 的合成则在 4～6h 内迅速增加，36～50h 达高峰，峰值可为正常值的 100～1000 倍，其半衰期较短(4～6h)。经积极合理治疗后，3～7 天迅速降至正常。CRP 的水平与组织损伤后修复的程度有密切关系。因此 CRP 可作为疾病急性期的一个衡量指标，并且 CRP 不受性别、年龄、贫血、高球蛋白血症、妊娠等因素的影响，因而它优于其他急性期的反应物质。

临床最常用于急性相检测的指标是血沉(ESR)，它可以间接测量纤维蛋白的水平，但其变化范围在病人与健康人之间交叉较大，因而对其结果的制定受到影响。并且它对急性炎症的反应较慢，一般 2～3 天才开始升高，尽管经积极有效地治疗，ESR 几周后仍不降至正常，同时 ESR 还受到年龄、性别、贫血等因素的影响。由此看，ESR 无论是在出现还是消退时间上，都较 CRP 差，并且尚受较多因素的影响。

C-反应蛋白是细菌感染和严重组织损伤的一项诊断指标，其升高可见于：① 组织损伤、感染、肿瘤、心肌梗塞及一系列急慢性炎症性疾病，如风湿性关节炎、全身性血管炎、多肌痛风湿病等。② 术后感染及并发症的指标：手术后病人 CRP 升高，术后 7～10 天 CRP 水平应下降，如 CRP 不降低或再次升高，提示可能并发感染或血栓栓塞。③ 可作为细菌性感染和病毒性感染的鉴别诊断：大多数细菌性感染会引起患者血清 CRP 升高，而病毒性感染则多数不升高。④ 近年来有研究指出用超敏乳胶增强法测 CRP 可提高测定的敏感性，可用于冠心病和心梗危险性的预测。

6.免疫球蛋白轻链(κ链、λ链)的测定

游离免疫球蛋白轻链又称本周蛋白(Bence-Jonese),是由浆细胞(通常为恶性增生)无性繁殖合成的单克隆蛋白质,分为κ型、λ型两类。这种蛋白质在 pH5.0 时,加热至 $50\sim 60℃$ 出现沉淀,继续加热后复溶,冷却后沉淀再析出。各国学者应用不同的方法相继报道了各自 κ/λ 比率正常范围,尽管方法和试剂来源有差异,但大多数实验室确立的 κ/λ 比率正常范围在 $1.2\sim 2.4$ 之间,均值在 $1.7\sim 1.8$ 之间。患 κ 型 M 蛋白血症,κ-Ig 明显高于正常,λ-Ig 则低于正常;患 λ 型 M 蛋白血症,κ-Ig 降低,λ-Ig 则高于正常。通过 κ/λ 比率测定,有助于判断疾病类型和监测治疗效果。轻链与骨髓瘤关系最密切,约 20% 的骨髓瘤患者只分泌游离轻链,约 50% 的骨髓瘤病人既有单克隆血清免疫球蛋白,又有单克隆尿轻链,前者预后较差。在肾功能正常的情况下,尿轻链的定量对骨髓瘤的诊断、分期、预后判断均有参考价值。尿中存在轻链不一定表示恶性疾病,有少数是良性轻链病,但轻链的出现是浆细胞肿瘤化的一种表现,因此应作长期的追踪观察。

7.前白蛋白(prealbumin,PA)

前白蛋白是由肝脏合成的糖蛋白,电泳时迁移在白蛋白之前,故名。分子量 54 kD,分子由四个相同亚基组成。其半衰期短,仅为 12 h。前白蛋白除了作为组织修补材料外,还可视为一种运载蛋白,它结合血液中甲状腺素 T3 与 T4,具有运载维生素 A 的作用,并与视黄醇结合蛋白形成复合物。

血浆前白蛋白降低主要见于:①营养不良者。蛋白质热量营养不良者,血浆前白蛋白浓度降低。此类患者如早期给予营养支持疗法,效果可能很好。可用于术后患者恢复的指标。②肝病患者。肝病患者前白蛋白在肝脏内合成,半衰期短,故可作为早期肝功能损伤的指标,比白蛋白更敏感。多数肝病患者前白蛋白下降 50% 以上,在坏死性肝硬化时甚至可降至 0。③负急性时相反应指标。在急性炎症过程中,C-反应蛋白和 α_1-酸性糖蛋白升高,前白蛋白则可见迅速降低。若前白蛋白持续保持低水平或进一步降低,提示预后不良。

8.α_1-酸性糖蛋白(α_1-acidglycoprotein,AAG)

α_1-酸性糖蛋白分子量约 40 kD,含糖约 45%,分子中某些氨基酸顺序与 IgG 重链及轻链的某些区有同源性。它在肝脏合成,白细胞也可合成,近年来有报道认为某些肿瘤组织亦可以合成。在急性炎症时增高,是主要的急性时相反应蛋白。

AAG 在炎症、类风湿关节炎、大手术病人、孕妇及某些肿瘤病人升高。肝细胞癌患者大多升高,如低于正常则可排除肝细胞癌。与 α_1-抗胰蛋白酶和甲胎蛋白联合检测,可提高对肝癌、肝硬化和肝炎的鉴别诊断能力。AAG 能结合类固醇和碱性药物,如孕酮奎尼丁、奎啉和潘生丁等。AAG 增高可减少血中此类药物浓度,影响药物作用。由于能与利多卡因、心得安结合,在心肌梗塞时升高,因而干扰药物剂量的有效浓度。另外还能抑制 ADP 和肾上腺素诱导的血小板聚集作用。在营养不良、严重肝病时,AAG 含量下降。

9.铜兰蛋白(ceruloplasmin,CER)

铜兰蛋白是一种含铜的 α 糖蛋白,分子量约为 $120\sim 160$ kD,每个分子含 $6\sim 7$ 个铜原子,由于含铜而呈蓝色。含糖约 10%,末端唾液酸与多肽链连接。具有遗传上的基因多型性。

具有氧化酶的活性,可催化 Fe^{2+} 氧化为 Fe^{3+}。在血循环中 CER 结合运输血清中约

90%的铜,严重低蛋白血征、肾病综合征、严重肝病(原发性胆汁性肝硬化及原发性胆闭锁)时,CER 含量会明显下降。Wilson 病患者血浆 CER 含量下降,而伴有血浆可透析的铜含量增加。在炎症感染时,CER 增高,但在炎症感染受到控制后,此种增高可导致一过性的低水平,必要时需作一系列测定。CER 增高亦见于转移性肝癌、胆石症、肿瘤引起的胆道阻塞、妊娠后 3 个月及口服避孕药妇女。

10. 转铁蛋白(transferritin, TRF)

转铁蛋白是血浆中主要的含铁蛋白质,属 β_1 糖蛋白,含碳水化合物 3.5%,分子量约为 75~90 kD,主要由肝脏合成,半衰期为 8 天。转铁蛋白的主要功能是运载由消化管吸收的铁和由红细胞降解释放的铁。以 TRF-Fe^{3+} 复合物形式进入到骨髓中,供成熟红细胞的生成。每一分子转铁蛋白可结合两原铁。正常情况下,转铁蛋白结合铁的饱和度是 20%~45%。不结合铁的转铁蛋白为无色,与铁结合后呈棕色。未结合铁的转铁蛋白称未饱和铁结合力。血清铁和未饱和铁结合力的总和称总铁结合力。

转铁蛋白增高主要见于缺铁性低色素贫血,怀孕后期和口服避孕药的妇女。转铁蛋白降低主要见于:①蛋白质丢失增加的疾病,如肾病综合征、慢性肾功能衰竭、严重烧伤和蛋白质丢失性胃肠病;②蛋白质缺乏状态;③感染状态和严重肝病时;④转铁蛋白是一种急性时相反应蛋白,在感染状态和严重疾病时可见其降低。

11. α_1-抗胰蛋白酶(α_1-antitrypsin, AAT)

α_1-抗胰蛋白酶是具有蛋白酶抑制作用的一种急性时相反应蛋白,分子量 55 kD。在电泳迁移时泳动于 α_1 区域。AAT 具有多种遗传分型,已分离鉴定有 33 种等位基因(allotypes),其中最多的是 Pi^{MM} 型,占人群的 90% 以上。另外还有两种蛋白(Z 型和 S 型)。

AAT 的主要功能是对抗由多形核白细胞吞噬作用时释放的溶酶体蛋白质水解酶。由于 AAT 酶分子量较小,它可透过毛细血管进入组织液与蛋白水解酶结合而又回到血管内,AAT 结合的蛋白酶复合物并有可能转移到 α_2 巨球蛋白分子上,经血液循环转运而在网状内皮系统中被降解、消失。

AAT 降低主要见于 AAT 缺乏症。AAT 缺乏症是由遗传因素决定的。低浓度 AAT 可见于胎儿呼吸窘迫症。AAT 缺陷(ZZ 型、SS 型 MS 表现型)常伴有早年(20~30 岁)出现的肺气肿,由于吸入尘埃和细菌引起肺部多形核细胞的吞噬活跃,导致溶酶体弹性蛋白酶释放,当 AATM 型蛋白缺乏时,蛋白水解酶过度地作用于肺泡的弹力纤维而导致肺气肿的发生。AAT 缺陷以 ZZ 型表现时可引起肝细胞的损害而导致肝硬化。

在急性反应期,通常 AAT 含量最多可增加 3 倍。肺鳞状细胞癌和腺癌患者 AAT 可升高。妊娠、雌激素治疗后 AAT 也可成倍地增加。

12. 视黄醇结合蛋白(retinal binding protein, RBP)

视黄醇结合蛋白是最主要运载维生素 A 的亲脂载体,分子量为 22.2 kD。属 Lipocalin 蛋白超家族成员,半衰期约 12 h,其功能是从肝脏转运维生素 A 至上皮组织,并能特异地与视网膜上皮细胞结合,为视网膜提供维生素 A。血清中 RBP 迅速经肾小球滤过,且绝大部分被近曲小管细胞分解,少量从尿液中排出。

慢性肾功能衰竭时,RBP 增加,具有较强特异性。营养不良、维生素 A 缺乏、急性时相反应、肿瘤及慢性肝病时,RBP 降低。

13. α_1-微球蛋白(α_1-microglobulin,α_1-M)

α_1-微球蛋白属糖蛋白,分子量 27 kD,由 167 个氨基酸组成,与人类白细胞抗原 HLA-A_1、HLA-B_{20} 和 HLA-BW_{51} 等抗原决定簇有交叉反应。α_1-M 主要在淋巴细胞和肝脏中生成,广泛分布于体液及淋巴细胞膜表面。在血液中 α_1-M 有游离和与 IgA 结合两种形式。正常情况下,血液中游离 α_1-M 可自由通过肾小球滤过膜,并在近曲小管被重吸收和代谢,结合 IgA 的 α_1-M 不能通过滤过膜。

原发性肾小球肾炎、糖尿病性肾病、狼疮性肾病、间质性肾炎及急、慢性肾功能衰竭等,由于肾小球滤过率(GFR)下降,血清 α_1-M 增高。肝炎或肝硬化等肝实质性病变时,血清 α_1-M 降低。当肾小管发生病变时,肾小管重吸收作用受损,经肾小球滤过的小分子蛋白不能被吸收,导致尿液中 α_1-M 浓度升高,目前已用于肾性蛋白尿类型的鉴别。它与测定肾功能的另外两项目指标:β_2-微球蛋白(β_2-M)和肌酐(Cr)呈密切相关。肌酐清除率(Ccr)在100ml/min 以下时,α_1-M 升高,Ccr 为 80ml/min 以下时,β_2-M 开始升高。可见 α_1-M 比 β_2-M 敏感。而且患恶性肿瘤时不升高,因此与 β_2-M 相比,α_1-M 在早期诊断和鉴别诊断肾功能方面更具价值。

14. α_2-巨球蛋白(α_2-macroglobulin,α_2MG)

α_2-巨球蛋白是血浆中最大的蛋白质。分子量约为 625～800 kD,含糖约 8%,由四个亚单位组成。α_2MG 在肝细胞和网状内皮系统中合成,半衰期约 5 d。α_2MG 最突出的特性是能与多种分子和离子结合,特别能与蛋白水解酶结合而影响这些酶的活性,如纤维蛋白溶酶、胃蛋白酶、糜蛋白酶、胰蛋白酶及组织蛋白酶 D 等。α_2MG 与蛋白水解酶相互作用可使 α_2MG 的分子构象发生变化,当酶处于复合物状态时,酶的活性部位没有失活,但不容易作用于大分子底物,若底物为分子量小的蛋白质,即使没有其他抗蛋白酶的存在,也能被 α_2MG 蛋白酶复合物所催化而水解。这样,α_2MG 起到有关选择性保护某些蛋白酶的活性。α_2MG 还可刺激淋巴细胞和粒细胞发育,增强正常人外周血白细胞促凝血活性。它与胰岛素结合也起活化作用。

肝病、肾病综合征、糖尿病、Down 综合征时,血中 α_2MG 浓度增高。妊娠及口服避孕药妇女、更年期妇女、2～4 岁儿童,血中 α_2MG 浓度也可增高。另外,在低蛋白血症时,α_2MG 含量可增高,可能系一种代偿机制以保持血浆胶体渗透压。

类风湿关节炎、骨链病时,血中 α_2MG 含量下降。

15. β_2-微球蛋白(β_2-microglobulin,β_2-M)

β_2-微球蛋白是一种小分子蛋白质,分子量 11.8 kD,存在于有核细胞表面,HLA-A、B、C 抗原的轻链,可以控制细胞表面抗原的表达并可控制其生物合成。β_2-M 分子量很小,可通过肾小球滤膜,但几乎全部由近端肾小管以胞饮形式重新吸收,在局部被代谢降解为氨基酸。

血中 β_2-M 增高主要见于:①恶性肿瘤的诊断。实质性肿瘤,如原发性肝癌、肺癌、胃癌、大肠癌等,某些 B 细胞型恶性肿瘤如骨髓瘤、非霍奇金氏淋巴瘤、慢性淋巴细胞白血病等。②血清 β_2-M 与血清肌酐成正相关。血清和尿 β_2-M 的测定对评定肾移植后患者的肾功能状况有帮助。如果血清肌酐浓度正常而血清 β_2-M 升高,则提示有潜在性肾损害。③自身免疫性疾病。自身免疫性疾病如系统性红斑狼疮、溶血性贫血等,血清 β_2-M 可升高。

尿液 β_2-M 升高:肾小管功能障碍所致的尿液 β_2-M 升高可见于重金属中毒(钙中毒、镉中毒等),以及药物性损害等,如用庆大霉素、多黏菌素后,尿液 β_2-M 明显升高时,应考虑停药或改用其他药物。急、慢性肾盂肾炎时,尿 β_2-M 升高,而单纯性膀胱炎时,尿 β_2-M 正常,因此可作为上、下尿路感染的鉴别诊断指标。

16.半胱氨酸蛋白抑制物 C(cystatin C)

半胱氨酸蛋白抑制物 C,又称胱抑素 C 或 γ-微球蛋白,由 120 个氨基酸组成,是一种分子量 130 kD 的阴离子多肽,尿胱氨酸蛋白抑制剂大家族成员之一,所有有核细胞都能特定地产生 cystatin C,并具有恒定的合成率,广泛存在于各种组织的有核细胞和体液中,其中包括血液、尿液、脑脊液、泪液、胸腹水、精液和唾液,能够自由地经肾小球滤过,在肾小管内全部降解,因此被视为是肾小球滤过率的内源性标志物。

cystatin C 作为一种反映肾小球滤过率的指标已得到公认。由于其分子量小,在生理 pH 环境中带正电荷,因此能够自由通过肾小球滤膜,并在近曲小管几乎完全被重吸收和降解,不再回到血液中;同时也无肾小管分泌。因此,其在血液中的浓度只受 GFR 影响,而不受其他因素如性别、年龄、饮食、炎症、感染、肝脏疾病的干扰。因此,它是反映 GFR 变化的良好指标。在早期糖尿病肾病检测方面,血浆 cystatin C 可能要比 Scr、Ccr 或 β_2-微球蛋白更敏感和特异地反应 GFR 的变化。

17.糖缺失性转铁蛋白(CDT)

酗酒是影响公众健康的一个重要问题,常由临床判断、询问与酒精中毒有关的问题和实验测试结果,如 γ-谷氨酰基转移酶(GGT)、天冬氨酸转氨酶(AST)或细胞平均体积(MCV)。由于这些试验缺乏敏感性和特异性,以致须寻求一种更特异的标志物。CDT 是比其他酗酒常规生化试验更为有效的一种检验。CDT 可以存在有转铁蛋白或糖缺失性转铁蛋白这两种同型体。在糖缺失性蛋白综合征(CDG)中,可呈现较高浓度的此两种同型体。

CDT 作为慢性酒精过量的标志物,其临床敏感性达 82%,特异性达 97%。在肝病患者中鉴别高酒精过量与血清总铁蛋白水平的变化无关,而 CDT 的变化更为持久。这些研究还表明了 CDT 与 GGT 的临床敏感性和特异性,前者分别为 70% 和 98%,而后者分别为 65% 和 83%。两者联合应用可增加对酗酒检测的敏感性。CDT 试验可为评估重新获取驾驶执照提供有用的信息。近来 CDT 试验已被建议在 ICU 病房用于鉴别慢性酒精中毒,预防与酒精相关的并发症。对于一些慢性高酒精耗量者改变其饮酒习惯,CDT 试验是敏感的。然而,对一些健康者在短期内大量饮酒达 20~80 g/d 持续 3 周,CDT 不会造成明显的变化。

18.结合珠蛋白(haptoglobin,HP)

结合珠蛋白在血浆中与游离的血红蛋白结合,是一种急性时相反应蛋白。在电泳中位于 α_2 区带。分子中有两对肽链(α 与 β 链)形成 $\alpha_2\beta_2$ 四聚体。α 链有 α_1 及 α_2,α_1 又有 α_1F 及 α_1S 两种。

HP 的重要功能是与红细胞释放出的自由形式存在的血红蛋白结合,每分子 HP 可以结合 2 分子的血红蛋白。一旦结合后,复合物在几秒钟内转运到肝细胞内,由肝细胞上特异受体使 HP-Hb 复合物进入肝细胞内而被降解,氨基酸和铁可被机体再利用。

急性时相反应中血浆 HP 升高。烧伤和急性肾病综合征可引起白蛋白大量丢失,而血浆 HP 升高。血管内溶血、溶血性贫血、输血反应、疟疾时血浆 HP 含量急剧下降。严重肝病患者 HP 的合成降低。

(二)特定蛋白检测的临床应用

1. 尿微量蛋白

尿微量蛋白是指用常规定性或定量方法难以检出的一些蛋白质。机体蛋白质不正常地经尿排泄是原发肾病及其他相关疾病引发肾脏病变最重要的病理生理紊乱之一,尿微量蛋白的检测为临床上监测肾脏及某些其他器官功能状态提供了可靠指标。

(1)尿微量蛋白种类 理论上说血浆蛋白成分和肾或尿路其他部位分泌的蛋白都可在病理乃至生理情况下出现在尿液中,因此尿液蛋白成分较为复杂,据来源可分为:①血浆蛋白:包括白蛋白、IgG、IgA、IgM、轻链(κ、λ)、β2-M、补体 C3、α_1-M、α_2MG、视黄醇结合 RBP、TRF、游离血红蛋白、肌红蛋白及其他血浆蛋白和酶。②非血浆蛋白:包括来源于肾脏的Tamm-Horsfall 蛋白(THP)、分泌性 IgA、肾小球基底膜抗原和来源于其他器官组织的衍生蛋白质等。

(2)尿微量蛋白检测的临床应用 尿液中微量蛋白检测以小分子 β2-M 和 α_1-M、中分子 Alb 和 TRF 以及大分子免疫球蛋白为主,用于肾性蛋白尿的鉴别诊断。

1)肾小管性蛋白尿 通常小分子蛋白增高为肾小管性蛋白尿,临床上主要应用的有:β2-M、α_1-M、RBP 等。β2-M 是由各种有核细胞产生,随细胞代谢而脱落至体液中并广泛存在于血液、尿液和其他体液中,正常血中浓度相当稳定,几乎全部从肾小球滤过且约 99.9%被近曲小管重吸收并在细胞内被溶酶体系统分解。β2-M 是经典的肾小管标记蛋白,可直接反映肾小管功能。近曲肾小管受到损害,如接触重金属、接受肾毒性药物治疗、肾小管间质病变时,尿 β2-M 显著增加。早期糖尿病肾病患者的肾脏病理改变一直公认为以肾小球病变为主,近年的研究认为早期已伴有肾小管和肾间质病变,故尿 β2-M 也可作为早期诊断指标之一,但反映肾小球功能敏感性不如尿 Alb、IgG 等。联合检测可系统判断肾脏各部位的受损情况。观察尿液中 Alb/β2-M 可用来鉴别肾小球或肾小管性的肾脏损害,若 Alb/β2-M>1000,高度提示原发性肾小球疾病;尿 Alb/β2-M<40,提示肾小管疾病。检测尿 β2-M 对警惕妊高症的发生有一定价值。正常孕妇尿 β2-M 含量明显升高。特别是妊娠晚期及有妊高症的孕妇尿,β2-M 可超过 316.14 $\mu g/L$,可能与妊娠期血循环量增加、肾脏负荷加重、输尿管纡曲及内分泌改变等因素有关。一些慢性肝病患者(如慢性乙肝患者),临床虽无肾炎表现,但肝功损害明显时,尿 β2-M 明显升高,表明肾小球、肾小管已受损。慢性肝病患者肝内淋巴细胞浸润,β2-M 合成增多,肝细胞破坏时,较多 β2-M 释放入血。病毒对肝细胞免疫性攻击同时,肾脏亦受到免疫损伤。Gejyo 等研究发现 β2-M 在血液透析病人的血、尿中含量明显增加,提示 β2-M 与血透淀粉样变性有关,监控尿 β2-M 可预防因淀粉样变性沉淀成管型造成的肾小管损伤。近年来血、尿 β2-M 检测也被认为可作为某些肿瘤疾病如淋巴细胞性白血病、胃淋巴瘤、血管性鼻淋巴瘤、黑色素瘤等的一种敏感指标。必须注意的是,肾小管重吸收 β2-M 是通过胞饮过程,当血浓度超过 5mg/L 时即达到饱和,许多全身性疾病如类风湿关节炎、SLE、结节病、急性排异、AIDS 等 β2-M 的产生均增加,此时尿浓度的增加并不反映肾小管的损害。α_1-M 亦称 HC 蛋白(heterogeneous in charge,或 humancomplex forming),α_1-M 可以游离状态或与高分子蛋白(IgA 或 Alb)结合两种形式存在于血液中。β2-M 易在酸性尿中分解,而尿 $\alpha1$-M 在 pH 4.0~6.0 范围内比较稳定,不受 pH 影响,且除少数肝疾病外不受其他疾病,尤其是尿路感染的影响。故尿 α_1-M 比 β2-M 更敏感地反映肾

小管早期损害。血 RBP 迅速经肾小球滤过，绝大部分被近曲小管细胞分解，少量从尿液中排出，其临床价值与 β2-M 相似，但与 β2-M 相比有两大优点：①RBP 在酸性尿中稳定性较强；②特异性较高，临床上唯有肾功能衰竭能使血清 RBP 增高。

2）肾小球性蛋白尿　中分子以上蛋白增高为肾小球性蛋白尿，是由于肾小球基底膜（GBM）滤过屏障损伤或缺陷所致，组成成分为白蛋白和球蛋白，如 Alb、IgG、IgA、IgM、α_2MG、TRF、C3 等。这些蛋白成分的质与量常与肾小球滤膜的损伤程度有关。原发性肾小球疾病尿 Alb 可增高，若 Alb 持续增高，而 IgG、IgA、IgM 正常，常提示为肾小球病变轻微。而 IgG、IgA、IgM 都升高，提示肾小球病变伴有肾小管受累。尿 IgA 升高是强烈提示肾小管、间质病变的指标，并提示病变向慢性过度，IgM 升高可反映肾小球损害的严重性。检测尿 Alb 可用于监控肾移植术后的急性排斥反应。系统性疾病（如 SLE、糖尿病、过敏性紫癜、多发性骨髓瘤等）患者尿中 Alb 和 Ig 如果增高，提示肾脏已受累，也可判断肾损害的严重程度。如高血压病人尿 Alb 和 Ig 排泄率与血压升高程度呈正相关。Hiratsuka 等检测了糖耐量障碍病人尿转铁蛋白 TRF 及尿 Alb，尿 TRF 较尿 Alb 增高更显著，认为尿 TRF 较 Alb 更敏感地反映糖尿病早期肾损害。

除肾小管性蛋白尿和肾小球性蛋白尿外，肾性蛋白尿还包括溢出性蛋白尿、分泌性蛋白尿、组织性蛋白尿。此外，临床常出现两种类型蛋白尿并存的情况，如系统性红斑狼疮可同时侵犯肾小体和肾小管，出现肾小球性和小管性蛋白尿，称之为"混合性蛋白尿"，慢性肾功能衰竭时也常出现"混合性蛋白尿"。

另外，尿液中游离轻链的检测对诊断轻链病是不可缺少的步骤，并对多发性骨髓瘤等疾病的分型鉴定及预后均有重要意义。

2. 脑脊液特定蛋白的检测

中枢神经系统内可以产生很强的免疫应答，这是某些自身免疫性神经系统疾病发生、发展的病理学基础。对血脑屏障完整性的评价以及对椎管内炎症病变的诊断，均需依赖脑脊液检查，因此脑脊液（cerebrospinal fluid，CSF）检验，特别是其中免疫球蛋白成分及其含量的检测，对某些中枢神经系统疾病的诊断、疗效观察和预后判断具有重要意义。

生理情况下，血中 Ig 通过通透性正常的血脑屏障（blood brain barrier，BBB），而进入 CSF 内。IgG 分子量略低于 IgA，较易通过血脑屏障，而 IgA 略难，IgM 分子量大，更难通过血脑屏障。所以 IgG、IgA、IgM 在 CSF 中的浓度依此递减。当脑组织或脑膜有病变时，脉络丛的通透性增加，血脑屏障发生破坏，或自病变组织产生病理性产物进入脑脊液，使脑脊液组分发生改变。

许多血清蛋白可以在 CSF 中存在。在 CSF 中含量最丰富、检测最容易的蛋白质是白蛋白。其主要功能是维持胶体渗透压。临床上主要通过测定白蛋白商值（Alb quotient，Q_{ALB}）即测定 CSF 中白蛋白（ALB_{CSF}）和血清白蛋白（ALB_S）比值来反映血脑屏障受损程度。其计算公式为：$Q_{ALB} = ALB_{CSF} / ALB_S \times 1000$。当商值小于 9 时，提示血脑屏障无明显受损，9～15 为轻度受损；15～33 为中度受损；33～100 为重度受损；>100 为完全破裂。

临床上检测白蛋白商值不仅可以监测血脑屏障损伤的程度，判断病情的严重程度，还可以提示神经系统疾病类型。一般来说：Q_{ALB} 轻度升高，常见于急慢性病毒感染、多发性硬化、神经梅毒、带状疱疹性神经节炎、脑萎缩等神经系统疾病；Q_{ALB} 中度升高，常见于急性神经性螺旋体病、条件致病性脑膜炎、吉兰-巴雷综合征等；Q_{ALB} 重度升高，常见于化脓性脑膜炎、单纯疱疹性脑炎、结核性脑膜炎等严重细菌感染性疾病。

IgG 是 CSF 检查中需要测定的第二种蛋白质。CSF 白蛋白、IgG 水平升高见于多发性硬化症、病毒性脑膜炎和脑炎、细菌性脑膜炎、脑脓肿、大脑硬膜外脓肿等疾病。同时测定 CSF 和血清中的白蛋白和 IgG，计算 IgG 生成指数和 24h IgG 合成率，可用于多发性硬化症、病毒性和细菌性脑膜炎、脑炎和其他多种神经系统疾病的诊断。

IgG 生成指数 $= Q_{IgG} / Q_{Alb}$（$Q_{IgG} = IgG_{CSF} / IgG_S$，$Q_{Alb} = Alb_{CSF} / Alb_S$）

IgG 合成率/$24h = [(IgG_{CSF} - IgG_S / 541) - (Alb_{CSF} - Alb_S / 243) \times (IgG_S / Alb_S) \times 0.43] \times 500hs\text{-}CRP$

α_2-巨球蛋白是血浆中分子量最大的蛋白质，必要时检测其含量，可以判断收集 CSF 过程中，是否混进了血液。CSF 中 α_2-巨球蛋白水平升高，提示血脑屏障通透性增高或损坏。

3.血清急性时相反应蛋白测定的临床应用

C-反应蛋白、α_1-抗胰蛋白酶、α_1-酸性糖蛋白和结合珠蛋白均为正急性时相反应蛋白，在急性时相反应初始阶段，α_1-抗胰蛋白酶含量可成倍增加。伴白细胞增生的疾病和急性心肌梗死时，α_1-酸性糖蛋白和结合珠蛋白含量明显增加。尤其是 C-反应蛋白在细菌感染 6h 起即可上升，并与感染严重程度密切相关，可升高 10 倍甚至 1000 倍。反之，转铁蛋白是一种负急性时相反应蛋白，在感染和严重疾病时往往降低。

目前超敏 C-反应蛋白（hs-CRP）引起大家广泛的关注，hs-CRP 对表面健康的人群可预示未来发生管脉综合征的可能性，起到初级预防的作用，对 CHD 患者可预示复发的作用，在不稳定心绞痛患者中可预期其存活率。C-反应蛋白和心肌钙蛋白是独立的、外加的危险预测项目，肌钙蛋白（troponin）是心肌坏死的短期预示标志物，C-反应蛋白是反映冠心病潜在的炎症过程，长期的预示标志物，对不稳定心绞痛的患者应联合检测 C-反应蛋白和心肌钙蛋白 I 或 T。现有研究表明：①对心绞痛患者在刚住院和出院前，均检测 hs-CRP；②如果均处于较高水平，可以确认未来具有不良后果（任何原因的死亡、MI 复发或难治性绞痛）、90 天内住院的最有效的预示项目；③如果 hs-CRP 升高，可视为不稳定心绞痛和无 Q 波 MI 患者处于复发的高度危险阶段。

4.前白蛋白和转铁蛋白用于营养状况的监测

前白蛋白（PAB）和转铁蛋白（TRF）可用于患者的营养状况监测。监测病人的营养状况可极大地影响预后和住院期限。对病人的营养状态，传统上用血清白蛋白浓度来评价。虽然它是反映蛋白总体状况的一个良好指标，但是由于含量高，半寿期长（20 天），用于营养状态监测不够灵敏。前白蛋白、转铁蛋白在营养不良情况下含量下降，前白蛋白的半寿期约 2 天，转铁蛋白的半寿期是 8 天。因此，用于营养状况的评价和治疗效果的监测较灵敏，故目前越来越普遍地用它作营养状态的监测指标。前白蛋白在肝脏合成，半寿期短，又可作为早期肝功能损伤的指标。多数肝病患者前白蛋白下降至 50% 以下，在坏死性肝硬化时几乎可降至 0。

第五节　发光免疫分析技术

发光免疫分析技术是继酶免疫分析技术、放射免疫分析技术和荧光免疫分析技术之后发展起来的一种新型标记免疫分析技术,它结合了免疫反应和化学发光反应的优点,既有免疫反应的特异性,又有化学发光反应的敏感性。1976 年 Schroeder 报道异鲁米诺标记生物素进行化学发光反应测定。此后,发光免疫分析得到迅速发展,分别形成了化学发光酶免疫分析、生物发光酶免疫分析和最新发展的电化学发光免疫分析等。狭义的发光免疫分析主要指化学发光免疫分析(chemiluminescence immunoassay,CLIA),或直接化学发光免疫分析。由于发光免疫分析既有高的敏感性和特异性,又具有安全稳定、环保价廉的优点,因而在生物学检验中得到广泛的发展和应用。

一、发光免疫分析的标记物质

发光物质多种多样,如荧光素、多种有机化合物等。能作为标记物的发光物质必须具备以下条件:①发光的量子产率高;②所用的浓度范围对生物体无害;③其理化性质与所研究的体系相匹配,不改变被标记物的特性。发光免疫分析中的标记物质按在发光反应中的作用可分为三类:①直接参与发光反应的标记物;②不参与化学反应,但在发光反应中起催化作用的标记物;③酶标记物。

(一)直接参与发光反应的标记物

这类标记物在化学结构上有产生发光的特有基团,在发光免疫分析过程中直接参与发光反应。一般这类物质没有本底发光,且制备标记物的偶联方法对发光的影响不大。

(1)氨基苯二酰肼类 主要是鲁米诺和异鲁米诺衍生物。鲁米诺是最早合成的发光物质,也是一种发光标记物。但鲁米诺偶联于配体形成结合物后,其发光效率降低。而异鲁米诺及其衍生物(如氨丁基乙基异鲁米诺、氨己基乙基异鲁米诺等)克服了这一缺点,是比较成功的标记物。

(2)吖啶酯类 吖啶酯(acridinium ester,AE)是一种发光效率很高的发光剂,可用于半抗原和蛋白质的标记。用于标记抗体时,可获得高的比活性,有利于双位点免疫发光分析的建立,可用于多抗体或单抗体的标记。

(3)三氯联吡啶钌$[Ru(bpy)_3]^{2+}$ 此标记物是用于电化学发光的新型标记物,经电化学激发而发射电子,但一定在与抗体或抗原结合形成复合物以后,才有特异性反应。在标记抗体或抗原之前,需要化学修饰为衍生物三氯联吡啶钌$[Ru(bpy)_3]^{2+}+$N-羟基琥珀酰胺酯(NHS),其为水溶性,可与各种生物分子结合成稳定标记物,分子量很小,不影响免疫活性。

(二)不参与化学反应的标记物

这类标记物作为化学反应的催化剂或者作为一种能量传递过程中的受体,不直接参与化学发光反应。在这类发光体系中,标记物不影响总的光输出,而是加入后起反应的发光物质越多,体系产生的光越强。

(1)过氧化物酶 这类标记酶主要是辣根过氧化物酶(HRP)。它在碱性条件下,对鲁米诺和过氧化氢的反应起催化作用。以 HPR 标记的结合物的量可用过量的 H_2O_2 和鲁米诺来测量,如对皮质醇的测量可达 20pg。以过氧化物酶作为标记物而建立起来的免疫方法属于酶免疫分析技术,但是发光酶免疫分析技术不同于其他酶免疫分析技术。此外,这种催化反应是在较高碱性条件下进行的,所以酶的活性较低,主要是酶结构中的铁卟啉部分起催化作用,蛋白质部分仅提供与其他分子结合的功能基团。

(2)荧光素酶 它是催化荧光素与腺苷三磷酸(ATP)的酶。它也是作为一种标记酶使用,如用于氨甲蝶呤和肌钙蛋白 T(TNT)的测定,其中对 TNT 的检测灵敏度可达 10fmol/L。

(3)荧光素 在发光反应体系中,荧光素作为反应体系中的一种能量传递受体,在反应中不被消耗。在这类发光反应中,体系所发出的光与荧光物质的浓度成正比,所以它可作为标记物用于化学发光免疫测定。

(4)三丙胺 三丙胺(TPA)类似酶免疫测定中的底物,是电化学发光(ECL)中的电子供体,氧化后生成的中间产物是形成激发态三氯联吡叮钌的化学能来源。

(三)酶标记物

利用酶作为标记物,然后通过标记物所催化生成的产物,再作用于发光物质,以产生化学发光或生物发光。这种方法使分析物的检测极限依赖于形成产物的量。

(1)葡萄糖氧化酶 葡萄糖氧化酶能催化葡萄糖为葡萄糖酸并形成过氧化氢,所形成的过氧化氢可以通过加入鲁米诺和适当的催化剂而加以检测。应用葡萄糖氧化酶做标记物对被标记物检测,其检测极限可达 10^{-17} mol/L。如 17-羟基孕酮的测定,检测灵敏度可达 0.5pg/管,对甲状腺(T4)的测定可达 6.4fmol/L。

(2)葡萄糖-6-磷酸脱氢酶 葡萄糖-6-磷酸脱氢酶(G-6-PDH)能够催化 NAD 形成 NADH,然后利用生物发光体系检测 NADH。以 G-6-PDH 作为标记物,运用生物发光体系检测 TNT,其检测灵敏度可达 10^{-17} mol/L。

(3)碱性磷酸酶 以碱性磷酸酶为标记物,ATP 为底物,运用荧光素酶-ATP 发光体系进行检测,可建立多种高灵敏度的发光免疫分析方法。

(4)丙酮酸激酶 用丙酮酸激酶作为标记物,催化形成 ATP,用荧光素酶-ATP 发光体系进行检测,也可建立多种发光免疫分析方法。

二、发光免疫分析的基本原理

与放射免疫分析(RIA)或酶免疫分析(EIA)的基本原理一样,发光免疫分析也包括免疫结合反应和产生信号的标记物两部分组成,只是所用的标记物或检测信号不同。发光分析系统是利用化学反应中释放大量自由能产生激发态中间体,当其回到稳定的基态时,同时也发射出光子(hγ),利用发光信号测量仪对所发出的光量子进行定量测定。发光免疫分析的主要原理是基于将发光物质(或触发产生发光的物质)直接标记在抗原上或经过酶促放大发光底物的发光反应,这其中包括两个过程,即免疫反应和化学发光发应。

发光发应的基本过程为:

激发发光试剂──→电子激发态中间体──→基态+光子(hγ);

反应原理如下式:

1)双抗夹心法

$$\text{⬡}—Ab + Ag + Ab^{-L} \longrightarrow \text{⬡}—Ab-Ag-Ab^{-L} \xrightarrow{\text{激发发光}} \text{光子}(h\gamma)$$

⬡—Ab:固相抗体; Ag:待测抗原; Ab^{-L}:发光物质标记抗体; Ab-Ag-Ab^{-L}:双抗体复合物

2)竞争法

$$Ag + Ag^{-L} + Ab \longrightarrow Ag-Ab + Ag^{-L}-Ab \xrightarrow{激发发光} 光子(h\gamma)$$

Ag:待测抗原；Ag^{-L}:发光物质标记抗原；Ag-Ab:待测抗原竞争结合抗体；Ab-Ag^{-L}:发光标记抗原与抗体复合物。

三、发光免疫分析的种类及技术特点

发光免疫是利用一些特定的发光物质来标记抗原、抗体,这些物质吸收能量后能使其分子进入激发态。当处于激发态的分子退回到基态时以光子的形式释放能量,从而产生可见或不可见光,然后通过对这些光的强度和属性进行检测来判断被测物的量。根据发光物质的不同,发光免疫分析可分为化学发光免疫分析、化学发光酶免疫分析、生物发光酶免疫分析、微粒子化学发光免疫分析和最新发展的电化学发光免疫分析。

(一)化学发光标记免疫分析(CLIA)

CLIA法是以化学发光底物直接标记抗原或抗体的免疫测定方法。常用的标记发光剂有鲁米诺、异鲁米诺及吖啶酯类。鲁米诺类的发光反应必须有催化剂如氯化高铁血红素等,致使本底较高,因而影响其灵敏度。20世纪80年代Pateln等采用吖啶酯为发光剂,改进了标记方法,此法氧化反应不需催化剂,只要在碱性环境中就可进行,从而提高了测定的灵敏度。吖啶酯分子中有N-羟基琥珀亚胺酯活化基团,可与抗体或抗原分子末端的氨基在缓和条件下共价结合,并生成具有化学发光活性强、免疫反应特异性高的标记抗体,这类抗体稳定性好,易于形成广泛推广的商品。吖啶酯衍生物有几种分子结构,它们结构中都有共同的吖啶环,通过启动发光剂,在过氧化阴离子的作用下,生成电子激发态的中间体N-甲基吖啶酮,当其回到基态时发出光子(hγ),$\lambda_{ex}=395nm$,$\lambda_{em}=430nm$,其发光为快速闪烁发光,其检测灵敏度可以达到$8\times10^{-19}mol/L$。应用吖啶酯类化合物可以标记多抗、单抗,进一步制备固相试管或微球,可以应用于竞争法分析,也可用于夹心法进行免疫化学发光分析,这一领域里全自动测定仪发展也很快,大大提高了这一方法的分析效率和普及推广。

(二)化学发光酶免疫分析

化学发光酶免疫分析(chemiluminescence enzyme immunoassay,CLIA)又称"增强化学发光酶免疫分析"(enhanced chemiluminescence enzyme immunoassay,ECLIA)。针对化学发光的"闪光型"的信号特点,其信号持续时间短,容易受到外界因素的干扰。ECLIA的设计主要是将化学发光物质作为酶的作用底物,由酶触发化学发光物质激发过程,产生光子。通过酶标记抗原或抗体,经过免疫学反应,形成酶标复合物,将酶的催化放大效应作用于发光底物,如此形成ECLIA的主要特点:发光持续时间明显延长,使其从极短暂的闪光型改为持续长达30min,甚至更长的持续发光型的稳定发光信号;同时增强了信号,减少了干扰,提高了信噪比,明显提高了灵敏度,远超过普通酶免疫分析,也超过了一般发光免疫分析。ECLIA常用的标记酶有两种即辣根过氧化物酶(HRP)和碱性磷酸酶(AP)。HRP标记的ECLIA中常用的底物为鲁米诺或其衍生物,鲁米诺的氧化反应在碱性缓冲液中进行,通常以$0.1mol/L$ pH8.6的Tris缓冲液作底物液。AP标记的ECLIA中常用的底物为ADP及其衍生物PPD。目前,这两种方法都已得到了广泛的应用。

(三)生物发光酶免疫分析

生物发光是化学发光的一个特殊类型,它是生命活性生物体所产生的发光现象,发光所

需的激光来自生物体内的酶促反应,催化此类反应的酶称为荧光素酶。生物发光包括萤火虫生物和细菌生物发光,前者发光反应需 ATP 的参与,故萤火虫生物发光又称 ATP 依赖性生物发光。ATP 依赖性生物发光反应中,萤火虫荧光素和荧光素酶在 ATP、Mg^{2+} 和 O_2 存在下可发光,反应式为:

ATP＋荧光素＋荧光素酶 $\longrightarrow$ 腺苷基荧光素

腺甙基荧光素＋O_2 $\longrightarrow$ 腺苷基氧化荧光素＋光子($\lambda_{max}=562$)

整个反应过程中,发出的总光量和荧光素、荧光素酶、O_2 和 ATP 的浓度有关。在所有其他反应产物过量时,发出的总光量和最大光强度与 ATP 的量成正比。最大光强度在测试条件下可立即获取,故实际工作中多以发光光度计所测得的最大光强度作为 ATP 浓度的换算依据。发光细菌具有两种酶:细菌荧光素酶和 NAD(P)H＋FMN 氧化还原酶。前者在有 O_2 条件下,催化 $FMNH_2$ 和长链脂肪醛氧化,生成黄素单核苷酸(FMN)和长链脂肪酸并发光;后者能使 FMN 还原成 $FMNH_2$,$FMNH_2$ 再参与上述反应。

(四)微粒子化学发光免疫分析

微粒子化学发光免疫分析是采用顺磁性微粒子作为固相载体,以碱性磷酸酶(AP)标记抗原或抗体,以 Dioxetane 磷酸酯(一种碱性磷酸酶的底物,简称 AMPPD)作为化学发光剂的一种发光免疫分析技术。

作为微粒子化学技术标记物的二氧乙烷磷酸酯是一种超灵敏的碱性磷酸酶底物 AMP-PD,AMPPD 在碱性磷酸酶的作用下,迅速去磷酸化生成不稳定的中介体 AMPD。AMPD 产生单线激发态产物,发出化学荧光,在这种二级动力学反应的一定时间内,就产生持续稳定的发光,此时动力反应从高能量级的激发态回到低能量级的稳定态,每次稳定的发光可持续数日,发射光所释放的能量以光强度形式被检测。

微粒化学发光是以磁性微珠作为载体包被抗体,因其表面积增大,可迅速捕捉抗原,所需标本量极少,反应时间缩短。测定时间减少,同时因其选择性吸附抗原,可减少污染,降低交叉污染概率。

(五)电化学发光免疫分析(ECLI)

电化学发光免疫分析(electrochemiluminescence immunoassay,ECLI)是一种新型的化学发光免疫分析方法,其发光信号不是通过启动化学发光剂或激发化学发光底物使其从激发态回到基态的基本过程产生信号,其基本原理主要是根据三联吡啶钌[Ru(bpy)3]$^{2+}$ 和三丙胺在电场触发下产生发光的化学发光反应,反应前携带有三价正电子的三联吡啶钌[Ru(bpy)3]$^{3+}$ 和三丙胺基团[TPA*]相互反应,由三丙胺基团提供一个电荷,使三联吡啶钌还原成携带二价正电子的三联吡啶钌[Ru(bpy)3]$^{2+}$,并同时通过能量转移形成激发态,该激发态不稳定,在 620nm 处释放一个光子回到基态。基态的三联吡啶钌[Ru(bpy)3]$^{2+}$ 在电极表面的电场作用下,释放一个电子,被氧化再生成三价三联吡啶钌[Ru(bpy)3]$^{3+}$,连续再生的钌复合物离子再与三丙胺基团[TPA*]进行下一周期反应。在反应过程中三丙胺基团[TPA*]被还原成不影响化学发光的副产物,待电场中的 TPA 被耗尽后,光信号从最高点缓慢减小。ECLI 在应用中是通过给链霉亲和素包被的微磁颗粒,用生物素结合的抗原、抗体或其他合成多态,增加反应的亲和力,在电场控制电压下实现反应和分离过程,使这一过程得以在精确地控制之中。

四、化学发光免疫技术的进展

化学发光免疫技术作为一种试剂、方法、仪器三位一体的检测方法,融合了多学科的发展,其中与生物技术和材料科学的发展最为密切。在生物技术领域,基因工程技术可提供带有多种决定簇的融合抗原,将大大提高 CLIA 测定的特异性和灵敏度;将多种功能的蛋白基因构建在一起成为多功能抗体,实现真正意义上的多项标志物同时检测。在材料科学领域,进一步完善纳米材料与抗体抗原分子的连接技术,改进量子点的表面活性基团以制备高活性、与体液相容性更佳的蛋白共轭物;提高已有量子点的光谱性能,使其适用于化学发光的能量转移体系;开发性能更优越的固相载体材料以促进固定化蛋白分子的活性,降低非特异性吸附,以获得实际应用的化学发光免疫传感器。这些相关领域的理论发展和技术创新为CLIA 的进一步应用开拓了更为广阔的天地。

(一)CLIA 新用标记物及标记技术

鲁米诺(luminol)、异鲁米诺(isoluminol)及其衍生物、吖啶酯(acridinium ester)衍生物、辣根过氧化物酶(horseradishperoxidase,HRP)和碱性磷酸酶(alkaline phosphatase,ALP)是目前 CLIA 中使用最多的四类标记物。Luminol 和 isoluminol 是最早应用于 CLIA 的化学发光物质,其发光机理为氧化反应发光,但 luminol 标记后量子产率下降,所以 isoluminol 得到了更为广泛的应用。吖啶酯衍生物在 H_2O_2 和 OH^- 引发下即可瞬时发光,并具有很高的量子产率,所以在 CLIA 自动化仪器中多采用吖啶酯直接标记蛋白进行测定。HRP 和 ALP 的发光底物分别是鲁米诺及其衍生物和 1,2-二氧乙烷发光体。这些试剂已在 CLIA 的应用及普及中发挥了重大作用。但对 CLIA 所用酶及底物的研究从未停止过,并且已经取得了阶段性成果。

1. 标记酶和酶底物

在酶的活性测定中,化学发光方法是最为灵敏的。HRP 是从植物辣根中提出的阳离子型同工酶(cationicisoenzyme C,HRP-C),并通常以 luminol 作为发光底物,但因为 luminol 发光效率过低,且由于发光反应产生了大量的自由基致使 HRP 失活,所以 HRP 催化的 luminol 发光瞬间增强,几分钟后急速下降。为了增加发光平台期,人们尝试了一些物质作为发光反应的增强剂和延时剂,并证明对碘苯酚是行之有效的。此外人们也合成了其他对位化合物如虫荧光素、6-羟基苯并噻唑、烷基硼酸基团如 4-碘苯硼酸及更为复杂的同系物。有学者以芬太奴(fentanyl)的化学发光免疫检测为平台,系统考察了底物增强剂的影响。他们分别比较了 4-(1-咪唑)苯酚(4-(1-imid-azolyl)phenol,4-IMP)、四碘苯酚(4-iodophenol,4-IOP)、4-甲氧基苯酚(4-Methoxyphenol,4-MEP)、4-羟基联苯(4-hydroxybiphenyl,4-BIP)和 4-(1 氢-吡咯)苯酚(4-(1H-pyrrol-1-yl)phe-nol,4-PYP)对酶催化反应的增强效果,发现苯环对位取代基的不同会显著影响检测的参数,如线性范围、检测限等,同时会影响底物发光动力学,发现瞬间发光强度越高则随时间衰减越快。主要原因在于对位取代基的性质,如吸电子基团、斥电子基团,取代基的大小及空间位阻,是否有杂原子等,会显著影响苯酚 O—H 键的解离能,从而影响苯氧基自由基的稳定性,而这些自由基作为 HRP 与鲁米诺的电子转移中间体,会促进鲁米诺活性中间体的产生从而发光。月桂酸酯作为脂肪酶的底物,被酶催化水解后生成 2-(4-羟苯基)-4,5-二苯基咪唑(2-(4-hydroxyphenyl)-4,5-diphenylimidazole,HDI),而 HDI 可以作为 luminol-H_2O_2-HRP 体的增强剂,所以用来测定脂肪酶活性。以抗脂肪酶抗体捕获人血清中的胰腺脂肪酶,以上述的方法测定酶活性,避免了大量生物样品基质的干扰。除了对发光底物进行深入细致的研究,众多学者将目光集中于新 CLIA 酶的开发中。目前已证明从棕榈树和大豆中提取的 HRP 的阴离子型同工酶(HRP-A)在没有增强剂的情况下可以高效、长时间催化 luminol-H_2O_2 体系发光,并且 HRP-A 比 HRP-C 稳定性更好,这在酶标记物的储存中是非常重要的。在甘薯中提取的 HRP-A,不仅具有以上特性,而且在 pH 7.8～7.9 时即可发光,而不必将溶液调至更碱性的环境。而白细胞碱性磷酸酶(leukocyte alkaline phosphatase,LAP)与 ALP 一样,也有催化性能,并已用于化学发光的检测。

2. 新标记物及标记技术

标记技术是现代免疫分析的关键技术之一。标记产物不仅稳定性要好,而且不能降低抗原或抗体的免疫反应性及标记基团的发光效率。目前已有文献对免疫反应中的酶、荧光素及生物素等常用试剂的标记技术进行了详细的介绍,但是随着新免疫分析适用酶及标记试剂的引入,涌现出新的标记技术,并已展现了良好的应用前景。10,10′-二甲基-3,3′-二磺基-9,9′-二双吖啶(DMDSBA)是一种新型双吖啶化合物,用 DMDSBA 标记抗-CEA 抗体,标记的比率接近 1.15～1.32,平均标记比例是 1.25。DMDSBA 连接到抗-CEA 抗体后,标记抗体的免疫反应活性与 DMDSBA 的量子效率没有明显改变。利用 DMDSBA 构建的新的夹心化学发光免疫方法测定人血清中 CEA 的线性范围为 1.0～100ng/mL,检测限为0.53 ng/mL。吖啶酯衍生物:9-(2-生物素—乙氧基)-羧酸酯-10-甲基-吖啶三氟甲基磺酸酯(9-(2-biotinyl-oxye-thyl)-car-boxylate-10-methyl-acridinium triflate,BOCMAT)和 9-(2-生物素—酰胺乙基)-羧酸酯-10-甲基-吖啶三氟甲基磺酸酯(9-(2-biotinyl-amidoethyl)-carboxylate-10-methyl-acridinium triflate,BAC2MAT)是新合成的两种标记物,用来构建亲和素为固相的免疫反应体系,测定鼠 IgG 的检测限约为 $1\mu g/assay$。

作为一种糖蛋白,HRP 的糖链可以被高碘酸钠氧化为醛基,继而与抗体(抗原)的氨基反应形成标记物。由于 HRP-A 与 HRP-C 的糖化度不同,并且它们的稳定性和催化活性与去糖基化密切相关,HRP-A 所需的氧化剂浓度要高于后者,但超过一定程度后反而会使酶标记物的活性下降,所以要严格控制氧化步骤的高碘酸钠的浓度,并且凝胶色谱说明不同的酶/抗体比例会生成不同标记比的共轭物。在化学发光免疫分析的比较中,HRP-A 比HRP-C 显示了更高的灵敏度和更宽的线性范围。以高碘酸钠氧化法合成 HRP 标记的生物素化葡聚糖大分子化合物,由于葡聚糖分子体积较大,空间成层状结构,可以结合多达 8个生物素分子,同时裸露的氨基较多,可以标记多个 HRP,这种信号放大的酶标记物,用于结合微孔板、生物芯片等固相上的蛋白或亲和素,显示了很好的信号放大效果。传统的蛋白标记方法,标记结束后往往含有游离未标记的蛋白或蛋白聚合物。利用固相标记方法,可以很好地控制标记过程,使得标记产物中不含有游离未标记的蛋白或蛋白聚合物。其步骤为:①固相的制备:将琼脂糖在高碘酸钠下氧化并以顺丁烯二酰亚胺己酸酰肼进行活化作为固相填充于色谱柱;②标记物的活化:在三乙醇胺或磷酸盐缓冲液中通过马来酰亚胺丁酸 N-羟基琥珀酰亚胺酯将顺丁烯二酰亚胺基团连到牛血清白蛋白(bovine serum albumin,BSA)、吖啶酯和 ALP 分子上;③蛋白的同心层状分布:将活化好的标记物与待标记物(抗体、抗原)按照标记物在内层而抗体或抗原在外层的顺序固定到色谱柱上;④标记:通过引入载液使抗体与内层标记物发生反应,标记产物破坏了内层蛋白与固相载体的连接而脱离进入载液并被收集。有学者以三种蛋白对抗 α 促甲状腺素（α-thyroidstimulating hormone，α-TSH）抗体进行标记：R-藻红蛋白（RPE）、ALP、BSA-吖啶酯共轭物。通过凝胶色谱测定标记物的分子量在 $1\sim20MD$ 之间，信号随着温育时间的增加而增加，而后达到平台，平台的大小与结合物中标记物的含量成正比，与抗体的量无关。随着抗体量的增加，达到最高值的时间也随之增加。将标记物分别用于 α-TSH 的微球式荧光流动免疫分析、酶免疫分析和磁颗粒化学发光免疫分析。

纳米技术与生物分析的融合是目前研究的热点之一。纳米金由于良好的生物相容性和信号放大效果而用于测定抗原、DNA 杂交和其他生物分子。将球形纳米金标记抗体，与磁珠包被抗体和抗原形成夹心复合物，然后以 H_2O_2 溶解磁珠上附着的金成为 Au^{3+}，Au^{3+} 对 luminol 发光体系有显著的催化特性。以此方法对人 IgG 的检测限达到 3.1×10^{-12} mol/L，测定 Au^{3+} 的灵敏度也达到 2×10^{-10} mol/L。用类似的方法测定血清中羊抗人 IgG，线性范围为 $5\sim10\mu g/mL$，检测限为 1.5 ng/mL。通过催化沉积将银吸附于标记物金纳米表面，然后将吸附的银氧化成 Ag^+，对 Ag^+ 进行检测同样可以起到信号放大作用。利用硝酸溶液氧化附着在纳米金上的 Ag，使生成 Ag^+，而 Ag^+ 对 $K_2S_2O_8$-Mn^{2+}-H_3PO_4-luminol 体系有催化作用，由此间接测定人血清中 IgG，线性范围是 $0.02\sim50ng/mL$，检测限为 $0.005ng/mL$。国外学者报道一种新型不规则的纳米金颗粒，催化鲁米诺发光的能力比球状金纳米颗粒强 100 倍，将之标记 DNA 寡聚物和抗 IgG 抗体，分别以夹心法测定特定序列 DNA，以化学发光法测定人血浆中 IgG 均获得较高灵敏度，其中测定 IgG 的线性范围为 $0.05\sim10nmol/L$，检测限达到 17pmol/L。但是纳米金等纳米粒子无法像 HRP、ALP 等直接催化底物发光，要经过必要的溶解，无疑增加了操作的复杂性，所以较在其他免疫分析技术中的应用而言，在 CLIA 中的应用受到了一定限制。

量子点（quantum dots，QDs）又称半导体纳米微晶体，是一种由 Ⅱ-Ⅵ 族或 Ⅲ-Ⅴ 族元素组成的能够接受激发光产生荧光的半导体纳米颗粒，直径约为 $2\sim6nm$。与 CLIA 常用标记酶和荧光素相比，QDs 不易失活，受外部环境影响小，性质稳定，重现性好，激发光谱范围宽、而发射光谱窄且对称，是不可多得的标记物。目前已在细胞成像、免疫荧光检测、活体成像等方面显示出极大的应用前景。以发射红光的 CdTe 标记抗原 BSA，发绿光 CdTe 标记 BSA 抗体。抗体抗原的免疫反应导致 Förster 能量转移（Förster resonance energy transfer，FRET），使得绿光下降，红光增强。若加入非标记的抗原，则免疫复合物的荧光得以再生。以 SDS-PAGE 凝胶电泳、HPLC 和圆二性色谱对标记物进行表征，表明这种模式可望应用在免疫测定中。另外利用生物工程技术制备抗体—弹性蛋白—组氨酸—QDs 复合物作为指示物进行免疫反应也显示了良好的前景。CLIA 是不需光源的检测技术，而 QDs 需要光源激发方可显示良好的光学性能，这在一定程度上限制了 QDs 在 CLIA 中的应用。已有科技工作者尝试将 QDs 作为受体用于 CL 的能量转移中，相信这些成果的取得会极大促进 QDs 在 CLIA 中的应用。

（二）新型固相材料的应用

自从非均相免疫分析技术出现以来，发现、制备有利于生物分子固定及具有功能化表面的固相材料始终是研究的热点之一。寻找新的固相基质，摸索新的固定方法，实现致密均匀、高稳定、高特异的生物分子固定对于进一步推进固相免疫分析技术的发展具有重要意义。

1. 微板式分析中的新固相材料

酶标板和磁颗粒是 CLIA 中应用较为广泛的固相材料。应用亲和素包被板与抗异硫氰酸荧光素抗体(anti-ITC)包被板对尿液中白蛋白进行测定,测定线性为 $0.15\sim15\mu g/L$,检测限为 $0.089\mu g/L$。以 FITC-anti-FITC 体系作为固相,生物素—亲和素体系作为信号放大体系测定废水中 17β-雌二醇(E_2),线性范围为 $2.5\sim1600pg/mL$,检测限为 $1.5pg/mL$。一种适用于多检测物并行检测的聚苯乙烯微孔板,由 24 个主孔组成,每个主孔包括 7 个亚孔。用这种新型的微孔板,利用 PCR-化学发光免疫技术(PCR-CLEIA)在一个微孔中可同时测定 7 种高致瘤性人乳头瘤病毒(human papilloma virus,HPV)DNA。将 7 种不同的寡核苷酸探针,每一种针对一种致瘤性人乳头瘤病毒 DNA,分别固定于一个亚孔中。随后将地高辛标记的 PCR 产物加入主孔中,则 PCR 产物就与固定于亚孔中的不同基因型的核酸探针杂交。而后用 HRP 标记的地高辛抗体进行化学发光成像检测。与传统的 PCR-ELISA、微阵列和微芯片等方法比较,该法特异性好,灵敏度高,对 HPV 16,18,33,和 58 的检测可以达到 50 个基因拷贝,对 HPV 31,35,和 45 可以检测到 100 个基因拷贝。

2. 磁颗粒作为固相材料的应用

磁颗粒既作为反应固相又作为分离的载体,其广泛应用使得免疫反应在近乎均相的条件下实现了快速的反应动力学,同时可以在磁场作用下快速分离游离蛋白和抗体—抗原复合物,从而简化操作、缩短了反应时间。而超顺磁纳米颗粒的应用尤见迅速,已用于磁致电阻生物传感器的构建、靶位药物的合成和高灵敏免疫分析技术的构建。一般来讲可以针对不同的目的采用不同的途径合成不同性质的磁性颗粒或微珠。然而由于各向异性的偶极作用,纳米级的磁性粒子易发生团聚而失去纳米尺寸效应。克服的方法之一是在颗粒的表面包覆一层保护层,防止团聚的发生。于是有学者从磁性纳米颗粒和交联的两亲性共聚物合成复合型纳米结构,或者以超声辐射制备聚吡咯-Fe_3O_4 的纳米复合结构。一种应用粒径为 $3\mu m$ 的磁珠,内包裹了粒径为 8nm 的磁铁矿纳米颗粒构建的化学发光免疫分析体系,测定人绒毛膜促性腺激素(human chorionic gonadotropin,hCGβ)的检测限为 0.22IU/L,线性范围 $0.45\sim185.2$ IU/L。由磁铁矿组成的磁性细菌微粒子(bacterial magnetic particles,BMP),有一层磷脂膜,在中性 pH 下荷负电,在免疫反应过程中可以高度分散,利于抗体抗原结合。测定水中 E_2 的线性为 $0.5\sim5ppb$,检测限为 20ppt。我国学者开发研究了一种微板式磁化学发光酶免疫分析法(microplate magnetic chemiluminescence enzyme immunoassay,MMCLEIA),并用于测定人唾液中的人绒毛膜促性腺激素和水体中 E_2,并以此为基础建立了基于磁性微粒子的管式化学发光体系,测定人血清中的癌胚抗原(carcinoembryonic antigen,CEA),得到线性为 $2\sim162ng/mL$,灵敏度为 0.69ng/mL。

由于微米级包被抗体颗粒的应用,场流分离技术(field flow fractionation,FFF)得以在免疫分析中使用。FFF 的原理是:在空的毛细管通道中,在管道中流动的层流和垂直作用于此层流的力场共同作用下,根据颗粒尺寸、密度和表面性质的不同,各种微米级大小的颗粒得以按照不同速度和流径,在不同时间流出,从而以抛物线的形式分散实现分离。FFF 用于免疫反应体系中蛋白的分离具有如下特点:免疫反应动力学在微米级的微珠上发生,要比在传统酶标板的反应要快得多,免疫复合物与游离蛋白在几分钟内得以分离;可以实现多元素同时分析,不同粒径的($1\sim50\mu m$)微珠,包被针对不同抗原的捕获抗体,而标记抗体则标记不同的酶,经 FFF 分离后进行检测。此种方法已用来实现氯霉素(chlorampheni-col,

CAF)的测定,线性 $0.03\sim15\mu mol/L$,检测限为 $0.3\mu mol/L$。但是在分离过程中要注意两点:①载液的成分要保证不破坏免疫复合物;②一次进样后应控制条件让上次的颗粒不遗留在管内,保证测定的回收率。

3. 其他固相材料的应用

目前的多标记、多指标免疫检测技术大多通过荧光物、酶或金属离子的标记得以实现。但是毕竟存在着标记物种类及检测技术的限制。一种通过聚 N-异丙基丙烯酰胺(N-isopropyl acrylamide,PNIPAM)的温触相变性质可以实现单标记化学发光免疫法测定两种蛋白。当溶液温度高于临界温度时,PNIP 即聚集形成沉淀,由此可以与免疫磁珠分离,由于 PNIP 与磁珠包被了针对两种蛋白的抗体,所以通过对这两种载体的非均相分离和均相检测,即可以分别对两种蛋白进行测定。此方法测定 IgG 和 IgA 的检测限分别为 2.0 和 1.5 ng/mL,并且在血清中的测定无明显交叉。以二氧化硅为主体的固相(玻璃、毛细管等)由于易于烷基化并进一步修饰而得到较为广泛的应用。将硅烷化的玻璃内壁作为免疫反应固相,多孔状的骨架结构不仅有助于实现高通量筛选,而且试剂消耗很低。以 3-氨丙基三甲氧基硅烷处理玻璃毛细管内壁,然后连上戊二醛固定抗体,以夹心法测定 4 种心脏疾病标志物:肌球素(myoglobin)、心型肌酸激酶(creatine kinase mb,CKmb)、肌钙蛋白 I(troponin I,TnI)和脂肪酸结合蛋白(fatty acid-binding protein,FABP),发现超声有助于毛细管硅烷化以及抗体固定,检测灵敏度也得到提高。对血浆中 myoglobin、CKmb、TnI 和 FABP 的检测限分别达到 1.2、0.6、5.6 和 4ng/mL。在毛细管内壁涂覆金层,测定 2,4-D 的信号强度较未涂覆金层强 3 倍以上,这是因为金层较高的比表面积和能够有效将光传导到合适的检测器。测定 2,4-D 的线性范围是 $10^{-9}\sim10^{-13}$ mol/L,检测限 10^{-15} mol/L。将这种金层覆盖的毛细管用于手提式多元分析装置取得了良好的效果。将光纤端部的二氧化硅绝缘层除去,然后溅射涂敷一层导电的氧化铟锡,再用电致聚合的方法修饰一层吡咯苯甲酮聚合物,由于苯甲酮在光照的激发下电子跃迁到三重态,去氢后发生分子内自由基重排,可以与蛋白中氨基酸反应从而将蛋白固定在光纤表面。由此构成的微型生物传感器用来测定丙肝抗体获得满意效果。利用珠子、尼龙卷、正电性尼龙膜(HyBond-N$^+$)三种免疫亲和固相对饮用水中 DDT (双对氯苯基三氯乙烷,1,1,1-trichloro-2,2-bis(p-chlorphenyl)ethane)进行测定,其中珠子由于有较大的散射光而降低了检测灵敏度,测定 DDT 的检测下限为 1 nmol/L。

4. 基于固相材料的流动注射免疫分析(flow injection immunoassay,FIIA)

FIIA 是一种基于免疫固相材料的进样、检测模式,也称为流通式免疫传感器,因为抗体需要事先固定在流通式(反应器)中,所以固定抗体所用的固相材料和固定方法决定了抗体的活性。它的特点是高通量检测,省时,重现性好和易于自动化,目前已用于环境监测,药物分析、临床检验和卫生学检查中。FIIA 中理想的固相材料应具备以下条件:①表面有与蛋白结合的官能团,可以充分固定抗体/抗原;②表面性质要保证不影响结合后蛋白的免疫反应活性;③比表面积要足够大,以固定足够量蛋白;④应具有亲水性以避免与待测物和样品基质的非共价结合;⑤在载液的冲击下保持表面的抗体结合活性。目前用于 FIIA 的固相材料主要有尼龙、琼脂糖凝胶、磁性粒子,以及二氧化硅、可控孔度玻璃(controlled pore glass,CPG)和玻璃微珠等有机硅材料。目前多数学者采用的是顺序注射技术(Sequential injection analysis,SIA)。SIA 的特点是加样、洗涤、分离程序控制,注射泵和转换阀自动完成。国外学者基于 SIA 技术发展了磁珠注射技术(beads injection technique),可以在免疫分析过程中实现磁珠的注入、富集、洗涤和再生,从而实现了磁微粒分析法的自动化。但在测定过程中要注意控制样品流速、温育时间和磁颗粒的体积。

(三)CLIA 联用检测技术

分离技术与 CLIA 联用是目前研究的热点。高压液相色谱(high performance liquid chromatography,HPLC)分离具有高度重现性,并可以快速分离样品。以甲状腺素(L-thyroxine,T4)为待测物,通过一点式反应模式,即将样品与过量标记抗体 Fab 片断反应,然后将反应溶液通过抗原亲和柱,则免疫复合物被冲走,而剩余抗体则固定在柱子上,然后通入洗脱液,将标记抗体洗脱下来进入检测池进行化学发光测定,发光强度与抗原量成反比,对 T4 的检测限为 10^{-11} mol/L。目前研究最多的 CLIA 联用技术是毛细管电泳(capillary electrophoresis,CE)分离技术。毛细管电泳—化学发光免疫分析技术(CE-CLIA)结合了 CE 对生物样品分离的高效性和 CLIA 的高灵敏度检测,具有以下特点:①试剂耗费量少,操作成本低;②因为免疫反应在液相中进行,所以抗体、抗原的免疫反应较非均相反应可以较快的达到平衡,而且可以在线监测免疫反应的进程;③适于多种待测物的同时检测,特别是可以根据不同的分离原理和免疫反应模式将游离蛋白与免疫复合物分离,这是目前全自动免疫分析系统无法做到的。我国学者以 CE-CLIA 测定鼠动脉平滑肌细胞中的促骨生成蛋白-2(bone morphogenic protein-2,BMP-2),通过生物素—亲和素的信号放大作用,对 BMP-2 的检测限达到 6.2pmol/L,可用于动脉硬化的发生机理研究。在对尿液中克仑特的测定获得 5.0~40nmol/L 的线性和 1.2nmol/L 检测限。借助非竞争反应模式分离测定血清中糖类抗原 CA125,线性范围为 $2.5×10^{-11}$~$1.0×10^{-9}$ mol/L,检测限 $1.0×10^{-12}$ mol/L。对动物器官中的合成激素甲孕酮(medroxy progesterone acetate,MPA)的分离测定中,线性达到 2.0~50nmol/L,检测限 0.9nmol/L。电感耦合器件(charge coupled device,CCD)的应用使得 CLIA 的检测更加方便,同时也促进了 CLIA 成像检测技术的发展。以甲基硝苯硫磷酯(methyl parathion,MP)抗体与琼脂糖凝胶颗粒通过高碘酸钠氧化法共价连接在一起,作为免疫固相材料填充毛细管柱,向柱中先后通入 MP 样品和 HRP-MP,竞争反应完成后将游离 HRP-MP 注入 CCD 中进行检测,$K_3Fe(CN)_6$ 作为发光增强剂,测定 MP 灵敏度为 10 ppt。以夹心法捕获 α-干扰素(interferon alpha,α-IFN),然后加入底物邻苯二胺(o-phenylene-diamine,OPD),OPD 在 HRP 的催化和 H_2O_2 的氧化下生成2,3-二氨基吩嗪(2,3-diaminophenazine,PDA),PDA 有荧光并且参与双(2,4,6-三氯苯基)草酸酯[bis(2,4,6-trichloro-phenyl)oxalate,TCPO]-H_2O_2-咪唑的化学发光发应,用 CCD 成像技术测定,发光强度与血清样品中 α-IFN 成正比。此法测定血清中 α-IFN 的线性为 1.3~156.0 pg/mL,检测限为 0.8 pg/mL(S/N=3)。

(四)CLIA 的微型化、集成化与自动化

1.CLIA 的微型化与集成化

微流控技术与微刻蚀、微组装工艺的迅速发展,为实现 CLIA 的微型化提供了技术的保证。在微尺寸上进行的免疫反应由于抗体、抗原扩散效应的显著增强从而获取常规尺寸测定所不能获得的效果。免疫反应微型化不仅降低了试剂耗费,缩短检测时间,而且有助于实现高通量、自动化、多维和原位检测。在微流控材料的抗体固定研究中,除了物理吸附和直接以抗体的活性基团,如氨基、羧基、巯基等与固体基质连接之外,以活性自由基光聚合反应(living radical photopolymerization,LRP)对完整抗体进行基质连接,引入光活性的二硫代

氨基甲酸酯,并将其固定于固相,不仅保持了抗体活性,而且在表面有更好的流动性。可以控制抗体的密度和空间分布,降低非特异反应,提高检测灵敏度,加快响应时间。用于微流控芯片装置中,检测胰高血糖素的检测限为 1.0×10^{-12} mol/L。国外有学者在长、宽为13.1 和 3.2mm 的硅基片上刻蚀了 42 条宽 $25\mu m$、深 $235\mu m$ 的多孔通道,并通过共价结合或物理吸附分别将 3-氨丙基三乙氧基硅烷(APTES)、3-环氧丙氧丙基三甲氧基硅烷(GOPS)、线性聚氮丙啶(LPEI)和枝状聚氮丙啶(BPEI)固定于微通道内。在以戊二醛对这些通道修饰材料进行活化后,通过共价交联将抗阿特拉津(atrazine)多克隆抗体固定在通道表面。将硅基片固定于反应池中,通过不同的流路注入阿特拉津或 HRP 标记的阿特拉津,进行芯片通道内的非均相免疫竞争反应。同时考察了不同载液、再生液等缓冲溶液组分对微芯片稳定性的影响。实验证实通过物理吸附作用固定通道修饰材料或抗体,均不利于检测的稳定性和免疫芯片的使用寿命。在平行亲和力传感器阵列(PASA)的构建中,以载玻片为基片,以 3-缩水甘油丙氧基三甲氧基硅烷进行修饰,并通过点样技术将 10 种抗生素与载体蛋白的结合物布点于玻璃芯片上,将抗抗生素单克隆抗体与待检样品温育后,通过流路引入固定阵列芯片的流通池中,以间接竞争法测定牛奶中的抗生素,用 CCD 检测器捕获发光信号。除了青霉素 G 的检测限接近于最大残留浓度外,其他 9 种待检抗生素的检测限均远远小于最大残留浓度,巴氏消毒全奶不经前处理可以直接检测。温育时间仅 40s,而整个检测时间为 5min,从而使得本法成为第一种可以平行测定多种抗生素的免疫化学生物传感器平台。研究者也发现以酪蛋白浸泡芯片,可以很好地封闭空余位点,从而降低非特异性吸附,提高检测灵敏度;采用特异性更强的抗体、对反应过程进行温控,以及提高酶标抗体的稳定性会进一步改善检测性能。在便携式微流控免疫化学发光检测系统研制中,研究者以环状聚烯烃(热塑性材料)为基质制备便携式快检系统检测人血清中 C-反应蛋白。系统通道长度为 1.5 cm,一端是样品进口,一端是样品出口,所有通道宽为 $100\mu m$,深为 $50\mu m$,反应体积是 75nL,可以保证样品的快速混合。检测灵敏度为 0.1mg/L。手指取血即可测定,也可以用于全血、唾液和尿液中的测定。全自动 10 通道毛细管芯片免疫检测系统已用于在 29min 内鉴别水样中生物毒素(肠毒素 B,检测限 0.1 ng/mL)、细菌(埃希氏菌属大肠杆菌(Escherichia coli, E. coli),检测限 104cfu/mL)及抗生素(bacterio-phage M13,检测限 5 × 10^5 pfu/mL),且无交叉反应。

2.CLIA 的自动化仪器

免疫反应是目前临床检验中应用最为广泛的检测技术。CLIA 因灵敏度高、特异性好、易于自动化而被大量用于临床样品的高通量筛选中。世界各大仪器制造商均推出了集电子发光技术、纳米微粒子技术、生物素—亲和素系统、抗原—抗体免疫反应、电磁场分离为一体的自动化标记 CLIA 系统,并根据不同系统开发了针对不同临床指标的试剂盒。但由于我国起步较晚,故目前国内市场上的自动化仪器绝大多数是进口产品。这些产品为了长期占有中国市场,在仪器、试剂和方法等方面设立了诸多限制,成本居高不下,无法规模化普及。这对我国临床诊断试剂企业而言既是机遇,也是挑战。

五、发光免疫分析仪器

(一)吖啶酯标记的化学发光免疫分析仪

吖啶酯可通过化学反应直接标记抗体或抗原,标记的结合物即可用于化学发光免疫测定(CLIA)。吖啶酯标记的 CLIA 自动分析仪最早由英国 Amersham 公司开发,后经多次转让改进,现由德国拜耳公司生产,商品名为 ACS180 全自动化学发光免疫分析系统(automated chemilumin escent system,ACS),有 ACS 180 Plus 和 ACS 180 SE 等型号,2000 年又推出新一代的 ADVIA Centaur 免疫测定系统。由于 ACS 180 已在国内普遍采用,以下即以 ACS 180 作为实例介绍。

1. 检测原理

标记的化学发光底物为吖啶酯(AE),它是一个三环的有机化合物,容易氧化,且氧化反应无需催化剂。当在碱性介质中氧化时,经过一个二氧酮的中间体,产生一个电激发的 10-甲基吖啶酮,当它回复到基态时释放出光子。

2. 检测技术和性能特点

检测小分子抗原的使用竞争法,检测大分子抗原的用夹心法。所用固相载体是磁微粒,除增大包被面积、加快反应外,亦同时使清洗及分离更简易、快捷。

(1)AE 制备成结合物后不会减弱所产生的光能,这就排除了任何对于产光的抑制作用,因此也增加了敏感度。

(2)发光过程快速。AE 强烈发光时间只需 1s,在 1s 内光子散射达到高峰,在典型的分析过程中,计数率可达到每秒 500000 相对光单位。

(3)试剂系统采用磁微粒为载体,其可供接合的表面面积比试管或小珠大 50 倍,大大提高接合效率。

(4)特别设计的样杯与磁微粒配合,使分离程序更清晰、快捷,同时避免非向性接合。

(5)一般采用两点定标法,节省了时间及试剂。

(6)每小时完成 180 项测试,速度不受测试组合的影响,所有测试结果皆可当天完成报告,不需等候样品集中。

(7)随机检测模式,以待测样品为中心,大大减低了分析所需时间,所有复检及规定测试均可当天完成。

(8)可同时容纳 13 项测定试剂,每一测定结果均可按顺序完成,60 个样品位置,可并放样品杯和原始采血管。

(9)多种温育时间程序选择,使测试表现更臻完美。

(10)随时优先处理急诊样品。可采用未经稀释的样品测试,确保尽快获得结果。

(11)凝块检测及管理系统能直接减少因取样管阻塞而出现的报警。

(12)温控精度为(37±0.50)℃。

(二)过氧化物酶标记的化学发光免疫测定仪器

过氧化物酶催化鲁米诺引起的化学发光反应发出的光较弱,用于 CLIA 敏感度达不到要求。某些物质可使发光反应增强,称为发光增强剂。发光增强剂的作用是增强发光和延长时间。美国强生公司用增强剂开发了 HPR—鲁米诺反应的 CLIA 仪器,产品名为 Vitros ECI(enhanced chemilumine sence immunoassay)。应用这一原理的检验仪器仅此一种,以下即以 Vitos ECI 做实例介绍。

1. 检测原理

Vitros ECI 是美国强生公司生产的全自动免疫分析系统。它采用增强化学发光方法作为检测技术。参与增强化学发光反应的主要组成是:辣根过氧化物酶(HRP)、光增强剂、稳定态的过氧化氢及发光剂。在 HRP 和增强剂存在的情况下，发光剂（luminol）经快速催化与过氧化氢发生氧化分解反应，转变为激发态，随即释放出光子。Vitros ECI 的增强剂选择的是专利的三氯四羟乙酰苯胺，它在氧化过程中起催化作用，并使生成的信号循环往复而衰减很慢，从而大大提高了光信号强度和发光持续时间，信噪比超过原化学发光反应的 1000 倍，而且当 HRP 在很低浓度的情况下，发光范围仍很理想。

2.检测技术和性能特点

Vitros ECI 采用锥形小杯为固相载体，所有抗原抗体反应、洗涤和测试过程都在小杯中进行，无需与固相载体分离，减少了干扰与中间环节。Vitros ECI 的设计还具有对样品连续随时备测的特点，整个系统主要由 4 个部分组成。

(1)样品处理中心　一次可转载 60 个原始试管，并可随时更换或插入样品，无需停机或等待上一个程序完成。"itellicheck"智能化查验功能对样品状况进行监控。

(2)试剂管理中心　机上冷藏试剂舱可保存 20 种相同或不同的试剂包，保存时间为 2 个月。可提供 2000 项测试，并可在任何运行状态下随时补充试剂。计算机系统可连续监测每个试剂消耗量、到期日等，并有提醒功能。

(3)检测中心　样品与试剂的反应在双层反应杯内进行并在检测中心完成增强化学发光检测。由于反应杯可以负载的样品量高于样品中心的 40%，因而为优化测试速度，随时急诊插入提供可靠保证。增强化学发光的检测是采取双检测法，当发光水平极低时，采用数字信号对每一个光子进行检测。反之，则采用模拟信号完成强光检测。光测量仪的精密度和结果一致性是通过每次测量前仪器的全自动自我校准完成的。

(4)计算机控制中心　彩色触摸，图形化操作菜单，使仪器操作及检测数据的处理简单方便。质控图、定标数据、仪器维护和操作指南均储存于计算机内，可随时查询。

(三)磷酸酶标记的化学发光免疫测定仪器

法国巴斯德研究院 1993 年首先应用 Dioxetane 磷酸酶标记的化学发光反应开发了 Access 全自动化学发光免疫测定系统，现由美国 Beckman Coulter 公司作为商品供应。应用同一化学发光原理的 CLIA 仪器尚有美国 Diagnostic Product Corporation（DPC）公司的 Immulite 等。以下以 Access 作为实例介绍。

1.检测原理

应用经典的免疫学原理，采用单克隆抗体试剂，磁微粒作为固相载体，大分子物质采用夹心法分析，小分子物质采用竞争法或抗体捕获法进行分析。Dioxetane 磷酸酯是一种碱性磷酸酶的底物（AMPPD），是高度灵敏、稳定的发光剂。其连续稳定的发光，极广泛的线性范围，彻底改变了传统发光标记物不可避免的发光不稳定，在反应过程发生裂变，导致结果不稳定等缺点。其特点如下。

(1)AMPPD 在碱性磷酸酶的作用下，迅速脱去磷酸根，生成不稳定的中间体 AMPD。

(2)由它产生单线激发态产物，产生化学发光。

(3)AMPD 生成与分解时，就产生持续稳定的发光。此时动力学反应从高能量级的激发态，回到低能量级的稳定态。每一次恒定的发光可持续数日，发射光所释放的能量，由超灵敏光电倍增管接收信号，以光度计检测发光强度，并进行自动控制。

2.检测技术和性能特点

(1)磁微粒固相　采用粒径<$7\mu m$ 的磁微粒为固相载体，用以包被抗体或抗原。因其

表面积大,测定中所需样品量极少,温育时间缩短,测定时间减少,且可降低交叉污染概率。

(2)超声波清洗系统　探针取样系统内外壁均镀一层吸附性最弱的化学物质聚四氟乙烯,即特富龙(teflon),以保障探针取样后内外壁最低吸附。另有独特的超声波清洗系统,对探针取样后进行特种冲洗,使交叉污染概率为$<10^{-6}$的最小限度。

(3)试剂冷藏系统　①旋转式自动冷藏系统,同时放置 24 种试剂,保存于 3℃。②多层覆膜结构的试剂盒,确保试剂稳定性。每次探针取试剂后自动封闭,直至试剂盒消耗完为止,避免任何浪费。③标准曲线稳定持久,长达 28 天以上。

(4)旋转式样品放置系统　①每次同时检测 60 个样品,每个样品可同时进行 1～24 项检测;②试剂为 50 人份盒,每次全封闭操作最大检测量:50×24=1200 人份;③每次加入充足耗材,操作员离机时间可长达 3h。

(5)探针取样系统　①多功能取样探针,将试剂和样品取样探针合二为一;②发光稳定后,重复取样进行多次检测,取均值为结果。

(6)超声波传感系统　①超声波混悬器,保证试剂中包被抗体的磁微粒悬浮游移,迅速捕捉抗原,迅速反应;②超声波清洗探针,避免交叉污染;③超声波液面探测感应器,自动探测样品及试剂取量,极为精确;④超声波传感器,促进混合运动,混匀试剂中的磁微粒,使试剂及样品进入反应运载系统后,反应速度大大加快,平均每小时检测 100 人份。

(7)恒温温育运载系统　满足多种分析类型的需要,提供最佳的检测性能。动态的恒温温育运载系统,37℃自控恒温温育带。

(8)急诊测试系统　急诊样品可随时加入急诊检测状态。

(9)废液及弃置物收集系统　仪器自带废物收集系统,自动封闭,减少环境污染。

(10)数据处理系统　独立的微机作为中心数据处理系统,全屏显示反应分析状态,分析测试结果及数据统计,曲线分布等,人机对话完成全程操作。

(11)检测速度　100 测试/h,开机后 10～15min 出第一个结果,以后每 30s 出一个检测结果。智能软件协调处理,确保最快速度。

(四)电化学发光免疫测定仪器

1.电化学发光反应

电化学发光(electro chemiluminescence,ECL)是一种在电极表面由电化学引发的特异性化学发光反应,实际上包括了电化学和化学发光两个过程。化学发光剂三联吡啶钌[Ru(bpy)$_3$]$^{2+}$和电子供体三丙胺(TPA*),在阳电极表面同时各失去一个电子发生氧化反应。二价的[Ru(bpy)$_3$]$^{2+}$被氧化成三价,后者是一种强氧化剂。TPA 被氧化成阳离子自由基TPA^{*+}。后者很不稳定,自发地失去一个质子(H$^+$),形成自由基 TPA*,这是一种非常强的还原剂。这两个高反应基团在电极表面迅速反应,三价的[Ru(bpy)$_3$]$^{2+*}$衰减成基态的[Ru(bpy)$_3$]$^{2+}$,同时发射一个波长 620nm 的光子。这一过程在电极周而复始地进行,产生许多光子,使光信号得以增强。

2.Elecsys 电化学发光免疫测定技术

以三联吡啶钌作为标记物,标记抗原或抗体,通过免疫反应及 ECL 反应,即可进行电化学发光免疫测定(ECLIA)。在实际应用中则有特定的仪器和试剂。瑞士罗氏公式(Roche)的 Elecsys ECLIA 系统,综合了各种先进技术,具有独特的优越性,是目前在医学检验中应用的唯一的电化学发光免疫测定仪器。以下结合此仪器介绍 ECLIA 系统的原理。Elecsys

全自动分析仪中的反应分成两个部分：在试管内反应部分和在流动池内的 ECL 反应部分。

（1）试管内的化学反应

①在 Elecsys 试剂的制备中，包括电化学发光剂的标记和抗原或抗体的固相化，应用了多种先进技术，简述如下：

电化学发光剂的标记 $[Ru(bpy)_3]^{2+}$ 需经化学修饰形成活化的衍生物后才能与抗体或抗原结合。有多种活性基团可与 $[Ru(bpy)_3]^{2+}$ 分子中的吡啶基反应。在 Elecsys 试剂中采用的是 N-羟基琥珀胺酯（NHS）。该衍生物具有水溶性，可与抗体、蛋白质抗原、半抗原、激素、核酸等各种分子结合形成稳定的标记物。而且 $[Ru(bpy)_3]^{2+}$ ＋NHS 分子量很小，与免疫球蛋白结合的分子比超过 20 时仍不会影响抗体的可溶性和免疫活性。

固相载体　Elecsys 中采用的固相载体是带有磁性的直径约 $2.8\mu m$ 的聚苯乙烯微粒。其特点是表面积极大，吸附效率高；在液体中形成均匀的悬液，参与反应时类似液相，反应速度快。由于带有磁性，在分离游离标记物与结合标记物时，只需用磁铁吸引，方便快速。

链霉亲和素与生物素系统的应用　链霉亲和素（strephavidin，SA）和生物素（biotin，B）是具有很强的非共价相互作用的一对化合物。1 分子 SA 可与 4 分子 B 相结合。在 Elecsys 的试剂中，SA 通过特殊的蛋白结合物均匀牢固地包被在磁微粒上，形成通用的能与 B 结合的固相载体。另一试剂为与经活化的 B 衍生物化合的抗原或抗体。两种试剂混合时，B 化合的抗原或抗体即结合在磁微粒上。

②在试管内的反应　反应分两个步骤。以双抗体夹心法测抗原为例，试剂含以下组分：$[Ru(bpy)_3]^{2+}$ 标记的抗体、生物素化合的抗体、SA 磁微粒、TPA 溶液和洗涤液。

[步骤一]

在试管中加试剂 $[Ru(bpy)_3]^{2+}$ 标记的抗体、生物素化合的抗体及待测样品（含抗原），反应式如下。反应在液相中进行，37℃下 5～10min 内完成。

Ru< ：$[Ru(bpy)_3]^{2+}$ 标记的抗体；　B< ：生物素化合的抗体；　◆：抗原

[步骤二]

在上述反应液中加入试剂 SA 磁微粒。反应在接近液相的条件中进行，37℃下 5～10min 内完成。下一个步骤为结合的标记抗体与游离的标记抗体相分离，此步骤及以下的电化学发光反应，在 Elecsys 的流动池中进行。

（2）流动池中的电化学发光反应

①流动池的基本结构　流动池是电化学发光过程中所有电化学发光反应进行的场所。反应液由蠕动泵运送入流动池。反应后由流动池流出，一个激发电极在流动池的下方，两个测定电极安装在激发电极上方的两侧，留出一个清晰的窗口以便使发射的光子被光电倍增管收集。在流动池下装置可移动的，用以吸引磁微粒的磁铁。

②电化学发光反应的步骤　将试管内两步反应结束的反应液输入流动池，由于磁铁吸引，磁微粒被吸着在电极上，其余反应物流出流动池，完成游离的和结合的标记抗体的分离。将 TPA 溶液送入流动池，将残余的游离标记抗体排出流动池，在流动池中充满 TPA 溶液。撤下磁铁，电极上通电，三联吡啶钌与 TPA 发生电化学发光反应，发出的光被光电倍增管

收集,测定光强度。

3.Elecsys 系列全自动免疫分析仪

1996 年德国宝灵曼(Boehringer Mannheim)公司在第 16 届国际临床化学大会上推出的 Elecsys 2010 系统是世界上第一台应用电化学发光免疫技术的全自动免疫分析仪,次年宝灵曼公司又推出应用相同检测原理的 Elecsys1010 系统。1998 年宝灵曼并入瑞士罗氏(Roche)公司之后,罗氏便是目前唯一应用电化学发光免疫检测技术制造仪器的厂商。为顺应当前实验室自动化、一体化的发展趋势,2001 年罗氏公司在 Elecsys1010/2010 的基础上又推出电化学发光免疫模块 E170。这三台检测系统均应用了电化学发光免疫测定及有关先进技术,其测试的灵敏度和特异性相同,有完善的使用说明,试剂通用,操作也有相同之处。仪器设计上有一些差异,主要不同在于工作量的差别。Elecsys1010 每小时可进行 60个测试,适用于中、小工作量的实验室使用;Elecsys2010 每小时可进行 85 个测试,适用于较大工作量的实验室使用;E170 单个模块每小时可进行 170 个测试。作为模块,它还可以进行组合。同种模块组合使工作量成倍的上升,与其他模块如生化模块等组合,可扩大检测范围,有助于临床检验的自动化,实现一体化。E170 适用于大工作量的实验室或检测中心使用。

(1)Elecsys1010 全自动免疫分析仪性能特点　该系统为方便的触摸屏操作,使用液体试剂,特别设计的试剂组合(rack pack)包括测试所需的所有试剂。每一个 rack pack 及定标液、质控液都有一个含所有测试特异数据的二维条形码(PD F417),另附有亦为二维条形码形式的定标卡和质控卡。仪器由条形码阅读器(BCR)读入二维条形码中的参考曲线、试剂批号、过期日期等有关信息,减少了手工输入,简化了仪器的操作步骤。

用特殊的 master 试剂包和世界卫生组织的参与标准制备了 10～12 点的参考曲线。在该曲线基础上,用批特异性试剂包和 5～6 点 master 定标液制备了批定标曲线。该曲线储存在试剂的二维条形码中。用户使用时只需做两点定标平移校正批定标曲线即可。

Elecsys1010 系统提供了自动稀释和自动重测功能。自动稀释可达 1：100,当测试样品的结果超出了用户定义的范围可自动重测,缩短了报告结果所需的时间。有理想的急诊系统,设置了两个急诊位,可随时编入急诊样品,进行优先操作而不影响常规样品的测试排序。具有液面感应(LLD)和凝块感应等安全保护功能。该系统检测所需样品量少,大约 10～15μl。测试敏感度高,测试时间短,9～18min 完成一个测试。试剂保存期长,有效期有 18个月,开封使用后 2～8℃可保存 3 个月。

(2)Elecsys2010 全自动免疫分析仪性能特点　Elecsys2010 具备 Elecsys1010 的各种优良的性能。Elecsys2010 比 Elecsys1010 多了自动开/关试剂盒的功能,可以有效防止试剂蒸发,延长试剂保存期,同时机器上的试剂盘具有冷藏功能,温度恒定在(20±3)℃,试剂可在机器上保存长达 6 周。另外,它有两种进样系统。对于小批量样品,采用样品盘方式进样,一次可同时放置 30 个样品,可随时添加新样品。对于大批量样品,采用样品架方式进样,一次可同时放置 100 个样品,可随时添加新样品。

(3)E170 免疫分析模块　罗氏公司在 Elecsys1010/2010 的基础上于 2001 年推出电化学发光免疫分析模块 E170,它与具有管理和控制功能的管理模块、控制模块连接,即成为全自动免疫分析仪。在该组合中继续加入 E170 模块,可得到高工作量免疫分析仪,目前最多可将 4 个 E170 模块组合在一起,每小时最多可进行 680 个测试,有 100 个试剂通道。亦可在该组合中加入其他模块如生化模块和(或)电解质模块,即成为可进行免疫测定、生化测定和（或）电解质测定的联合血清分析仪。这种多模块组合而成的系统只需一台计算机主机控制，只有一个用户界面，可以大大节约人力成本，而且因为采用同一设备及同样标准、质控进行检测，可保证报告结果的一致性、准确性。医院可以投资最少的设备得到最广的检测范围，免去重复购置，具有明显经济效益。

该系统最主要的特征为智能化流程管理，分析系统中有 3 条通路：主要通道、各模块内通道和返回通道。检测时需某一模块进行测定的样品进入该模块内的通道，其他样品经主要通道直接进入后面的模块，这样节省了空间和时间。需重测的样品经返回通道回到样品入口处进行重新测定，这样，仪器可根据实际情况安排最合理的检测流程，缩短出报告的时间，最大可能地提高工作效率。E170 也具备 Elecsys1010/2010 的各种优良性能。因为 E170 可以进行模块组合，所以若有更高级的模块研制出来，可以直接加在原有仪器上升级而不破坏原来的数据结构，人员也无需再培训。

第六节　自动化免疫分析技术

随着自动化生化分析仪在检验领域的成功使用，自动化免疫分析仪也应运而生，一大批先进的自动化免疫分析仪出现在许多实验室中，它们的出现不但减轻了免疫测定中传统免疫测定时工作人员的劳动强度，而且缩短了分析时间，提高了实验结果的精确度和准确性，受到了广大实验室人员的欢迎。各种自动化分析仪都使用一种或两种新的免疫分析技术，如酶联免疫分析技术、生物素—亲和素技术、化学发光分析技术、荧光偏振免疫测定技术、时间分辨荧光免疫测定技术、电化学发光技术等，使免疫检验手段更先进，方法更可靠，测定更快速，结果更准确，灵敏度达到纳克甚至皮克水平，可与放射免疫分析技术相媲美，在内分泌激素、血浆特种蛋白、肿瘤标志物、维生素、体内药物浓度的快速测定中起着重要作用。

一、自动化免疫比浊测定技术

血浆蛋白分析技术由最初的试管沉淀反应，琼脂凝胶的扩散试验，发展到现代免疫分析技术。特种蛋白免疫分析技术方法逐步完善，其灵敏度逐步提高，检测水平由微克发展到纳克，甚至皮克水平。

免疫比浊法是利用抗原抗体复合物在液相中形成浊度对入射光产生散射特性来测定抗原含量的一门技术，即应用制备好的特异性抗原或抗体作为试剂，以检测标本中的相应抗体或抗原，它的特点是具有高度的特异性和敏感性。目前临床上常用的免疫浊度法有免疫透射浊度测定法、免疫散射浊度测定法，可借助各种自动化分析仪来完成（图 1-2-2）。

（一）免疫透射浊度测定法

可溶性抗原与抗体形成的免疫复合物，经一定时间后聚合出现浊度，导致透射光强度下降，常用吸光度 A 值表示，A 值与免疫复合物含量成正比。使用比浊仪测定，与已知浓度的标准参考品抗原相比较，可计算出标本中抗原含量。测定的方法有沉淀反应免疫透射浊度测定和免疫胶乳浊度测定法。

1.沉淀反应免疫透射浊度测定

沉淀反应免疫透射浊度测定的基本原理是抗原抗体在特殊缓冲液中快速形成抗原抗体

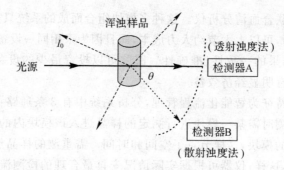

图 1-2-2　透射和散射测定法光路图

复合物,使反应液出现浊度。当反应液中保持抗体过剩时,形成的复合物随抗原增加而增加,反应液的浊度亦随之增加,应用紫外波长(340nm)可测定抗原抗体复合物浊度与一系列的标准品对照,即可算出未知蛋白质的含量。

　　由于免疫复合物形成有时限变化,即当抗原抗体相遇后立即结合成小复合物(约<19S),几分钟到数小时才形成可见的复合物(>19S)。作为快速比浊,这种速度则太慢,加入聚合剂(或促聚剂)则大的免疫复合物会立即形成。目前促聚剂用得最多的是聚乙二醇(MW6000~8000),浓度约为 4%。

　　浊度测定亦有其弱点:其一是抗原或抗体量大大过剩,出现可溶性复合物,造成误差,对于单克隆蛋白的测定,这种误差更易出现;其二是应维持反应管中抗体蛋白量始终过剩,这个值要预先测定,使仪器的测定范围在低于生理到高于正常范围之间;其三是受到血脂浓度的影响,尤其是在低稀释时,脂蛋白的小颗粒可形成浊度,造成假性升高。

　　2.免疫胶乳浊度测定法

　　免疫胶乳浊度测定法为一种带载体的免疫比浊法,其敏感度大大高于比浊法,操作也极为简便。作为浊度,少量的小的抗原抗体复合物极难形成浊度,除非放置较长时间。如需要形成较大的复合物,抗原和抗体量应较大,这显然不符合微量化的要求。鉴于这点,发展了免疫胶乳浊度测定。

　　免疫胶乳浊度的基本原理是选择一种大小适中,均匀一致的胶乳颗粒,吸附抗体后,当遇到相应抗原时,则发生凝集。单个胶乳颗粒在入射光波长之内,光线可透过。当两个胶乳颗粒凝集时,则使透过光减少,这种减少的程度与胶乳凝聚成正比,当然也与抗原量成正比。

　　该技术的关键在于两个方面:一是选择适用的胶乳,其大小(直径)要稍小于波长。二是胶乳与抗体结合,用化学交联虽好,但失活也较大。目前一般应用吸附法。

　　3.免疫透射浊度测定的注意事项

　　(1)透射比浊时,应选用免疫复合物最佳吸收波长,否则将影响方法学灵敏度。

　　(2)比浊法易受外界条件的影响,因此,试验条件、试剂浓度、用量等要求一致,混悬液中颗粒大小要均匀,重现性好,否则将影响结果。

　　(3)标本稀释倍数太高时,抗原量不足,抗体过剩,不能形成足够的浊度,甚至复合物分解等导致结果偏低。

　　(4)标本应清晰,避免混浊,测定方法应与标准曲线相同,但每次应做标本空白,即血清稀释液(不含抗血清),用抗血清缓冲液作试剂空白,调吸光度为"0"。

　　(5)透射比浊法在操作上类似比色法,供比色用的光电比色计、分光光度计、浓度计、自动生化分析仪等仪器均可用于比浊。

（6）比浊法要求抗体必须过剩，才能发生免疫复合物不可逆的沉淀反应，因此，抗血清用量较大。

（7）比浊法容易受各种因素的影响。必须严格控制实验条件，以克服重复性、准确性较差的缺点。

（8）必须有足够量的抗原抗体才形成足够大的复合物分子，如果抗原浓度很低或抗原分子上的结合簇少，则抗原抗体结合仅形成可溶性复合物，不能产生一定的浊度来改变吸光度，故本法的敏感性较差。

（9）由于本法的影响因素较多，测定结果较不理想，建议临床谨慎使用本法。

（二）免疫散射比浊法

抗原抗体复合物形成的浊度，使入射光产生散射，散射光强度遵守 Rayleigh 散射方程式。散射光强度与免疫复合物数量成正比，也与散射角成正比，而与波长成反比。散射浊度法是在入射光的一定角度检测粒子发出的散射光，散射光的强度与复合物的含量呈正比，即待测抗原越多，形成复合物越多，散射光强度越强。免疫散射比浊法又可分为速率散射比浊法和终点散射比浊法。

1. 速率散射比浊法

速率散射比浊法是一种抗原抗体结合动态测定法。所谓速率是抗原抗体结合反应过程中，在单位时间内两者结合的速度。速率法是测定最大反应速率，即在抗原抗体反应达最高峰时，通常为数十秒钟，测定其复合物形成的量。峰值的高低在抗体过量情况下与抗原的量成正比。峰值出现的时间与抗体的浓度及其亲和力直接相关。标准品和待测标本不同抗原含量其速率峰值不同，通过微电脑处理，制作标准曲线，求出待测标本中抗原含量。本法可自动化，但反应时间仍长，敏感性在微克水平。

2. 终点散射比浊法

终点散射比浊法是让抗原抗体作用一定时间，使其反应达到平衡后，测定其复合物的量。复合物的浊度不再受时间的影响，但应在反应复合物聚合产生絮状沉淀之前（大约反应数十分钟）进行浊度测定。

3. 免疫散射比浊法的注意事项

（1）抗原抗体的比例对浊度的影响 当抗原抗体比例相等时，复合物的形成和解离是相等的。当抗原含量过多时，形成的复合物小，而且倾向于再溶解，可逆反应大。当抗体含量过多时，形成的复合物体积大，且为不溶性，可逆反应小。因此，作为终点比浊，令其抗体过剩，有利于复合物的形成。

（2）抗血清的质量影响 作为免疫反应的抗血清要求效价高、特异性强、纯度高。作为比浊用的抗血清还应具备：①抗血清的亲和力要大，故动物免疫时可采取小量、长期免疫的方法获得。②动物的种类，以 R 型动物（包括羊、豚鼠、家兔等）制备的抗血清亲和力强，抗原抗体结合后不易解离。③抗血清须严格处理，应无干扰离子，可采用高速离心或 $0.45\mu m$ 超滤膜过滤以排除干扰。长期保存须放 -20℃冰箱。

（3）曲线的应用 当试剂条件和室温条件不变时，曲线可相对用一段时间，但不能长期不变。应用质控血清校准，可保证测定值的准确、可靠。

散射免疫比浊法是目前比较先进的免疫比浊法，具有速度快、敏感性高（达 ng/L 水平）、精确度高、稳定性好的优点。已成为目前测定特定蛋白质的主要方法。但影响因素较多；标本内抗原含量较低时，由于本底（即空白管）的散射较高，可使敏感性不够；光的强度不仅与颗粒（散射核心）的大小和数目有关，且与各种物理因素，如加入抗原或抗体后的时间、光源的强度和波长以及测量角度等均有关系。因此应严格按操作说明书进行操作。

（三）免疫比浊法的临床应用

临床上主要用于检测血浆（或血清）、尿液、脑脊液、胸腹水中非超微量蛋白质的含量，即通常所称特定蛋白质测定。

（1）免疫球蛋白及轻链的检测：IgG、IgM、IgA、κ、λ 轻链。

（2）补体成分的检测：C3、C4。

（3）其他蛋白质的检测：血清前白蛋白、白蛋白、α_1-微球蛋白、β_2-微球蛋白、α_1-抗胰蛋白酶、α_1-酸性糖蛋白、结合珠蛋白、铜蓝蛋白、转铁蛋白、C-反应蛋白、类风湿因子、ASO 等。

二、自动化酶免疫测定技术

（一）概述

酶免疫测定技术是以酶标记的抗原或抗体作为主要试剂的免疫测定方法。在抗原抗体的特异性反应后，通过标记酶对底物的酶解呈色作用提高了方法学的灵敏度，根据呈色的深浅强度可以对相应抗体或抗原进行定性或定量测定。

由于酶免疫测定具有灵敏度高、特异性强，酶免疫试剂的性质比较稳定，操作方法简便、快速，无放射性污染以及应用范围广等很多优点，在医学基础理论研究、临床病毒学和生物学检验等工作中应用十分广泛。根据抗原抗体反应后是否需要分离结合的与游离的酶标记物而分为均相（homogenous）和非均相（heterogenous）两种类型。在均相法中结合的酶标记物中酶的活性被抑制，因此无需进行分离，通过对游离酶标记物的测定即可反映受检物质的量，如酶放大免疫测定技术（enzyme multipled immunoassay technique，EMIT）。在需分离游离和结合的标记物的非均相法中，目前临床上常用的分离方法有固相分离法，如酶联免疫吸附测定（enzyme linked immun osorbent assay，ELISA），ELISA 法成为目前临床检验中应用广泛的免疫测定方法。

（二）酶联免疫吸附测定（ELISA）

ELISA 的原理是基于抗原或抗体的固相化及抗原或抗体的酶标记的基础上，即结合在固相载体表面的抗原或抗体保持其免疫学活性，抗原或抗体的酶结合物既保留其免疫学活性，又保留酶的活性。在测定时，把受检标本（测定其中的抗体或抗原）和酶标抗原或抗体按不同的方式与固相载体表面的抗原或抗体起反应。通过洗涤使固相载体上形成的抗原抗体复合物与其他物质分开，加入酶反应的底物后，底物被结合在固相上的酶催化变为可溶性有色产物，产物的量与标本中受检物质的量直接相关，可根据呈色的深浅进行定性或定量分析。由于酶的催化效率很高，极大地提高了方法学的灵敏度。

1. 大分子抗原的 ELISA 测定方法

（1）双抗体夹心法　先将特异性抗体包被固相载体形成固相抗体，在与受检标本相应抗原反应后，形成固相抗原抗体复合物；加入酶标抗体，形成固相抗体—抗原—酶标抗体复合物（图 1-2-3）。此时，固相载体上带有的酶量与标本中受检抗原的量相关，加入底物显色，根据颜色反应的程度进行该抗原的定性或定量。

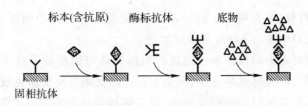

图 1-2-3 双抗体夹心法测抗原示意图

（2）双位点一步法 在双抗体夹心法中,如利用针对待测抗原分子上两个不同抗原表位的单克隆抗体分别作为包被抗体和酶标抗体时,待测标本和酶标抗体可同时加入,即变成双位点一步法。这种方法简化了操作、缩短了反应时间;但只能应用于抗原的定性检测,同时应注意"钩状效应"的发生,即当标本中抗原含量很高时,过量抗原分别与固相抗体及酶标抗体结合,而不再形成双抗体夹心复合物,使结果呈色减弱甚至出现假阴性结果。

2.小分子抗原的 ELISA 测定方法——竞争法

小分子抗原和半抗原因缺乏可作夹心的两个或两个以上的位点,因此不能用双抗体夹心法,只能采用竞争法进行测定。

竞争法是将标本中的抗原和一定量的酶标抗原与固相抗体竞争结合（图 1-2-4）。标本中抗原量愈多,结合在固相上的酶标抗原愈少。因此标本中抗原含量较多的,反应呈色较含量少的为淡。小分子激素、药物等的 ELISA 测定多采用此法。由于这些定量测定的准确度要求较高,试剂制备较困难。

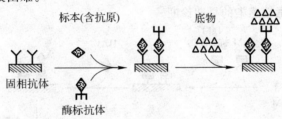

图 1-2-4 竞争法测抗原示意图

3.特异性抗体（IgG）的 ELISA 测定方法

（1）间接法 间接法是利用酶标记的抗抗体以检测已与固相抗原结合的受检抗体,最终形成固相抗原—抗体-酶标记的抗抗体复合物（图 1-2-5）,加入底物显色。颜色深度与标本中受检抗体量相关。本法主要用于对病原体抗体的检测而进行传染病的诊断。本法的主要缺点为受检标本须经稀释（1∶50～1∶200）后才能进行测定,否则血清中高浓度的非特异性1gG 和其他干扰物质会引起阴性本底过高,影响结果的判断。

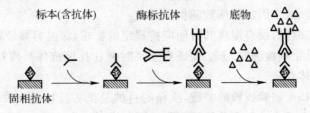

图 1-2-5 间接法测抗体示意图

（2）双抗原夹心法 用特异性抗原进行包被和制备酶结合物,用以检测相应的抗体。此法中受检标本不需稀释,可直接用于测定,因此其敏感度相对高于间接法。在临床检验中,抗 HBs、抗 HBe、抗 HBc 的 ELISA 常采用本法。

(3)竞争法　用标本中的抗体和一定量的酶标抗体与固相抗原竞争结合。标本中抗体量愈多,结合在固相上的酶标抗体愈少(图 1-2-6)。因此阳性反应呈色较浅于阴性反应。由于纯化抗原的难得,在包被时多采用捕获法,即先包被与抗原相应的抗体,然后加入抗原,形成固相抗原。当相应抗原材料中含有与抗人 IgG 反应的物质,而且不易得到足够的纯化抗原进行包被时,可采用此法。

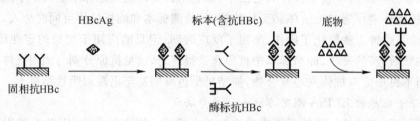

图 1-2-6　竞争法测抗体示意图

4.特异性 IgM 抗体的 ELISA 测定法——架桥法

用抗人 μ 链抗体包被固相,以捕获血清标本中的 IgM(其中包括针对抗原的特异性 IgM 抗体和非特异性 IgM)。然后加入纯化抗原,此抗原仅与特异性 IgM 相结合。继加酶标记针对抗原的特异性 IgG 抗体,再与底物作用,呈色即与标本中的特异性 IgM 成正相关(图 1-2-7)。此法常用于病毒性感染的早期诊断。

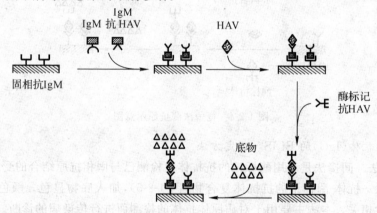

图 1-2-7　夹心法测定特异性 IgM 的示意图

5.酶免疫测定技术的注意事项

(1)加样应准确,减少因加样所致随机误差。

(2)温育温度与时间,反应温度和时间应按规定的要求,保温容器最好是水浴箱,可使温度迅速平衡,特别是定量检测时,务必保证有充足时间让抗原抗体反应达到平衡,有时需通过振荡加速抗原抗体反应。

(3)洗涤是 ELISA 实验成败的关键,洗涤的目的是洗去反应液中没有与固相抗体或抗原结合的物质以及在反应过程中非特异吸附于固相载体上的干扰物质,可通过保证每次洗涤时间和洗涤次数以及规范化操作来实现,否则会导致空白管的吸光度值偏高。

(4)定性结果必须根据其吸光度值进行判断,不推荐目视比色进行判断。

（5）定量检测时为了提高方法学灵敏度，往往会引进生物素和亲和素系统。

（三）ELISA 技术与自动化

在一般的概念里，ELISA 技术的可操作性强，不需复杂设备，甚至完全手工加样，洗板和肉眼判读结果，便可完成该技术的操作。随着人们对质量控制意识的加强，尽可能做到最低限度的减少系统误差，以及减少劳动强度等观念的不断改进，解决 ELISA 技术中加样、温育、洗板及判读结果过程的系统误差问题及高效率运作问题，使得自动化概念的形成。ELISA 技术的加样、温育、洗板及判读结果过程的科学地、有机地、系统地结合，尽可能地减少各环节的人为因素的影响，是成为自动化 ELISA 技术的理论基础。

在自动化 ELISA 技术中，可以将整个体系分成加样系统、温育系统、洗板系统及判读系统、机械臂系统、液路动力系统及软件控制系统等几种结构，这些系统既独立又紧密联系。加样系统包括加样针、条码阅读器、样品盘、试剂架及加样台等构件。加样针有两种，一种为有 TEFLON 涂层的金属针，另一种为可更换的一次性加样头。有些仪器的加样针只配金属针，无一次性加样头，有些是两种针都配备。加样针的功能主要是加样品及试剂，它是靠液路动力系统提供动力，通过注射器的分配器进行精确加样的。加样针的数量在各型号仪器上是不同的，有一根的、两根的或多根的。条码阅读器是帮助识别标本的重要工作，目前的仪器均配有此装置。样品盘除了放置标本外，还能放置稀释标本用的稀释管，供不同检测目的使用。试剂架是供放置酶标记试剂、显色液、终止液等试剂用的，有些型号的仪器这一部分是独立的，有些是并在样品盘上。加样台是酶标板放置的平台，有些仪器在台上设置温育装置，让温育在台上进行。整个加样系统由控制软件进行协调操作。

温育系统主要由加温器及易导热的金属材料板架构成。有些是盒式的，有些是台式的。一般控制的温度可在室温～50℃之间。温育时间及温度设置是由控制软件精确调控的。

洗板系统是整个体系的重要组成部分，主要由支持板架，洗液注入针及液体进出管路组成。洗液注入针一般是 8 头的。每项洗板的洗板残留量一般控制在 $5\mu l$ 以内，最好设备可控制在 $2\mu l$ 内。洗板次数可通过软件控制实现并可更改次数。

读板系统由光源、激光片、光导纤维、镜片和光电倍增管组成，是酶促反应最终结果客观判读的设备。各型号仪器的比色探头配置不一样，有单头的，也有 8 头的。控制软件通过机械臂和输送轨道将酶标板送入读板器进行自动比色，再将光信号转变成数据信号又回送到软件系统进行分析，最终得出结果。

酶标板的移动靠机械臂或轨道运输系统来完成。机械臂的另一重要功能是移动加样针。机械系统的运动受控于控制软件，其运动非常地精确和到位。

（四）酶免疫测定技术的临床应用

1.病原体及其抗体的检测

病毒感染如肝炎病毒、巨细胞病毒、风疹病毒、疱疹病毒、轮状病毒、艾滋病病毒等。细菌感染如链球菌、布氏杆菌等。寄生虫感染如阿米巴、弓形虫、锥虫等。

2.蛋白质和多肽

各种免疫球蛋白，肿瘤标志物如甲胎蛋白、癌胚抗原、前列腺碱性磷酸酶，激素如 hCG、FSH、TSH、hGH，酶如肌酸激酶-MB，其他蛋白质如铁蛋白等。

3.非肽类激素

如 T3，T4，雌二醇，皮质醇等。

4. 药物

治疗心脏病药物如地高辛,抗哮喘药物如茶碱,抗癫痫药物如苯巴比妥,抗生素如庆大霉素等。

三、自动化放射免疫检测技术

放射免疫分析(radioimmunoassay,RIA)是以放射性核素作为示踪物的一种免疫标记技术。由于此项技术将核素分析的高灵敏度和精确性与抗原抗体反应的特异性相结合,因此具有灵敏度高、特异性强、重复性好、样品及试剂用量少、试验方法易规范化等诸多优点,已在生命科学的许多领域及医学检验工作中得到广泛应用,适用于各种抗原和抗体、微量蛋白质、激素、核苷酸、多肽、小分子药物及肿瘤标志物等的定量测定。

放射免疫测定方法有以下两种主要类型:

(1)以核素标记的已知抗原和检测样品中非标记的待测抗原同时与限量的特异性抗体竞争结合的经典 RIA 法。

(2)以核素标记的过量已知抗体与检测样品中待测抗原直接结合,然后用固相抗原分离游离标记抗体的免疫放射分析(immunoradio-metric assay,IRMA)。

(一)放射免疫分析(RIA)

RIA 的基本原理是标记抗原(Ag^*)和未标记抗原(Ag)对有限量的特异性抗体(Ab)的竞争性结合(competitive binding)或竞争性抑制(competitive inhibition)反应。在 RIA 反应系统中,Ag^*、Ag 和 Ab 三者同时存在时,由于两种抗原具有相同的决定簇,互相竞争结合抗体的能力相同,结果形成 Ag^*-Ab 和 Ag-Ab 复合物。

当 Ag^* 和 Ab 的量固定时,两者结合形成免疫复合物就受到 Ag 含量的制约。如反应系统中 Ag 含量高时,对 Ab 的竞争结合能力就强,Ag-Ab 复合物的形成量就增加,Ag^*-Ab 复合物则相对减少;反之,当 Ag 含量低时,对 Ab 的竞争结合能力弱,Ag^*-Ab 复合物的形成量即增多。因此,Ag^*-Ab 复合物的形成与 Ag 含量之间呈一定的负相关关系(图 1-2-8)。

在放射免疫分析中,对被测物进行测定的同时,设置一组反应系统用于绘制剂量反应曲线(dose response curve,习惯上称为标准曲线)。在各反应管中分别加入已知递增量的被测标准品,一定量的标记抗原和有限量的抗体。在严格控制的条件下,待反应达到平衡后,分离出游离标记抗原,测定结合物的放射性,根据不同剂量的标准品所对应的反应参数,绘制出剂量与反应参数之间的关系曲线,为剂量关系曲线,即标准曲线。绘制标准曲线时,纵坐标为放射性计数的强度,有各种表示方式,除用结合率(B%或 B/T)外亦可选用 B/F、F/B、B/B_0、B 或 F 的 cpm 值、B/B_0 对数值来表示。横坐标为已知测定物标准品的浓度,以算术数或对数表示。绘制标准曲线也可采用 log-logit 方式,绘制出一条直线,直线化以后不仅直观,容易查出结果,而且能提供标准曲线的质量控制参数,如斜率(b)、截距(a)和相关系数(r)(图 1-2-9)。

一条典型的标准曲线应符合以下条件:

(1)曲线最低浓度点的最佳结合率(S_1,B/B_0,%)应大于 85%,最高浓度点的最佳结合率(S_n)应小于 15%。

(2)曲线要反映一定测量范围,即包括低值、中值、高值等测量范围在内,或者包括对于判断临床意义有影响的检测范围在内。参考值最好能落在标准曲线的直线部分。

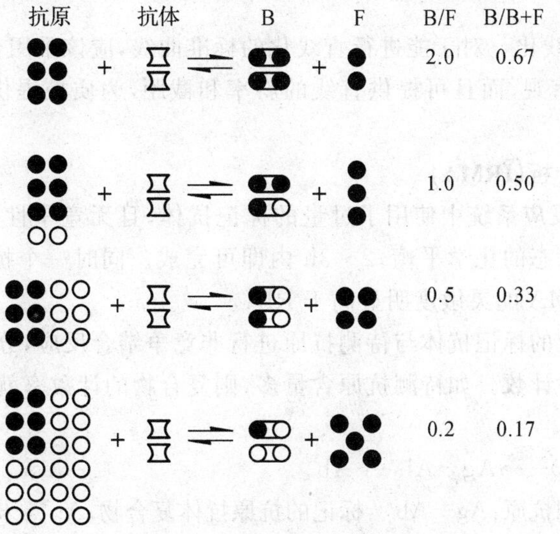

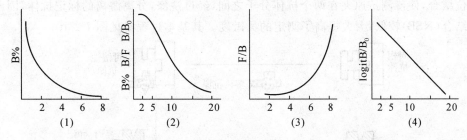

图 1-2-8　RIA 试验原理示意图

注：●为标记抗原；○为未标记抗原；B 指标记抗原与抗体的复合物；

　　F 为游离标记抗原；B＋F 为总标记抗原的量＝T

图 1-2-9　RIA 标准曲线的类型

（1）以测定物标准品浓度为横坐标，B％或 B/F、B/B₀、计数（cpm）为纵坐标，呈双曲函数

（2）以测定物标准品浓度的对数为横坐标，B％或 B/F、B/B₀、cpm 为纵坐标，曲线呈反 S 型

（3）以标准品浓度的算术数（或对数）为横坐标，F/B（或 B₀/B）为纵坐标，呈双曲函数

（4）以标准品浓度的对数为横坐标，logitB/B₀ 为纵坐标，标准曲线为从左到右的渐降直线

（3）曲线要有一定的落差或一定的下降陡度，即曲线的斜率要大。国外提出 S_1/S_n 的比应大于 3。

典型标准曲线质控参数包括：

（1）零标准管最高结合率　零标准管最高结合率（B_0/T，％）在 30％～60％，最适中的结合率应为 50％左右，在这种结合率下所得到的标准曲线的斜率最适宜，同时能得到良好的灵敏度。

（2）非特异管结合率　对二抗分离剂而言，非特异管结合率（NSB/T，％）在 1％～5％，而活性炭或 PEG 分离剂 NSB/T（％）应小于 10％。

（3）标准曲线的三个有效剂量参数　在 RIA 分析中，当 B/B_0 结合率分别为 75％、50％、25％时，从标准曲线上可以查出相对应的浓度，即称为三个有效剂量浓度，以 ED_{75}、ED_{50}、ED_{25} 来表示。对前后试验的此三个参数进行比较，可以直观地评价试剂盒的稳定性

和操作的重复性。

（4）标准曲线直线化　对于能进行直线化的标准曲线，应该采用直线化的标准曲线。这不仅由于直线比较直观，而且可提供直线的斜率和截距，为质控提供判定分析方法的性能指标。

（二）免疫放射分析（IRMA）

由于在 IRMA 反应系统中使用了过量的标记抗体，且无竞争性抑制反应，因此抗体与待测抗原达到结合状态的化学平衡，2～3h 内即可完成。同时一个抗原分子可以结合多个标记抗体分子使 IRMA 的灵敏度明显高于 RIA。

IRMA 是用过量的标记抗体与待测抗原进行非竞争结合反应，分离游离的标记抗体，测定其复合物的放射性计数。如待测抗原含量多，则复合物的计数率就高，反之则低。其反应式如下：

$$Ag + Ab^*（过量）\longrightarrow Ag-Ab^* + Ab^*$$

（Ag：未标记待测抗原；Ag—Ab*：标记的抗原抗体复合物；Ab*：未结合的游离标记抗体）

IRMA 方法有单位点和双位点两种。单位点 IRMA 中抗原分子只需一个反应位点，形成复合物后分离游离的标记抗体，单位点的 IRMA 灵敏度和特异性都不够满意，目前应用较少。双位点 IRMA，亦称为双抗体夹心法，采用固相抗体与标记抗体同时与待测抗原的两个表位结合，使待测抗原夹在两个抗体分子之间，经过洗涤，分离游离的标记抗体，因此非特异性结合（NSB）较低，大大提高了测定的灵敏度。其基本过程参见图 1-2-10。

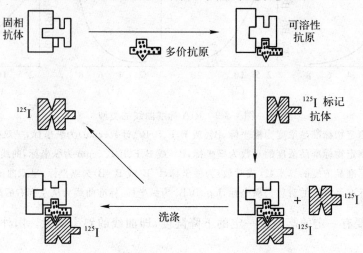

图 1-2-10　双位点 IRMA 法示意图

由于单克隆抗体的应用，同时双位点 IRMA 法要求待测物必须同时具备两个表位，才能最后形成标记复合物，故 IRMA 法不易产生严重的交叉反应，具有较高的检测特异性。同时使用了过量的单克隆抗体，并进行同位素标记，复合物的计数效率较高；在试验过程中，将待测抗原与标记抗体同时加入固相抗体进行反应，反应很快达到平衡；加之固相结合的复合物与游离标记抗体的有效分离方法。这些极大地提高了 IRMA 法的灵敏度。IRMA 法测定结果的稳定性较好，因标记抗体和固相抗体均属过量，不易受外界环境的影响；也不易受试验操作的影响，因抗体过量，加样误差影响不大（但抗原加样误差影响较大）。IRMA 与RIA 的区别见表 1-2-1。

表 1-2-1 **IRMA 与 RIA 的区别**

	IRMA	RIA
标记物质	抗体	抗原
标记物用量	过量	限量
反应方式	直接结合	竞争性结合
B、F 分离方法	固相抗体等	第二抗体等

(三)放射免疫分析的注意事项

(1)放射性同位素受物理半衰期的限制,如^{125}I标记的试剂盒常为1～2个月。

(2)对放射性测量仪器要求稳定性好、效率高。仪器的本底和效率应该定期进行测量,对于多探头的测量仪,还要注意各探头之间的一致性。放射性的计数误差为,用 N 表示总计数,则相对误差为$\sqrt{N}/N$。因此提高计数率,延长测量时间,降低本底计数可减小相对误差。

(3)应用放射性同位素,具有放射性危害、环境污染、污物处理等问题,要经过政府机构的准许方可开展。

(4)对于操作人员,要经过专门的培训方可上岗操作。

(5)由于放射免疫分析影响的因素较多,因此实际操作过程中需进行室内质量控制,同时有条件的情况下,参加管理部门组织的室间质量控制,确保检测结果的可靠性。其误差主要有以下来源:

①不同批号的标准品间存在的性质差异,使用标准品时称量、溶解稀释不准,以及取量差异;标记品在制备后的贮存期内发生标记核素的脱落,标记品自身辐射分解引起变性;抗体贮存条件不当,或使用中反复冻融造成其免疫活性改变,不同批号抗体间的亲和力差异;分离剂的配制不当造成分离效果的差异或在存放期中变质变性。

②样品 自采集、分离、贮存至测定的每个环节都可能引入误差。

③操作 反应试剂与样品的取样不准,反应条件控制不当,B 与 F 的分离操作掌握不好,都会影响结果的准确性;尤其 B 与 F 的分离更为重要,当残留液过多或沉淀被吸去都会对结果造成极大的影响。

④测量和数据处理 放射性测量的仪器要经常校验,标准曲线数学拟合不当,拟合的优度不高,会给测量结果引入较大的误差。

四、自动化发光免疫测定技术

发光免疫测定技术是继酶免疫分析测定、放射免疫分析测定之后发展起来的一种新型免疫标记测定技术。发光免疫测定技术是免疫学反应与发光技术相结合,通过发光检测提高特异性抗原抗体的灵敏度,可以自动化检测微量的抗原或特异性抗体。发光可分为光致发光、酶促化学发光、化学发光、电化学发光等,相应发光免疫测定技术有荧光偏振免疫测定技术、时间分辨荧光免疫测定技术、酶发光免疫测定技术、化学发光免疫测定技术、电化学发光免疫测定技术。目前这些技术已广泛应用于检验医学中,成为免疫自动化分析的先驱。本节将对这些技术作简要介绍。

(一)荧光偏振免疫测定技术

荧光偏振免疫测定技术(FPIA)是一种均相竞争荧光免疫分析法,即荧光素(FITC)标记的小分子抗原和待测标本中小分子抗原与相应抗体发生竞争性结合反应,当荧光素标记的小分子抗原和相应抗体量恒定时,反应平衡时结合状态的荧光素标记小分子抗原量与待测标本中小分子抗原呈反比。经490nm激发光作用下发射出的荧光经过偏振仪形成525～550nm的偏振光,这一偏振光的强度与荧光素受激发时分子转动的速度呈反比,游离的荧光素标记抗原,分子小,转动速度快,激发后发射的光子散向四面八方,因此通向偏振仪的光信号很弱,而与抗体大分子结合的荧光素标记抗原,因分子大,分子的转动慢,激发后产生的荧光比较集中,因此偏振光信号比未结合时强得多。因此待测抗原越少,与抗体竞争结合的量越少,而荧光标记抗原与抗体结合量就越多,当激发光照射时,荧光偏振的程度越强,因此荧光偏振信号强。通过偏振光的检测可以测定其待测小分子抗原的含量,主要用于测定小分子量物质,如药物浓度测定(图1-2-11)。荧光偏振免疫测定技术具有灵敏、特异、简便、重复性好等特点,试剂稳定、有效期长。为临床药物浓度检测的首选方法。

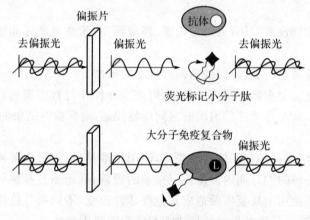

图 1-2-11　荧光偏振免疫测定的原理图

荧光偏振免疫测定技术的临床应用:①临床治疗性药物浓度测定,如环孢素、卡马西平、苯妥英钠、丙戊酸、地高辛、氨茶碱、苯巴比妥等。②毒品的检测,如鸦片等。③其他,如酒精等。

(二)时间分辨荧光免疫测定技术

时间分辨荧光免疫分析法使用的示踪物是三价稀土离子如:铕(Eu^{3+})、钐(Sm^{3+})、镝(Dy^{3+})和铽(Tb^{3+})等螯合物,它们具有双功能基团结构的化合物,在水溶液中很容易与抗原或抗体分子上 NH_2 基以共轭双键结合,制成标记物。将 Eu^{3+} 螯合物标记在抗体上,其螯合物具有经紫外光激发所发出的荧光衰变时间长的特点,利用延迟测定时间,可有效消除样品或试剂中的蛋白质类的非特异性荧光的干扰;另一特点是激发光和荧光的移位大、荧光光谱峰窄,可有效消除激发光的干扰,测得的荧光为 Eu^{3+} 所发出特异性荧光信号。标记物与待测标本中相应抗原或抗体进行免疫学反应,然后进行 B、F 分离,测定免疫复合物(B)的荧光强度,由于荧光强度十分微弱,需加入荧光增强剂,使复合物中稀土离子解离出来,再与增强液中 β-二酮体生成新的螯合物,经紫外光激发可产生很强的荧光信号,测定荧光强度进行定量或定性检测。

1. 固相抗体竞争法

待测标本中抗原和 Eu^{3+} 标记的抗原与固相抗体(特异性抗体包被固体)发生竞争性结

合,温育和洗涤后,把游离 Eu^{3+} 标记抗原和 Eu^{3+} 标记抗原抗体复合物分开,然后在固相中加入荧光增强剂,测定 Eu^{3+} 标记抗原抗体复合物的荧光强度。荧光强度与待测抗原含量成反比,标准曲线与 RIA 曲线相似。目前为了生产试剂盒的方便,常用抗抗体(Ab2)包被固相,这种固体的抗抗体实际上是一种通用的分离剂,分离 Eu^{3+} 标记抗原和 Eu^{3+} 标记抗原抗体复合物。

2. 固相抗原竞争法

将大分子抗原直接或半抗原通过化学偶联法制成半抗原—蛋白质结合物包被在固相上,成为固相抗原,固相抗原和样品中的待测抗原共同竞争有限量的 Eu^{3+} 标记抗体,样品中待测抗原浓度越高,则 Eu^{3+} 标记抗体结合到固相上的量越少,故待测抗原浓度和荧光强度呈反比。

3. 固相双位点夹心法

标准品或待测物先与固相抗体反应,洗涤后再加入 Eu^{3+} 标记抗体,再次温育,生成 Eu^{3+} 标记抗—抗原—固相抗体复合物,充分洗涤后加入增强液,测定荧光强度,所测得荧光强度与待测物的浓度呈正比。

4. 时间分辨荧光免疫测定技术的注意事项

(1)为了提高方法学灵敏度,常引入生物素和亲和素系统。实验中,必须采用三步温育反应,才可达到高灵敏度。

(2)双位点夹心法多采用单克隆抗体和多克隆抗体联合使用,即多克隆抗体包被固相,单克隆抗体标记 Eu^{3+}。

(3)所用的器材如移液管、加样器头、试剂瓶等必须专用。

(4)新配制的试验缓冲液、PBS 洗涤液等必须进行自然本底荧光的测定。

(5)严格执行操作规程,不得用手直接接触加样器头的尖部、微量滴定板的孔部等。

5. 时间分辨荧光免疫测定技术的临床应用

国外已有 30 多种试剂盒投放市场,其中包括蛋白质类、酶、肽类激素、甲状腺激素、类固醇激素、药物、NK 细胞等。凡是目前用 RIA 或 ELISA 测定的物质均可以用该法测定。

(三)发光酶免疫测定技术

发光酶免疫测定技术(luminescence enzyme immunoasssay,LEIA)属于酶免疫测定中一种。只是最后一步酶反应所用底物为发光剂,通过发光反应发出的光在特定的仪器上进行测定。常用的标记酶有辣根过氧化物酶(HRP)和碱性磷酸酶(AP),根据酶促反应底物不同,可分为荧光酶免疫测定技术和化学发光酶免疫测定技术。荧光酶免疫测定技术就是利用理想的酶荧光底物,生成的产物稳定并有强的荧光强度,通过测定荧光强度进行定量;化学发光酶免疫测定技术就是利用酶对发光底物催化作用而直接发光,通过光强度的测定而直接进行定量。

1. 临床上常用的分离技术

(1)磁颗粒分离法 用抗原或抗体包被磁颗粒,与标本中相应抗原或抗体和酶标的抗体或抗原通过一定模式的免疫学反应后,最终通过磁场将结合酶标记物免疫复合物和游离酶标记物进行分离的技术。

(2)微粒子捕获法 与磁颗粒分离法不同,所用颗粒是无磁性微粒子作为抗体或抗原的包被载体,然后用纤维膜柱子进行酶标记物的结合状态和游离状态的分离。

(3)包被珠分离法　用聚苯乙稀等材料制成小珠,在小珠上包被抗原或抗体,经抗原抗体反应后,将结合状态和游离状态的酶标记物进行分离。

2.免疫学反应模式

以微粒子捕获法为例,主要有以下三类:

(1)双抗体夹心法　用微粒子固相抗体和酶标的抗体与待测标本中相应抗原反应,生成微粒子抗体—抗原—酶复合物,经纤维膜柱子分离,加入底物,经酶促反应后发出光。

(2)双抗原夹心法　用包被在微粒子上的抗原和酶标记抗原与待测标本中相应抗体反应,生成微柱子抗原—待测抗体—酶标抗原复合物,经纤维膜柱子分离,加入底物进行酶促发光。

(3)固相抗原竞争法　用已知抗原包被微粒子制成微粒子抗原,和待测标本的相应抗原与恒定的相对不足的酶标记抗体发生竞争性结合反应,反应平衡后经纤维膜柱分离微粒子,抗原与酶标抗体形成复合物,被截留在膜上。通过加入底物进行酶促发光反应,其发光量与待测标本中抗原含量呈反比。

3.发光酶免疫测定技术的注意事项

(1)洗涤要彻底,避免因血清中其他来源的过氧化物酶类物质所产生的非特异性反应影响测定结果。

(2)酶标抗体或酶标抗原因非特异性吸附而造成的较高本底,在实验评价时应引起注意。

(四)化学发光免疫测定技术

化学发光免疫测定(chemiluminesce nce immunoassay,CLIA),是用化学发光剂直接标记抗原或抗体(化学发光剂标记物),与待测标本中相应抗体或抗原、磁颗粒性的抗原或抗体反应,通过磁场把结合状态(沉淀部分)和游离状态的化学发光剂标记物分离开来,然后加入发光促进剂进行发光反应,通过对发光强度的检测进行定量或定性测定。

1.分离方法

常用磁颗粒分离技术。

2.免疫学反应模式

同酶发光免疫测定技术一样,主要也有双抗体夹心法、双抗原夹心法和固相抗原竞争法三种模式,所不同的只是相应标记抗原或抗体上标记的是吖啶酯而不是酶。

3.化学发光免疫测定技术的注意事项

(1)吖啶酯作为标记物的优点是其低背景噪音,化学反应简单、快速而无需催化剂。

(2)吖啶酯用作标记物时,其与大分子的结合并无减少所产生的光量,从而增加灵敏度,灵敏度可达 $10\sim15g/ml$。

(3)吖啶酯标记试剂有效期长,可达一年。

(4)固相分离剂为极细的磁粉,除增大包被面积,加快反应外,亦同时使清洗及分离更简易、快捷。

4.化学发光免疫测定技术的临床应用

临床上已应用于各种激素、肿瘤标志物、药物及其他微量生物活性物质的测定。

(五)电化学发光免疫测定技术

电化学发光免疫测定(electrochemi luminescence immunoassay,ECLI)是电化学发光

（ECL）和免疫测定相结合的产物。它的标记物的发光原理与一般化学发光（CL）不同，是一种在电极表面由电化学引发的特异性化学发光反应，实际上包括了电化学和化学发光两个过程。ECL 与 CL 的差异在于 ECL 是电启动发光反应，而 CL 是通过化合物混合启动发光反应。化学发光剂三联吡啶钌[Ru(bpy)3]$^{2+}$ 和电子供体三丙胺（TPA）在阳性电极表面可同时失去一个电子而发生氧化反应。二价的[Ru(bpy)3]$^{2+}$ 被氧化成三价，成为强氧化剂，TPA 失去电子后被氧化成阳离子自由基 TPA$^+$，它很不稳定，可自发地失去一个质子（H$^+$），形成自由基 TPA，成为一种很强的还原剂，可将一个高能量的电子递给三价的[Ru(bpy)3]$^{3+}$ 使其形成激发态的[Ru(bpy)3]$^{2+}$。激发态的三联吡啶钌不稳定，很快发射出一个波长为 620nm 的光子，回复到基态的三联吡啶钌。这一过程可在电极表面周而复始地进行，产生许多光子，使光信号增强（图 1-2-12）。

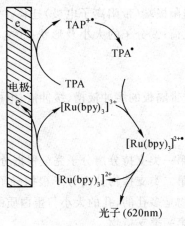

图 1-2-12　电化学发光原理图

1.分离方法

磁颗粒分离技术。

2.免疫学反应模式

同酶发光免疫测定技术，主要也有双抗体夹心法、双抗原夹心法和固相抗原竞争法三种模式，所不同的只是相应标记抗原或抗体上标记的是三联吡啶钌而不是酶。

3.电化学发光免疫测定技术的注意事项

（1）标记物的再循环利用，使发光强度更高、时间更长、易于测定。

（2）具有灵敏度高，可达 pg/ml 水平；线性范围宽；反应时间短；试剂稳定好等特点。

4.电化学发光免疫测定技术的临床应用

临床上已应用于各种激素、肿瘤标志物、药物及其他微量生物活性物质测定。

（六）光激化学发光（LiCA）检测技术

原理源于 LOCI(luminescent oxygen channelingimmunoassay,LOCI) 技术，最初由 Ullman 等在 1994 年报道，后由 PerkinElmer 公司生产相关试剂。该技术采用了纳米级颗粒，增加了反应表面积，极大地提高了检测灵敏度，这种纳米颗粒在液相中保持稳定的悬浮状态，并借助于"结合则发光"原理，实现了均相、一步、免清洗和高通量检测。检测过程不易受到荧光淬灭现象、样本常见干扰物质、pH 值、离子强度及温度等因素的影响，保证了检测稳定性。它是以填充了感光和发光染料的两种高分子纳米微球为载体分别共价交联抗原抗体,由免疫反应拉近感光和发光微球的距离至 200nm 以内,当用 680nm 激发光照射,感光染料被激活并释放高能态的单线态氧给发光染料,4μs 后发光微粒将发出 610nm 的光,通过光信号来推算待检物的浓度。此法是一种均相、免清洗检测,发光效率高,检测的灵敏度和特异性好,已在国内临床开展使用。

五、免疫电泳技术

(一)电泳技术的理论及实践基础

化学物质是通过电离效能带上电荷的。它们在电泳系统中,根据所带电荷的种类,既可以向阳极运动,也可以向阴极运动。在偏酸的等电点(PI)的溶液中,两性电解质(一种既带正电荷也带负电荷的分子,也称两性离子)带上正电荷并向阴极段(带阴离子电极)迁移。反之,两性电解质带上负电荷并向阳极端(带阳离子电极)迁移。它们迁移的速度取决于以下几个方面的因素:①分子的静电荷;②分子的大小及形状;③电场强度;④支撑介质的特性;⑤操作温度。

(二)电泳技术的相关条件

电泳系统设备有电源、两个带隔板的缓冲液槽、缓冲液、电极(铂金电极或碳电极)、电泳支架以及辅助装置。

1.支持物

支持介质可分为两大类。第一类支持分离分子完全根据分子的净电荷,包括纸、醋酸纤维素、薄层材料和琼脂糖凝胶;第二类支持物分离分子根据分子的大小及电荷,包括淀粉胶和丙烯酰胺凝胶。第二类支持物是多孔的,孔的大小与蛋白质的大小应在同一数量级,因此这种支持物的分辨率明显超过第一类支持物。

2.电场

商品化的电源设备应允许在恒流、恒压,或者恒能的条件下进行操作。电源通过电泳介质时,由于电阻的存在,因而会产生热能。电泳时产生的热能会使电泳系统的导电性能增强。使用恒压电源时,由于所有的解离离子的热振动增强,引起电流增加,导致蛋白质的迁移速度加快,同时也增加水分从恒定的电泳支撑介质的蒸发。水分的减少引起离子浓度增高,从而进一步减少电阻阻力。为了最低限度地减少这些作用对迁移率的影响,最好使用恒压电源。如果使用恒压电源,电流会逐步增加,而电泳迁移率也逐步升高。对于等电聚焦电泳来说,建议使用恒能电源。因为使用恒压电源的话,电泳时电流一下降就必须频频调整电压,电流的下降是由于两性电解质载体在等电点时的导电性降低,以及电泳中产生纯水区间。恒能电源就很少会调整电压。应用脉冲能或脉冲场技术,可定期改变所用的电场方向。这一电场方向与电泳迁移的方向有关。通过交替地给不同的电极对或电极阵列提供电源,实际电场就会在两个方向间来回变化。在每项的电场方向变化中,电泳分子都必须重新在新电场下定位以适应穿越凝胶小孔,使迁移得以继续进行。因为分子重新定位的时间取决于分子的大小,所以电场交替变化的频率会影响电泳迁移的有效进行。

3.缓冲液

缓冲液中的离子在电泳中有两重目的,一为传导电流;二为维持电泳进行中的 pH 稳定。因此,这些离子决定了溶质的电荷种类、溶质的电荷强度,从而决定了溶质迁移所朝向的电极。缓冲液的离子强度决定着围绕带电荷分子的离子云的厚度(缓冲及非缓冲离子)、迁移率以及电泳区带狭宽度。随着离子浓度的增加,离子云增大,而且分子运动的阻力也越大。根据焦耳定律,电流通过阻抗介质时所产生的能量转变成热量,这种热量随阻抗的增加而成正比例的增加,但与电流的平方成比例关系。因此,高离子强度的缓冲液会引起减少,同时也会导致电流增加,以及热量过度产生。这些缓冲液尽管可产生窄电泳区带的效果,但其高分辨的优越性却受到焦耳热效应的极大限制。这种热效应易导致不稳定蛋白的变性或其他组分的降解。

4.电泳图谱的显色

用于观察和定位蛋白分离组分的染料可根据应用的类型及个人而有所区别。样品吸收染料量的多少受诸多因素影响,像蛋白的种类和用固定剂后蛋白的变性程度等。

(三)电泳技术的分类

电泳技术包括淀粉凝胶电泳、琼脂糖凝胶电泳、醋纤膜电泳、圆盘电泳、聚丙烯酰胺凝胶电泳、等电聚焦电泳、二维电泳、高分辨电泳。

(四)免疫电泳的原理

免疫电泳(immunoelectrophoresis,IEP)是电泳技术与双向免疫扩散技术的组合,因而集分辨率较高与特异性强于一体,大大提高了实用性,是免疫球蛋白增殖病诊断的最实用、最基本的技术。

用电泳方法首先将免疫球蛋白增殖病患者的血清经琼脂糖平板上进行电泳,使其中各个成分因电泳迁移率不同而分离成区带。然后在琼脂或琼脂糖板沿电泳方向挖一与之平等的小槽,加入与相应抗原的抗血清,作双向免疫扩散,已分离成区带的各抗原成分与抗体在琼脂板上扩散而相遇,在两者比例恰当的位置形成免疫结合沉淀弧。因血清成分呈区带分布,沉淀弧的形成也在不同位置。又因沉淀弧的出现需要抗原、抗体的特异结合,所以沉淀弧的位置、形状和量的变化可知病人血清中何种成分增多,何种成分减少或消失。

该技术虽有简单易行,样品用量少,特异性高和分辨率强等优点,但不同抗原物质在溶液中含量差异大时,不能全部显示出来,欲获得满意效果也非易事,因此,观察沉淀弧的形态,判断整体结果,需要一定的经验。

(五)免疫电泳的临床应用

免疫电泳主要用于:①血清蛋白组成的分析,正常情况,免疫后以及病理过程中,血清蛋白成分可以有某些不同,它们可以用本法来测定及分析,如无丙种球蛋白血症、骨髓瘤、冷球蛋白血症、肝病、白血病、全身性红斑狼疮;②各种抗原或抗体的提纯,用提纯前与提纯后的制品做免疫电泳观察,以粗略检查其纯度;③不同抗体成分的研究,如免疫后抗体组分的动态变化。

第七节 流式细胞分析技术

流式细胞仪(flow cytonletry)是对高速直线流动的细胞或生物微粒进行分析和分选的仪器。它可以快速测量、存贮、显示悬浮在液体中的分散细胞的一系列重要的生物物理、生物化学方面的特征参量,并可以根据预选的参量范围把指定的细胞亚群从中分选出来。流式细胞仪的理论基础为流式细胞术。流式细胞术(flow cytometry,FCM)是一种在功能水平上对单细胞或其他生物粒子进行定量分析和分选的检测手段,它可以高速分析上万个细胞,并能同时从一个细胞中测得多个参数,与传统的荧光镜检查相比,具有速度快、精度高、准确性好等优点,成为当代最先进的细胞定量分析技术。它是一门综合性的高科技方法,综合了光学、电子学、流体力学、细胞化学、免疫学、激光和计算机等多门学科和技术。目前,流式细胞术在细胞生物学、免疫学、肿瘤学、血液学、遗传学、病理学、临床检验学等领域广泛应用。

一、流式细胞仪的发展历史

流式细胞仪的发展起源于对细胞计数自动化的研究。从 1930 年 Caspersson 和 Thorell 开始致力于细胞的计数,到 1969 年 Van Dilla 等在洛斯阿拉莫斯(Los Alamos)国家实验室研制出现代意义上的流式细胞仪,它以氢离子激光为光源,采用了鞘流技术,在设计上使液流、激发光束、检测光路三者相互垂直,通过对荧光强度的检测以确定细胞内 DNA 含量。他们利用这台仪器,在流式细胞分析史上首次通过对 Feulgen 染色细胞 DNA 荧光强度的检测,反映出倍体与荧光强度之间的线性关系,从而极大地推动了细胞动力学的发展。随后,Gohde 等首先应用流式细胞仪测量细胞中 DNA 含量,根据细胞周期的变化来研究药物对细胞的影响。

1970 年 Phywe 首先研制出一台配备有荧光镜的流式细胞仪,其商品名为 Impulscyto-photometer(ICP,即脉冲细胞光度计),它可以对细胞的 DNA 含量进行定量分析。同一年,Kamensky 发明了可对白细胞分类的流式细胞仪,它以激光为光源,将全血用吖啶橙染色后上机测定,可区分淋巴细胞、单核细胞和中性粒细胞。随后,该机经 Ortho 公司商品化后推出,即 Cytofluorograf'l,主要用于研究目的。

1972 年 Len Herzenberg、Bill Bonnar、Dick Sweet 和 Russ Hulett 等在斯坦福大学研制出一台荧光激活细胞分选仪(fluorescenceactivated cell sorter,FAGS)。该机以氢离子激光为光源,可以检测细胞所发出的非常微弱的荧光。1974 年 Bection Dickinson 公司(BD 公司)将它投入市场,名为 FACS-1™。在其后的 20 多年中,BD 公司不断地发展、完善这一产品,在此基础上先后推出了 FACSAnalyzer™、FACScan™、FACSCalibur™、FACSVan-tage™、FACSDiva™等。

1975 年,Kohler 和 Milstein 提出单克隆抗体技术,为细胞研究中大量的特异性免疫试剂的应用奠定了基础。从此,大量的厂家不断研制生产出自己的流式细胞仪,流失细胞仪进入了一个空前飞速发展的时代。科学家们、仪器制造商们又纷纷将研究焦点转向荧光染料的开发、细胞的制备方法和提高电子信号的处理能力上来。进入 20 世纪 90 年代,流式细胞术作为一门生物检测技术已经日臻完善,而随之而来的就是应用领域的日趋广泛。而今,流式细胞仪已经深入到生物学、医学、药物学等各个分支领域,并将在未来为我们的科学研究发挥更大的作用。由于早期的流式细胞仪庞大、复杂,使用起来很不方便,需要长时间手动调整。因此,商业化的厂家致力于操作简便、性能稳定、分析和分选功能强大的流式细胞仪的研发,还在此基础上开发了为某一应用领域而研制的专用型流式细胞仪。

1985 年,世界上第一台采用石英杯固定光路的台式分析流式细胞仪——FACScan 诞生,与之前的立式仪器相比,该仪器占地面积小,性能稳定,易于操作。

1992 年,第一台式分选机——FACSSsort 诞生。

1995 年,BD 公司推出第一台同时具有四色分析和分选功能的台式机——FACSCalibur 诞生。

1996 年,细胞高速分选仪——MoFlo 诞生,分选速度可达 70000 个细胞/s。

2000 年,第一台具有紫外激光的三激光台式流失细胞分析系统——BDLSR 流式细胞仪诞生。

2002 年,第一台可安装四根激光器的台式机——LSRII 诞生,创造性地使用了全反射光信号收集系统,最多同时检测 18 色荧光,被誉为分析型流式细胞仪的顶级配置。由于分析型和分选型流式细胞仪大大简化,越来越多的人员可以很容易的操作流式细胞仪。而一直以来,高速分选型流失细胞仪都以复杂著称,需要专业人员接受专业培训,充分了解仪器结构和分选原理,才能够有效、可靠地操作仪器。

2003 年,第一台装有流动池固定电路的高速细胞分选仪——FACSAria 诞生,由于使用石英杯的固定光路设计,无需调整光路,采用三激光进行 15 参数的分析,其多色分析的灵敏度和精密度高,与分析型仪器相近,而分选速度可达 70000 个细胞/s。至此,结束了以往流失细胞高速分选仪体积庞大、耗水耗电、操作复杂的时代,是高速细胞分选实现了灵敏、简单、结果高度重复,成为流式细胞仪发展史上的里程碑。

二、流式细胞仪的结构组成

流式细胞仪主要由四部分组成:流动室和液流系统;激光源和光学系统;光电管和检测系统;计算机和分析系统,其中流动室是仪器的核心部件。这四大部件共同完成了信号的产生、转换和传输的任务。

(一)流动室及液流驱动系统

流动室(flow cell 或 flow chamber)是流式细胞仪的核心部件,流动室由样品管、鞘液管和喷嘴等组成,常用光学玻璃、石英等透明、稳定的材料制作。样品管贮放样品,单个细胞悬液在液流压力作用下从样品管射出;鞘液由鞘液管从四周流向喷孔,包围在样品外周后从喷嘴射出。流动室上装有压电晶体,受到振荡信号可发生振动。

流动室里的鞘液流是一种稳定流动,通过压力系统使鞘液流包绕样品流并使样品流保持在液流的轴线方向,能够保证每个细胞通过激光照射区的时间相等,从而使激光激发的荧光信息准确无误。其主要部件是经过专门设计的流动室(flow cell)。如图 1-2-13 所示:标本流在压力系统的作用下,以恒定的速度(一般为 5~10m/s)从一个细喷嘴喷出,同时鞘液在高压下自鞘液管喷出,根据层流原理,鞘液将处于湍流状态,围绕标本喷嘴高速流动,这样就使得标本流与鞘液流形成稳定的同轴流动状态。由于标本喷嘴处于流动室的中心,就使得标本流在鞘液包裹下恒定处于同轴流动的中心位置,其精度可稳定在几个微米之内。标本流位置的稳定是通过调整它与鞘液流速的比例来实现的。一般来说,标本流速与鞘液流速的比例在 1∶50 至几百之间。

在流式细胞仪中鞘流的产生在过去大多是通过气压、真空泵或压力泵驱动来实现的,而现在则趋向于使用体积恒定的压力泵,如注射器。如果设计合理,注射器可在单位时间内注入固定体积的样品,根据样品的流速可轻易计算出单位体积内所测细胞的浓度。此类产品如 Bio-Rad 公司的 BRYTE HS 和各厂家使用流式细胞技术的五分类血细胞分析仪。另外,从流动室的设计看,同为空气液流(stream-in-air)的 FACS 和 EPICS 与其他厂家流动室最

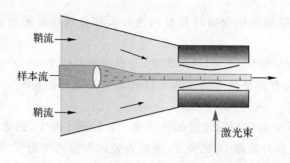

图 1-2-13　鞘流与液流聚焦原理示意图

大的差别就是前者注入头与喷嘴之间的距离要短得多。这种设计的优点是：当更换样品后，通常会用回流或反冲的办法清除样品管路和流动室中残留的样品，而注入头与喷嘴之间的距离越短，所残留的样品就越少，交叉污染的可能性也就越小。这种设计方式非常适合于对速度要求较高的产品。

仪器使用真空泵产生压缩空气，通过鞘流压力调节器加在鞘流上一恒定的压力，这样鞘流以匀速运动流过流动室，在整个检测过程中的流速是不变的。实验样本的检测速度可以通过改变进样管中的压力来控制，以调整采样分析的速度。改变样本的检测速度不仅不能提高样本流的速度，反而会影响实验数据的变异系数。因为，改变样本的进样速率并非提高了样本流的速度，而是改变了细胞间的距离。高速时样本流变宽，单位时间内流经激光照射区的细胞数就增加；但激光焦点处的能量为正态分布，中心处能量最高，由于样本流变宽，受测细胞可偏离水路中轴，而处在样本流不同位置的细胞或颗粒受激光光照射的能量不一样，从而被激发出的荧光强度也不相同，这就会造成测量误差，导致变异系数增加。在某些要求低变异数的实验中，如做 DNA 分析时，要求流速必须较低，控制在每秒 200 个细胞左右可达到较佳结果；一般做淋巴细胞表面抗原分析时则无流速限制，可以高达每秒几千个细胞，而仪器检测能力不变。

（二）激光光源及光束成形系统

1.激光光源

流式细胞仪所用的激发光源包括弧光灯和激光两大类。激光器又以氩离子激光器为普遍，也有配氦离子激光器或染料激光器。光源的选择主要根据被激发物质的激发光谱而定。汞灯是最常用的弧光灯，其发射光谱大部分集中于 300～400nm，很适合需要用紫外光激发的场合。氩离子激光器的发射光谱中，绿光 514nm 和蓝光 488nm 的谱线最强，约占总光强的 80%；氦离子激光器光谱多集中在可见光部分，以 647nm 较强。免疫学上使用的一些荧光染料激发光波长在 550nm 以上，可使用染料激光器。将有机染料做为激光器泵浦的一种成分，可使原激光器的光谱发生改变以适应需要即构成染料激光器。

2.激光光束成形系统

激光光束直径一般为 1～2mm，在到达流动室前，需先经过透镜，将其聚集，形成直径较小的、具有一定几何尺寸的光斑，以便将激光能量集中在细胞照射区。激光器形成后，多为椭圆形或圆形光斑，激光能量属正态分布，为了使每个细胞受到同样的最大强度的光照，需要通过滤片去除能量较弱的激光，使最强的激光能量通过。在多激光流式细胞仪上每根激光都以同样的方式聚焦在样本液流上，只是空间位置不同，细胞按顺序通过每个激光光斑。

一般来讲,台式机由于使用石英杯流动池,其光路固定,对用户封闭,即安装时由工程师调试完毕后,无需用户做任何调节,所以操作十分简便。而大型细胞分选仪采用空气激发对的原理,由于空气中的液流位置不固定,因此需要用户自行调节,使液流中的样本与激光束正交。

(三)光学系统

流式细胞仪的检测是基于对光信号的检测来实现的,包括对荧光的检测和对散射光的检测,因此在流式细胞仪中,光学系统是最为重要的一个系统,它由一系列进行光采集和光过滤的镜片组成。

流式细胞仪的光信号收集系统是由若干组透镜、滤光片、小孔组成,它们分别将不同波长的荧光信号送入到不同的光信号检测器。

通常所需要检测的荧光信号可分为 4 个光谱范围:绿色光(510~540nm)、黄色光(560~580nm)、橙色光(605~635nm)和红色光(650nm 以上);除此之外,还需要测定散射光信号,其光谱范围取决于激发光光谱(如氢离子激光器为 488nm)。进行光电信号转换的元件为光电倍增管,在各个荧光信号检测通路中都配有特定的带通滤片,它可以使特定波长的光信号通过,称为单色器。

用作单色器的滤光片根据其材质可分为 2 种:彩色玻璃滤片(也称吸收滤片)和镀膜滤片(也称干涉滤片)。彩色玻璃滤片由混入染料的玻璃或塑料制成,只可让特定波长的光通过,而将其他入射光吸收;镀膜滤片是在玻璃或石英基质上镀上一层薄薄的绝缘材料,根据镀膜的厚度可使特定光谱通过,而使非特异光谱发生干涉,从而被反射掉。

采用不同的制作工艺可使滤光片具有不同的通透特性,包括以下 3 种:①边缘滤片(edge filt)有长通(long pass,LP)和短通(short pass,SP)滤片两种,LP 滤片可阻挡短波而使长波通过,SP 滤片与之相反。②带通滤片(bandpass filt)它可以阻挡高于或低于特定波长范围的光通过。③跳光滤片(notch filt)由它可以去除连续光谱中某一段特定光谱。

吸收滤片可有效地去除所需光谱以外的光信号,通透性也较好。但是,滤光片中用于吸收光线的染料可能会自发荧光,该现象会对来自于细胞的微弱荧光信号造成严重干扰,故而现代的流式细胞仪大多采用干涉滤片来排除非特异光。而单独采用干涉或反射技术所实现的单色性只能达到 99%,因此真正用作 LP 或 SP 滤片的干涉滤片通常会在镀膜下加入一个吸收层,用于排除残存的非特异光谱,进一步提高滤片的单色性。此时吸收层不会产生自发荧光,因为可激发吸收层中染料的荧光大多已被干涉层排除了。在使用这种滤片时一定要注意,将干涉层朝向光入射的方向,将吸收层朝向光通过的方向。

双色器,又称为双色性反射镜或分光镜,也是流式细胞仪所用的一种重要光学器件,同干涉滤片相比没有吸收层,具有反射特定长波或短波的特性。使用双色器可同时对细胞信号进行多色分析,将来集后的光信号一分为二,根据待测光谱的范围不同将其中一部分反射到不同的检测通路中,而使另一部分通过,被下一个双色器所反射分配。

滤光器和双色器的选择与使用对流式细胞仪的检测结果至关重要。在进行光路设计时,必须要使两者相互配合,并要考虑到能量的衰减,合理分配光信号的强度才能保证最佳的信噪比,从而提高结果的准确性。

(四)电子系统

流式细胞仪的电子系统主要由光电转换器件光电二极管、PMT 和信号处理电路(signal processingelectronics)组成。

PMT 和光电二极管一样,可将光子转换为电子,但 PMT 的转换效率要远远大于光电二极管。对于光电三极管来说,如果有 10 个入射光子,则产生的电子数量不会超过 10 个;而当一个光子到达 PMT 的光电阴极时,可产生数十万的电子。

流式细胞仪中所用 PMT 的电流放大倍数可达 10^6,但是从统计学角度来说,为了保证检测的灵敏度和精密度,最好能从整体中抽取更多的样本进行分析,测定结果才会更准确地反映整体的真实情况,精密度会更好。如果理想状态下的前置放大器具有足够的增益和低噪音,光电二极管所产生的信号较之 PMT 更为准确,信噪比更低。

光电转换器件可将光信号转换为电流信号,但传统的模拟电路更适合处理电压信号而不是电流信号,需要由前置放大电路进行处理。前置放大电路是流式细胞仪信号处理电路中的第一个环节,它将电流信号转换为电压信号,同时可调整直流背景噪音为零,也就是说,在没有光信号进入时所输出的电压值为零。前置放大器的性能(增益、信噪比)是决定整个流式细胞仪电子系统输出信号质量的关键部分。

前置放大电路所输出的电压信号为脉冲信号,脉冲宽度约为 $10\mu s$,脉冲高度与入射光信号的强度成正比,其峰值为被测细胞通过光束中心位置时所产生的最强信号。为了记录这一峰值信号,在前置放大电路之后使用了峰值检测器,峰值检测器可在信号脉冲消失之后保持峰值信号,直到模/数转换电路(AIDconvertev)将模拟的峰值信号转换为数字信号之后才重新复位,记录下一个信号。模/数转换电路是检测信号传递到计算机系统进行处理前的最后一个环节,模/数转换芯片的位数和速度决定了数字信号的精度。例如,16 位的模/数转换芯片可将待测信号范围划分为 65536 个通道进行分析,一般我们在流式细胞仪中都采用 1024 个通道,也就是使用 10 位的模/数转换芯片。理论上模/数转换芯片的位数越高,所测结果的精密度就越好,但考虑到噪音信号的水平,并受到计算机处理速度和数据传输速度的限制,在现有技术下不可能,也没有必要实现模/数转换位数的无限增大,通常在 16 位以下就可取得较好的信噪比。

(五)计算机系统

计算机系统用于控制整个仪器的运行和数据采集、数据分析。随着计算机硬件的日新月异,各个厂家流式细胞仪产品中所用的计算机系统也有了突飞猛进的发展。

对于 BD 公司的 FACS 系统而言,最早的数据处理系统为 NuclearData 公司的脉冲积分仪,此后的 ConSort30/40 系统分别采用了基于 68000 芯片的 HP 300 微型计算机系统和日本 NEC 公司的 MicroVAX 小型计算机,MicroVAX 可配有彩色显示终端。1994 年 BD 公司宣布将用美国 Apple 公司的 Macintosh 计算机构成的 FACStation 数据工作站取代所有的 ConSort 系统,随着 Apple 公司计算机产品的发展,目前的 FACStation 工作站采用了 PowerPC RISC 芯片,具有极快的时钟频率和处理性能,更能充分发挥软件的数据处理功能。早期 Coulter 公司的流式细胞仪产品使用双处理器进行数据采集和处理,所用的中央处理器芯片(CPU)为 Intel 司的 8086 和浮点运算器 8087,随后 CPU 升级到 8088,存储介质为 8 寸磁盘。与 BD 公司不同,Coulter 公司是最早使用个人计算机进行数据处理的流式细胞仪生产厂家,最早的 EASY-88 微机系统采用了 IBM PC 兼容机,采用 Intel 公司的 DOS 操作系统,具有软盘、硬盘、浮点运算器和一个 640X4804096 色的彩色显示器。发展到现在,BeckmanCoulter 公司的 EXPO 工作站已配备了基于 Intel Pentium 的处理器,速度是 EASY-88 的数十倍。

(六)数据转换处理系统

计算机系统所运行的软件也是流式细胞仪重要的组成部分,它用于对仪器的硬件部分进行控制,实现数据的采集和对采集的数据进行分析。以美国 Coulter 公司的 Elite ESP 为例,其 4.0 版本主要包括以下软件:①Analysis:检测数据分析软件,主要用于细胞表型分析。②ColorEvent:色彩表达程序,可对多种异质性细胞用不同的颜色加以区别。③Prism:多色荧光分析程序,用于对多表达抗原的细胞群进行分类分析。④Multicycle 细胞 DNA 分析程序,可进行细胞周期、细胞动力学、细胞凋亡和多倍体 DNA 分析。⑤Time:时间参数设置程序,可用于细胞内钙流动分析及药物浓度代谢的监测。⑥Sort:分选控制程序,用于设置分选条件,控制分选纯度、速度和回收率。⑦Autoclone:单克隆分选程序,实现单细胞在培养板上的定位分选。

流式细胞仪的数据存储格式为 FCS(flow cytometry standard),是由 Murphy 和 Chused 于 1984 年提出的,1990 年经国际分析细胞学学会(ISAC)修改后确定为 FCS 2.0 版,现已被绝大多数流式细胞仪生产厂家所采用。采用标准化的数据存储格式可实现数据的共享,也就是用不同流式细胞仪采集的数据可被相同的或不同的软件所分析,这也使第三方软件的开发成为可能。

从软件的操作系统看,BD 公司的产品一贯使用 Apple 公司的电脑系统,采用图形界面,使得 BD 公司的流式细胞仪在易用性和软件功能上较其他厂家的产品一直略有领先;随着 Inte 公司将其操作系统从 DOS 逐渐发展到 Windows 环境,传统使用 DOS 程序的其他流式细胞仪厂家也开始将其软件升级到 Windows 版本,如 BeckmanCoulter 公司的 EXPO。采用图形界面不仅方便了用户的操作,更可以充分发挥计算机图形彩色、直观的特点,有利于对流式分析结果的分析。

三、流式细胞仪的基本原理

将待测细胞染色后制成单细胞悬液。用一定压力将待测样品压入流动室,不含细胞的磷酸缓冲液在高压下从鞘液管喷出,鞘液管入口方向与待测样品流成一定角度,这样,鞘液就能够包绕着样品高速流动,组成一个圆形的流束,待测细胞在鞘液的包被下单行排列,依次通过检测区域。流式细胞仪通常以激光作为发光源。经过聚焦整形后的光束,垂直照射在样品流上,被荧光染色的细胞在激光束的照射下,产生散射光和激发荧光。这两种信号同时被前向光电二极管和 90°方向的光电倍增管接收。光散射信号在前向小角度进行检测,这种信号基本上反映了细胞体积的大小;荧光信号的接受方向与激光束垂直,经过一系列双色性反射镜和带通滤光片的分离,形成多个不同波长的荧光信号。这些荧光信号的强度代表了所测细胞膜表面抗原的强度或其核内物质的浓度,经光电倍增管接收后可转换为电信号,再通过模/数转换器,将连续的电信号转换为可被计算机识别的数字信号。计算机把所测量到的各种信号进行计算机处理,将分析结果显示在计算机屏幕上,也可以打印出来,还可以数据文件的形式存储在硬盘上以备日后的查询或进一步分析。

检测数据的显示视测量参数的不同有多种形式可供选择。单参数数据以直方图的形式表达,其 X 轴为测量强度,Y 轴为细胞数目。一般来说,流式细胞仪坐标轴的分辨率有 512 或 1024 通道数,这视其模数转换器的分辨率而定。对于双参数或多参数数据,既可以单独显示每个参数的直方图,也可以选择二维的散点图、等高线图、灰度图或三维立体视图。

细胞的分选是通过分离含有单细胞的液滴而实现的。在流动室的喷口上配有一个超高频电晶体,充电后振动,使喷出的液流断裂为均匀的液滴,待测定细胞就分散在这些液滴之中。将这些液滴充以正负不同的电荷,当液滴流经带有几千伏特的偏转板时,在高压电场的作用下偏转,落入各自的收集容器中,不予充电的液滴落入中间的废液容器,从而实现细胞的分离。

四、流式细胞仪的检测信号及意义

(一)散射光信号的检测

在流式细胞仪中,从光的散射信号可以得到非常有价值的数据,因为细胞对光的散射是细胞在未遭受任何破坏情况下固有的特性,所以可以用散射光信号对未染色的活细胞进行分析。细胞在液流中通过测量区时,经激光照射,细胞向球面空间所有方向发射光线,散射光信号与细胞的大小、形状、质膜和细胞内部的折射率有关。散射光分为前向角散射或小角度散射光(forward scatter,FSC)和侧向角散射或 90°散射光(side scatter,SSC)。

1. 前向散射光

样品流中的细胞在检测区的激光束的照射下产生散射光,散射光是围绕细胞 360°发散的,但只有前向小角度散射光反映了细胞体积的大小。同型细胞如果核质比不同,其散射光强度也有所不同,但在小角度区域线性较好,所以在仪器中所测量的小角度散射光一般在 1°～6°范围内。由于前向小角度散射光与细胞直径只是一种近似的线性关系,在实际测量中影响因素很多。特别是对于固定后的细胞,其质膜的破坏程度不同,相应的散射光与直径间的关系就更复杂了。因此我们只能说,前向散射光与细胞大小有关,对于同群细胞,散射光强,其细胞大一些;散射光弱,其细胞要小一些,仅仅能将它们加以区分而已。

前向小角度散射光的检测原理如图 1-2-12 所示。其中光线阻断区用来防止激发光直接照射光电转件而影响对散射光的检测,光束照射在细胞上所产生的散射光经聚光镜聚焦后照射在光电二极管上,使光信号转换为电信号。所接收散射光的立体角由聚光镜的接收范围而定。在 360°细胞散射光中,＞8°的前向散射光被称为大角度散射光,它可以提供细胞内的信息,特别是核分叶的信息,细胞质颗粒的存在与否会明显改变前向大角度散射光的强度。因此,对于一些采用流式细胞技术进行白细胞分类的仪器都测量这一参数,如 Bayer H * 3™、Sysmex SF-3000™等。以 SF-3000™为例,它可以同时检测前向小角度和大角度散射光,与检测小角度散射光不同之处在于聚光镜和光电转换器件的设计。散射光通过特殊设计的聚光镜后,形成内、外平行的两个光束,分别检测这两种光束就可以同时得到小角度散射和大角度散射两个参数。而光电转换器件的设计也与众不同,在一个光电二极管上包含了内、外两部分,中间部分的传感器用来测量小角度散射光,上、下两部分用来测量大角度散射光。

2. 侧向散射光

侧向散射光(side scatter,SSC):是指与光束—液流平面垂直的散射光,又称 90°散射光,它对细胞膜、胞质、核膜的变化更为敏感。由于细胞的膜表面结构不同、差异较大,总体来说,散射光强度的变化与细胞体积的大小和细胞的内部结构相关。SSC 的检测原理如图 1-2-14 所示。需要注意的是,对于激光光源,由于侧向散射光的强度比前向散射光低得多,因此光电转换器件多选用增益较大的光电倍增管(photomultipliertube,PMT),而非光电二

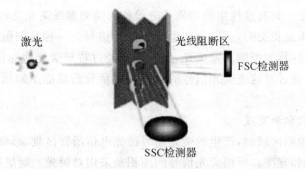

图 1-2-14 前向角和侧向角散射光检测原理

极管。根据前向散射光和侧向散射光的特点可以把不同类型的细胞群加以区分。如图 1-2-15 所示,血液中白细胞主要可分为淋巴细胞、单核细胞和中性粒细胞三群:嗜酸性粒细胞的 SSC 信号较强,处于散点图的顶部。

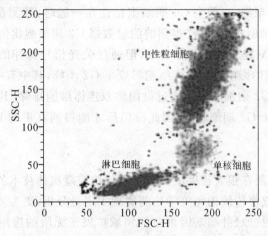

图 1-2-15 外周血中白细胞的光散射特点

3.阈值设定

由于流式细胞仪检测高度敏感,只要溶液中稍有杂质,就很容易产生微小的电压信号,因此,必须设定阈值。所有细胞颗粒产生的信号必须高于此阈值才被接收为信号,操作者一般通过对 FSC 设定阈值来排除杂质、细胞碎片或体积变小的死细胞。

在使用流式细胞仪时,我们会发现 FSC 时非常重要的信号。通常在 FCM 应用中,选取 FSC 作阈值,所有细胞颗粒产生的信号必须高于此阈值才被接收为信号。当然,也可以使用其他参数做阈值,但是,操作者还是常用 FSC 来设定阈值,以排除样本中的各种碎片及鞘液中的小颗粒杂质,避免对被测细胞的干扰。设定阈值时需要小心谨慎,以避免阈值过高,而漏掉了样本中信号较低的细胞的信息。

(二)荧光信号的检测以及荧光素特性

荧光是指一种光致发光的现象。当某种常温物质经某种波长的入射光照射,吸收光能后分子中的电子达到高的能阶,进入激发状态,并且立即退激发,恢复到原有的状态,同时多余的能量就以光的形式辐射出来,即发出比入射光的波长更长的发射光。一旦停止入射光,发光现象也随之立即消失。这就是说,当一个物体吸收了短波光的能量,它能发射出比原来吸收的波长更长的光。具有这性质的物质或分子称为荧光素或荧光染料。

当激光光束与细胞正交时,一般会产生两种荧光信号。一种是细胞自身在激光照射下发出微弱的荧光信号,称为细胞自发荧光;另一种是经过特异荧光素标记细胞后,受激发照射得到的荧光信号,通过对这类荧光信号的检测和定量分析就能了解所研究细胞参数的存在与定量。

1. 荧光信号的面积和宽度

细胞通过激光检测区域时,产生的荧光信号被光电倍增管接收,形成信号脉冲。一个信号脉冲有高度、面积和宽度。所谓荧光信号的面积是采用对荧光光通量进行积分测量,一般对 DNA 倍体测量时采用面积,如第二色荧光信号脉冲的面积(FL2-A),这是因为荧光脉冲的面积比荧光脉冲的高度更能准确反映 DNA 的含量。当形状差异较大而 DNA 含量相等的两个细胞通过激光检测区时,得到的荧光脉冲高度是不等的,经过对荧光信号积分后,所得到的信号值却相等。荧光信号脉冲的宽度(FL2-W)常用来区分双连体细胞。由于 DNA 组织样本中的细胞容易聚集,当两个 G1 期细胞粘连在一起时,其测量到的 DNA 荧光信号面积(FL2-A)与 G2 期细胞相等,这样得到的测量数据 G2 期细胞比例会增高影响测量准确性。细胞聚集后在 DNA 直方图中不能鉴别,但通过荧光信号脉冲的面积和宽度设门(ga-ting)可以去除聚集细胞的影响。双连体细胞形成了 G2 小峰,其中有一部分是因为 G1 期细胞粘连在一起,形成假 G2 期细胞峰。通过设门将双连体细胞排除,其原理是双连体细胞所得到的 FL2-W 要比单个 G2 期细胞大,因此设门后才能得到真正的 DNA 含量直方图和细胞周期。

2. 荧光探针

流式细胞技术的发展在很大程度上归功于现代单克隆抗体技术的发展。各种荧光探针标记的单克隆抗体,不仅使传统的免疫学检测实现了定量分析,更为流式细胞仪在研究细胞膜和细胞内各种功能性抗原、肿瘤基因蛋白等领域扩展了无限的应用空间。荧光探针的选择对于流式细胞分析的结果至关重要,理想状态下应满足以下 4 个要求:①要有尽可能高的光子产量,提高信号强度。②对激发光有较强的吸收,从而降低背景噪音。③激发光谱与发射光谱之间要有尽可能大的差距(stock shif)以减少背景信号对荧光信号的干扰。④易于与被标记的抗原、抗体或其他生物物质结合而不会影响被标记物的特异性。目前最为常用的荧光探针有如下几种,见表 1-2-2,在用不同激光器组合时可选择相应的荧光色素,使各种荧光色素的干扰减到最小。

表 1-2-2 常用荧光色素的激发、发射光及光源的波长比较

荧光素	荧光颜色	最大激发光(nm)	激发激光(nm)	最大发射光(nm)
Alexa Fluor®405	蓝	401	360、405、407	421
太平洋蓝®	蓝	410	360、405、407	455
Alexa Fluor®488	绿	495	488	519
FITC	绿	494	488	519
PE	黄	496、546	488、532	578
PE-Texas Red ®	橙	496、546	488、532	615
德州红®＊＊	橙	595	595	615
APC＊	红	650	595、633、635、647	660

荧光素	荧光颜色	最大激发光(nm)	激发激光(nm)	最大发射光(nm)
Alexa Fluor®647	红	650	595、633、635、647	668
PE-Cy5%	红	496、546	488、532	667
PerCP	红	482	488、532	678
PerCP-Cy5.5	远红	482	488、532	695
PE-Cy7	红外	496、546	488、532	785
APC-Cy7	红外	650	595、633、635	785

（1）异硫氨酸荧光素（fluoresceinisothiocyanate，FI1C）　FITC 是一种最为常用的荧光探针，其分子量为 389D，最大吸收峰为 495nm，用 488nm 的激光激发后发射荧光的峰值在520nm 附近，使用 530±15nm 的带通滤光片可得到最佳的荧光检测信号。FITC 及其衍生物以共价键方式标记在多种抗体、抗原、亲和素、蛋白和抗生蛋白链菌素上，每个结合物上可结合 3～5 个 FITC 分子。FITC 具有很高的量子产量和能量转换效率，经测试，约有一半的吸收光子可转换为发射荧光，与 488nm 的激发光相匹配，是一种优良的荧光探针。但是，须注意 FITC 的荧光强度可受 pH 的影响，当 pH 降低时其荧光强度也随之减弱。

（2）藻红蛋白（R-phycoerythrin，PE）　PE 是在红藻中所发现的一种可进行光合作用的自然荧光色素，它是一种分子量为 240kD 的蛋白，每个分子具有 34 个藻红素色团。在藻细胞内，当细胞进行光合作用时，PE 的作用是将光的能量转化为叶绿素。由于每个 PE 分子中都有大量的色团，并且满足荧光探针的所有条件，这使得 PE 成为一个理想的荧光探针。目前的免疫标记技术可做到每个抗体或蛋白分子上只连接一个 PE 分子。PE 的最大吸收峰为 564nm，当使用 488nm 激光激发时其发射荧光峰值约为 576nm。对于只配有单激光器的流式细胞仪来说，推荐使用 585±21nm 的带通滤光片，可达到最佳的荧光检测效果。如果使用双激光器进行多色分析，可以减小波长宽度，以便对其他标记荧光进行补偿，因此推荐使用 575±13nm 的带通滤光片。

（3）别藻青蛋白（allophycocyanin，APC）　APC 是在青藻中所发现的一种可进行光合作用的自然荧光色素，其分子量约为 105kD。每个 APC 分子有 6 个藻青素色团，结构类似于藻红蛋白中的藻红素。APC 的最大吸收峰为 650nm，发射荧光的峰值为 660nm，使用660±10nm 的带通滤光片可得到最佳的荧光检测信号。APC 适用于配有双激光管的流式细胞仪进行多色分析，它可以被 600～640nm 波长的激光所激发，因此常使用 633nm 的氮激光器或在 600～640nm 范围内可调的染料激光器进行激发。

（4）德州红（Texas red）　德州红是硫罗丹明 101 的磺酰氯衍生物，分子量为 625D，它常与亲和素结合进行多色分析。德州红的最大吸收峰为 596nm，如果被 595～605nm 范围内的激光激发后，所发射的荧光峰值为 620nm，使用 620±10nm 的带通滤光片可得到最佳的荧光检测信号。由于德州红所发射的荧光处于红光范围内的最远端，因此几乎不会与FITC 的光谱相重叠。但当用德州红与 PE 双标进行多色分析时，建议使用配有双激光管的流式细胞仪，其中一只为可调的染料激光器，以免有激发光干扰 PE 检测器。例如使用激发波长为 568nm 的氩离子激光器，就会对 570nm 附近的 PE 检测器造成干扰。如果使用单一的 595～605nm 的染料激光器进行多色分析时，可将德州红与 APC 进行双标。

（5）多甲藻叶绿素蛋白（peridinin chlorophyll protein，PerCP）　PerCP 是在甲藻和薄甲

藻的光学合成器中发现的,是一种蛋白复合物,分子量约为 35kD,最大激发波长的峰值在 490nm 附近,当被 488nm 氢离子激光激发后,发射光的峰值约为 677nm。由于 PerCP 与 FITC、PE 进行多色荧光染色时的荧光光谱重叠补偿很小,对髓细胞的非特异性结合也很少,所以容易使用。但 PerCP 的量子产量并不太高,最好应用在检测表达较高的抗原上。

(6)藻红蛋白偶联物(PE-Cy5) 又称 Cy-Chrome。Cy5 花青衍生物,其最大吸收峰为 640nm,单独使用时可被氮—氦激光器(633nm)、半导体激光器(635~650nm)和氪离子激光器(647nm)有效激发。但目前广泛以藻蛋白偶联物 PE-Cy5 的形式使用。

(7)藻红蛋白偶联物(PE-Cy7) PE-Cy7 是 PE 与花青苷类染料 Cy7 的偶联结合物。PE 接受 488nm 激光的激发,作为能量供体;Cy7 是能量受体,荧光最大发射波较 Cy5 更长,在 785nm。在流式细胞分析中,PE-Cy7 标记的抗体可与 FITC、PE 标记的抗体一同使用,接受 488nm 单激光的激发,而 PE-Cy7 发射的荧光与 FITC 无重叠。PE-Cy7 与 APC 搭配使用,荧光补偿小,也是理想的搭配。

(8)叶绿素蛋白偶联物(PerCP-Cy5.5) PerCP-Cy5.5 是 PerCP 与花青苷类染料 Cy5 的偶联结合物,可以被 488nm 激光激发,光量子产量高,与 PE 之间的重合光谱范围非常小,常用于空气激发检测的流式细胞仪上。

(9)别藻青蛋白偶联物(APC-Cy7) APC-Cy7 是 APC 与花青苷类染料 Cy7 的偶联结合物,对可见光敏感。APC 接受 595~647nm 激光的激发,作为能量供体;Cy7 是能量受体,荧光最大发射峰在 785nm,故常使用 750nm 长通滤光片和对红光敏感的检测器检测(如 Hamamatsu R3896PMT)。

(10)藻红蛋白德州红偶联物(PE-Texas red) 又称 ECD,PE-Texas red 是 PE 与德州红的偶联结合物。PE 接受 488nm 激光激发,能量转换给德州红,最大发射光在 620nm。注意:PE-Texas red 尽量不与 PE 同时使用,因为两者之间有干扰,荧光补偿非常大。

(11)AlexaFluor488 AlexaFluor488 是一种绿色荧光染料,其发射光谱与 FITC 几乎一致。最大激发光为 494nm,最大发射光为 519nm,荧光寿命为 4.Ins,不易粹灭,适宜 pH 范围大。AlexaFluor488 可以用检测 FITC 的荧光通道检测。

(12)AlexaFluor647 AlexaFluor647 可以使用长波长的激光激发,如 633nm 的氮—氦激光、647nm 的氪离子激光或二极管激光。该荧光不易粹灭,适宜 pH 范围大。可以用检测 APC 的荧光通道检测。

(13)太平洋蓝(PacificblUE) 为 UV 激发的荧光素,化学成分为 6,8-Difluorσ7-hydroxycoumarinefluorophora,产生的荧光信号很强。

3.核酸荧光染料

以特异性的荧光染料对细胞核染色后定量测量细胞所发出的荧光强度,就可以确定细胞核中 DNA、RNA 的含量,并可以对细胞周期和细胞的增殖状况进行分析。有多种荧光染料可以对细胞中的 DNA 或 RNA 染色,常用的 DNA 染料包括碘化丙啶、DAPI、Hoechst33342 等,RNA 染料有噻唑橙、吖啶橙、核酸染料。同 DNA、RNA 的结合方式包括共价键结合(如 FITC、PE 和德州红)、嵌入结合(如溴化乙碇、碘化丙碇)、静电亲和(如吖啶橙),其中只有嵌入结合方式最为稳定,染料分子可直接嵌入到核酸碱基对中,不易丢失;而其他方式结合较弱,多次洗涤后易造成荧光分子的丢失。常用的核酸染料主要有以下几种:

(1)溴化乙碇(ethidium bromide,EB)和碘化丙碇(propidium iodide,PD) 这两种染料

同属于嵌入性荧光染料,可选择性嵌入核酸(DNA、RNA)的双螺旋碱基对中,但主要用于染色,因此在使用时需用 RNase 对细胞进行处理,以排除 RNA 对 DNA 荧光定量精度的影响。EB 和 PI 理化性质相同,其发射荧光都为橙红色。在 488nm 波长激发下,PI 的发射光谱为 610~620nm,EB 的发射光谱为 603~610nm,可以相互替代,但 PI 发射的荧光强度更大,变异更小,因此更常用于 DNA 分析。另外,这两种染料都不能透过活细胞膜对核酸染色,可用于鉴别死细胞;对活细胞染色时需要对细胞膜打孔,以便染料透过。

(2)4,4,6-二脒基二苯基吲哚(DAPI) DAPI 可以非嵌入式方式与 DNA 链上的 A-T 碱基对特异性结合,在紫外线的激发下发出蓝色的荧光。该染料的最大特点就是所测荧光的变异小,特别是对石蜡包埋组织的 DNA 进行分析时,所测直方图中峰值的变异明显小于其他荧光染料,因此对于配有紫外光源的流式细胞仪来说,DAPI 是一种理想的 DNA 定量和周期分析的荧光染料。

(3)Hoechst 荧光染料(HO) Hoechst 荧光染料包括 H033324、H033258、H033378、H033662,这些染料与 DAPI 特性相同,都以非嵌入式方式与 DNA 链上的 A-T 碱基对特异性结合,在紫外线的激发下发出蓝色的荧光。其中以 H033324 和 H033258 最为常用,它们可对活细胞直接染色而不需要在膜上打孔。尽管 H033324 是活细胞 DNA 定量特异性最好的染料,但使用时须注意细胞外排作用的干扰。由于活细胞钙离子通道的开放可将荧光染料泵出胞外,影响染色效果,这对于存在有抗药性的细胞尤为明显,因此在样品处理时可添加一些关闭钙泵的试剂。

(4)TOT 和 YOY 荧光染料 这两种染料是由美国 Los Alamos 国家实验室开发的,为花青苷类荧光染料,以嵌入式方式与 DNA 双链结合,其荧光强度只与 DNA 的含量有关,而与碱基对的构成无关。TOT 和 YOY 的激发波长分别为 488nm 和 457nm,发射荧光波长分别为 530nm 和 510nm,具有非常高的量子产量,是 EB 发射荧光强度的 50 倍,而且荧光变异系数更小,可得到更窄的 DNA 直方图。

(5)吖啶橙(acridine orange,AO) AO 可以两种方式与 DNA、RNA 结合:其一为嵌入式结合,主要是与 DNA 双链结合,AO 分子嵌入在核酸双链上的碱基对之间,而且每嵌入一个 AO 分子可导致核酸双链的空间构型旋转 26°;其二为静电亲和方式结合,主要是 AO 与 RNA 单链结合,带正电荷的 AO 分子与带负电荷的磷酸根由于静电吸引而相互结合,结合比例为 1∶1。在氩离子激光器 488nm 波长的激发下,AO 与 DNA 结合后可发射 530nm 的绿色荧光,与 RNA 结合后可发出 640nm 的红色荧光。在进行 RNA 单参数定量分析时,可先用 DNase 对细胞进行处理,以去除 AO 与 DNA 结合的荧光干扰;在进行 DNA、RNA 双参数分析时,通常使用 EDTA 以使 RNA 双链解旋为单链,同时 DNA 可保持双链不变,这样可使 AO 更好地与核酸结合。

(6)派若宁(pyronin,PY) PY 是一种碱性染料,可与胞质、核仁中的 RNA 单链结合,在 488nm 激光的激发下可发出 580nm 的红光,是对 RNA 进行单参数分析的一种很好的染料。但由于 PY 也可与解旋的 DNA 单链结合,因此在样品处理时要防止 DNA 解旋,或先用 DNase 进行消化处理,以防止 DNA 结合 PY 对 RNA 定量检测的干扰。

(7)噻唑橙(thiazole orange,TO) 尽管已有多种荧光染料可用于对网织红细胞中的 RNA 进行检测,但 TO 是效果较好的,可用于网织红细胞的定量分析。TO 在 488nm 激光的激发下可发射出 530nm 的荧光。相对于其他荧光染料,TO 的量子产量大,染色过程简单,对细胞膜的通透性好,可直接对活细胞染色;而且,TO 的荧光强度与 RNA 含量有良好的线性关系,这使得采用 TO 染色所测得的直方图基线很低,对于数量很低的网织红细胞分析来说,可得到更为准确的结果。

4.荧光素的选择

在进行流式细胞仪多色分析时,如果想得到理想的分析结果,就需要拥有的流式细胞仪而又亮度高的荧光素。例如 PE,作为最亮的荧光素而被首选。但如果所用的细胞样本具有很强的自发荧光时,不推荐用 PE,此时可以选择 APC 也能产生最亮的荧光。荧光的强弱用染色指数来判断,指的是阳性群峰值与阴性群峰值的差别与阴性群的比值,染色指数越大,说明信噪比越高。常考虑的影响因素有以下几点:

(1)荧光素的荧光强度 一个特定抗体,能否区分阴性与阳性结果,取决于该抗体用何种荧光素标记。每一种荧光素的光量子释放能力不同,相对荧光强度不一样,一般用染色指数来比较不同荧光标记的光信号强度。染色指数是阳性信号和阴性信号差异与阴性峰分布宽度比值,是判断该荧光染料辨别弱阳性表达的能力。

(2)荧光素标记效率 抗体上标记荧光素的数量也会影响相对荧光强度。每一个抗体上可标记几个 FITC 或 PerCP 和 APC,而 APC 和 PE 的标记量约为每个抗体标记一个荧光分子。FITC 为小分子化合物,而 PE、PerCP 和 APC 则是分子量较大的荧光蛋白。受荧光标记物的化学性质要求限制,IgM 型抗体通常只用小分子的荧光素进行标记。

(3)抗体检测的抗原密度 高表达的抗原几乎可以用任何荧光素标记的抗体检测,而较低表达的抗原则需要用较高 S/N 比值的荧光素标记的抗体检测,从而达到有效区分阳性细胞群和阴性细胞的目的。

(4)细胞自发荧光 每个细胞群体的自发荧光水平都不同,尽管可以观察到高荧光强度的细胞,但自发荧光在高波长范围里(大于 600nm)迅速降低。检测自发荧光水平高的细胞时,使用发射光波长较长的荧光染料(如 APC)可以达到较好的 S/N 比值。如果是自发荧光水平不太高的细胞,那么,使用较长的激发光激发,对于提高阴性、阳性差别的现象影响不明显。可以使用 FITC 标记的抗体。

(5)非特异性结合 有些荧光标记的抗体会表现出低水平的非特异性结合,就会造成阴性细胞的荧光水平升高。这种非特异性结合通常由以下两种因素造成:①单克隆抗体的同型对照:一些 IgG 型同型对照更易与某些类型的细胞的 Fc 受体结合。②使用的荧光素:有时 Carbocyanin(Cy3、Cy5 和 Cy5.5)和 Texas red 直接标记的抗体,以及某些 tandom 偶联抗体,与某些细胞亚群的结合性增强。对于 Cy5 来说,研究表明,这主要是由于染料与低亲和性 Fc 受体的弱相互作用造成的;PE-Cy5 标记的抗体也有类似作用。另外,在某些情况下(如用抗-HLA-DR PE/抗单核细胞 PerCP-Cy5.5 分析细胞),也可以利用这种特性,有意在标记抗体时增加 Carbocyanin 燃料的标记量,这样,就可以保证无论每个单核细胞的 CD14 表达水平的高低差别有多少,都可以检测到单核细胞。

在选择荧光素时要注意以下事项:①尽量避免强表达的细胞群标记的荧光素渗漏到需要测定的细胞群中。②对比其他荧光来说,串联染料有可能发生解偶联,并且对"光漂白"和使用固定剂的"固定"时间更加敏感。因此,我们建议设置一个"串联染料单染"作为对照,并在通道检测荧光的情况作为对比,以确保未发生解偶联。例如,应用 PE/Cy5 单染作对照时,分析 PE 通道的荧光信号。③要避免串联染料的降解,并考虑到降解后对结果的影响。

④应用 FITC 标记抗体时,避免使用酸洗缓冲溶液,因为 FITC 的荧光特性是 pH 依赖的。⑤由于大部分荧光在强光下都易发生光漂白,所以荧光染色的样本避免暴露于强光下。⑥建议尽快上机检测(最好 24h 内)。荧光染色后的样本如果长时间放置,容易发生荧光丢失、污染、细胞降解等现象;使用固定剂可以起到一定的保护作用,但固定剂会对串联染料产生不利影响。

五、细胞分选

(一)细胞分选的发展

流式细胞仪的分选功能可以按照所测定的各个参数将制定的细胞从细胞群体中分离出来。1965 年,Fulwyler 首先报道了以墨滴喷射技术为基础的自动细胞分选仪。1969 年,他对此做了进一步改进,采用了静电喷射偏转技术,结合细胞计数仪,可以按要求进行分选。同年,Hulett 报道了以荧光信号为基础的分选装置。1972 年,Bonner 对分选控制做了重大改进,使液流在离开流动室之后形成液滴之前得到充电信号,从而缩短了细胞检测和液滴带电之间的延迟时间。

目前,我们所用的大多数分选装置原理基本相同,都采用液滴偏转技术,它包括 3 个部分:液滴的形成、液滴充电与偏转和分选控制。

(二)细胞分选原理

当经荧光染色或标记的单细胞悬液放入样品管中,被高压压入流动室内。流动室内充满鞘液,在鞘液的包裹和推动下,细胞被排成单列,以一定速度从流动室喷口喷出。在流动室的喷口上配有一个超高频的压电晶体,充电后振动,使喷出的液流断裂为均匀的液滴,待测细胞就分散在这些液滴之中。将这些液滴充以正、负不同的电荷,当液滴流经过带有几千伏的偏转板时,在高压电场的作用下偏转,落入各自的收集容器中,没有充电的液滴落入中间的废液容器,从而实现细胞的分离。形成稳定液滴符合公式:$v=f\lambda$(f 代表震荡频率,v 代表液体流速,λ 代表液滴间距)。震荡频率越高,细胞分选越快。

因高频振动而断裂的液滴是不带电的,但做分选时,当液滴将要从液流上断开的时候要给液流充电,这样,液滴在断开后也会带有同性电荷。由于流式细胞仪的辅液为导电的盐溶液,因此可以使液流的顶端,也就是即将断裂的液滴加电。下落的液滴通过一个由平行板电极形成的静电场,带正电荷的液滴向负极偏转,带负电荷的液滴向正极偏转,没有充电的液滴垂直下落。这样就可以将选定的单个细胞分离开。一般情况下,偏转电压为 2000~6000V,对于高速分选,偏转电压可达 8000V。

为了有选择地分选细胞,需要在细胞通过测量区时判断它是否满足分选条件,即所测细胞的各个参数是否在指定范围内,如果满足就产生一个控制信号,驱动脉冲发生器产生充电脉冲,当满足条件的细胞形成液滴时对它充电。所以,充电脉冲并不是在控制信号到来时发出的,而是在液滴分离前一刻准确加入的。细胞通过检测区到液滴分离的间隔时间称为延迟时间(delay time),它受系统压力、喷嘴直径、液流速度、激发区域位置等多方面因素的影响。精确的延迟时间是保证高质量分选的关键。对大多数电路而言,延迟控制可由单稳态振荡器实现,但在流式细胞仪上多用移位寄存器进行数字延迟,数字控制较模拟控制更精确,调整更方便。

(三)细胞分选新进展

当今分选技术的最新进展主要表现为细胞高速分选和四路分选。

1.高速分选

目前,先进的流式细胞仪的高速分选速度可达 25000 个细胞/s 以上,而传统的分选速度一般只有 5000 个细胞/s。如此高的分选速度意味着以前需要分选一天的样品,使用流式细胞高速分选仪只需要几个小时就可以完成了,这不仅可以减少分选时间,更可以缩短样品在悬液中的保留时间,提高结果的准确性。能够获得如此高的分选速度主要在于仪器提高了鞘液压力,加快了电子处理速度,大大缩短了停捕时间。

(1)鞘液压力 流式细胞仪的分选速度取决于喷嘴口径、振荡频率和鞘液压力。但是,无限地提高鞘液压力,一方面会降低分选的纯度,另一方面可能会对分选的细胞造成损伤。

(2)电子处理速度和停滞时间 在流式细胞仪中,所有的光信号都将转变为电信号并由电子电路进行处理,将电路进行处理时所需时间称为停滞时间(dead time),此时电路无法处理下一个信号。对于一般的流式细胞仪来说,液滴之间的间隔时间(通常振荡频率设定为 30kHz,间隔时间为 33μs)要大于停滞时间(通常为 15μs,例如 FACStar+);而且对于双激光的流式细胞仪来说,由于液滴从第一个激发点到第二个激发点之间有一段延迟,而仪器在等待第二个激发信号之前无法对激光 1 的信号继续进行处理,就使得对两个液滴进行分析的间隔时间更长了。毫无疑问,间隔时间越长,分选速度就越慢。因此,为了提高分选速度,首先要加快电子处理速度,也就是缩短停滞时间;其次要想办法解决两点激发之间的延迟。

BD 公司的多激光荧光补偿仪 OmniComp Til 采取了一种模拟技术来解决信号延迟问题。该方法采用了模拟电路中的延迟电路,将激光 1 的信号延迟到与激光 2 的信号同步,当所有的信号都同时出现时再进行处理。这种方法很有效,但速度仍然有待提高。而在 MoFIo™ 中,由于鞘液压力提高到 60ps:i,振荡频率达到 95kHz,使得停滞时间被缩短到 5 阳,大大提高了电路进行处理的速度。更重要的是,为了解决信号间的延迟,MoFIo™ 采用了一种流水线技术(pipelining)对信号进行处理。流水线技术是将激光 1 的所有信号都同时进行处理,处理后的结果存放在内存缓冲区中,这时激光 1 的各个检测器可以检测下一个到来的细胞:在处理激光 1 的数据同时,第一个细胞到达第二个激发点,所有激光 2 的信号也被处理后放入内存缓冲区中,这时激光 2 的各个检测器可以检测下一个到来的细胞。而仪器可以将内存中的数据重新提取排列,按照其各自的顺序将相同细胞的不同信息组合到一起进行分析。采用这种技术,按照固定延迟时间依次通过检测区域的细胞都可以用相同的 5μs 停滞时间的处理速度进行处理,而不必考虑细胞通过多个激发点所造成的延迟,从而大大提高了信号处理速度。近 2 年,BD 公司又新推出了数字化流式细胞仪 FACSDiva™,由于在信号放大之前就进行连续数字式来样,大大提高了信号分辨率,极大提高了电子处理速度。

2.四路分选

四路分选普通的流式细胞仪只能给液滴充上正电荷或负电荷,因此在电场中只能向左或向右偏转,即两路分选,而实际上是可以给液滴充以不同的电量,从而调整液滴的偏转角度,实现多路分选。MoFIo™ 是第一台实现多路分选的流式细胞仪,它可以四路同时分选,分选对象可根据一维和二维区域内所设门的逻辑组合确定,每个细胞所在位置由一个分辨率为 256X256 通道的查询表确定,具有极高的精度。除了 MoFIo™ 以外,使用 BD 公司的

DiVa™四选件,也可以实现多路分选功能。

六、流式细胞分析技术发展展望

(一)数字化发展

毫无疑问,流式细胞产品终将实现从模拟到数字化的转变。从现有产品看,MoFlo™的全矩阵荧光补偿就是使用数字信号处理器(DSP)来计算的。由于采用了流水线技术并对每个检测结果都作了数字化处理,MoFlo™可以以数字方式显示所有结果并用于进一步的处理。但是,该系统也有一个不足,就是数字化在模拟对数放大之后才实现,流程为:检测器脉冲信号→模拟对数放大器→检测信号脉冲峰值→脉冲高度数字化→计算补偿→进一步的分析或分选,而模拟对数放大器的输出会叠加有干扰波纹,从而造成数字化后结果的不准确。

尽管使用 DSP 可更为准确地计算出对数值,但难于检测小脉冲的峰值。如果线性信号中的最高值为 10V,则落在对数轴最小一格内的信号值只有 1~10mV,对于这样的小信号,数字处理难于检测其脉冲高度,而模拟对数放大器则可以将小信号提升后再测定其峰值。解决这一问题的方法就是避免检测脉冲高度,而直接对这个脉冲数字化。BD 公司新近推出的 FACSDiVa™就是借助最快的模/数转换器,在前置放大器之后、对数放大器之前对信号数字化处理,信号采集速度可达每个脉冲 10000000 次/s,可测定任意信号的脉冲高度、宽度和面积,并能对任意 2 个荧光信号提供全面的网络化补偿。

(二)模块化发展

随着流式细胞仪技术的发展,必将会从每个细胞中获得更多的信息,这就促使研究者开发出更多的荧光染料。为了能充分发挥这些染料的作用,过去人们要求流式细胞仪必须可以更换滤光片,但在今天,人们就会要求更换激光器和与激光器相匹配的检测单元。而且,随着流式细胞仪应用范围的扩展,希望能够改变系统配置以满足新的应用需求,这就要求未来的流式系统必须有足够的灵活性和可扩展性。

模块化可以满足这一要求。以 MoFlo™为例,MoFlo™的含义是"模块化的流动系统"(madular flawsystem),它的光学系统、检测器单元和电子系统都是可更换的。MoFlo™可灵活配置 1~3 个激光器,包括蓝色(488nm)、红色(633nm)和紫外(351nm 或 364nm)。激光 1 配有 1 个 SSC 检测器和 3 个荧光检测器,激光 2 和激光 3 各配有 2 个荧光检测器。随着检测参数的增加,只需在控制台上加入新的检测单元和 ADC 单元即可,每个 ADC 单元可处理 2 个参数。MoFlo™标准配置中的 ADC 单元可同时检测 8 个参数,但只需简单地再插入 1 个 ADC 单元就可以扩充为 10 个参数,最大可扩充到 12 个参数。

流式细胞仪从细胞计数开始发展到今天,20 世纪 60~70 年代是其快速发展时期,激光技术、喷射技术及计算机的应用使流式细胞仪在原理和结构上形成固定的模式;80 年代则是流式细胞仪商品化时期,这期间不断有新型号仪器推出,在多参数检测技术上不断提高;进入 90 年代,随着微电子技术特别是计算机技术的发展,计算机计算能力的不断提高,流式细胞仪的功能也越来越强大,在数据管理、数据分析方面有了较大的发展。但是,在技术原理和设计方面并没有突破性进展,人们的注意力开始转向流式细胞仪的应用,新的荧光探针、新的荧光染料、新的染色方法不断推出,使得流式细胞术在新的细胞参数分析方面日益增多。

从新近推出的仪器看,流式细胞仪会在硬件上不断更新,采用更新的器件(如半导体激光、大规模集成电路),以实现小型化;用数字电路取代模拟电路,充分发挥微处理器的运算速度,以加强功能;在软件上提高数据自动分析能力,充分发挥图形界面的优点,使操作更加简便。而数字化和模块化将会成为近期发展的方向。

(三)主流流式细胞仪型号及其特性介绍

目前拥有市场较大份额的公司是美国的 BD(Becton-Dickinson)公司、Beckman-Coulter 公司(原名称 Coulter)和德国的 Partec 公司。

1. BD 公司流式细胞仪

BD 公司生产的流式细胞仪都冠以 FACS(fluorescence activated cell sorter),即荧光激活细胞分选器。其型号种类比较齐全,如早期的 FACSort、FACS Canto、FACS ean。现在市场上供应的型号有五种:FACSCount(小型流式细胞仪)、FACSCalibur(流式细胞仪)、FACSA ria(流式细胞分选仪)、FACSV antage SETM(多色分析和高速分选流式细胞仪)、LSR Ⅱ(数字化分析型流式细胞仪)。

FACSCount 为精确计数淋巴细胞 CD3,CD4,CD8 绝对数而设计的。FACSCalibur 是全自动多色流式系统,偏重于临床,其整体设计帮助临床医生快速实现常规免疫表型、CD4T 细胞计数、DNA、网织红细胞、血小板等临床分析,兼具分选功能。配备有两根激光管,可同时检测 4 个荧光参数。可识别粘连细胞。

BD FACSA ria 流式细胞分选仪为台式高速细胞分选仪,获取速度达 70000 细胞/s,分析速度达 50000/s。使用石英杯流动检测池固定光路校准技术。使用三种激光,多色分析,分析参数可达 15 色。两管或四管分选,可以使用多种规格的收集管。液流监测系统自动监测液流断点,检查堵塞,实现了细胞分选的无人操作。配件 BDACDU 装置,可以在微孔板或载波片上定量分选细胞。

FACSV antage SETM 是在 FACSV antage 的细胞分选功能基础上推出的分选增强型流式细胞仪。六色荧光分析系统,点对点分选,配置 FACS Diva 数字化系统,提供全面的配套试剂。速度和功能优于 FACSV antage。

BD LSR Ⅱ 是 LSR 的数字化升级版,其性能介于 FACSV antage SETM 和 FACS Calibur 之间,是专为生命科学研究设计的台式机。配备固定校准的紫外激光,4 种激光立体空间激发、十色荧光同时分析、电子系统数字化、比较易学易用。

2. Beckman-Coulter 公司流式细胞仪

Beckman-Coulter 公司生产的流式细胞仪以 Profile(早期,现已停产)和 EPICS 系列为代表,近年又推出了 Cytomics FC500 系列。EPICS 系列是大型流式细胞仪,目前市场上有 XL、XL-MCL 和 ALTRA 三种型号,其中 ALTRA 具有分选功能,适用于免疫学、细胞生理、分子生物学、遗传学、微生物学、水质分析和植物细胞分析。Cytomics FC500 系列流式细胞仪体积小,可自动进行 5 种颜色的分析,适用于免疫学检测,如人类 HIV 诊断。特别是 FC500MPL 的独特设计可以在同一系统上使用 12mm×75mm 的离心管和 24 或 96 孔的平板。特别适合工作量大的实验室。

这两个公司主要针对医学研究和临床工作进行设计和生产,其产品可应用于生物医学基础研究以及临床检测的许多领域,如遗传、肿瘤、血液、免疫等诸多研究中红细胞、T 细胞、淋巴细胞亚群测定、检测早期细胞凋亡、肿瘤细胞免疫测定等。这两个公司的流式细胞仪价格昂贵,我国主要购买、使用的单位基本上都是一些医疗机构。

3. Partec 公司流式细胞仪

与 BD 和 Becman-Coutler 公司的产品相比,德国 Partec 公司生产的流式细胞仪的共同特点是体积小,造价低,易操作,便于携带,适合植物学研究和适合边远地区和发展中国家。德国 Partec 公司的产品分为三类:CCA 家族、PAS 家族和 CyFlow 家族(Galaxy 为早期产品,已停产)。CCA 家族包括细胞计数分析仪 CCA 和倍性分析仪 PA-I。它是单或双参数的台式小型机,可以进行一些常规分析,如核 DNA 测定(检测倍性或细胞周期)、细胞计数、细胞凋亡。它的特点是体积小,易操作,价格低,检测范围广,可以检测多种荧光素(如 PI、DAPI、Fluorescein)发出的荧光。PAS 家族包括粒子分析系统 PAS、粒子分析系统Ⅲ(PAS-Ⅲ)和倍性分析仪 PA-Ⅱ。提供三种激光器的三种组合,可检测十余种荧光染料。最多可检测和记录八个独立荧光参数。倍性分析仪 PA 能够在 2min 内自动测量植物的倍性水平,检测异倍体。可以对叶片、幼苗、种子、果皮、根、花等植物材料进行分析。在大多数植物中,异倍体染色体的检测分辨率为±1 条染色体。PA-Ⅰ使用 HBO-100 汞灯,属于弧光灯,可产生紫外激发光和蓝光。PA-Ⅱ中增加了 488nm 氩离子激光器,能够检测几乎所有的荧光染料,如 DAPI、Hoeehst、PI、EB、MMC、FITC、FDA 等。汞灯发光是电流经过气体时,气体电离产生的。它能提供最佳的激发波长。

CyFlow(R)SL 配备三种激光管,可应用于诸如人类健康、微生物学、工业应用、过程控制、生态学等研究。如 HIV 扫描中免疫标记细胞计数、食品处理过程中的微生物计数、细胞凋亡等。它使用 12V 直流电,特别适合边远地区和发展中国家。

国际上,20 世纪 80 年代开始将流式细胞仪检测应用到植物的研究中(Galbraith,1983),众多学者都认为流式细胞仪是一种准确、快速地检测 DNA 含量的方法(Michaelson,1991)。应用范围主要是利用流式细胞仪研究属内、属间多种植物的 DNA 含量(Baird,1994;Jacob,1996;HALL,2000)和倍性水平(Costich,1993;Meng,2002)、检测体细胞杂种(Pfosser,1995;Keller,1996)和游离小孢子培养再生株(Kim,2003)的 DNA 含量。过去我国应用这一检测技术的植物研究工作者寥寥无几,且大多是在国外实验室完成的。研究内容包括植物生理、程序性死亡、倍性鉴定等。植物研究中使用的流式细胞仪基本上都是Partec 公司的产品,也有少量是 BD 公司生产的流式细胞仪。BD 公司的产品主要定位于医学研究与应用,与 Partec 产品相比,不太适合从事植物染色体倍性的鉴定。主要体现在不能提供植物样品制备技术/试剂,数据获取软件可同时检测到的倍性数目少。鉴于目前我国科研院所中使用较多的是 BD 公司生产的流式细胞仪,在下一篇中将会对利用 BD 流式细胞仪进行植物倍性检测的技术和技巧做详细报告。

(四)流式细胞仪发展趋势

1. 从相对细胞计数到绝对细胞计数

流式细胞绝对计数在临床可开展的项目包括:①淋巴细胞亚群,尤其是 T 淋巴细胞亚群的绝对计数。②外周血或骨髓中造血干/祖细胞的绝对计数。③血液中网织红细胞的绝对计数。④血液中血小板数量,尤其是血小板减少症患者血小板的绝对计数。

2. 从相对定量到绝对定量分析

①定量抗体微球法;②定量荧光素分子微球法。

3. 从单色到多色荧光分析

随着荧光色素分子的不断发现,荧光标记技术的进步,多色荧光分析得到了迅速发展,三色、四色甚至十几色荧光分析对细胞亚群的识别、细胞功能评价更为准确。

4.从细胞膜到细胞内成分分析

流式细胞膜免疫表型的分析是最重要的分析之一,然而,仅有膜免疫表型分析是不够的,对一些细胞的系列鉴定和功能状态分析常较困难,而细胞浆和细胞核内成分则更能反映某些细胞的特征及功能变化。

5.液体中可溶性成分的分析

近几年发展起来的流式微球分析技术,灵敏度高,可达 2pg/ml,且能同时测定单个标本中的多种细胞因子。

6.流式分子表型分析

流式分子表型分析与免疫表型分析技术相结合,对所选择细胞亚群的特异性核酸序列检测,提供了一种非常有用的工具,具有广阔的应用前景。

第八节　细胞培养技术

细胞培养指的是细胞在体外条件下的生长,在培养的过程中细胞不再形成组织(动物),培养物是单个细胞或细胞群。细胞在培养时都要生活在人工环境中,由于环境的改变,细胞的移动或受一些其他因素的影响,培养时间加长,传代导致细胞出现单一化型。

一、组织培养和保存

(一)组织培养的基本概念

把体内的细胞、组织和器官放在类似体内的体外环境中,可使其存活、生长、繁殖或传代。借以观察研究其生长发育、细胞形态和功能,从而分析研究某些疾病的发病机制。严格地说来,组织培养又可分细胞培养、组织培养和器官培养。

1.细胞培养(cell culture)

细胞培养是将机体内的组织取出分散(机械或酶消化)成为单个细胞,使其在人工培养条件下保持生长、分裂繁殖、细胞的接触性抑制(contactimhibition)以及细胞衰老过程等生命现象。在细胞培养中,细胞不再形成组织。

2.组织培养(tissue culture)

指组织在体外条件下维持生长,组织仍可分化并维持其结构和(或)功能。需要说明的是,进行组织培养时,不论采用什么方法和条件,被培养组织的主要成分仍然是细胞;细胞在生长过程中总有移动和其他变化,这将使得培养的组织难以长期维持其特有的结构和功能。培养时间越长,发生变动的可能性就越大。结果,常使单一类型的细胞保存下来,最终也成了细胞培养。另外,所谓细胞并不意味着细胞彼此是独立的,细胞之间仍然相互依存,呈现一定组织的特性。所以,组织培养和细胞培养并无严格区别,两者在一定程度上可看作是同义语。

3.器官培养(organ culture)

指器官为原基、整个器官或器官的一部分,在体外条件下维持生长或分化并保持结构和(或)功能。原代培养或初代培养(primary culture),即从体内取出细胞或组织的第一次培养。传代(passage)或再培养(reculture),即把一瓶培养细胞全部或分成几份接种入另一些培养器皿中。原代培养经首次传代成功后即为细胞系(celllinne)。具有无限繁殖能力和能反复进行传代的细胞系,即为连续或无限细胞系(continuous cell line),又称为已建细胞系(estabilshed cell line)。体外(in vitro)培养是在体外进行的生物过程的实验,现在常与"组织培养"一词通用,与体内(in vivo)相对。

(二)组织培养的基本条件

在体外培养细胞必须能够维持和模拟细胞在体内生存的良好环境和物质代谢过程,为此必须提供必需的营养、适宜的 pH、严格的无菌条件、渗透压、培养器皿、温度和二氧化碳等条件。

1. 培养基

目前广泛使用的培养基是化学合成培养基,其主要成分是氨基酸、维生素、碳水化合物、无机离子和一些其他辅助物质。

(1)氨基酸(amino acid) 氨基酸是组成蛋白质的基本单位。所有细胞都需要酪氨酸、组氨酸、赖氨酸、精氨酸、胱氨酸、异亮氨酸、亮氨酸、蛋氨酸、苯丙氨酸、苏氨酸、色氨酸和缬氨酸等 12 种氨基酸。它们都是细胞用以合成蛋白质的必需原料,不能由其他氨基酸或糖类转化合成。除此之外,还需要谷氨酰胺。谷氨酰胺具有特殊的作用,能促进各种氨基酸进入细胞膜;它所含的氮是核酸中嘌呤和嘧啶的来源,还是合成一磷酸腺苷、二磷酸腺苷和三磷酸腺苷的原料。

(2)维生素(vitamins) 是维持细胞生长的一种生物活性物质,它在细胞中大多形成酶的辅基或辅酶,对细胞代谢有重大影响。其中脂溶性维生素(A、D、E、K)常从血清中得到补充。水溶性维生素包括生物素、叶酸、烟酰胺、泛酸、吡哆醇、核黄素、硫胺素和 B12。维生素 C 也是不可缺少的,对具有合成胶原能力的细胞更为重要。

(3)无机离子(ion) 细胞的生长,除了需要钾、钠、钙、镁、氮和磷等基本元素以及碳酸氢盐和磷酸氢盐等以外,还需要铁、铜、锌等微量元素。这对调节细胞渗透压、某些酶的活性以及溶液的酸碱度都是必需的。

(4)碳水化合物(carbohydrate) 碳水化合物是细胞生命的能量来源,有的是合成蛋白质和核酸的成分。主要有葡萄糖、核糖、脱氧核糖和丙酮酸钠等。

(5)激素和生长因子(hormone and growth factor)

(6)其他成分 在较为复杂的培养液中还包括核酸降解物(如嘌呤和嘧啶两类)以及氧化还原剂(如谷胱甘肽)等。有的培养液还直接采用了三磷酸腺苷和辅酶 A。

2. 气体和 pH 值

气体也是细胞生存的必需条件之一,所需气体主要是氧和二氧化碳。氧参与三羧酸循环,产生能量供给细胞生长、增殖和合成各种成分。一些细胞在缺氧情况下,借糖酵解也可获取能量,但多数细胞缺氧不能生存。在开放培养时,一般置细胞于 95% 空气加 5% 二氧化碳的混合气体环境中培养。二氧化碳既是细胞代谢产物,也是细胞所需成分,它主要与维持培养基的 pH 有直接关系。动物细胞大多数需要轻微的碱性条件,pH 值约在 7.2～7.4。细胞生长过程中,随细胞数量的增多和代谢活动的加强,二氧化碳不断被释放,培养液变酸,pH 值发生变化。为了维持培养液 pH 值的恒定,通常加入 $NaHCO_3$ 来调节。由于 $NaHCO_3$ 容易分解为二氧化碳,很不稳定,致使缓冲系统难以精确地控制。故这一缓冲系统适合密闭培养。HEPES 结合碳酸氢钠使用,可提供更有效的缓冲体系,主要是防止 pH 值迅速变动,但最大缺点是在开放培养或观察时难以维持正常的 pH 值。

3. 培养瓶和培养皿

培养细胞的性质不同,所采用的培养器皿也不同。单层培养可采用塑料或玻璃瓶。半固体培养可采用胶原或琼脂等凝胶,通常使用长方型的玻璃培养瓶,其优点是可以清洗、消毒和反复使用,但仍有被污染的可能性。国外已普遍采用系列化塑料制品,一次性使用后即弃去。其优点是方便、可靠,但成本较高,国内尚不能普遍应用。

4. 温度

培养细胞的最适温度相当于各种细胞或组织取材机体的正常温度。人和哺乳动物细胞培养的最适温度为 $35\sim37℃$。偏离这一温度,细胞正常的代谢和生长将会受到影响,甚至死亡。总的来说,培养细胞对低温的耐力比高温高。温度不超过 $39℃$ 时,细胞代谢强度与温度成正比;细胞培养置于 $39\sim40℃$ 环境中 1h,即受到一定损伤,但仍能恢复;当温度达 $43℃$ 以上时,许多细胞将死亡。当温度下降到 $30\sim20℃$ 时,细胞代谢降低,因而与培养基之间物质交换减少。首先看到的是细胞形态学的改变以及细胞从基质上脱落下来。当培养物恢复到初始的培养温度时,它们原有的形态和代谢也随之恢复到原有水平。

(三)组织细胞的保存

为了防止因污染或技术原因使长期培养功亏一篑,考虑到培养细胞因传代而迟早会出现变异,有时因寄赠、交换和购买,培养细胞从一个实验室转运到另一个实验室,最佳的策略是进行低温保存。这对于维持一些特殊细胞株的遗传特性极为重要。现简要介绍深低温保存法($-70\sim-196℃$)的特点。

细胞深低温保存的基本原理是:在 $-79℃$ 以下时,细胞内的酶活性均已停止,即代谢处于完全停止状态,故可以长期保存。细胞低温保存的关键,在于通过 $0\sim20℃$ 阶段的处理过程。在此温度范围内,冰晶呈针状,极易招致细胞的严重损伤。用电镜观察,可见细胞的核膜上有大量针尖样小孔。生化研究发现,在此温度范围内,钾离子和钠离子集聚在细胞两侧,具有细胞毒性。因此,为了避免 $0\sim20℃$ 冰晶的形成和细胞膜两侧离子平衡的破坏,需要加保护剂。目前常用的保护剂有甘油和二甲基亚砜(DM50),它们可降低冰点,在缓慢的冻结条件下,能使细胞内水分在冻结前透出细胞外。贮存在 $-130℃$ 以下低温中能减少冰晶形成,DMSO 和甘油对细胞无毒性,分子量小,溶解度大,易穿透细胞,使用浓度范围为 $5\%\sim15\%$,一般常用 10%。

为了保持细胞最高的存活率,一般采用慢冻快融的策略。标准冷冻速度以 $13℃/min$ 的速度下降,当温度达 $-30℃$ 时,下降速率可增至 $15\sim30℃/min$,到达 $-100℃$ 时则可迅速浸入 $-180℃$ 的液氮中。要适当掌握下降速度,过快将减少细胞水分透出,太慢则易促进冰晶形成。复苏细胞时,可将细胞取出后立即投入 $37\sim40℃$ 水溶化冻融,迅速渡过细胞最易受损的 $-50℃$。此时细胞仍能生长,活力不受任何影响。

(四)组织培养的应用

传代细胞系可用来研究细胞的功能,如分泌的产物或与其他类型细胞的交互作用。然而,应该注意到体外的培养状态不同于活体的细胞环境。所以,在体外观察到的功能有时仅反映了该细胞类型的内在能力,而不是其在正常体内的能力;当怀疑某种疾病是代谢因素引起时,可用来自相关组织的细胞进行培养,以鉴别细胞在生理学上的内在缺陷。还可研究与活体病理因素相近的某些环境或因素对正常细胞功能的影响。这些因素包括在正常活体内自然发生的动态改变,如激素水平的变化。另外,组织培养还用以测定外源性物质的毒性。细胞培养在病毒感染的诊断和研究方面起着重要的作用。大量细胞培养可产生制造疫苗所需的病毒抗原和干扰素等。角膜细胞已用于单疱病毒感染机制的研究。角膜上皮和内皮的培养细胞移植是目前正在研究的课题。

(五)培养和保存用液

1. 平衡盐溶液(balanced salt solution,BSS)

主要由无机盐和葡萄糖组成。无机盐离子不仅是细胞生命所需成分,而且在维持渗透压、缓冲和调节溶液的酸碱度方面也起着重要的作用。少量的酚红溶液作酸碱度变化的指示剂,溶液变酸时呈黄色;变碱时呈紫红色;中性时呈桃红色。借此很容易观察到培养液 pH 的变化。Hsnks 液和 Earle 液可作为较为完善的溶液的代表。它们之间的主要区别是缓冲系统不同。Hanks 液缓冲能力较弱,在普通空气条件下可达到平衡;Earle 液含高浓度的 $NaHCO_3$,缓冲能力较强,需用5‰的二氧化碳平衡,即在二氧化碳孵箱中才能达到平衡。大多数培养基以 Earle 液作为基础液。

由 Dulbecco 和 Vogt 制成的磷酸缓冲液(phosphate balanced solution,PBS),尤其是除去钙和镁的溶液,称为 PBS(一),常用于细胞的洗涤以及作为胰蛋白酶和 EDTA 的溶剂。它不含 $NaHCO_3$,便于高压灭菌。此外,它还用于制备 L-谷氨酰胺及抗生素等培养液的附加溶液。

2. 合成培养基

合成培养基是根据天然培养基的成分,用化学物质模拟合成的,它有一定的配方,是一种理想的培养基。目前合成培养基多达10多余种,有的培养基仍在不断进行改良。对于培养基的选择,则要根据条件和习惯,难以强求。到目前为止,国外所选用的用于角膜保存的培养基多为 TC-199 和低限量基础培养基(mimi-mum essential medium,MEM)。

3. 保存液的添加成分

(1)葡聚糖(dextran)　又名右旋糖酐。Sachs 首次将葡聚糖加入眼球保存液来防止角膜基质层发生过度水肿。以后,McCarey 和 Kaufman 于1974年证实角膜在添加葡聚糖的保存液中可维持功能和超微结构的完整。但使用该保存液保存4天后,角膜平均厚度从 0.65mm 增加到 0.75mm,从而妨碍了常规的内皮显微镜检查。

(2)pH 调整剂　早期国外商业化的短期保存液 pH 值很稳定,因为在组织保存液中含有一定量的碳酸氢钠。但这种稳定需要用二氧化碳气体来平衡。使用密封的保存瓶则很难维持恒定的 pH 值。所以,在组织培养系统中加入合成的 pH 稳定剂非常重要。在角膜长期灌洗实验中发现,经乙基哌嗪乙硫磺酸(N-2-hydrox-yethylpiperazine-N-ethane-sulphonic acid,HEPES)具有很好地稳定 pH 的性能。目前,将按15～20mmol/L 加入保存液,可使 pH 值稳定在7.3。在 HEPES 存在的情况下,不必强调使用 pH 指示剂。

(3)2-琉基乙醇(2-mercaptoethanol,2-ME)　2-ME 对细胞的生长具有重要作用。有人认为它相当于胎牛血清的可透析组分,可直接刺激细胞生长。其活性部分是硫氢基,能使血清中含硫的化合物还原成谷胱甘肽,诱导细胞增殖,这是一种非特异的激活作用,并能同时避免过氧化物对培养细胞的损害。另一个重要作用是促进对分裂原的反应和 DNA 合成。常配制成 0.1mol/L 的贮存液,使用时每升培养液加 0.5ml。

　　（4）抗生素　实验的表面极易污染，随着时间的延长，细菌繁殖迅速增加，故应采取必要的措施来保持组织的无菌性。用力冲洗可机械性地去除大多数微生物。保存液本身也应提供一个无菌的环境。青霉素在高浓度时具有广谱的杀菌作用，但维持时间比较短。对供体眼细菌污染情况的研究结果表明：庆大霉素和多粘菌素（polymyxin）在对抗致病菌（绿脓杆菌和葡萄球菌）方面最为有效。在短期保存液中，庆大霉素（$100\mu g/ml$）可去除85%的供眼细菌污染。因为存在有耐庆大霉素菌株，而多粘菌素对它们有100%的对抗作用，所以两者合用效果可能较佳。

　　（5）血清　血清是一般培养基所必需含有的成分。血清的作用是：①营养，血清中含有各种生长因子，可刺激细胞生长。②解毒，包括抑制抗菌素的毒性。血清中含有结合毒性物质的因子，可解除脂肪酸、重金属和蛋白质的毒性。③中和胰蛋白酶的活性。④提供促接触和伸展因子使细胞贴壁免受机械损伤。⑤提供一些酶、维生素、微量元素和激素等。

　　对血清的成分和作用的研究虽有很大进展，但仍存在一些问题。主要是：第一，血清的成分可能有几百种之多，目前对其准确的成分、含量及其作用机制仍不清楚，尤其是对其中一些多肽类生长因子、激素和脂类等尚未充分认识，这给研究工作带来许多困难；第二，血清都是批量生产，各批量之间差异很大，而且血清保存期至多一年，因此，要保证每批血清的相似性极为困难，从而使实验的标准化和连续性受到限制；第三，不能排除血清中含有易变物质，这被认为是"瓶中恶化"的原因之一。血清有可能成为病毒和支原体污染的来源之一。因此，寻找血清替代物已成为培养工作的一项任务。但目前更多地还是使用无血清培养基培养细胞。

第九节　组织免疫学检查方法

　　组织免疫学检查是基于抗原抗体间特异性结合原理以及特殊标记技术发展而成的组织学检测技术，用于对组织中特定的抗原或抗体进行定位、定性甚至定量。由于该检测技术是传统的组织学结合免疫学而发展起来的，故又称为原位免疫学（in situ immunology）。

　　1941年，Albert Coons博士等人首次将荧光素标记于抗体上，用以检测肺炎双球菌在肺组织中的分布，自此开创了组织免疫学检测技术的新纪元。1968年，日本科学家Nakane建立了酶标记抗体技术，掀开了一场棕色革命。1974年，Sternberger在此基础上改良并建立了辣根过氧化物酶—抗过氧化物酶（PAP）技术。1975年，Koehler和Milstein因发明了单克隆抗体而获得了诺贝尔奖。1981年，许世明（Hsu）等人建立了抗生物素—生物素（ABC）法，Danscher建立了免疫金银染色法（IGSS），随后，免疫电镜技术以及原位分子杂交免疫组织化学技术等相继问世，这又是组织免疫学检测技术一次重要的进步。近年来，随着单克隆抗体技术、化学标记技术以及检测自动化技术的迅猛发展，以免疫组织化学（immu-nohistochemistry，IHC）技术为主的组织免疫学检测已经成为当今生命科学研究以及医学诊断领域的有力工具，尤其在肿瘤病理诊断领域，组织免疫学检查已经成为一种常规的诊断依据。组织免疫学检测除了具有特异性强和灵敏度高的特点外，还能将形态学改变与功能和代谢结合起来，一方面可以保持原有的组织形态学基础，另一方面，改进了传统免疫学检验只能定量或定性却无法定位的缺点。

　　原位分子杂交免疫组织化学(in situ hybridization immunohistochemistry)技术的建立是现代组织免疫学向基因水平深入发展的重要标志。该技术将组织免疫学的免疫信号放大和显色技术引入到原位分子杂交后信号的检测体系中，已经成为现代组织免疫学一个重要的分支。

　　组织免疫学检测按照标记物的种类可分为免疫荧光法、免疫酶组织化学法、亲和免疫组织化学法、免疫铁蛋白法、免疫金法及放射免疫自显影法等。但目前用于临床诊断的检查主要有免疫荧光法和免疫组织化学法。

　　我国组织免疫学研究虽然起步较晚，但发展较快，20世纪70年代末，国内各大医学院校纷纷开始建立组织免疫学技术用于科学研究。随后，以进口抗体为主的高品质抗体不断引入国内，快速地推动了组织免疫学检查在临床上的应用。目前，国内大部分市级以上医院的病理科都已经建立以免疫组织化学为主的组织免疫学检查，极大地提升了病理诊断水平，同时促进了肿瘤个性化治疗的应用和发展。近年来，全自动组织免疫染色仪器的投入使用使临床组织免疫学检测的诊断标准和检测方法得以统一和标准化。为了确保临床组织免疫学检测的可靠性，我国亟待在全国范围内建立推广标准化的技术操作规范和相应的标准化检测试剂。

一、免疫荧光组织化学染色法

　　1941年，Coons等人将免疫荧光技术与组织形态学技术相结合，建立了免疫荧光组织化学技术，用以检测肺炎双球菌在肺组织中的分布，如今，免疫荧光组织化学技术已经成为现代生物和医学领域中应用最广泛的技术之一。它与激光技术、扫描电镜和双光子显微镜等技术结合发展为定量免疫荧光组织化学技术。近年来，随着荧光激活细胞分选技术(Fluorescence activated cell sortor，FACS)以及激光扫描共聚焦显微镜的问世，使免疫荧光组织(细胞)技术发展到了更高的水平，开创了现代免疫荧光检测技术的新时代。20世纪80年代以来，不断有新的荧光素如R-藻红素、B-藻红素、C-藻蓝蛋白(C-phycocyanin)、花青类(Cy2、Cy3、Cy5、Cy7)、异硫氰酸荧光素(fluorescein isothiocyanate，FITC)、四甲基罗丹明异硫氰酸盐(tetramethyl rhodamine isothiocyanate，TRITC)、德克萨斯红(Texas red)面世，伴随着高品质单克隆抗体的应用，免疫荧光组织化学检测的特异性、敏感性和应用范围正在不断提高。

　　由于免疫荧光组织化学技术的特异性、快速性以及在细胞水平定位的准确性，该技术已广泛应用于多种临床检测，包括免疫学、病理学、肿瘤学、微生物学等领域。

(一)免疫荧光组织化学染色法原理

　　免疫荧光组织化学是根据抗原抗体反应的原理，先将已知的抗原或抗体标记上荧光素，制成荧光抗体，再用这种荧光抗体(或抗原)作为探针检查组织或细胞内的抗原、相应抗原(或抗体)。在细胞或组织中形成的抗原抗体复合物上含有标记的荧光素，利用荧光显微镜观察标本，荧光素受激发光的照射而发出明亮的荧光，可以看见荧光所在的细胞或组织，从而确定抗原或抗体的性质、定位，以及利用定量技术测定含量。

　　用荧光抗体失踪或检查相应的抗原的方法称为荧光抗体法；用已知的荧光抗原标记示踪或检查相应抗体的方法称荧光抗原法。用免疫荧光技术显示和检查组织内抗原或半抗原物质等方法称为免疫荧光组织化学技术。免疫荧光组织化学染色法分为直接法、间接法和补体法。

1. 直接法

（1）检查抗原方法 该方法是最简便、快速的方法，用已知特异性抗体与荧光素结合，制成特异性荧光抗体直接用于组织抗原的检查。直接法特异性高，常用于肾脏穿刺、皮肤活检和病原体检查，其缺点是一种荧光抗体只能检查一种抗原，敏感性较差，如图 1-2-16 所示。

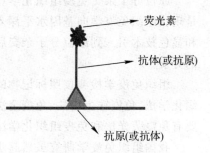

图 1-2-16 直接法原理

（2）检查抗体方法 将抗原标记上荧光素，即为荧光抗原，用此荧光抗原与组织细胞内相应抗体反应，而将抗体在原位检测出来。

2. 间接法

（1）检查抗体（夹心法）方法 先用特异性抗原与组织细胞内抗体反应，再用此抗原的特异性荧光抗体与结合在细胞内抗体上的抗原相结合，抗原夹在细胞抗体与荧光抗体之间，故称夹心法，如图 1-2-17 所示。

（2）检查抗体方法 用已知抗原组织切片，加上待检血清，如果其中含有切片中某种抗原的抗体，抗体结合在抗原上，再用间接荧光抗体（抗种属特异性 IgG 荧光抗体）与结合在抗原上的抗体反应（如检测人血清中的抗体必须用抗人 IgG 荧光抗体等），在荧光显微镜下可见抗原抗体反应部

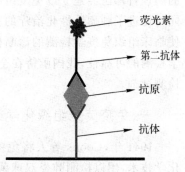

图 1-2-17 夹心法原理

位呈明亮的特异性荧光。此法是常规检验血清中自身抗体和多种病原体抗体的重要手段。

（3）检查抗原法 此法是直接法的重要改进，先用特异性抗体（或称第一抗体）与组织标本反应，随后用缓冲盐溶液洗去未与抗原结合的抗体，再用间接荧光抗体（或称第二抗体，种属特异性）与结合在抗原上的抗体（是第二抗体的抗原）结合，形成抗原—抗体—荧光抗体免疫复合物。由于结合在抗原抗体免疫复合物上的荧光抗体显著多于直接法，故敏感性大幅提升。因为假设组织抗原上每个分子可以结合 3～5 个抗体，当该第一抗体作为抗原时，又可结合 3～5 个第二荧光抗体，所以和直接法相比，该方法可以增强 3～4 倍的荧光强度。此方法除灵敏性高外，只需制备一种种属间接荧光抗体，可以适用于同一种属产生的多种第一抗体的标记显示，这是现在最广泛应用的技术，如图 1-2-18 所示。

3. 补体法

（1）直接检查组织内免疫复合物方法 用抗补体 C3 荧光抗体直接作用组织切片，与其中结合在抗原抗体复合物上的补体反应，从而形成抗原—抗体—补体—抗补体荧光抗体复合物，在荧光显微镜下呈现阳性荧光的部位就是免疫复合物上补体存在处，此法常用于肾脏穿刺组织活检诊断等。

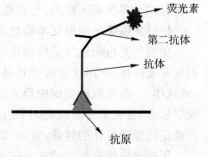

图 1-2-18 间接法原理

（2）间接检查组织内抗原方法 常将新鲜补体与第一抗体混合同时加在抗原标本切片上，经 37℃ 孵育后，如发生抗原抗体反应，补体就结合在此复合物上，再用抗补体荧光抗体与结合的补体反应，形

成抗原—抗体—补体—荧光抗体的复合物,此法优点是只需一种荧光抗体可适用于各种不同种属来源的第一抗体的检查。

4.双重免疫荧光组织化学标记方法

在同一组织标本上需要同时检查两种抗原时要进行双重荧光染色,一般均采用直接法,将两种荧光抗体(如抗 A 和抗 B)以适当比例混合,加在标本上孵育后,按直接法洗去未结合的荧光抗体,抗 A 抗体用异硫氰酸荧光素(FITC)标记,发黄绿色荧光;抗 B 抗体用四甲基罗丹明异硫氰酸盐(TRITC)标记,发红色荧光,可以明确显示两种抗原的定位。

(二)免疫荧光组织化学检查结果报告

荧光显微镜观察的结果主要包括两方面,一是形态特征,二是荧光的亮度。在报告时先报告阳性荧光的形态名称加抗体,再描述荧光强度。根据观察者的主观目测荧光亮度可分为阴性和阳性两种结果,阳性又可分为"+"(可见较弱的荧光)、"++"(为明亮的荧光)和"+++"(呈耀眼的荧光)。虽然这样的目测记录精确度可能在不同的观察者之间有差异,但经过规范化训练和大量观察经验后,这种方法基本上是可靠的,也便于推广应用。

(三)免疫荧光组织化学染色中非特异性荧光染色的主要原因

组织的非特异性染色的机制很复杂,主要原因如下:①一部分荧光素未与蛋白质结合,形成了聚合物和衍生物,而不能被除去引起非特异性染色。②抗体以外的血清蛋白与荧光素结合形成荧光素脲蛋白,可与组织成分非特异性结合。③除去检查的抗原外,组织中还可能存在类属抗原(如 Forssman 抗原),可与组织中特异性抗原以外的相应抗体结合。④从组织中难于提纯抗原性物质,所以制备的免疫血清中往往混杂一些抗其他组织成分的抗体,以致容易混淆。⑤抗体分子上标记的荧光素分子太多,这种过量标记的抗体分子带有过多的阴离子,可吸附于正常组织上而呈现非特异性染色。⑥荧光素不纯,标本固定不当等。

(四)目前临床常用的免疫荧光组织化学检查

1.免疫荧光组织化学在肾小球疾病诊断中的应用

肾脏非肿瘤疾病主要集中在肾小球、肾小管—间质、血管性以及移植肾病变。免疫反应在肾脏疾病(尤其是肾小球疾病)的发生、发展中起着重要的作用。由于肾活检技术的广泛开展,组织免疫学检查如免疫荧光组织化学检查已成为肾活检组织病理学诊断中不可缺少的部分。

大量临床和实验研究表明,大部分肾小球疾病是由Ⅲ型变态反应(免疫复合物型变态反应)引起的,70%以上肾炎患者的肾小球内可检测到免疫球蛋白(immunolobulin,Ig),并常伴有补体沉积;免疫复合物致病途径可分为两种:循环免疫复合物沉积和原位免疫复合物沉积。检测方法如下:

(1)取患者肾穿刺组织,做冰冻切片,厚度 $4\sim6\mu m$,不固定。肾切片应先在显微镜下选取有肾小球的部位作免疫荧光染色。

(2)分别用抗人 IgG、IgA、IgM 和补体 C3、C4、C1q 等荧光抗体染色,同时做对照试验。

(3)荧光显微镜观察并报告。

在肾小球疾病的免疫病理观察中,需要分清两组病变类型:①弥漫性和局灶性病变:根据病变累及肾小球的总数分类,累及肾小球的总数 50%以上者称为弥漫性肾小球病变;小于 50%者称为局灶性肾小球病变。② 球性和节段性病变:根据病变肾小球受累及的毛细血管袢范围分类,50%以上的毛细血管袢受累者称为球性病变;小于 50%者称为节段性病变。

判断免疫病理检查结果时，需要注意以下几方面：① 沉积 Ig 和补体的种类。② 沉积部位在肾组织内是弥漫性、球性还是局灶性、节段性分布。③ 沉积图像是线性、结节状还是颗粒状。④ 沉积的具体部位（肾小球、肾小管、肾间质、肾间质血管）。⑤ 强度如何。⑥ 是否为特异性 Ig 和补体沉积。

Ig 和（或）补体在肾组织内弥漫性沉积，可能为膜性肾病、毛细血管内增生性肾炎、Ⅳ型狼疮肾炎等；若表现为局灶性、节段性分布，则需要考虑局灶性节段性肾小球硬化症、Ⅲ型狼疮性肾炎等。

在肾小球中，沉积的图像沿肾小球毛细血管基底膜线性沉积，提示抗 GBM 肾病、轻链沉积病、致密物沉积病等；结节状沉积则主要见于淀粉样变性肾病、轻链（重链）沉积病、糖尿病肾病等；若颗粒状沉积，还有注意其沉积的具体部位：位于系膜区，可能为 IgA 肾病、Ⅱ型狼疮肾炎等；沿毛细血管壁分布可能为膜性肾病等；位于系膜区及毛细血管壁则可能为膜增生性肾小球肾炎、Ⅳ型狼疮肾炎等。

在肾小管中，沉积的图像沿肾小管基底膜线性沉积，可能为抗 GBM 肾病、致密物沉积病、轻链（重链）沉积病；颗粒状沉积需考虑狼疮肾炎、急性肾小管间质性肾炎等。

2.抗皮肤组织自身抗体检测方法

抗皮肤成分的自身抗体在疱疹性皮肤病中具有诊断和鉴别的意义，寻常性天疱疮有鳞状上皮细胞间隙抗体，类天疱疮具有基底膜带抗体。这种自身抗体无种属特异性。方法如下：

（1）取患者皮肤活检组织一部分做常规石蜡切片，HE 染色，常规病理组织学诊断，一部分做冰冻切片和直接法免疫荧光染色。荧光抗体用抗人 IgG、IgA、IgM 和补体 C3 等，同时做相应的对照试验。

（2）荧光显微镜观察并报告。直接法检测结果可见疱疹性皮肤病中各有一定的荧光形态，可见免疫球蛋白的沉积。

（五）免疫荧光组织化学技术现状与展望

免疫荧光组织化学技术经过数十年的不断改进和创新，已成为现代医学研究与临床诊断的重要技术之一。虽然近年来免疫组织化学技术取得了很大的发展（如 Envision 法和 CSA 法），但由于免疫荧光组织化学技术有自身独特的优点，特异性强，定位准确、简便、快速、鲜明，至今仍然在很多领域占有不可取代的地位。如肾活检、皮肤活检中 IgG、IgM、IgA、补体 C3 等检测，自身抗体的检查，传染病的快速诊断等。但是，由于免疫荧光法必须具有荧光显微镜，荧光强度随时间的延长而逐渐消退，结果不易长期保存等缺点，在临床普及应用上受到一定限制。随着抗体以及新型荧光素的不断创新，免疫荧光组织化学检查技术将会在临床上有更广泛的应用。

二、免疫酶组织化学染色法

20 世纪 60 年代初，Nakane 等人成功地将辣根过氧化物酶（HRP）标记在抗体分子上，从而开创了酶标记抗体的新技术。1970 年，Sternberger 等人在此基础上进行了改良，建立了非标记抗体酶法以及 PAP 法。20 世纪 90 时代，多聚螯合物酶法（也称酶标多聚葡萄糖化合物法）的发明是免疫酶组织化学法的重要进步。如今，随着抗体品质的不断提升，免疫酶组织化学技术得到了更加广泛地推广和应用，成为临床病理诊断领域不可缺少的工具之一,能够为病理诊断提供依据、判断肿瘤性质以及对患者预后进行预测等。如今,国内大部分市级以上医院病理科都已经建立起免疫酶组织化学的检查。未来随着分子病理学的发展,更多更精确的免疫标记将被应用推广,免疫酶组织化学检查必定会发挥更大的作用。

(一)免疫酶组织化学染色原理

免疫酶组织化学染色法也分直接法和间接法,直接法是将酶直接标记在第一抗体上,间接法是将酶标记在第二抗体上,检测组织细胞内的特定抗原。最常用的一种标记酶是辣根过氧化物酶(HRP),它广泛分布于植物界,以植物辣根内含量最丰富而得名,其分子质量为40kD,最适 pH 为 5～5.5,最适温度为 40～45℃。在 pH4～11,50℃以下均较稳定,易溶于水和 58%以下饱和硫酸铵溶液。HRP 特异的底物为 H_2O_2,在分解 H_2O_2 过程中,与 H_2O_2 形成复合物,在无电子供体存在时,反应不再进行;当电子供体存在时,迅速生成水,酶被还原,电子供体被氧化,聚合,再经氧化环化后形成吲哚胺多聚体。在酶反应部位,形成不溶性棕褐色沉淀,与组织对比清晰。3,3-二氨基联苯胺(DAB)是广泛应用的电子供体之一,较敏感,切片可被脱水透明,永久保存。但 DAB 被认为可能具有致癌性,所以应尽量减少吸入和皮肤接触次数。

(二)常用免疫酶组织化学染色方法

1. EPOS 法

该方法是由 DAKO 公司推出的一步法,它的特点是以葡聚糖多聚化合物为骨架,将特异性抗体和 HRP 结合在一起,形成 HRP-多聚化合物-特异性抗体的复合物,如图 1-2-19 所示。EPOS 法师一种最简便的方法,只需一次抗体结合孵育。特异性较高,无背景非特异性染色,敏感性不及二步法螯合物酶方法,且商品化酶标特异性抗体的品种有限,价格昂贵。

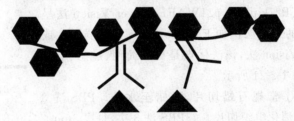

图 1-2-19　DAKO EPOS 一步法抗体

操作步骤如下:①冰冻切片或石蜡切片脱蜡至水洗。②抗原修复(AR)PBS 洗 3min,3次。③0.3% H_2O_2 处理 5min,阻断内源性过氧化物酶活性。④蒸馏水洗,TBS 洗 5min。⑤加入所需的 DAKO EPOS/HRP 试剂,室温放置 30～60min。⑥TBS 洗 3min,3 次。⑦0.04%DAB～0.3% H_2O_2 显色 8～12min。⑧水洗,复染,常规脱水,透明,树胶,封片。

2. EnVision 法

该方法又称 ELPS(enhance labeled polymer system),利用葡聚糖骨架的多聚螯合物,1分子多聚螯合物结合了 70 个辣根过氧化物酶(HRP)分子和 10 个第二抗体分子,当特异性抗体与相应的抗原结合后,加入该复合物后显色。由于 EnVision 复合物中包含的 HRP(或其他标记酶)的数量以及第二抗体分子的数量均高于其他系统的复合物,因此检测信号被高度地放大,大大增强了敏感性和特异性。此外,人体中不存在这种多聚化合物,Envision 复合物中也不含生物素,可以有效避免非特异性染色,背景染色浅或无,基于此,该方法在实际工作中应用较普遍。然而,由于 En Vision 复合物分子结构较大,容易在抗原抗体结合时形成空间障碍,穿透能力也较差,因此该方法一般不适用于完整细胞样本的检测。原理如图 1-2-20 所示。

操作步骤如下:①常规石蜡切片,脱蜡至水洗,用 PBS(pH7.4)冲洗 3 次,每次 3min。②根据第一种抗体的要求,对组织抗原进行相应的修复。③如有必要,每张切片加 1 滴或 $50\mu l3\%$ 过氧化氢溶液,室温下孵育 10min,以阻断内源性过氧化物酶。PBS 冲洗 3 次,每次 3min。④甩去 PBS 液,每张切片滴加 1 滴或 $50\mu l$ 的第一抗体,室温下孵育 60min。⑤PBS 冲洗 3 次,每次 3min。⑥甩去 PBS 液,每张切片加一滴或 $50\mu l$ 聚合物增强剂,室温下孵育 20min。⑦PBS 冲洗 3 次,每

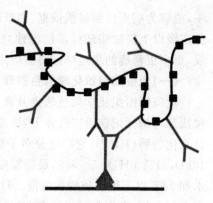

图 1-2-20   EnVision 法原理

次 3min。⑧甩去 PBS 液,每张切片加 1 滴或 $50\mu l$ 酶标抗鼠/兔聚合物,室温下孵育 30min。⑨PBS 冲洗 3 次,每次 3min。⑩甩去 PBS 液,每张切片加 2 滴或 $100\mu l$ 新鲜配制的 DAB 显色液,显微镜下观察 3~10min,阳性显色为棕色。⑪蒸馏水冲洗,苏木素复染,0.1% 盐酸分化,自来水冲洗,PBS 冲洗反篮。⑫梯度酒精脱水干燥,二甲苯透明,中性树胶封片。

3. Power Vision 法

由美国 Power Vision 公司生产,应用可折叠的多聚体链接 HRP 和抗小鼠、兔抗体 IgG 形成多聚体,每一个抗体分子与多个酶分子相连,具有更高的酶/抗体比,有效地克服了空间位阻结合障碍,并且放大了检测信号,提高了敏感性。1991 年石善溶发现,用相同的一种抗体以及稀释比,检测 P53、P27kip1 和 p21WAF1,Power Vision 法呈强阳性,而其他对照的二步法例如 EnVision 法等则呈弱阳性或阴性。所以相比 EnVision 法,该法优点是更加简便、敏感、节省第一抗体。原理如图 1-2-21 所示。

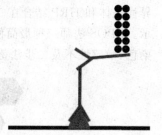

1-2-21   Power Vision 法原理

操作步骤如下:①常规石蜡切片,脱蜡至水洗。PBS 洗 3 次,每次 3min。②酶消化组织切片。③PBS 洗 3 次,每次 3min。④0.3% H_2O_2 阻断内源酶 15min,PBS 洗 3 次,每次 3min。⑤加稀释的特异性一抗,室温孵育 30min,PBS 洗 3 次,每次 3min。⑥滴加 Power Vision 试剂,室温孵育 30min,PBS 洗 3 次,每次 3min。⑦0.04% DAB~0.03% H_2O_2 显色 8~12min。⑧水洗,苏木素复染,梯度酒精脱水,二甲苯透明,中性树胶封片。

三、亲和免疫组织化学染色法

在组织学研究中,利用两种物质之间的高度亲和能力及其可标记性,以显示其中一种物质的方式称亲和免疫组织化学。随着生物素(biotin)、葡萄球菌 A 蛋白(staphylococcal protein A,SPA)以及植物凝集素(lectin)等亲和化学物质被引入免疫组织化学技术以后,免疫组织化学染色的敏感性得到了进一步的提高,更利于微量抗原(或抗体)在细胞或亚细胞水平的定位。20 世纪 70 年代以来,基于亲和组织化学的免疫检查技术例如 BRAB 法、LAB 法、SPA-HRP 法和 ABC 法等相继被建立,这些方法都有一个共同特点,即一种物质对某种组织成分具有高度亲和力,但其本质上并非抗原抗体反应,因此 Bayer 于 1976 年首次称此

技术为亲和组织化学（affinity histochemistry）。然而，抗原抗体反应从本质上也属于亲和组织化学范畴。目前，亲和组织化学常用的体系包括抗原抗体、植物凝集素和糖类、生物素与卵白素、葡萄球菌 A 蛋白与 IgG 等。

（一）生物素—抗生物素亲和免疫组织化学

1. 基本原理

生物素与卵白素的发现是在很早以前，研究人员发现大量饲以鸡蛋白的动物会出现明显的"维生素 H 缺乏症"，进一步研究发现鸡蛋白中含有一种糖蛋白（avidin），具有四个与维生素 H（biotin，又称生物素）亲和能力极强的位点，它们之间的亲和能力比抗原抗体的亲和力高出百万倍，而且不影响彼此的生物学活性，又能与荧光素、过氧化酶等示踪物质结合。由于该亲和系统的上述诸多优势，病理工作者们成功地将其应用于免疫组织化学染色系统。为了便于理解，目前国内常常将卵白素称为抗生物素或亲和素。

2. 常用染色方法

（1）SP 法　SP 采用生物素标记的第二抗体与链霉菌抗生物素蛋白连接的过氧化物酶及基质素混合液来测定细胞和组织中的抗原，原理如图 1-2-22 所示。

（2）ABC 法　ABC 法是抗生物素—生物素—过氧化酶复合物技术（avidin biotin-peroxidase complex technique）的简称，该方法由许世明等人于 1981 年在 BRAB 法和 LAB 法的基础上改良而

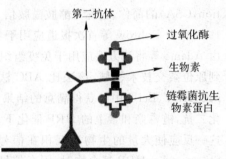

图 1-2-22　SP 法检测原理

来，其特点是利用抗生物素分别连接生物素标记的二抗和生物素标记的酶。复合物是将过氧化酶结合在生物素上，再将生物素—过氧化酶连接物与过量的抗生物素蛋白反应而制备的，最后进行显色反应定位，如图 1-2-23 所示。

该方法敏感性高，因为生物素与抗生物素有着极强的结合力，抗生物素和生物素结合有四个位点，一部分和生物素、过氧化物酶结合，另一部分和生物标记的抗体结合。在 ABC 反应中，抗生物素作为桥连接于抗生物素分子之间，于是形成了一个含有 3 个以上过氧化物酶分子的网格状复合物，敏感性极大提高。由于敏感性高，第一抗体和第二抗体可被高度稀释，因此，特异性强，背景染色淡。另外，由于生物素与抗生物素具有多种示踪物结合的能力，可用于双重免疫染色。

（3）SABC 法　SABC 法是链霉亲和素—生物素—过氧化酶复合物技术的简称。该方法集中体现了先进的免疫组化方

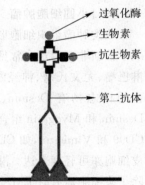

图 1-2-23　ABC 法原理

法所必须具备的高敏感性、高特异性及操作快速、简便的特征。链霉亲和素是一种从链霉菌培养物中提取的蛋白质，分子量 60kD，不含糖链，等电点 $6.0\sim6.5$，和亲和素一样，也有四个生物素结合位点，亲和力高达 $10^{15}\,M^{-1}$。和亲和素相比，链霉亲和素是一种更接近完美的生物素结合蛋白。生物素是一种水溶性维生素（即维生素 H），分子量 244D。生物素活化后，可以标记抗体、酶而不影响其活性。链霉亲和素与一定浓度的生物素过氧化物酶混合后，就能形成链霉亲和素—生物素—酶复合物。这种复合物中只

是存在一个尚未被生物素占据的亲和素结合位点,可以和各
种生物素标记抗体结合。这种复合物即是 SABC(streptavi-
din-biotin complex),如图 1-2-24 所示,该方法有时也称为标
记的链霉亲和素—生物素(labelled streptavidin-biotin,
LSAB)法。

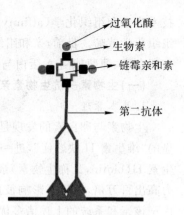

Dako 公司自从推出第一代 SABC 之后,进一步推出新
一代的 SABC,将 SABC 的 A 液和 B 液合二为一。既保持了
第一代 SABC 的高敏感性和特异性,又进一步简化了操作程
序,更为敏感特异。

图 1-2-24　SABC 法原理

(二)催化信号放大法(CSA 法)

CSA 法是催化信号放大法(catalyzed signal amplifica-
tion,CSA)的简称,也称为酪胺酰胺信号放大(TSA),是一种酶介导的检测方法。该方法于
1989 年由 Bobrow 等首次报道应用于免疫酶联吸附试验和蛋白电泳转移膜的检测,1992 年
由 Adams 等将该方法应用于免疫组织化学的检测中,1995 年 Kerstens 等又将该方法应用
到原位杂交技术领域,该法比 ABC 法的敏感性高 100 倍。CAS 在原位杂交检测 HPV、
p16、HBV、Bcl-2 中已获得满意的结果。特异性一抗和组织细胞内抗原结合后,滴加生物素
化二抗,链霉亲和素上的 HRP 催化下,立刻在抗原抗体结合部位形成一个共价结合位点,
这一反应使大量的生物素沉积在信号位点上,然后加上生物素化的酪胺,当再一次滴加
Streptavidin-HRP 复合物时,因在信号上存在许多的生物素,而使酶分子复合物越积越多,
通过底物使原始信号得到几何级的放大,敏感性较常规 LABC 法要高近 1000 倍,如原始信
号还得不到应有的放大,可使上述循环再来一次。

四、免疫组织化学检查在常见肿瘤鉴别诊断中的应用

(一)小圆细胞肿瘤

该类肿瘤组织细胞形态学上表现多为圆形,体积较小,呈片状及弥漫分布,仅凭常规组
织学诊断非常困难。常见的小圆细胞肿瘤有胚胎性横纹肌肉瘤、原始神经外胚层肿瘤、恶性
淋巴瘤、尤文氏瘤、神经内分泌肿瘤、小细胞癌和原始间叶肿瘤等。胚胎性横纹肌肉瘤特异
性的标志物有 Desmin、MSA、Myoginin、MyoD1 和横纹肌 Actin 等,临床诊断中首选
Desmin 和 Myoginin 组合或 MSA 和横纹肌 Actin 组合。确诊尤文氏瘤的首选标志物是
CD99 和 Vimentin,如 CD99 和 Vimentin 同时阳性则可诊断为尤文氏瘤,但 CD99 在某些上
皮细胞亦可轻度表达。淋巴瘤诊断可同时选用 LCA、T 细胞及 B 细胞标志物等,淋巴瘤中
除了浆细胞瘤有时 EMA 阳性外,绝大多数肿瘤细胞不表达 CK 标志。原始神经外胚层肿
瘤通常表达 NSE、NF、CD99 标志。小细胞癌是一种分化非常差的上皮源性肿瘤,但可用
CK、EMA、CEA 或 ESA 标记,虽然分化较差仍可灶性表达,鳞状上皮部位发生的小细胞癌
可选 P-CK 和 HCK;内脏上皮发生的肿瘤选 LCK 和 CEA。肺和胃肠小细胞癌除 CK 外应
加 NSE、CgA、SCLC 等神经元标志,因为这些部位的低分化上皮肿瘤常具有神经内分泌现
象。原始间叶源性肿瘤诊断非常困难,有时除 Vimentin 阳性外,其余标志物均不表达,可采
用排除法判断。颅内低分化胶质瘤,尤其是某些小细胞胶质瘤应与颅内淋巴瘤和神经母细
胞瘤鉴别,该肿瘤恶性程度高,虽然它们在分化过程中会丢失部分 GFAP 或 MBP,但采用

加强标记方法和仔细观察仍将发现少量或灶性阳性细胞,加上排除其他肿瘤的方法是可以确诊的。

(二)梭形细胞肿瘤

该类形态的肿瘤种类比较多,如纤维源性肿瘤、平滑肌肿瘤、横纹肌肿瘤(梭形细胞型)、血管源性肿瘤、神经纤维瘤、间皮肿瘤、恶性纤维组织细胞肿瘤、肌上皮肿瘤、恶性黑色素瘤(梭形细胞型)、滑膜肿瘤和梭形细胞癌等。以往诊断这类肿瘤多靠特殊染色作辅助手段,但特殊染色缺乏特异性,因此诊断时感到非常困难。免疫组化标记对梭形细胞肿瘤的诊断作出了重大的贡献,绝大部分肿瘤通过免疫组化可以明确诊断。

纤维瘤和纤维肉瘤等纤维性肿瘤目前尚缺乏较特异的标志物,通常只有 Vimentin 呈阳性反应,只能以排除法来诊断。平滑肌肿瘤首选 SMA、calponin(CALP)、和 caldesmon 等平滑肌标志。某些上皮样平滑肌肉瘤可以表达少量 CK,应该说该肿瘤免疫组化标记诊断基本无困难。梭形细胞型横纹肌肿瘤常易发生误诊,其原因并非无标志物,而是这类肿瘤不多见,常常被人们忽视所致。若选用 Myoginin 和 MyoD1 等横纹肌标志物完全可以明确诊断。血管源性肿瘤是较常见的梭形细胞肿瘤,分为血管内皮瘤和血管外皮瘤。血管内皮瘤首选 FⅧ、CD34 和 CD31,低分化的内皮肿瘤 FⅧ优于 CD34 和 CD31。外皮肿瘤尚无有效特异性标志,Vimentin 和 SMA 有时可阳性。在血管内皮和外皮肿瘤鉴别中可应用 laminin 和胶原Ⅳ,它们能标记血管基底膜,以此观察肿瘤细胞与基底膜的关系。外皮肿瘤的诊断应该在排除内皮的基础上尚可诊断。神经鞘瘤和神经纤维瘤最常用的免疫组化标记为 S-100 和 MBP、CD57,其中 S-100 和 CD57 敏感性较强,Laminin 在鞘细胞基膜也可阳性表达,故大部分肿瘤诊断不难。间皮肿瘤和滑膜肿瘤均有双向分化的特点,可同时向上皮和间叶细胞分化,瘤组织可同时表达 CK 和 Vimentin。间皮细胞较特异的标志 HMBE1 和 calretinin 是目前最常用的标志,免疫表型定位于细胞膜,虽然某些腺癌也阳性表达,但多为局灶性且定位于细胞质。间皮肿瘤一般不表达 CEA。滑膜肿瘤尚无特异性标记。恶性纤维组织细胞瘤是较为常见的肿瘤,A1AT、A1ACT、Lysozyme 呈阳性反应,虽然这些标记物缺乏特异性,但在诊断中仍然不失为有效的标志物。CD68 是近年来应用比较普遍的组织细胞标志物,其特异性较为理想,非特异背景染色轻,在恶性纤维组织免疫组织化学中可以作为首选的标志物。

肌上皮肿瘤有时很难与平滑肌肿瘤和神经纤维肿瘤相区别。该肿瘤的突出特征是免疫表型最复杂,CK、vimentin、S-100、SMA、CALP、GFAP 等亦可阳性表达。根据不同部位应选择不同标志,发生在唾液腺肌上皮肿瘤可用 GFAP 和 S-100;乳腺肌上皮瘤 S-100 和 SMA 强阳性而 GFAP 多为阴性。肌上皮瘤和神经纤维源性肿瘤鉴别诊断还应加 CK、MBP 等标记。该肿瘤与平滑肌肿瘤除具有平滑肌共同的某些特征外,后者 CK 和 S-100 多为阴性表达,判断时应联合标记、综合分析和判断。

梭形细胞恶性黑色素瘤免疫组化诊断并非难事,黑色素瘤 Vimentin 阳性而不表达 CK 等上皮标记,HMB45 和 S-100 是该肿瘤的首选标志物。梭形细胞癌是一种低分化的上皮源性肿瘤,PCK 和 HCK 是比较理想的标志物,这类肿瘤一般 CEA、EMA 和 ESA 等内脏上皮标志不作为首选。

(三)上皮样肿瘤

常规病理活检中常见的上皮样肿瘤有:上皮样肉瘤、透明细胞肉瘤、癌内瘤、上皮样间质瘤、上皮样滑膜肉瘤、上皮样平滑肌肉瘤、上皮样神经鞘瘤、上皮样血管肉瘤、肌上皮瘤、上皮样淋巴瘤等,上皮样肉瘤除具有上皮阳性成分外,梭形细胞可以具有纤维组织细胞或肌源性细胞等免疫组化标记特征。透明细胞肉瘤被认为是软组织恶性黑色素瘤,具有黑色素瘤的免疫组化标记特点。上皮样血管肿瘤、神经鞘肿瘤和平滑肌肿瘤除了共同特征可为 CK、EMA 上皮标记阳性外,各自都有自己的特异性标志。某些渐变性大细胞淋巴瘤有时可表现为上皮样结构,可喜的是淋巴肿瘤均有较特异性的标志物如 LCA、L26、CD45RO、CD43、CD30(Ki-1)、CD68 和 ALK 等,都是目前应用最普遍的标志物,均可用于常规石蜡切片。

(四)多形性肿瘤

这一组肿瘤的细胞形态和组织结构常常表现为多形性,细胞大小不一,有梭形及圆形,胞质常较丰富,在诊断中有一定难度。恶性纤维组织细胞瘤有时表现为多形性细胞,大小异性最大,常伴瘤巨细胞,这些细胞对 A1ACT、Lysozyme 和 CD68 为强阳性表达。多形性横纹肌肉瘤用 Myoglobin、Myoginin、MyoD1 可以确诊。去分化平滑肌肉瘤虽然形态多样化,但其免疫组化表达常较理想。多形性神经鞘瘤中 S-100 和 MBP 阳性外,有时可表达 HMB45,实为黑色素瘤型,该类肿瘤较少见,但注意与真正黑色素瘤相鉴别。恶性蝾螈瘤为神经纤维源性肿瘤向横纹肌分化,该肿瘤的特征是除具有神经肿瘤标志外还有横纹肌分化成分,肌源性标记为阳性反应。多形性癌选用 PCK、ESA、EMA 可以确诊。关于多形性脂肪肿瘤目前还缺乏特异性标志,因此免疫组化还不能有效标记,只能通过排除法,并结合脂肪染色等特殊染色帮助诊断。恶性黑色素瘤有时形态学表现为多形性,若选用 S-100 和 HMB45 等标记则易于明确诊断。星形胶质细胞肉瘤可以为多形性,伴瘤巨细胞,异型程度较大,免疫组化标记这些怪异型的瘤巨细胞常表达 GFAP。因此免疫组化诊断不困难。

(五)腺泡状肿瘤

该类型肿瘤是一组具有独特的腺泡状组织结构的肿瘤,常见于腺泡状软组织肉瘤、腺泡状横纹肌肉瘤、化学感受器瘤及神经内分泌肿瘤、恶性颗粒细胞瘤和腺泡状癌等。

腺泡状软组织肉瘤由上皮样细胞组成,瘤细胞多边形,胞质嗜酸细颗粒,排列成圆形或椭圆形的细胞巢,巢间为薄壁血管相隔,胞质内可见耐淀粉酶 PAS 阳性结晶物质。免疫组化对该肿瘤缺乏特异性标志,近年来发现某些病例可表达 Vimentin、Desmin、Myosin、Actin 和 MyoD1 等肌细胞标志,而 NSF、CgA 和 CK 为阴性反应,因此有人认为该肿瘤可能起源于一种转化的肌细胞。在我们的标记中虽然有一定的肌细胞标志,但仍不如真正的肌细胞表达强,故应结合其他标志物综合判断。腺泡状横纹肌肉瘤由原始间叶组织及分化程度较低的横纹肌细胞组成,形成腺泡状结构的高度恶性肿瘤,免疫组化应首选 Desmin、Myoginin、MyoD1 和 MSA,由于该肿瘤有特异性标志,应该说通过免疫组化标记诊断并不困难。

化学感受器瘤和某些副神经节瘤中少部分肿瘤有时排列成腺泡状结构,鉴于该肿瘤属于神经内分泌肿瘤,免疫组化显示 NSE、NF、CgA、Sy 和某些神经肽类激素阳性。颗粒细胞瘤的瘤细胞胞质丰富,嗜酸性颗粒状,呈巢状排列,以往认为该肿瘤来源于横纹肌,近来免疫组化显示 S-100、NSE、NF 可呈阳性反应,故将该肿瘤归类于神经源性肿瘤。

甲状腺癌、肺腺泡细胞癌、肝癌和肾癌中某些类型均可呈腺泡状排列,常与副神经节瘤相混淆,但上述几种癌表达 CK、EMA、CEA 等上皮细胞标志,故鉴别诊断不难。

(六)转移性肿瘤

转移性肿瘤中上皮性肿瘤最常见,免疫组化常为 CK、ESA、CEA 等阳性反应。甲状腺癌用 TG 标记;肝癌可表达 HPC 和 AFP;前列腺癌 PSA 和 PSAP 阳性反应;胃肠道癌和肺癌可用 CA19-9、CA-242 标记;乳腺瘤 PR、ER、CA-225、CA-153 是常用的标志;卵巢癌中浆液性腺癌 CA125 多阳性反应;绒毛膜癌 HCG 和 SP1 是非常有用的标志物,具有一定的特异性;转移性间叶肉瘤均有较特异性标志,可根据组织形态学特点选择标志物。淋巴瘤中间变性大淋巴细胞瘤有时可与低分化上皮肿瘤混淆,若采用 Ki-1、LCA、CD43 等标记不难排除,间变性大淋巴细胞瘤的特异性标志物为 ALK,此外比 Ki-1 也具有诊断意义;恶性黑色素瘤是常见的转移性肿瘤,该肿瘤除 S-100 和 HMB45 阳性外,对 Vinmentin 表达,但缺乏 CK 和 EMA 阳性反应。

（本章编写人员:楼滨,谭亚君,叶波,陈保德,范剑,刘永林,郑书发）

第二篇　临床免疫性疾病

第三章 过敏反应与免疫

第一节 概 述

一、过敏性疾病的认知起源

人类历史上最早关于过敏性疾病的记载要追溯到公元前 3000 年,埃及法老 Mense 在一次出游中被黄蜂叮蜇致死,是首例蜂毒导致的过敏性休克;另一则记载则是 1900 年前罗马的皇帝 Claudius 之子 Britannicus 对马毛过敏,他一接触到马毛就出现全身风团,即我们今天说的荨麻疹。因为这个病,Britannicus 无法参与皇室的骑马巡视机会,最后丢失了自己的性命和皇位,被堂兄尼禄(历史上有名的暴君)杀死。此外,法国国王查理三世则记载曾患草莓过敏诱发的急性荨麻疹。古罗马诗人唯物主义哲学家 Lucretius 曾说过一句既富有哲理,又包含过敏反应科学底蕴的名言"吾之美食,汝之鸩毒"(What is food to one,is to others bitter poison),从一个侧面反映了古代过敏反应科学的朦胧状态。

二、对过敏性疾病认知的进展和学科建设的发展

尽管过敏性疾病的记载历史悠久,但人类对过敏性疾病的探索却缓慢而曲折。呼吸道的过敏症状研究开始较早。1565 年意大利医学家 Leonardo Boltallo 首先描述了针对玫瑰等植物花朵出现的呼吸道症状,但并未给出病因及诊断,真正意义上的研究进展发生在 19世纪。1819 年英国医生 Bostock 在《皇家医学学会》杂志上报告夏季出现的眼部和鼻部不适,认为枯草是导致症状的病因,因而命名为枯草热(hay fever),并将其归入上呼吸道疾病的范畴。1869 年英国医生 Blackley 观察将花粉放置在皮肤破损处的反应,开创了过敏原皮肤划痕试验,并于 1873 年报告草属花粉是枯草热的直接病因。此外,Blackley 还设计了花粉收集器,在显微镜下对玻璃片上的花粉颗粒进行分类和计数;他还尝试将花粉颗粒放入鼻腔、舌头、结膜、嘴唇和面部诱发症状,形成黏膜激发试验的雏形。

美国医生 Wyman1872 年出版《秋季卡他症》(花粉症)一书,在指出豚草是枯草热病因的同时,还绘制了美国各州的花粉分布图,建议枯草热患者每年 8 月到纽约州、新罕布什尔州和密执安州等地的山区度假,以摆脱枯草热的困扰。至此,部分过敏性鼻炎(枯草热)的病因初步揭晓。

1877 年德国医生 Ehrlich 发现并命名了肥大细胞。1902 年,法国生理学家 Richet 和医生 Portier 进行了从水母触须中提取毒素的试验。他们将毒素注入狗体内,试图应用疫苗免

疫的原理使狗获得对毒素的抵抗力。结果发现,当狗再次接受同样剂量或更小剂量的毒素注射后,很快出现呼吸困难,常在 30min 内死亡。两人由此提出,人体免疫系统在致敏后再次面对抗原暴露后产生严重反应,于是创用"anaphylaxis"一词("ana"原意为丧失,"phylaxis"原意为保护),描述机体再次接触抗原后迅速发生的可危及生命的过敏反应。

进入 20 世纪后,过敏反应的发病机制和治疗领域都得到了较大的发展。首先是对过敏反应的免疫机制的初步认识。1906 年,奥地利儿科医生 Pirquet 根据希腊语的 allos(变化了的)和 ergos(反应)合成了"allergy"(过敏反应)一词,在德文期刊《*Munchener Medizinische Wochenschrift*》的文章中首次使用,被认为是现代过敏反应学科的开元之年。而他也因此被视为"过敏反应学始祖"。Pirquet 观察到接受马血清注射治疗的白喉患者,第二次注射后常很快出现更严重的反应,同样的情况也见于接受天花疫苗注射的患者,由此推断过敏反应是人体由于对特定外源性蛋白质敏感而产生的保护性或危害性免疫反应。1921 年,德国卫生学家 Prausnitz 和妇科医生 Kustner 提出过敏反应的敏感性可通过血清进入另一个体,即当把过敏性患者的小量血清注入非过敏性个体的皮内时,首次注射后无明显反应,24h 后在同一部位重复注射,立即出现注射部位的风团和红斑,称为 P-K 反应(Prausnita-Kustner reaction),这个试验被称为"被动转移试验",其意义在于证实了人体内存在致敏抗体。

针对过敏反应的免疫机制的诊断治疗也在临床工作中得到初步的发展。1911 年,英国医生 Noon 和 Freeman 用皮下注射花粉浸出液的方法,控制过敏性疾病患者的症状,开创了过敏性疾病的免疫治疗方法。1912 年,德国医生 Schloss 第一次采用 Blackley 的方法在皮肤上进行试验,诊断临床食物过敏。

但这个阶段对过敏性疾病的治疗更具有重大意义的是组胺的发现和糖皮质激素的临床应用。1910 年,英国生理学家 Dale 在研究麦角浸出物时发现其中含有一种能使平滑肌收缩的物质,命名为"组胺"。1911 年,他首次在动物小肠壁内发现组胺并明确了它的生理学特性,包括收缩平滑肌和扩张血管等,与过敏反应中出现的症状相似。1932 年,英国人 T. Lewis 和 Dale 确认了组胺是导致过敏症发作的原因。1942 年,意大利药理学家 Bouvet 和他的学生 Staub 成功合成了可用于人体的抗组胺药物吡拉明和苯海拉明,动物实验显示抗组胺药物可防止豚鼠出现过敏反应,最终确定了组胺与过敏反应的关系。1953 年,Riley 和 West 又进一步发现人体中的组胺主要来自于肥大细胞中的颗粒。

糖皮质激素的临床应用始于 1948 年美国医生 Hench 和化学家 Kendall 对风湿性关节炎的治疗。Hench 在临床工作中注意到,孕期妇女和黄疸症患者的风湿性关节炎会减轻,由此提出风湿性关节炎是由体内腺体激素异常导致的,而不是通常所认为的细菌感染。1935 年,Kendal 成功地从肾上腺中提取出可的松。默克制药公司的科学家成功解决了纯化工艺,使得 Hench 和 Kendall 于 1948 年 7 月 26 日首次将 100mg 可的松注入 1 位患有严重风湿性关节炎女性患者体内。皮质类固醇在临床的应用对后来哮喘等过敏性疾病的治疗具有重大意义。

20 世纪 60 年代免疫学领域的进展,促使过敏反应发病机制方面的研究也取得了实质性突破。1963 年 Gell 和 Coombs 从免疫学的角度,根据抗原抗体反应的不同形式,将过敏反应进行分型,即经典的四型过敏反应。1974 年 Roitt 和 Calder 等又对新的过敏反应作了补充。过敏反应的分型使得对临床的过敏性疾病的内在发病机制有了更深的理解。

同时,IgE 的发现对过敏性疾病的诊断意义重大。1966 年和 1967 年瑞典医生 Johansson 和美国学者 Ishzaka 夫妇发现过敏性疾病患者血清中的反应素是 IgE。1968 年 2 月,世界卫生组织免疫球蛋白(信息)参考中心在瑞士洛桑召开研讨会,正式将新的免疫球蛋白命名为 IgE,明确了 IgE 在过敏反应中的重要地位。1970 年,采用放射性过敏原吸附检测特异性 IgE 的试剂盒问世。

过敏原特异性免疫治疗也逐渐得到更多的认可和临床广泛应用。EAACI 分别在 1988 年和 1992 年较为全面地总结了近年来过敏原特异性免疫治疗的研究进展,肯定了过敏原特异性免疫治疗对过敏性哮喘、过敏性鼻炎等过敏性疾病具有预防发作和病因治疗的双重意义。1997 年日内瓦 WHO 变应原免疫治疗工作组会议,公布了 WHO 立场文件《过敏原特异性免疫治疗:过敏性疾病治疗疫苗》,成为全球变态反应疾病的治疗指南。1997 年柏林国际变态反应研讨会明确指出了过敏原特异性免疫治疗的适应征、开始治疗的最好时机和疗程。全球哮喘防治创议(GINA)也把过敏原特异性免疫治疗归入治疗规范之中。20 世纪 80 年代后舌下脱敏制剂的研制,使得脱敏治疗进一步得到发展。

此外,糖皮质激素在过敏性疾病中的应用得到极大的发展。耳鼻喉科医生在 20 世纪 50 年代开始全身应用皮质类固醇治疗过敏性鼻炎,90 年代吸入皮质类固醇首次进入临床应用。1973 年,丹麦医生 Mygind 报告应用二丙酸倍氯米松治疗过敏性鼻炎取得满意疗效。此后的 30 余年来,鼻用皮质类固醇广泛应用于治疗以过敏性鼻炎为代表的耳鼻喉科炎性疾病,并进一步扩展应用到过敏性哮喘的治疗,对全球过敏性哮喘的控制起到重要作用。

1979 年,瑞典医生和生物化学家 Samuelsson 正式命名过敏性炎症反应中的"慢反应物质"——白三烯。早在 1938 年,英国学者 Kellaway 发现动物肺组织中存在过敏反应慢反应物质(slow-reacting substance anaphylyaxis,SRS-A)。40 年后,Samuelsson 阐明 SRS-A 是白三烯 LTC4、LTD4 和 LTE4 的混合物,并指出 SRS-A 是哮喘中的炎性反应介质。美国化学家 Corey 找到了合成白三烯的方法,并阐明如何抑制白三烯的生物活性,第一个抗白三烯治疗药物——Pranlukast(ONO-1078)在日本投入哮喘临床治疗。

20 世纪 80 年代以后新型的抗组胺即 2 代抗组胺药物陆续被研制出来,它们大多具有较传统抗组胺药(即 1 代抗组胺药物)强的组胺受体作用,药效维持时间一般较长,并克服了 1 代抗组胺药物中枢抑制作用、心脏毒副作用等。局部抗组胺药物的研制进一步使得过敏性疾病的治疗得到改善。

对过敏性疾病认知的不断进展,同时促进了学科的建设。随着参与过敏性疾病诊治医师人群的增加,不同的学术组织开始成立,进一步扩大过敏学科的影响。1922 年,美国过敏研究协会在加州成立,1923 年举办了第一届学术会议,同年 3 月,纽约成立了哮喘研究联盟协会。1943 年这两个协会合并成立了美国过敏学会。1971 美国的过敏临床免疫医学委员会学会(American Board of Allergy and Immunology,ABAI)成立,属于美国内科医学委员会学会下的一个亚学科。1956 年欧洲变态反应临床免疫学会(European Academy of Allergy and Clinical Immunology,EAACI)成立,是欧洲最大的过敏及临床免疫协会,已有来自 121 个国家、42 个国家级别协会的 8000 余会员。1951 年各国过敏学科的精英学者汇聚一堂,成立了世界过敏组织(World Allergy Organization Journal,WAO)。WAO 设立世界过敏日,在全球进行过敏性疾病的诊治、预防的宣教活动。这些不同的学术组织定期举行国际学术会议,对过敏性疾病的临床和基础研究,科研信息的采集、评估,医生的继续教育起着良好的促进作用,使得过敏学科得到了迅速的壮大发展。

我国的过敏学科在起步的时候紧紧跟上世界的潮流。1956 年北京协和医院成立了中国的第一个变态反应科,建科后经过连续多年空气中花粉调查,在 60 年代初证实了蒿属花粉是我国北方地区的重要致敏花粉,奠定了中国花粉过敏反应研究的基础。1978 年初,变态反应科正式脱离耳鼻咽喉科成为独立的临床科室,紧接着在 80 年代完成全国花粉及致敏气传真菌的调查,出版《中国气传致敏花粉调查》《中国气传致敏真菌调查》两本书,为我国的花粉过敏问题、真菌过敏问题提供了重要资料。80 年代是中国变态反应空前大发展时期,1982 年起全国性的变态反应培训班创办后,使得本学科在全国得到普及。1986 年,成立了全国性的学术组织——中华医学会微生物学和免疫学会变态反应学组;1997 年中国变态反应学组织被 WAO 接纳为其正式成员国,2001 年中华医学会变态反应学分会正式成立。至 2013 年,全国已成立了 16 个省级变态反应学分会,正在筹备的有湖南、江苏、新疆及内蒙古等省级分会;2014 年又新增浙江和江苏两个省级分会。

但长期以来,过敏学科的发展在国内没有得到重视,过敏性疾病诊断和脱敏治疗所需的过敏原制剂的匮乏限制着学科的进一步发展。相对于庞大的过敏人群和巨大的医疗需求,目前我国变态反应专科医生非常稀少,能为患者提供诊疗服务的医生分散在变态反应科、儿科、内科、耳鼻喉科和皮肤科等临床领域。

三、过敏性疾病的流行病学

城市化的生活方式改变,使得过敏性疾病在过去的 40 年内快速增长。过敏性疾病的发病情况无论在发达国家还是发展中国家,都呈逐年升高趋势。尤其要重视的是,过敏性疾病在幼年人群的发病率越来越高,且对多种变应原同时过敏和多器官受累的情况也在增加。

在西方国家,欧洲普通人群过敏性疾病流行病调查始于上世纪初,其患病率在 20 年代低于 1%,50 至 80 年代逐渐增高,80 年代以后更是大幅度上升。2005 年 WAO 在首个世界过敏日宣布了流调结果,西方 30 个国家中 22% 的人口(2 亿 5 千万)患有过敏性疾病,包括过敏性鼻炎、过敏性哮喘、湿疹、食物过敏、药物过敏等。2008 年 WHO 宣布全球大约有 3 亿哮喘患者,4 亿鼻炎患者。儿童哮喘和过敏症国际研究(International Study of Asthma and Allergies in Childhood,ISAAC)做了 3 期全球性流行病学调查,发现全球儿童过敏性鼻炎/结膜炎、过敏性哮喘、湿疹的患病率都在增长。澳大利亚的研究发现,2003 年枯草热、哮喘和湿疹的患病率分别是 1986 年的 2 倍、3.6 倍和 4 倍。食物过敏、湿疹和药物过敏的患病率近年也明显升高。美国有 300 万人对花生和坚果过敏,6 岁以下儿童食物过敏的患病率为 4%,成人为 1%～2%。特应性皮炎在欧美国家和亚太发达地区的婴幼儿和儿童中很常见,其发病率已从 20 世纪 60 年代的 3% 上升为 90 年代的 10%。美国药物过敏占全部药物不良反应的 10%,青霉素是最常见的致敏原因,每年有 400 人因青霉素过敏性休克而死亡。

各种过敏性疾病的发病率在各个年龄段均不同。在婴儿期和儿童期,食物过敏和特应性皮炎多发。而在青少年期和成人期,过敏性鼻炎和过敏性哮喘更为常见。到了老年,所有的过敏性疾病的发病率均下降。在儿童期,男孩的过敏性疾病发病率更高,而在成人期,女性的发病率更高。过敏性疾病的发病也存在着地区差异。城市居民的发病率高于农村居民,工业发达地区居民的发病率高于发展中地区居民。近几十年来,工业国家的过敏性疾病发病率持续增长。

随着我国经济的发展，我国也经历了过敏性疾病人群从稀少到众多的发展过程。1978年北京协和医院对北京地区 6000 余人进行过敏性疾病的调查，约有 35％的人在一生中曾罹患过过敏性疾病。2000 年 6～10 月，全国 31 省 43 个城市 432500 名儿童（0～15 岁）接受调查，结果显示哮喘患病率为 1.97％，与 1990 年的 1.00％相比有所增高。2004 年张罗等在全国 11 个主要城市通过电话问卷调查方式对 38000 个受试者进行访问，过敏性鼻炎患病率为 8.7％～24.1％，且存在着明显的区域性差异。更重要的是依据过敏性鼻炎对哮喘的影响（Allergic Rhinitis and its Impact on Asthma，ARIA）指南分类方法，这些患者 74.4％为间歇性过敏性鼻炎，而剩下的 25.6％ 则是持续性鼻炎。2008 年 Shen 等在西部四个城市（成都、重庆、南宁、乌鲁木齐）采用同样的电话问卷调查方式发现总的过敏性鼻炎患病率高达 34.3％，显然西部城市的过敏性鼻炎发病率远高于其他地区。ISAAC Ⅰ期的研究入选中国 3 个城市，结果显示 6～7 岁在校儿童在过去 12 个月中有鼻炎症状发作的患者分别为人群的 30.0％（北京）、31.1％（乌鲁木齐）和 35.1％（香港）。2005 年在 8 个主要大城市的调查共纳入 23791 名 6～13 岁在校儿童，发现过敏性哮喘、鼻炎、湿疹的患病率分别是 3.3％、9.8％、5.5％。

过敏性疾病的发病是人类个体遗传因素和环境因素相互作用的结果，过去三十年过敏性疾病如此快速增高的原因是多方面的，人类进化过程中的遗传因子改变、城市化生活方式、人口密集度增加与人口流动性增加、工业化生产带来的环境污染以及全球气候变暖等等都对此造成影响，其中最主要的影响因素为：

1.遗传因素

过敏性疾病有明确的遗传风险，发病经常有家族性的遗传背景。如单卵双生子同时出现湿疹的比率是 77％，显著高于双卵双生子的 15％，哮喘患者也存在同样的情况。德国的调查表明，父母均无过敏性疾病者，其过敏性疾病的患病率为 5％～15％。如果父母中有一个是特应性体质，则其过敏性疾病的患病率为 20％～30％。若父母均患过敏性疾病，则其过敏性疾病的患病率为 60％～80％。父母的特应性体质、过敏性疾病所累及的各种器官、疾病的严重程度均可遗传给子女。许多基因与特应性体质有关，疾病的多样性与基因的多态性相关联。

2.致敏暴露

早期暴露于潜在致敏原似乎与过敏性疾病的发病率上升有关。在出生 6 个月内用牛奶喂养或者接触了其他食物抗原的孩子，到了幼年更容易罹患胃肠道过敏症和特应性皮炎。儿童出生的时节似乎也在过敏风险中起作用。在花粉季节之前出生的孩子比在花粉季节结束时出生的孩子更容易对花粉过敏。此外，随着工业化的进程，大量的商品、食品在市场流通，使得人们接触到的潜在致敏原的量与以往相比较大大增加。

3.环境因素

环境因素、西方生活方式在过敏性疾病的发病中也起到重要作用。如德国统一后，季节性过敏性鼻炎、哮喘发病率的改变。统一前这些疾病在东德的发病率低于西德，而统一后，东德儿童过敏性疾病、花粉热的发病率增加。一些学者提出了"卫生学理论"，即儿童期对感染的反应使免疫系统产生以 Th1 型细胞因子为主的反应。西方国家，环境相对清洁，在疾病早期就使用抗生素，因而免疫系统在发育过程中，Th1 细胞缺乏微生物抗原的刺激，机体易产生以 Th2 细胞为主的反应，诱发过敏性疾病。流行病学的研究支持这个理论。如有 3

个以上兄长的儿童和上托儿所的儿童，感染的风险增加，而患过敏性疾病的风险降低，患过麻疹或甲肝的儿童及暴露于幽门螺旋杆菌、鼠弓形虫病的人群较少出现过敏性疾病和哮喘。

另有观点认为，污染是导致过敏性疾病发生率升高的原因。目前认为这可能与污染的物质有关。空气污染（SO_2，NO_2，臭氧，烟雾等）极有可能与肺部疾病的发病率上升有关。此外，饮食、佐剂的应用，多次成功的妊娠等也促进 Th2 类细胞因子的生成。

四、过敏反应相关的概念

要了解什么是过敏反应及其过敏性疾病的发病机制，首先要对下面这些基本概念有所了解。

致敏原（allergen）又被称为变应原、过敏原、反应原、变态反应原、变应性抗原等，指能激发过敏反应的抗原性物质，通常指在特应性个体中能与 IgE 抗体结合，引起过敏反应的物质，如花粉、真菌、螨、食物、药物等。致敏原可以是蛋白质，也可以为非蛋白质。非蛋白质致敏原常在与体内的蛋白质结合后具有激发过敏反应的功能。

特异反应性（atopy），20 世纪 20 年代由 Fernández Coca 和 Robert Anderson Cooke 共同创造的词，表示奇怪的疾病"strange disease"，形容过敏原特异性的免疫反应，伴随明显的免疫特异性却找不到血浆中的相应的免疫沉淀抗体。当时，这种能引发过敏反应的致敏原称之为特应性反应原（atopen），血浆中神秘的因子则被称之为特异性反应素（atopic rea-gin）。1916 年，英国人 Cooke 和荷兰人 Van der. Veer 对 600 多个病人进行研究，给他们进行皮下试验，结果表明，父母患有过敏症的儿童并非生来就有过敏症，而是从父母那里接受了易发过敏的倾向，使他们具有易发过敏的体质，遗传因素是发生过敏症的基本原因。这一体质在 1923 年被 Cooke 与 Coca 称为特异性反应体质。特异反应性具有个体和/或家族倾向性。而且多发生在儿童或青春期。当这些个体首次接触变应原（蛋白质）时即可发生致敏反应并产生相应的 IgE 抗体。这些反应可引发一些特殊的临床症状，如哮喘、鼻—眼结膜炎、或皮疹等。"特异反应性"和"特异反应性的"定义仅限于那些具有遗传倾向、并且对环境中常见过敏原（对于多数人不产生反应）可发生致敏反应并可长期产生相应的特异性 IgE 抗体的个体。所以特异反应性在临床上是指对 IgE 抗体高反应性个体，它只能用于那些经过临床血清学或皮试检查后证实的个体。过敏症状发生在具有"特异反应性"个体时可以说是特异反应性的。但皮肤试验阳性和 IgE 抗体出现都不应该作为判断个体是否具有特异反应性的唯一指标。

过敏反应（allergy），1906 年奥地利儿科医生 Clemens Von Pirquet 创造，用希腊语的allos（其他的）和 ergos（反应）合成了"allergy"，指改变了的反应性。准确地说，就是人体对外界物质的一种过度反应，而大部分情况下这些外界物质对人体都是无害的。其主要起因是由免疫机制诱导的超敏反应。过敏可以是体液（抗体）或者是细胞免疫机制介导的。在大多数情况下，可产生过敏反应的抗体属于 IgE 类，这些个体可以归类于患有 IgE 介导的过敏反应，它可以和环境中的致敏物质起反应，刺激机体产生、释放某些化学物质，继而产生各种症状。由于历史原因，"allergy"一词在中国直译为变态反应，一直未能更改，经常引起患者甚至一些医师的误解；而在台湾和香港地区，这个词都翻译成过敏反应，更易于大众理解。本文中涉及"allergy"一词，中文均翻为过敏反应。

　　超敏反应(hypersensitivity),是指异常的、过高的免疫应答。即机体与抗原性物质在一定条件下相互作用,产生致敏淋巴细胞或特异性抗体,如与再次进入的抗原结合,可导致机体生理功能紊乱和组织损害的免疫病理反应。根据反应出现的速度,分为速发型超敏反应和迟发型超敏反应。1963 年 Gell 和 Coombs 将超敏反应分为 4 种类型:Ⅰ型超敏反应、Ⅱ型超敏反应、Ⅲ型超敏反应和Ⅳ型超敏反应。超敏反应是一个免疫学的概念,这里的抗原可以是自身抗原也可以是环境中的抗原物质,抗体可以是 IgE,也可以是 IgG、IgM 等,超敏反应的机制可导致过敏性疾病与自身免疫疾病。而通常过敏反应 allergy 指的是Ⅰ型超敏反应。在中国翻译为变态反应,就更容易混淆了 allergy 和 hypersensitivity。

　　过敏长征(allergic march/atopic march)也有译为过敏进行曲、过敏进程,指过敏性疾病临床的一种自然进程,以典型早期即出现的 IgE 反应导致的临床症状及持续数年甚至数十年,通常可随着年龄增长自发缓解。过敏长征的起病通常在患者 10 岁之内,与免疫系统的发育有关。通常,患儿在出生时并没有显著的临床症状,尽管体内 IgE 的合成在孕 11 周即开始,在脐带血中一般测不出食物或吸入致敏原 IgE 的增高。最早的 IgE 介导的对食物蛋白的反应在出生后第一个月即可被观察到,通常是对鸡蛋和牛奶过敏。对环境中室内或室外的吸入性致敏原的反应需要更长的时间,可达 1~10 年,取决于致敏原的暴露情况。通常情况下,特应性皮炎是最早的临床表现,在出生 3 个月后即可出现,到 3 岁时到达高峰。第二个症状是季节性过敏性鼻结膜炎,通常在 2 岁之前不会出现,尽管一部分患儿早已有特异性 IgE 的增高。在发病之前,一般需要有 2 个季节的致敏原暴露时间。喘息可在婴儿早期就出现,但大部分早期的喘息都证实为一过性的,小部分喘息可持续到上学及青春期。但是对于儿童哮喘的自然进程的理解仍是非常有限的。一般在出生后头三年内,喘息的出现一般和血清 IgE 的增高、父母的过敏史和哮喘病史并无特别联系。

第二节　过敏性疾病主要的发病机制

　　过敏性疾病的临床表现多种多样,发病机制错综复杂。不同的致敏原可以有相同的发病机制诱发同一种病变,而同一致敏原可以通过不同的发病机制引起不同的临床表现,过敏的临床表现可以是单一的器官病变,也可以累及全身不同脏器呈现出一种全身性病变。这种临床的复杂性主要和过敏性疾病发作牵涉到细胞免疫和体液免疫等多个免疫学机制有关,其间还有补体、非特异性介质的释放以及神经精神等因素共同参与。但绝大多数过敏性疾病发病的免疫机制仍是基于 Gell 和 Coombs 提出的超敏反应的 4 型反应机制的基础,通常病变呈现一种反复发作迁延不愈的慢性炎症特征。

　　1963 年 Gell 和 Coombs 根据超敏反应发生机制和临床特点,将其分为 4 型:Ⅰ型超敏反应,即速发型过敏反应;Ⅱ型超敏反应,即细胞毒型或细胞溶解型过敏反应;Ⅲ型过敏反应,即免疫复合物型或血管炎型过敏反应;Ⅳ型过敏反应,即迟发型过敏反应。其中Ⅰ、Ⅱ和Ⅲ型超敏反应由抗体介导,并通过血清中的抗体可被动转移给正常人。Ⅰ型超敏反应由与肥大细胞和嗜碱性粒细胞高亲和的 IgE 介导;Ⅱ型由与靶细胞表面抗原相结合的 IgG 或 IgM 参与;Ⅲ型为 IgG 或 IgM 与可溶性抗原形成一定大小的免疫复合物沉积之后致病。Ⅳ型超敏反应是由 T 细胞介导,可通过 T 细胞而转移。补体参与Ⅱ、Ⅲ型超敏反应,但必须依赖补体才能致病的只有Ⅲ型超敏反应。同一变应原在不同个体或同一个体可引起不同类型的超敏反应。在同一个体可能同时存在两种或两种以上的超敏反应。有时同一疾病也可由不同类型的超敏反应引起。过敏性疾病的发病涉及的免疫机制主要为Ⅰ型和Ⅳ型超敏反应,本章所提及的过敏性疾病主要是Ⅰ型超敏反应机制引起的,是我们下面要重点介绍的。

一、Ⅰ型超敏反应发生过程和机制

Ⅰ型超敏反应也称速发型超敏反应,是引起过敏性疾病最常见的超敏反应类型,指已致敏的机体再次接触相同致敏原后在迅速(数分钟内)发生的超敏反应。其主要特点是:①发生快,消退亦快;②主要由特异性 IgE 介导;③通常引起机体生理功能紊乱,一般不遗留组织损伤;④具有明显个体差异和遗传背景。

根据Ⅰ型超敏反应的发生机制,可将其发生过程分为三个阶段即致敏阶段、激发阶段和效应阶段。

致敏阶段   在接触到外源性或内源性致敏原时,机体的抗原递呈细胞(antigen presenting cells,APC),主要是来自单核巨噬系统的树突状细胞(dendrictye,DC)处理后递呈抗原,刺激 Th2 细胞并引起浆细胞反应,体内产生过敏原特异性的 IgE 抗体,IgE 分子以 Fc 端附着在肥大细胞或嗜碱性粒细胞表面,此时机体处于致敏状态。此状态一般可持续数月、数年或更长时间。

激发阶段   当再次接触相同的致敏原时,肥大细胞上的特异性 IgE 抗体与致敏原结合,可导致肥大细胞膜通透性改变,钙离子内流并激活胞内的酶系统,引起脱颗粒变化,快速释放颗粒内储备介质如组胺、激肽原酶等炎症介质,并新合成一些活性介质如白三烯、前列腺素和血小板活化因子等,导致局部的毛细血管扩张、组织水肿和相应的临床症状。一般只有多价致敏原与致敏细胞上的两个或两个以上 IgE 分子结合,使细胞表面的 IgE 受体(FcεR1)发生交联,进而引起细胞内一系列活化反应,导致细胞脱颗粒。在这个阶段,还存在着递呈的抗原刺激 Th 细胞向 Th2 细胞转化,募集炎症细胞如嗜酸性粒细胞在局部组织的积聚,释放各种相关的 Th2 细胞因子如白介素-4(interleukin,IL-4)、IL-5、IL-13,炎症介质如白三烯(leukotrenes,LTs)、前列腺素(prostaglandin,PGD)、主碱基蛋白(major base protein,MBP)、嗜酸细胞阳离子蛋白(eosinophilic catoin protein,ECP)导致局部组织的慢性炎症。

效应阶段   指释放的炎性介质与效应器官上相应受体结合后,引起局部或全身病理生理变化的阶段。Ⅰ型超敏反应引起的病理生理变化可分为早期相反应和晚期相反应两种类型。早期相反应发生于接触致敏原后数秒钟内,可持续数小时,主要由组胺引起的;晚期相反应一般发生在与变应原接触后 6～12h 内,可持续数天,主要由 LTs 和 PGD2 所致,血小板活化因子(platelet activating factor,PAF)及嗜酸性粒细胞释放的 MBP、ECP 起着重要作用。

在Ⅰ型超敏反应中,开始时只有很少量的致敏原分子和肥大细胞上的 IgE 发生相互作用,但却可以引起大量的介质释放引发临床症状,主要是致敏原-IgE 抗体反应的生物放大效应。而速发型反应的反复发作导致局部的组织慢性炎症,最终可引起组织结构的破坏和不可逆的功能损害。

二、Ⅰ型超敏反应中主要的参与物质

在Ⅰ型超敏反应中,主要参与的物质为致敏原、IgE 抗体、各种炎症细胞及释放的炎症

介质。其中,致敏原的暴露与特异性 IgE 的产生是 I 型超敏反应的关键步骤。

(一)致敏原

如前所述,凡进入机体能诱导产生特异性 IgE 类抗体,导致超敏反应的抗原都称为致敏原。过敏原的分类有很多种。依据致敏原的来源,可分为外源性(外界环境中的致敏原)与内源性(自身抗原)。绝大多数过敏性疾病是由外源性致敏原引起。依据致敏原进入体内的途径和性质可分为吸入性致敏原、食入性致敏原、注射类致敏原。吸入性致敏原主要为空气中的致敏原包括花粉、尘螨、霉菌、动物皮毛等;食入性致敏原包括食物致敏原、药物致敏原;注射类致敏原包括昆虫致敏原、药物致敏原。吸入性致敏原又分为常年性和季节性致敏原,或室内致敏原和室外致敏原。

临床上最常见的吸入性致敏原为花粉、尘螨、蟑螂、真菌孢子、动物皮屑或羽毛。常见的八大类过敏食物:蛋、牛奶、鱼类、甲壳类水产动物、花生、大豆、核果类食物、小麦。85%以上的儿童食物过敏与牛奶、鸡蛋、花生、大豆、麦、鱼有关,成人食物过敏通常与花生、坚果、鱼、贝壳类食物有关。另外不常见的过敏食物有 160 多种,包括主要粮食、油菜籽、蔬菜作物以及一些加工食品(如啤酒、巧克力等);每种食物可能包含几种独特的变应原。药物中抗生素是最常见引起过敏反应的,包括青霉素和头孢类。磺胺类药物、利尿药、口服降血糖药及静脉注射的造影剂也可引起过敏反应。非甾体类消炎药如萘普生、布洛芬和阿司匹林也可引起非过敏性的荨麻疹、肿胀甚至过敏性休克。

一般吸入性致敏原与呼吸道过敏关系密切。致敏原的暴露往往和特异性致敏原的致敏率、疾病的发作、严重程度密切相关,人体对特异性过敏原的致敏与致敏原浓度呈剂量依赖关系。许多研究显示,机体接触环境中的致敏原越早、致敏原的浓度越高,过敏性疾病的发病率越高、发作程度越重。德国的 MAS 研究显示,室内尘螨和猫毛致敏原的浓度与出生一年内的婴儿致敏的风险正相关。儿童卧室蟑螂致敏原 Blag 1 的浓度与哮喘的发作相关;在尘螨很少,没有宠物环境中生活的婴儿,出生第一年很少有呼吸道症状。但狗毛、猫毛的致敏原有点例外。ISAAC 研究显示,出生后一年内的猫毛暴露史和儿童在 6～7 岁时的哮喘、结膜炎、湿疹症状和密切相关;而 13～14 岁的儿童的狗毛、猫毛暴露和症状发作直接相关。但瑞典的研究显示,养猫的人的哮喘发病率、猫毛致敏率均低于不养猫的人;英国的研究也得到类似的结果,养猫的人的猫毛、狗毛致敏率显著低于不养猫的人,但其他的室内致敏原如尘螨、蟑螂的致敏率却没有改变。科学家对此的解释是高浓度的猫毛、狗毛环境可导致对此两种致敏原的耐受性,此外,宠物本身的内毒素可能是导致耐受的原因之一。

吸入性过敏原的分布存在着地区差异性,不同地区通常有不同的主要致敏原。如包括桦树及许多草类变应原,如牧草、短豚草属和大豚草属的致敏原是北美重要的季节性变应原。中国的北方花粉浓度显著高于南方,其中蒿属花粉是北方花粉致敏原的主要成分。韩国的研究显示,郊区家庭的蟑螂致敏原浓度显著低于市区家庭。在所有吸入致敏原中,尘螨的分布呈全球性,无论是西方发达国家还是发展中国家。在欧洲尘螨致敏的人群约占过敏性疾病患者 50%;屋尘螨也是亚洲主要的致病过敏原,中国 2006 年钟南山教授发动的全国多中心流行病学研究结果显示,中国哮喘和(或)鼻炎患者最常见的致敏原也是尘螨,其致敏率高达 58%。

不同致敏原诱发个体起免疫反应的阈值也不相同,尘螨可诱发机体特异性 IgE 产生的浓度一般为 Derp 12μg/g 尘土。

(二)IgE 抗体

引起 Ⅰ 型超敏反应的抗体主要为 IgE 抗体。IgE 是血清中最晚发现的 Ig,1967 年被日本石坂夫妇从豚草花粉过敏患者血清中分离出来,当时被称之为反应素。IgE 在正常人血清中含量甚微,约为 0.0003mg/mL,脐带血中仅有 36ng/ml,是成人的 10%,是 IgG 的五万分之一。IgE 在血清中的含量波动很大,在过敏性疾病的患者血清中,IgE 可上升十倍;在某些寄生虫病、真菌感染和金黄色葡萄球菌感染后其浓度可增高到 1000 倍于正常值。IgE 在血清中的半衰期只有 2.5 天,但如果与肥大细胞或者嗜碱性粒细胞表面的相应受体结合则可维持数周至数月之久。IgE 可与皮肤组织、肥大细胞、血液中的嗜碱性粒细胞和血管内皮细胞结合,其受体还可表达于 B 细胞和一部分 T 细胞、巨噬细胞表面,这在调节 IgE 产生和防御感染上可能起重要作用。IgE 为亲细胞抗体,其 Fc 段特别容易与嗜碱粒细胞和肥大细胞表面的高亲和力受体结合,当二价以上抗原与细胞上 IgE 结合,使 IgE 分子桥联,在 Ca^{2+} 存在下,即可触发细胞内生物活性物质释放从而引发超敏反应。

1. IgE 的结构

IgE 是 γ 糖蛋白,沉降系数为 8S,分子量为 190kD,其耐热性较差,56℃下 4h 即失去结合能力。IgE 结构上和其他抗体如 IgG 相比,主要区别在它的重链由 4 个恒定区(constant region,CH 区)组成(Cε1~Cε4),其中 C2 区是抗原结合部位,在重链、轻链的可变区。Fc 片段可以与受体 FcεR Ⅰ 和 FcεR Ⅱ(CD23)结合。IgE 常见的分子形式是单体,为 4 条肽链的对称结构,包括两条相同的重链(heavy chain,H 链)及两条相同的轻链(light chain,L 链)。重链由 ε 链组成,无亚类;轻链分为两型即 κ 和 λ 链,以 κ 链存在形式为主。IgE 的重链 ε 链有一个额外的 CH4 结构域。

2. IgE 的合成与调节

IgE 主要在鼻咽、扁桃体、气管、支气管和胃肠道等处的黏膜下固有层淋巴组织中产生,这些部位也是致敏原易于侵入和超敏反应常见的发生部位。致敏原进入机体后,引起免疫系统一系列变化,正常情况下 T 辅助细胞由 Th0 向 Th2 细胞分化并分泌 IL-4、IL-13,辅助 B 淋巴细胞诱导抗体向 IgE 转换;与此同时抗原递呈细胞分泌 IL-12 诱导 Th0 向 Th1 分化,并分泌 IFN-γ 辅助 B 细胞诱导抗体向 IgG 转换。这两通路此消彼长,但 IgE 的产生是正反馈效应,一旦一定浓度的 IgE 激活肥大细胞便可释放 IL-4 诱导更多的 IgE 产生。

B 细胞合成 IgE 是由一系列复杂的信号转导触发的。最初,所有 B 细胞均将编码可变区的 VH(D)JH 盒靠近 Cμ 外显子,后者在 IgH 位点的 5'端编码 IgM 恒定区。在 IgH 下游是一些外显子簇编码 IgG、IgE 和 IgA 重链同种型恒定区结构。在细胞因子与 $CD4^+$ T 细胞表面必需分子参与下,B 细胞能改变抗体同种型。在基因组重排前,IL-4/IL-13 激发的由分泌 IgM 转变成 IgE 的 B 细胞必须在基因种系 ε 重链位点首先活化 RNA 转录。细胞因子 IL-4 和 IL-13 在培养的 B 细胞中能促进 ε 基因种系的转录。经 IL-4 受体的信号转导系统由 Janus 家族酪氨酸激酶(JAK)活化所激发。之后这些 JAKs 使转录的信号转导和激活(STAT-6)转录因子的酪氨酸残基磷酸化。随后 STAT-6 二聚体化,转移到细胞核内,随即与包括编码 ε 在内的许多基因的启动子特异序列结合从而促进转录。

IgE 的合成可受多方面因素的影响,如遗传因素、接触致敏原的机会,抗原的性质和 Th 细胞及其产生的因子等。遗传因素常表现为一个家庭成员中高 IgE 水平与特应性(atopy)发生之间的相关性,特应性是对过敏性疾病的易感性。与正常人相比,此类人群血清 IgE 明显升高,肥大细胞数较多而且胞膜上 IgE 受体也较多。接触致敏原的机会是特异性 IgE 抗体水平高低的重要决定因素。一般而言,反复接触某一致敏原才会引起对该变应原的特应性反应。致敏原本身的特性特别是被 T 细胞识别的表位,与机体对该致敏原产生超敏反应的强弱有关。以相同途径进入人体的抗原,有的可引起强速发型超敏反应,有的则不能。第二次接触抗原的途径与速发型反应的类型可能有关,全身性过敏反应一般与抗原直接进入血循环有关,如昆虫毒液或药物所致的超敏反应;外源性哮喘和花粉症常由于吸入抗原所致。此外,Th1/Th2 细胞因子在 IgE 抗体形成及超敏反应中起重要作用。Th1 和 Th2 细胞通过细胞因子而互相调节。体外研究表明,在鼠和人的体内,IL-4 促进 IgE 合成,而 IFN-γ 抑制 IL-4 所诱导的 IgE 合成。IL-4 和 IFN-γ 量的比例和相互制约的平衡调节可能是 IgE 合成的重要决定因素。IgE 的产生有一个正反馈的效应,当肥大细胞激活后可以释放 IL-4,辅助 B 细胞诱导抗体进一步向 IgE 转换,可以促进 Th2 细胞的分化,从而增加 IgE 的合成。

3. IgE 的两类 Fc 受体

IgE 重链 Fc 段受体(FcεR)有两类:第一类为高亲和力受体,即 FcεR I;第二类为低亲和力受体,即 FcεR II。两者都可与 IgE 结合,但它们的表达细胞、分子结构等均不同。FcεR I 主要分布在肥大细胞和嗜碱性粒细胞表面,密度很高。在人类,它还分布于其他类型细胞,如皮肤郎格罕斯细胞、单核细胞、嗜酸性粒细胞、血小板、外周血树突状细胞。FcεR I 最主要生物学功能是参与 IgE 介导的 I 型超敏反应,结合有 IgE 分子的 FcεR I 被相应过敏原交联后即具备了酪氨酸激酶活性,诱发细胞内蛋白质磷酸化、钙离子库释放等一系列反应,促进肥大细胞、嗜碱性粒细胞释放炎性介质,分泌细胞因子。FcεR I 还有抗原呈递和抗寄生虫作用,这与它在皮肤郎格罕斯细胞及嗜酸性粒细胞表面表达有关。体外试验表明,FcεR I 可以介导单核细胞的小量钙离子内流. 促进 IgE 介导的抗原递呈作用。Maurer 等尚证明,循环树突状细胞的 FcεR I 抗原递呈功能更有效。

IgE 与 FcεR I 的相互作用一直是 I 型超敏反应的核心与关键,十几年来一直主宰着过敏性疾病的研究领域,现在,对于它们的结合以及相关的病理生理学变化已经研究的比较成熟了。抗 IgE 已被用于治疗 IgE 介导的过敏性疾病中,并且证实可以有效地缓解哮喘患者的发作程度,抗 IgE 单克隆抗体已被 FDA 批准用于治疗中至重度哮喘患者,其主要机制是利用针对 IgE Fc 段的人源化单抗阻断 IgE 与 FcεR I 结合,从而阻断肥大细胞的激活;同时也可以大大减少血清中游离 IgE 及结合 IgE 的量。Asai 等研究表明,即使在没有抗原存在的条件下,IgE 与 FcεR II 结合也会引起肥大细胞的生理改变,单体 IgE 与肥大细胞表面的 FcεR I 结合,可以通过特定的信号转导途径刺激肥大细胞的存活,而这种信号转导途径与激活肥大细胞的信号转导途径是不同的。所以在过敏性个体中,IgE 与肥大细胞的作用会增加肥大细胞的量以及存活时间。另外,IgE 的水平与 FcεR I 的水平是密切相关的,血清中 IgE 水平的下降会导致细胞表面 FcεR I 表达的下调,这对于抗 IgE 治疗是重要的。所以,抗 IgE 治疗不仅可以一定程度上阻断肥大细胞的激活,还有可能减少过敏性个体肥大细胞的数量以及下调其表面的 FcεR I。

(三)炎性效应细胞

在 I 超敏反应介导的炎症中,多种细胞被激活并参与了炎症的过程。

1. 肥大细胞、嗜碱性粒细胞

肥大细胞和嗜碱性粒细胞是参与 I 型超敏反应的主要细胞,胞浆含有嗜碱性颗粒,能释放或介导合成大致相同的活性介质,如组织胺、白三烯、血小板活化因子、缓激肽等。此两类细胞来源于髓样干细胞前体。其细胞表面均具有高亲和力的 IgE Fc 受体,能与 IgE Fc 段牢固结合。肥大细胞主要分布于皮肤、淋巴组织、子宫、膀胱以及消化道黏膜下层结缔组织中微血管周围和内脏器官的包膜中,嗜碱性粒细胞主要存在于血液中。

2.嗜酸性粒细胞

一般认为嗜酸性粒细胞在Ⅰ型超敏反应中具有负反馈调节作用。在Ⅰ型超敏反应发生过程中,肥大细胞和嗜碱性粒细胞脱颗粒,可释放嗜酸性粒细胞趋化因子(eosinophill chemotactic factor of anaphylaxis,ECF-A),引起嗜酸性粒细胞局部聚集。嗜酸性粒细胞通过释放组胺酶灭活组胺,释放芳基硫酸酯酶灭活血小板活化因子,同时也可直接吞噬和破坏肥大细胞和嗜碱性粒细胞释放的颗粒,从而下调Ⅰ型超敏反应。研究发现,嗜酸性粒细胞被某些细胞因子如 IL-3、IL-5、GM-CSF 或 PAF 活化后,亦可表达高亲和力的 IgE Fc 受体,引发脱颗粒,参与Ⅰ型超敏反应晚期相的形成和维持。

(四)炎性介质

在Ⅰ型超敏反应发生过程中,肥大细胞/嗜碱性粒细胞脱颗粒释放和合成的主要活性介质如下:

组胺存在于肥大细胞和嗜碱性粒细胞的颗粒内,随颗粒脱出后被释放,可引起毛细血管扩张,通透性增强;支气管平滑肌收缩、痉挛;黏液腺体分泌增强等生物学效应。此酶作用时间短暂,在体内可迅速被组胺酶降解,失去活性。

激肽是由肥大细胞和嗜碱性粒细胞脱出的颗粒所释放的激肽原酶作用于血浆中的激肽原,使之活化而生成的活性介质。其中缓激肽有收缩平滑肌、扩张血管和增强毛细血管通透性的作用,并能刺激痛觉神经引起疼痛。

白三烯(LTs)与前列腺素 D2(PGD2) LTs 和 PGD2 是引起Ⅰ型超敏反应晚期相反应的主要介质。两者均为花生四烯酸的衍生物,由活化的肥大细胞和嗜碱性粒细胞的胞膜磷脂释放的花生四烯酸,经脂氧合(LTs)或环氧合(PGD2)途径生成。LTs 由 LTC4、LTD4、LTE4 组成,主要作用是能强烈持久地收缩平滑肌、扩张血管、增强毛细血管的通透性以及促进黏液腺体的分泌。PGD2 也有引起支气管平滑肌收缩、使血管扩张、毛细血管通透性增加的作用。

血小板活化因子(PAF)是羟基化磷脂经磷脂酶 A2 及乙酰转移酶作用的产物,主要由嗜碱性粒细胞产生。它能使血小板凝集、活化、并释放组胺等介质,参与Ⅰ型超敏反应的晚期相反应。

三、临床常见的Ⅰ型超敏反应性疾病

(一)过敏性鼻炎与过敏性哮喘

2008 年,变应性鼻炎及其对哮喘的影响(allergic rhinitis and its impact on asthma,ARIA)定义过敏性鼻炎为:是非感染性鼻炎最常见的形式,是致敏原接触后由 IgE 介导的炎症反应而产生的一组鼻部症状,是针对致敏原发生的由 IgE 介导的免疫反应。主要表现为鼻痒、喷嚏频频、流清鼻涕、鼻塞等症状,通常连续发作超过 2 日或者大多数时间每天发作超过 1h。伴有眼痒、咽痒、上颚痒这些症状,可自行或经治疗后消失。学龄前儿童可以单独以鼻塞症状为主诉,但一般单一症状的鼻炎比较少见。过敏性鼻炎起病初常以春秋季多发,以后逐渐加重至常年发作。鼻镜下检查通常可见鼻黏膜苍白、淡白、灰白或淡紫色；鼻甲水肿，总鼻道及鼻腔底可见清涕或粘涕；如合并感染，则黏膜可有充血表现，双侧下鼻甲暗红分泌物呈粘脓性或脓性。病史长症状反复发作者，可见中鼻甲息肉样变或下鼻甲肥大。其他体征包括下眼睑深染的蓝黑线—变应性黑眼圈（allergic shiner），多为年幼患儿的典型特征；Dennie-Morgan 线是下眼睑皮肤上新月形的褶痕，与变应性黑眼圈一样，出现在比较年幼的患儿，且两者可同时出现，皆是静脉血在下眼睑处滞留引起；唇上摩擦痕：发现这个体征需要近距离仔细地观察，经常能够发现阳性体征。该体征出现相对较晚，是由于反复摩擦鼻尖和上唇的锥形区域，导致皮损所致。过敏性鼻炎的临床诊断通常依据上述症状体征即可确立，而根据发病时间特点或症状对生活质量的影响可分为间歇性鼻炎和持续性鼻炎，或轻度和中/重度过敏性鼻炎。

2014 年全球哮喘防治创议（global initiative for asthma，GINA）对支气管哮喘的定义为：哮喘是一组异质性疾病，以气道的慢性炎症为特征，临床表现为反复发作的喘鸣、气短、胸闷、咳嗽和可逆性呼气流速受限。在这组异质性疾病中，过敏性哮喘是最早发现也是最常见的表型。通常在儿童时期便起病，伴有过敏家族史或婴幼儿湿疹病史。80% 的患者同时合并过敏性鼻炎症状。过敏性哮喘是由多种细胞包括气道的炎性细胞和结构细胞（如嗜酸性粒细胞、肥大细胞、T 淋巴细胞、中性粒细胞、平滑肌细胞、气道上皮细胞等）和细胞组分参与的气道慢性炎症性疾病。这种慢性炎症导致气道高反应性，通常出现广泛多变的可逆性气流受限，并引起反复发作性的喘息、气急、胸闷或咳嗽等症状，常在夜间和（或）清晨发作、加剧，多数患者可自行缓解或经治疗后缓解。

近年来，过敏性鼻炎和过敏性哮喘的关系越来越受到学者的重视。Grossman 1997 年提出"一个气道，一种疾病"概念，认为变应性鼻炎与哮喘有广泛的联系与共同发病机制。流行病学资料证实了过敏性鼻炎和过敏性哮喘的发病密切相关；临床上过敏性鼻炎和哮喘病往往同时存在，60%～80% 过敏性哮喘患者有过敏性鼻炎的临床表现，而过敏性鼻炎患者中10%～40% 有过敏性哮喘的表现。GINA 指南明确指出鼻炎是哮喘发病的独立危险因素。过敏性鼻炎患者中哮喘发病率较正常人高 4～20 倍，正常人群中哮喘病发病率约为 2%～5%，而过敏性鼻炎患者中哮喘的发病率则可高达 20%～40%。布朗大学曾作过一项长达23 年的调查，发现原有过敏性鼻炎的患者后来发生哮喘者累计为 10.5%，是无过敏性鼻炎患者的 3 倍；Pedersen 等调查了 7622 例各年龄阶段的鼻炎合并哮喘患者，发现 49% 先出现过敏性鼻炎症状，25% 者在同一年内患过敏性鼻炎和哮喘；而局部组织病理研究显示，过敏性鼻炎鼻黏膜和支气管哮喘支气管黏膜的病理改变有许多相似之处，两者均可见大量的嗜酸性细胞浸润、淋巴细胞增多、杯状细胞增生、上皮下微循环丰富和血浆的大量渗出。同时，两种疾病都呈现出反应性增高的特征，且过敏性鼻炎患者也可诱发气道高反应性。从发病机制上来看，两者都是 I 型超敏反应在呼吸道黏膜引发的症状，有着相似的炎症细胞、炎症介质的作用机制。引起这两种疾病的致敏原大多为吸入性过敏原，且过敏原的检测提示两者往往具有相同的过敏原。治疗的结果显示鼻炎的有效控制可以改善哮喘的症状，减轻运动诱发的平滑肌痉挛。过敏性鼻炎的良好控制可以显著减少患者因哮喘急性发作而住院的次数，而过敏性哮喘症状的加重往往和过敏性鼻炎的加重同步。

因此，现代医学认为支气管哮喘和过敏性鼻炎是气道不同部位的过敏性疾病。鼻、气道均有纤毛上皮、腺体、黏膜、基底膜的存在，当任何部位受到变应原的刺激时，均有类似的组织病理学改变,典型的鼻—肺反射充分地证实了两者的关系。过敏性鼻炎的上呼吸道炎症可向下呼吸道逐渐蔓延,并可相继发生过敏性咽炎、过敏性支气管炎和哮喘病,形成了全呼吸道过敏现象。由于上、下呼吸道同为过敏性炎症,仅仅是病变部位有所差异,加上解剖的连续性和病理生理的相似性,因此哮喘病的下呼吸道过敏性炎症实际上是过敏性鼻炎上呼吸道炎症的延伸,加之鼻与支气管之间相互存在着神经反射,可影响呼吸节律并使气道平滑肌紧张和腺体分泌增加。由于解剖学因素,过敏性鼻炎患者的鼻内炎性分泌物可以经鼻后孔和咽部流入或吸入肺内,称为鼻后滴漏综合征。特别是仰卧位睡眠时鼻内炎性分泌物不知不觉地流入气道,极可能是过敏性鼻炎发展为哮喘的重要原因。2012 年 ARIA 指南明确提出了上、下呼吸道疾病的整体性。2000 年 Passalacqna 等称之为"整体气道病"、"慢性过敏性整体气道疾病综合征"。2004 年 WAO 提出过敏性鼻炎—哮喘综合征(Combined allergic rhinitis and asthm a syndrome,CARAS)的概念,指出同时发生临床或亚临床的上呼吸道过敏(过敏性鼻炎)和下呼吸道的过敏性症状(哮喘),两者往往同时并存,认为上、下呼吸道疾病需要整体对待,应针对过敏性鼻炎和哮喘病的上、下呼吸道炎症进行联合抗炎治疗,同时对患者的过敏性体质进行治疗。

(二)过敏性结膜炎

过敏性结膜炎是一类常见的非感染性眼表炎症性疾病,是结膜对外界变应原产生的一种超敏反应,主要包括Ⅰ型超敏反应及Ⅳ型超敏反应。其中以Ⅰ型超敏反应所致的过敏性结膜炎最常见,包括季节性过敏性结膜炎、常年性过敏性结膜炎、巨乳头性结膜炎、春季角结膜炎、异位性角结膜炎等。尤其是季节性过敏性结膜炎(急性过敏性结膜炎)和常年性过敏性结膜炎(慢性过敏性结膜炎)主要由单纯的Ⅰ型超敏反应介导,后三者可有其他的机制参与(如巨乳头性结膜炎与机械性刺激有关,春季角结膜炎和异位性角结膜炎可有Ⅳ型超敏反应参与)。季节性过敏性结膜炎和常年性过敏性结膜炎是分别由季节性过敏原和常年性过敏原触发的超敏反应。季节性过敏原包括树的花粉、草类、杂草花粉和室外真菌。常年过敏原有尘螨、室内真菌和动物皮屑(多为猫和狗)等。临床上几种不同类型的过敏性结膜炎常存在联系,患者可同时或先后患有几种不同类型的结膜炎。

过敏性结膜炎最常见的症状是眼痒,几乎所有的过敏性结膜炎患者均可出现,其中春季角结膜炎通常表现最为明显。其他症状有流泪、灼热感、畏光及分泌物增加等。分泌物多为黏液性。一些较严重的过敏性结膜炎,如春季角结膜炎及异位性角结膜炎有时可以出现视力下降。过敏性结膜炎最常见的体征为结膜充血。结膜乳头增生是另一个常见的体征,乳头多出现于上睑结膜。巨乳头性结膜炎及春季角结膜炎增生的乳头有其特异的形态特征。异位性角结膜炎常出现结膜纤维化(瘢痕)改变。季节性过敏性结膜炎发作时还可出现结膜水肿,在儿童尤为多见。角膜损害以春季角结膜炎及异位性角结膜炎最常见。

(三)异位性皮炎

异位性皮炎(atopic dermatitis,AD)是具有遗传倾向的一种过敏反应性皮肤病,多数患者由婴儿湿疹反复发作迁延而成,70%的患者家族中有过敏、哮喘或过敏性鼻炎等遗传过敏史,因此也被称为异位性湿疹、特应性皮炎、遗传过敏性皮炎、Besnier 痒疹、泛发性神经性皮炎等,是一种具有慢性、复发性、瘙痒性、炎症性特点的皮肤病。在过敏进程中,异位性皮炎是最早发作的过敏性疾病。

异位性皮炎在婴儿期的发作往往与食物过敏有关,而在成长后久治不愈的异位性皮炎则与吸入性致敏原相关。

(四)荨麻疹和血管性水肿

荨麻疹和血管性水肿又称风疹块和血管神经性水肿,两者可分别出现或同时发生,表现为皮肤非指压痕性的水肿,有时还累及上呼吸道或肠胃道黏膜。荨麻疹仅损害皮肤表层,表现为红色葡行边缘、中央苍白的团块皮疹,有时可融合为巨大风团。血管性水肿的病变累及皮肤深层(包括皮下组织),出现容易识别的局限性水肿。这些表现均可一时性迅速出现和消失。两者的病因非常复杂,Ⅰ型超敏反应是其中原因之一,可引起荨麻疹和血管性水肿常见的致敏原有食物及食物添加剂、药物等。

(五)过敏性休克

过敏性休克是最严重的一种Ⅰ型超敏反应性疾病,是一种严重的、威胁生命的全身多系统速发过敏反应。它是外界某些抗原性物质进入已致敏的机体后,通过免疫机制在短时间内发生的一种强烈的多脏器累及症候群。在暴露于过敏原的环境下,过敏原与体内分布全身的肥大细胞和嗜碱性粒细胞表面的特异性IgE结合,导致细胞活化脱颗粒释放大量组胺等血管活性介质,迅速出现全身皮肤瘙痒、潮红、荨麻疹、血管性水肿、哮喘、呼吸困难、喉头水肿、窒息、血压下降、心律失常、意识丧失、休克甚至死亡,可在几分钟之内从最初轻微的皮肤症状迅速发展至死亡。

过敏性休克的表现与程度,因机体反应性、抗原进入量及途径等而有很大差别。但通常都突然发生且很剧烈,若不及时处理,常可危及生命。过敏性休克有两大特点:一是有休克表现,即血压急剧下降到10.6/6.6kPa(80/50mmHg)以下,病人出现意识障碍,轻则蒙眬,重则昏迷;二是在休克出现之前或同时,常有一些与过敏相关的症状如下:

(1)皮肤黏膜表现往往是过敏性休克最早且最常出现的征兆,包括皮肤潮红、瘙痒,继而广泛的荨麻疹和(或)血管神经性水肿;还可出现喷嚏、水样鼻涕、音哑,甚而影响呼吸。

(2)呼吸道阻塞症状是本病最多见的表现,也是最主要的死因。由于气道水肿、分泌物增加,加上喉和(或)支气管痉挛,患者出现喉头堵塞感、胸闷、气急、喘鸣、憋气、发绀,以致因窒息而死亡。

(3)循环衰竭表现,病人先有心悸、出汗、面色苍白、脉速而弱;然后发展为肢冷、发绀、血压迅速下降、脉搏消失,乃至测不到血压,最终导致心跳停止。少数原有冠状动脉硬化的患者可并发心肌梗死。

(4)意识方面的改变,往往先出现恐惧感,烦躁不安和头晕;随着脑缺氧和脑水肿加剧,可发生意识不清或完全丧失;还可以发生抽搐、肢体强直等。

(5)其他症状,比较常见的有刺激性咳嗽,连续打嚏、恶心、呕吐、腹痛、腹泻,最后可出现大小便失禁。

过敏性休克在普通人群中的发病率不详,但西方国家大量文献报告其发病正迅速升高。北美、欧洲和澳大利亚的调查证实过敏性休克生存期发病率约为0.05%~2%,最近十年其发病的增加已超过任何一种过敏性疾病。多种致敏原可引起过敏性休克,其中食物过敏、药物过敏是最主要的原因,此外,昆虫毒液过敏也是其中的重要原因。

(六)食物过敏

食物过敏是由摄入食物致敏原引起的Ⅰ型超敏反应。几乎所有食物变应原都是蛋白质,大多数为水溶性糖蛋白,分子量100~600kD,每种食物蛋白质可能含几种不同的变应原。任何食物均可诱发过敏反应,但 90% 的过敏反应是由少数食物引起。常见的食物致敏原为牛奶、鸡蛋、大豆,其中牛奶和鸡蛋是幼儿最常见的强致敏食物。大多食物中仅部分成分具致敏原性,且其致敏原存在可变性,加热可使大多数食物的致敏原性减低。胃的酸度增加和消化酶的存在可减少食物的致敏原性。

不同的食物间存在交叉反应性,不同的蛋白质可有共同的抗原决定簇,使致敏原具交叉反应性。如至少 50% 牛奶过敏者也对山羊奶过敏,对鸡蛋过敏者可能对其他鸟类的蛋也过敏。交叉反应不存在于牛奶和牛肉之间,也不存在于鸡蛋和鸡肉之间。植物的交叉反应性比动物明显,如对大豆过敏者也可能对豆科植物的其他成员如扁豆、苜蓿等过敏。患者对花粉过敏也会对水果和蔬菜有反应,如对桦树花粉过敏者也对苹果、榛子桃、杏、樱桃、胡萝卜等有反应,对艾蒿过敏者也对伞形酮类蔬菜如芹菜、茴香和胡萝卜有反应。有些食物的中间产物也会导致过敏,但相对少见。

依据世界卫生组织报告,食物过敏在儿童中发病率为 4%～10%,其中分别为婴儿 6%～8%,幼童 3%～5%;在成人中食物过敏的发病率约占人群的 2%～4%。EAACI 定义食物过敏为暴露于大多数人都可耐受的食物量下发生的超敏反应,伴随客观的、可重复的症状,而免疫机制检测证实是 IgE 介导的。严重者可有全身的过敏性休克。和其他过敏性疾病一样,食物过敏也可出现家族性。基因遗传在食物过敏中的作用也曾为双生子研究证实。在单卵双生的人中,花生过敏的风险达到 64.3%,而异卵双生的孩子则只有约 6.8%。

食物过敏的临床表现多样,其严重程度与食物中致敏原性的强弱和宿主的易感性有关。大多数食物过敏临床症状出现较快,可在进食后几分钟到 1～2h 出现,有时极微量就可引起十分严重的过敏症状。就症状出现的次序而言,最早出现的常是皮肤、黏膜症状,呼吸道症状如哮喘出现较晚或不出现但严重者常伴呼吸道症状。食物诱发的哮喘在婴儿比较多见,除吸入所致者外,一般均合并其他过敏症状;年长儿和成人食物虽可诱发多种过敏症状包括休克在内,但诱发哮喘的不多见。食物一般不引起过敏性鼻炎,过敏性鼻炎作为食物变态反应的惟一症状更是十分罕见。食物过敏患者常有口腔(黏膜)过敏反应综合征(oralallergysyndrome,OAS),即患者在进食某种或几种水果或蔬菜几分钟后,口咽部如唇、舌、上腭和喉发痒和肿胀,少数患儿出现全身过敏症状。多发生于花粉症患者或提示以后可能发生花粉症。这是花粉和水果或蔬菜间出现了交叉反应性之故。

(七)药物过敏

药物过敏反应是指有特异体质的患者使用某种药物后由特异性的免疫反应导致的不良反应,占药物不良反应的 6%～10%,但占了致死反应的 10%。药物过敏反应机制复杂,可同时涉及 4 型不同的超敏反应类型,临床表现亦可涉及全身各个脏器。对药物过敏的分类有不同的体系。WAO 推荐根据症状出现的时间分为速发反应(暴露于药物 1h 内发作)和迟发反应(1h 之后发作)。这种分类主要用于将 IgE 介导的 I 型超敏反应从其他几种超敏反应中区分出来。I 型超敏反应通常在最后一次剂量后 1h 内开始出现症状,但是有些 IgE 介导的反应也可以在 1h 后出现,尤其是口服药物的反应。此外,和食物一起服用也可延缓药物的吸收。但无论如何,1h 的时间可区别大多数重复暴露导致过敏性休克风险的 IgE 介导的超敏反应。而迟发型药物过敏则常常是在 6h 后或用药后数日发作,如典型的阿莫西林过敏可在用药后 7～10 日过敏,这些反应通常涉及的多种机制不是 IgE 介导的。

对 I 型超敏反应的药物过敏患者,患者体内存在着药物特异性的 IgE,与分布于全身的肥大细胞和嗜碱性粒细胞表面上的 IgE 受体相结合,当这种药物再次进入体内并和这些 IgE 分子结合,导致受体的交联与细胞活化脱颗粒导致症状发生。IgE 介导的反应是非剂量依赖性的,即使是非常低的剂量也可引起及其严重的全身症状。

Ⅰ型超敏反应介导的药物过敏其症状、体征主要由肥大细胞和嗜碱性粒细胞释放的血管活性介质决定。最常见的症状为皮肤风团、瘙痒、红潮、颜面与肢体末端或咽部血管性水肿(导致喉部紧缩感或罕见的情况下,窒息感)、喘鸣、胃肠道症状或低血压,过敏性休克是最严重的 IgE 介导的药物过敏的表现。IgE 介导的药物过敏一般发作迅速,但其症状出现时间和药物进入体内的途径有关。静脉用药可在数秒或数分钟即出现症状,而同样的药物空腹口服则可能在 3~30min 后出现症状,和食物一起服用则需要更长的时间如 10~60min 出现症状。

常见的引起 IgE 介导的超敏反应的药物主要为 β 内酰胺类药物(青霉素和头孢类)、神经肌肉阻断剂、喹诺酮类药物、铂类药物包括顺铂和卡铂、外源性蛋白质包括嵌合抗体如西妥昔单抗和利妥昔单抗。

第三节 过敏原研究进展

过敏原(allergen)在过敏性疾病的发生、发展和诊断治疗有着重要作用。不同的过敏原诱发的过敏反应有所不同,关于过敏的分子研究近年来有着长足的进展。过去一百年间,过敏原鉴定逐步深入,经历了从过敏源材料(allergen source)到过敏原蛋白质分子的历程。以常见的螨虫过敏为例,20 世纪 20 年代,人们首先发现灰尘是引起过敏反应症状的一种来源物质,到 1964 年进一步发现灰尘中的尘螨是致敏因素,随后在 1980 年现代实验分析确定尘螨中主要致敏物质为蛋白质,后来命名为 Der p 1 和 Der p 2 的鉴定发现,这两种蛋白是引起过敏症状发生的真正诱因。自那以后,过敏原的研究不在局限于宏观物质方面,而是从微观分子水平上全面准确地解释过敏病症发生的内在原因。

过敏原大多数为蛋白质,其诱发机体产生高水平的 sIgE 抗体(正常人体内 IgE 含量很低)是发生过敏反应的关键步骤。过敏原的鉴定得益于临床免疫医学的发展,鉴定内容主要包括蛋白分子量测定、结构特征分析、理化属性、IgE 结合位点以及致敏性的鉴定等。经典的方法通常是从致敏材料中分离提取过敏原并进行 SDS-PAGE 电泳,然后利用过敏患者血清经 Western blotting 免疫印迹技术确定其分子量区间和免疫活性。应用双向电泳技术使同一类过敏原的不同成员按其等电点和分子量分离,结合基因克隆、N 端测序和质谱测序技术使过敏原鉴定更为精细。不同时期的新技术应用使得过敏原鉴定逐步深入,并且获得了过敏原分子的大量结构信息和序列信息,从而使人们对过敏蛋白分子结构和功能有了更深入的了解。过敏原分子鉴定的逐步完善经历了六个阶段,1967 年免疫印迹杂交技术的出现,使人们对过敏原蛋白有了初步的认识,大多数过敏蛋白的分子量大小约为 7~60kD;20 世纪 90 年代后,蛋白 N 端测序和基因克隆序列推导为过敏蛋白定性做了铺垫;2000 年后,蛋白质谱和微测序、重组蛋白晶体结构的出现使人们对蛋白的三维结构有了一定的认识;2003 年后,肽段指纹图谱匹配技术为准确确定某一种过敏蛋白及其变型奠定了重要基础;2005 年后,随着生物信息学的蓬勃发展,过敏蛋白结构类比信息分析技术为过敏蛋白分类起到了一定的推动作用;直到 2012 年,新一代高通量基因组和蛋白组测序和信息分析技术为探寻更多潜在的过敏原提供了有力依据。迄今为止,大多数主要过敏原已经基本被鉴定发现,还未被鉴定的新型的主要过敏原很少。主要过敏原(major allergen)是与某一地理区域内 50% 以上的过敏病人血清均能发生明显反应的一类过敏原,低于 50% 的为次要过敏原(minor allergen)。广泛分布于植物界并存在交叉过敏的过敏原称为泛过敏原(pan-aller-gen)。

一、过敏原命名

近十年,通过分子生物学和临床免疫学较全面地鉴定了过敏原蛋白组分和性质,过敏蛋白数据库中的内容也随之迅速增加。国际免疫学会联合会(IUIS)下属的过敏原命名专门委员会(Allergen Nomenclature Sub-committee)(http://www.allergen.org)制定了系统的命名规则。目前的过敏原命名法是在 1986 年和 1994 年确定之后一直所使用的命名法。但在 2011 年到 2013 年这三年的委员会会议中过敏原名字的更新得到了认可和批准,这些更新反映了过敏原在鉴定、克隆和测序上的最新研究进展。过敏原命名不采用斜体字,主要根据过敏原来源物种的拉丁名,由属名前三个字母、一到两个种名字母和阿拉伯数字构成,中间以空格分开。按照鉴定顺序以数字区分不同类型过敏原,并依照同源性应用到近缘物种过敏原鉴定中。如苹果和桃过敏原 Mal d 1 和 Pru p 3。更精确的命名还包括同一过敏原的不同分子形式,如同种异型(isoallergen)和变型(isoform,variant)。同种异型过敏原是指相同蛋白家族过敏原的不同成员多种分子形式,并且它们之间分享着大量的 IgE 结合表位。在命名法中,它被定义为一个来自单一物种中的同种过敏原,彼此氨基酸序列同源性达到 67% 或者更高。一个最明显的例子就是桦树花粉过敏原 Bet v 1,它有超过 40 多个氨基酸序列代表了 31 个同 I 型的同种异型过敏原(isoallergen),并且它们之间的序列同源性高达 73% 到 98%。因此,Bet v 1 同工型(isoallergen)过敏原需要采用这样的方法进行命名,从 Bet v 1.01、Bet v 1.02 到 Bet v 1.31。类似的有豚草过敏原 Amb a 1.01,Amb a 1.02,Amb a 1.03 和 Amb a 1.04。这些同种异型过敏原可能为脱敏疫苗的选择提供一定的依据。变型(variant)过敏原指的是同种异型过敏原又有极少量氨基酸变化的类型进行细分,它们的主要特点在于氨基酸序列高达 90% 以上的同源性。在命名法中,变型过敏原主要通过添加额外两个阿拉伯数字来进行区分。以桦树花粉 Bet v 1.01 为例,新的变型依次命名为 Bet v 1.0101,Bet v 1.0102,Bet v1.0103 等。现在的研究已经表明,在环境中分离得到的尘螨过敏原,经过高保真 PCR 技术得到了大量的同种异型过敏原,其中 Der p 1 同种异型过敏原有 23 个(Der p 1.0101 到 Der p 1.0123),Der p 2 同种异型过敏原有 13 个(Der p 2.0101 到 Der p 2.0113)。这些微小的变化与地理群和环境有关,可能会影响特异过敏患者的 T 细胞应答反应,或者改变抗体结合位点。

目前国际过敏原命名大多由欧美研究者完成,我国很少或者几乎没有。若要提交一个新的过敏原命名,研究者应该从过敏原命名专门委员会官方网站上下载新过敏原命名表格,提交的申请由过敏原命名小组委员会进行评估讨论。申请材料中过敏原的分子特性必须进行清晰地描述,其中的内容包括确定过敏原的核苷酸序列和氨基酸序列;过敏原固有的分子特性,像分子量的大小、等电点、二级结构等,同源性过敏原的纯化和单一抗体的制备等。过敏原能够引起 IgE 免疫反应的重要特性必须通过在体外试验,Elisa 或者 Western-bolt 实验和生物学试验进行确认,如组胺释放或者皮肤点刺实验。国际过敏原命名委员会的目的是对过敏原提供一种系统的命名和清晰的定义,不是对过敏原的重要性进行分级或者赋予任何过敏原的所有权。新的过敏原必须能够在至少 5 个过敏患者中引起 IgE 免疫反应,否则研究者必须说明该新过敏原的优点和重要性。

在过去的 20 多年中,过敏原的来源主要是通过对临床病人自身描述和个体报告的方式进行记录统计并分类的。过敏原的鉴定和定性对于预防和控制过敏病症的发生是至关重要的。在发达的西方国家,过敏原来源的不同类型被清晰地记录下来,并且随着分子生理学的发展进行及时的更新与补充。在数据库快速增长的同时,在这些发达国家中,与之相应的大多数过敏原也随之被大量地进行定性分析,并且通过 WHO/IUIS 进行官方命名。

二、过敏原蛋白分类

随着分子克隆技术的成熟和各种数据库的逐年完善,人们可以根据各种数据库中数据进行蛋白某些功能的预测。GENBANK、NCBI 和其他的蛋白数据库能够进行许多过敏原生物活性的预测,它们主要依据是基于和已知功能的蛋白进行氨基酸比对。实际上,进行氨基酸比对不能够直接证明该过敏原有与比对蛋白具有的相似功能,但是我们能够提供证据来研究是否该过敏原具有与之相对应的相似生物学功能。例如,过敏原 Der p 1 与木瓜蛋白酶和猕猴桃素同源可能暗示着 Der p 1 是一种半胱氨酸蛋白酶,后来通过使用功能研究实验和 X 射线晶体衍射实验证明之前预测的正确性。现在蛋白数据库中包含了许多过敏原的三维结构,我们可以根据对某些未知蛋白的氨基酸序列与已知的进行比对来预测未知蛋白的某些功能和分类家族,蛋白的结构决定功能,因此结构的研究经常揭示一些重要的生物学功能,而这些功能可能在进行生物学功能实验时不是很明显。

过敏原根据种类和生物学功能的不同归属于不同的蛋白家族,但总体上能够将过敏原蛋白分成三类,第一类是植物源性和动物源性食物过敏原;第二类是花粉过敏原;第三类是室内过敏原。

(一)植物源性和动物源性食物过敏原

在过去的数十年,已经有上百种植物源性和动物源性食物过敏原的物化性质或结构特点得以确定,且存在于少数蛋白家族中。使用 Pfam 蛋白数据库(http://pfam.sanger.ac.uk)可知,所有的植物源性食物过敏原被分布 8296 个蛋白家族中的 31 个蛋白超家族,其中65%归属在醇溶蛋白、桶状结构(Cupin)、病程相关(PR-10,Bet v 1)家族和抑制蛋白(profilins)超家族;而动物源性食物过敏原主要集中于原肌球蛋白家族、钙离子结合蛋白家族和酪蛋白家族这 3 个蛋白质家族中。醇溶蛋白超家族组成最大数量的引起过敏症的植物源性过敏原,它包括 4 种植物源性食物过敏原蛋白,分别是谷物的种子贮藏醇溶蛋白、非特异性脂质转移蛋白、淀粉酶蛋白酶抑制剂和 2S 清蛋白。这个家庭成员的特点是脯氨酸和谷氨酸富余且拥有 α 螺旋的蛋白,对热加工和蛋白水解稳定;存在 8 个半胱氨酸残基保守骨架,对维持蛋白的某些生物功能起着重要作用。第二大数量的植物源性食物过敏原蛋白是杯状结构超家族,它广泛分布于植物界中,结构上有至少 6 个 β-折叠形成的桶状结构。桶状结构超家族可以根据蛋白质中桶状结构域的数量不同进行分类,在高等植物种子贮藏蛋白中发现了具有 2 个 Cupin 结构域的蛋白质,分别为 7S 球蛋白三聚体(豌豆球蛋白)和 11S 球蛋白六聚体(豆球蛋白),这两类蛋白质分别是花生和树生坚果的重要过敏原,如花生中的过敏原

Ara h 1,核桃中的过敏原 Jug r 2 等。对 7S 球蛋白和 11S 球蛋白进一步研究发现,它们之间的序列同源性约为 35%～45%,但在结构上具有高度相似性。Bet v 1 同源蛋白(Bet v 1 homologous proteins)也遍布整个植物界,大小约为 154～160 个氨基酸组成的多肽,由 8 个亚家族构成。桦树花粉主要过敏原 Bet v 1 是这个家族的代表性成员,90%桦树花粉过敏患者都是由它引起过敏症状,且 70%的桦树花粉过敏患者对一些食物有交叉过敏。许多蔷薇科水果中所含有的过敏原与 Bet v 1 有较高的同源性,如苹果的主要过敏原 Mal d 1 与 Bet v 1 同源性达 63%,这些过敏原还包括梨(Pyr c 1)、桃(Pru p 1)、甜樱桃(Pru av 1)等。对桦树花粉 Bet v 1、樱桃 Pru av 1、芹菜 Api g 1 和萝卜 Dau c 1 进行 X-射线结构分析表明它们都是整体折叠形成七股反平行 β-折叠。抑制蛋白(profilins)是一种广泛与食物交叉过敏的泛过敏原,是一个小的细胞溶质蛋白(cytosolic protein),具有肌动蛋白结合功能,在调节细胞内的运输、细胞形态和分裂过程中可能会起到关键作用,抑制蛋白的编码基因形成了一个基因家族,在植物中它的同源性很高,一般为 71%～85%,并且其序列长度也很保守,大约 14kD。它在真核细胞中主要是控制肌动蛋白的聚合。1991 年,桦树的次要过敏原 Bet v 2 被鉴定为 profilin,从而引起了过敏研究者的关注。Asero 等通过研究一组对水果和蔬菜过敏的患者,发现抑制蛋白致敏与甜瓜、柑橘类水果、香蕉和番茄引起的临床过敏之间存在关联,不同植物间这种抑制蛋白序列和结构上的相似性易产生 IgE 介导的过敏交叉反应。水果中抑制蛋白较难纯化,仅有少数重组报道。在余下的 27 个植物性蛋白家族中,有超过 50%的过敏原与病程相关蛋白,如各类几丁质酶、β-1,3-葡聚糖酶和类甜蛋白,其中几丁质酶的活性是由 220～230 个氨基酸残基形成的催化结构域所决定,主要分布于巴西橡胶乳、鳄梨 Pers a 1、板栗 Cas s 5、葡萄 Vit v 5 中;还与植物防御系统有关,如类甜蛋白,分子量约 20kD,结构上形成反平行 β-折叠,通过 8 个二硫键使结构稳定。由于二硫键形成的刚性结构,他们能经受耐热处理和蛋白降解。

最重要的动物源性食物过敏原主要出现在牛奶、鸡蛋和海鲜中。绝大部分过敏原分布在原肌球蛋白(tropomyosin)、钙结合蛋白(calcium-binding proteins)、酪蛋白(Caseins)家族中。原肌球蛋白具有高度保守的 α-螺旋结构,分布在所有的真核细胞中。它们由 2 套 7 个肌动蛋白结合位点形成两个平行的双螺旋结构,在横纹肌细胞中促进肌钙蛋白和肌动蛋白之间的相互作用从而调节肌肉收缩。原肌球蛋白食物过敏原主要分布在甲壳动物、软体动物和鱼类寄生虫及吸入性过敏原螨虫。钙离子结合蛋白拥有 EF-hand 结构域,参与植物信号传导或者运输。小清蛋白是钙离子结合蛋白的代表性过敏原,分子量约为 12kD,是 1971 年 EI-sayed 等从鳕鱼中发现的,广泛存在于各种鱼类中。鳕鱼中的小清蛋白具有典型的高度保守的 α-螺旋结构,在 95℃高温的条件下能够保持蛋白的稳定,然而在胃酸的条件下容易被降解;因而,鱼类过敏原的过敏活性可以被胃酶所降解,但是在生理性消化条件受损的情况下,过敏蛋白能够保持其应有的生理活性而引起致敏反应。酪蛋白广泛存在哺乳动物的乳液中,αs1-酪蛋白和 αs2-酪蛋白是最重要的过敏原,其次是 β-酪蛋白。有文献报道,牛奶的酪蛋白和山羊、绵羊酪蛋白存在 IgE 之间的交叉反应,而马奶酪蛋白的 IgE 交叉反应较低。至于其他动物源性过敏原分布范围不是很广泛,如属于载脂蛋白家族的牛奶过敏原 β-乳球蛋白(Bos d 5)、动物皮屑和哺乳类动物的唾液以及昆虫和蟑螂吸入性过敏原等和 Kazal 型蛋白酶抑制剂家族的代表性成员蛋清的卵类粘蛋白(Gal d 1)。

(二)花粉过敏原

花粉过敏原是目前已知的最重要的一种过敏原,许多草本植物、树木的花粉对过敏患者都构成一定程度的威胁,这些植物花粉量大、体积小,空气中含量高,在有风天气更容易传播致使许多人过敏。目前科学家们已经发现并纯化了多种花粉过敏原,并在对其生理生化性质、免疫学特征和基因调控机制等进行深入了解的基础上,寻找到对多种过敏症状有效的免疫治疗方法。在欧洲,引起花粉过敏的过敏蛋白大部分属于 PR-10 病程相关蛋白家族、钙结合蛋白、果胶裂解蛋白、抑制蛋白、β-扩张蛋白和胰蛋白酶抑制剂等。有文献曾报道在 2615 个种子植物家族中,花粉过敏蛋白分布在 29 个蛋白家族中。其中抑制蛋白和 PR-10 病程相关蛋白是花粉过敏关系密切的蛋白家族,并且能够引起花粉食物交叉的口腔过敏综合症状。PR-10 蛋白家族由细胞内的一些具有降解 RNA 酶活性的蛋白组成,广泛分布于植物界并且具有较高的保守性,受微生物侵染、伤害和胁迫条件诱导表达。桦树主要过敏原 Bet v 1 是这个家族的代表性成员,有 70% 的桦树花粉过敏患者对一些食物有交叉过敏。许多蔷薇科水果中所含的过敏原与 Bet v 1 较高的同源性,二级结构预测存在几乎相同的结构元素,特别是"P-环"区,为花粉相关食物过敏原和发病机理相关蛋白的共同区域。此外,PR-10 蛋白家族的部分成员显示了较强的过敏性,经常表现出交叉反应性。钙结合蛋白是细胞第二信使系统的重要成分,在 Ca 信号系统传导中起着关键的作用,调控生理代谢及基因表达,控制细胞正常的生长和发育。

Ca/CaM 是有机体进化过程中最保守的信号转导级联反应系统,这一信号途径广泛存在于真核细胞中,并在各种细胞活动如胁迫反应和细胞增殖中起调节作用,同时它能够参与引起过敏症状的发生。以前的研究表明花粉的萌发和花粉管的生长依赖于细胞内钙离子的水平,而钙离子的分布由钙结合蛋白紧密的控制,如钙调蛋白。有研究已经鉴定了桦树花粉中存在一种为钙结合蛋白的过敏原。随后在狗牙草(Bermuda grass)花粉中也发现了类似的钙结合蛋白过敏原 Cyn d 7。胰蛋白酶抑制剂是指能抑制胰蛋白酶及糜蛋白酶,阻止胰脏中其他活性蛋白酶原的激活及胰蛋白酶原的自身激活。大豆胰蛋白酶抑制剂 Kunitz 家族是许多蛋白酶抑制剂家族的一种。有研究将其鉴定为一种次要的过敏原,但是它却也被报道能够引起食物过敏反应。大豆卵磷脂在食物加工和化妆产品中常常被用作一种乳化剂,包含少量的能引起 IgE 反应的蛋白,大豆胰蛋白酶抑制剂 Kunitz 家族就是属于其中的一种。

野草花粉组 1(grass pollen group 1)中过敏原的 N 端包含 7 个保守的半胱氨酸残基,且与植物的 β-扩张蛋白是同源的,它能够使细胞壁进行正常的疏松和扩张。在不同种类的野草中第一组(group 1)存在大量的交叉反应,但是受限于它们之间的蛋白需要 50% 或者以上的序列同源性。科学家们已经将野草花粉过敏原分成了 4 大类蛋白家族:第一类是果胶裂解酶的豚草属 Amb a 1 家族;第二类是来自蒿草、向日葵中的类防御素 Art v1 家族;第三种是来自橄榄花 Ole e 1,车前草过敏原 Pla l 1 和来自藜属植物的 Che a 1;第四类是来自蔷薇科植物的非特异性脂质转移蛋白家族,如 Par j 1 和 Par j 2。科学家们已经在柏树、杜松和雪松中鉴定出了 Amb a 1 同源物。非特异脂质转移蛋白(nsLTP)是一类小分子可溶性蛋白,隶属于病程相关蛋白第 14 家族,在高等植物中占全部可溶性蛋白的 4%。它由 4 个高度保守的二硫键连接的 4 个 α 螺旋结构的稳定球状体,对热稳定性很高。地中海地区水果过敏患者经常伴随有严重的系统性过敏症状,同时很少对花粉有交叉反应,这种症状与

nsLTP 有关。nsLTP 有一个广阔的基质结合特异性(substrate-binding specificity)。它们通常在植物器官的外部表皮层积累,这样就能解释蔷薇科水果中果皮的致敏性比果肉的强。nsLTP 之间的临床交叉反应是基于它们拥有相同的结构特点。nsLTP 广泛分布于水果、坚果、种子和蔬菜等多种植物或器官中。在地中海人群中,桃主要过敏原(Pru p 3)、苹果主要过敏原(Mal d 3)、杏主要过敏原(Pru ar 3)都已经被鉴定为 nsLTP。在中国北方,桃过敏主要是由于蒿草花粉主要过敏原 Art v 3 与 Pru p 3 发生交叉反应产生的,且 Art v 3 是初始激发原;在中国南方,桃过敏主要是由桃中的 Pru p 3 引起的。有报道描述榛子中的 nsLTP,Cor a 8 与桃中的 nsLTP 之间存在高度的交叉反应。与之相反的,栗子的 LTP,Cas s 8 只与同源的桃过敏原分享部分 B 细胞表位。在许多植物中发现 nsLTP 能够引起患者的过敏症状,如玉米中的 Zea m 14、芦笋中的 Aspa o 1 和葡萄中的 Vit v 1 等。

(三)室内过敏原(indoor allergen)

室内过敏原致敏通常伴随着过敏性哮喘,过去 30 年哮喘症状的发病率在全世界范围内显著性地增加。室内过敏原在哮喘症状发生过程中的诱导作用在最近得到较为全面的评估。有证据表明室内过敏原,如屋尘螨是引起中国哮喘和鼻炎病人中最主要的过敏原。

室内过敏原一般来自于室内的尘螨、宠物皮毛(猫和狗)、室外的花粉、霉菌和家居害虫,如蟑螂和老鼠等。与过敏性花粉相反,室内过敏原发生与中国地域性关联不是很大。因为中国南方拥有温和的气候和相对高的空气湿度,使得螨虫在中国南方普遍存在,并且是主要的室内过敏原来源。有超过 80% 的哮喘病人是对螨虫过敏原致敏的。在中国,标准的螨虫提取物是仅有的商业化过敏原。在某些情况下,生物学功能能够直接影响 IgE 应答反应,并且还可能有促进炎症作用。尘螨过敏原中的半胱氨酸和丝氨酸蛋白酶,如 Der p 1,Der p 3,Der p 6 和 Der p 9 能够切断具有低亲和力的 IgE 受体,而且还可以促进 Th2 细胞应答反应,和通过最初的 Th2 细胞因子的释放具有促炎的影响。酶假说提出酶活性在 IgE 反应中具有协同效应,并且酶能够直接反应并催化支气管和促进炎症在肠道的发生。这可解释为具有活跃酶活性的过敏原在慢性哮喘中有特殊的重要性,而那些不是酶的过敏原很少与持续性哮喘联系在一起,相反更有可能诱发免疫耐受,其他的实验证据也证明了这一点。如重要的尘螨过敏原 Der p 2,Der p 5 和 Der p 7 都不是酶。在上海地区蟑螂是能够影响 30% 过敏病人,并且是最主要的室内过敏原来源之一。另外,两个证据充分的证明致敏性蟑螂种类在世界范围内存在,如美洲大蠊(Periplaneta americana)和德国小蠊(Blattella germanic),其中美洲大蠊在中国的长江流域较多。室内环境中最主要的霉菌是枝孢霉(Cladosporium spp),曲霉(Aspergillus spp),交链孢霉(Alternaria spp)和青霉(Penicillium spp)。

另外一些室内过敏原,如职业性过敏原来源主要是废丝和来自蚕蛹中的过敏原容受颗粒,暴露在这种地方能够导致呼吸性疾病。在中国安庆,对蚕丝致敏被鉴定为鼻炎症状发生的强烈预测指标。

三、过敏原的标准化

随着社会的进步和快速发展,人们的生活水平发生显著性的提高,随之而来的是饮食习惯及食物构成的改变和环境因素的变化,这些原因导致人类过敏症状时常发生。其中食物过敏已逐渐成为影响部分人群生活质量和身体健康的一大隐患。食物过敏是人体对某些食物产生的变态反应,可出现多种临床病症,严重的会引发过敏性休克甚至死亡。然而,现在对引起过敏症状发生的过敏原标准物上各国没有统一的标准,这可能会使得过敏临床诊断和临床免疫治疗工作存在一定的不稳定性。因此,过敏原的标准化成为现在过敏诊断和治疗中一个急需解决的重要问题。

当前,国际上对过敏原"标准化"的要求和定义包括如下三个方面:第一,过敏原的组成达到最佳并且一致;第二,主要致敏蛋白质含量一致;第三,总的过敏原效价一致。过敏原的组成是过敏临床诊断的一个重要基础,它是临床诊断准确性和可靠性的保障。这就要求过敏原在提取时采用一致的方法,并且对过敏原提取物采取同样的处理措施以保证过敏原组成的一致性。现在有些过敏原的检测是基于不同过敏原提取物的混合物,这就可能导致临床诊断结果前后可能出现不同,因为这些过敏原提取混合物由于过敏原材料和制备程序的不同在过敏原组成上存在差异。

随着现代医学的不断向前发展,仅有过敏原提取物满足不了现在临床上的过敏诊断和治疗的要求,需要更加精确、单一的组分对过敏患者进行临床诊断分析,从而增加临床诊断结果的准确性和可靠性。这就要求我们通过一定的实验方法得到高纯度的致敏性蛋白,目前,常用的纯化方法包括沉淀法、膜分离法、柱层析法和电泳法,而柱层析法包括亲和(离子和免疫)层析、凝胶过滤层析、疏水相互作用层析、离子交换层析和高效液相色谱。此外,由于分子生物学、生物技术和基因工程技术的发展,过敏原重组技术的研究和发展成为了人们解决高纯度单一过敏原的一个重要途径。迄今为止,人们已经从许多致敏性食物中重组纯化出了各种单一的过敏原组分,如桃中主要过敏原 Pru p 1、Pru p 3 和三类高致敏性食物鸡蛋、牛奶、花生中的单一组分等。显而易见,这些研究工作为食物中单一过敏原标准物质的制备奠定了基础。Pru p 1～Pru p 4 和 Pru p 7 是桃中已经鉴定出来的 5 种引起过敏的蛋白,其中 Pru p 3 和 Pru p 1 是桃过敏的主要过敏蛋白。对于桃致敏性蛋白,近年来,研究人员除了研究其天然过敏原的纯化方法外,还进行了基因工程重组的研究。例如,Zuidmeer 等通过超滤离心管和阳离子交换柱层析分离纯化,然后利用单抗亲和层析进一步纯化得到天然和重组的 Pru p 3,SDS-PAGE 鉴定其纯度大于 90%。α-乳白蛋白、β-乳球蛋白和酪蛋白是牛乳中的主要过敏原。随着生物技术的快速发展,Konrad 等采用超滤膜分离的方法,获得纯度为 95% 的 α-乳白蛋白。蔡小虎等通过两次离子交换层析,分离出了 β-乳球蛋白,通过电泳的方法大致估算其纯度高达 95% 以上。此外,Schlatterer 等和 Goodall 等则先后对 β-乳球蛋白进行分离纯化,其纯度均可达到 99%。得到纯度相近的单一组分后,进一步需要进行的是对分离纯化出来的组分做定量分析,从而使主要过敏原含量达到一致,避免其他杂质对其效价的影响。蛋白含量的确定最常用的方法有紫外分光光度计法、考马斯亮蓝染色法、酚试剂法、双缩尿法和凯氏定氮法等,这些方法测定出来的蛋白一般是总蛋白质的含量,对某一种单一蛋白不能准确地进行定量。因此,需要运用更加精确的方法对单一蛋白组分进行定量,如单抗和多抗混合夹心 ELISA、双单抗夹心 ELISA 等。Carnes 等和 Ahrazem 等通过单抗和多抗混合夹心 ELISA 对桃中 Pru p 3 蛋白进行定量;而 Asturias 等和 Jimeno 等用双单抗夹心 ELISA 分别对桃中抑制蛋白(profilin)和蒿草花粉中 Art v 1 进行定量分析。单抗—多抗混合夹心 ELISA 定量在国外研究的比较深入,在国内才刚刚起步,而双单抗夹心 ELISA 是比单抗—多抗混合夹心 ELISA 更特异、更敏感的一种定量方法。因此,利用纯化和蛋白定量的方法可以确保主要致敏蛋白质含量一致,从而使过敏临床免疫治疗结果更准确、更可靠。

过敏原标准化中最关键的一个环节就是要保证总的过敏原效价一致,如过敏原在效价方面不能做到一致性,很有可能会使得过敏临床诊断结果前后不一致,有可能会导致错误的诊断结果。因此,这就需要对过敏原进行效价的检测,现在对引发食物过敏的过敏原,须检测特异性 IgE 与过敏原的结合能力,其目的是为了得知过敏原的致敏性大小,从而得知过敏原的效价。据文献报道,欧盟框架计划 CREATE 项目分析过敏原的免疫学性质主要使用特异性人血清 IgE 反应。该方法可通过 RAST 或斑点印迹直接测定 IgE 的结合能力,也可以采用 RAST 抑制性实验测定 IgE 的结合能力,另外,还可通过嗜碱性粒细胞组胺释放实验进一步进行 IgE 结合能力的评估。过敏原标准化条件满足后,最重要的一步就是确立过敏原标准物质,为以后过敏原的标准物质做铺垫。标准物质是一种实物标准,其种类繁多、应用广泛,在制备过程中,应当选择合适的程序、工艺以及防止污染。食物过敏原是能够诱发人体机能的免疫反应,所以对过敏原分离纯化后,在标准物质制备过程中,除理化性质外,还应增加对其免疫学性质的测定。参照欧盟 CREATE 项目中所采用的方法,食物中致敏性蛋白理化性质的表征可表示如下(见表 2-3-1)。

表 2-3-1　CREATE 项目候选标准物质理化性质分析的参数和所选择的分析方法

方　法	唯一性鉴定	纯　度	均一性	二级结构(折叠)
氨基酸分析	根据一级结构测定氨基酸含量	被杂蛋白污染可能会改变单个氨基酸的含量		
质谱(MS)/肽图	由一级机构测定分子量；MS/MS 可确定一级结构	杂蛋白、糖基化异质体或非蛋白化合物的污染会增加杂峰	能够检测出重组所产生的后修饰和化学修饰产物,并说明蛋白不均匀	
HPLC-凝胶色谱(HPLC-SEC)	不同分子量蛋白的污染可能会出现杂峰	测定溶液的均一性：能够检测低聚物/单体聚合物和降解物	保留时间的改变可能是由于蛋白的变性	
圆二色谱(CD)			检测蛋白的折叠,二级结构的测定	
X 射线小角度散射(SAXS)		检测溶液中蛋白质的分子大小和聚合状态蛋白	变性蛋白可能会改变距离分布函数	
SDS-PAGE/PAS 染色	能够检测不同分子量的杂蛋白	的后修饰、聚合或降解可能会增加杂带		

在 CREATE 中,作为候选过敏原标准物质,在评价其是否可作为标准物质生产前,应对其物理化学性质和免疫学性质进行分析,其中,理化性质包括鉴定、纯度、均一性以及二级结构。此外,运用英国国家生物标准与控制研究所使用的方法对过敏原的稳定性进行评估,具体步骤为先分析冷冻干燥处理对过敏原活性产生的影响,然后将冷冻干燥处理后的致敏性蛋白进行热加速降解处理,以观察其长期的稳定性。西方国家在很早以前就开始了对过

敏原标准物质的研究,在 20 世纪 70 年代,世界卫生组织和国际免疫学会联合会(WHO/IUIS)就认识到过敏原产品标准化的重要性。并在 1981 年建立了一个由学术机构和过敏原制造商资助的项目,目的在于生产能够获得世界卫生组织所认可的过敏原提取物,并以此作为国际标准(IS)。其他国家随之也建立起自己的进行过敏原标准化研究的组织和相关的研究项目,如美国国家标准与技术研究院(National Institute of Standards and Technology,NIST)、欧盟资助的 EuroPrevall 和 CREATE 项目。相对于中国,过敏原标准物质的研究起步比较晚,并且主要集中在高校和科研机构。

四、交叉反应

交叉反应主要指两种或多种过敏原与一种抗体(IgE)之间的关系,由特定过敏原诱导的特异性抗体,对另一相似过敏原产生的反应。Aalberse 将其分为对称和非对称的交叉反应,对称性交叉过敏中两种过敏原对同一 IgE 的致敏性和抑制率是均等的,多存在于草类过敏蛋白家族和螨类过敏蛋白家族;在非对称交叉过敏中,非敏性过敏原对 IgE 的亲和力低于敏性过敏原,但仍可诱发过敏反应,如桦树—苹果综合征,桦树花粉过敏原 Bet v 1 作为初始过敏原激活免疫系统,苹果同源过敏原 Mal d 1 是不完全过敏原,单独不能诱导免疫应答,但能触发在巨噬细胞上抗 Bet v 1 的 IgE 引发交叉反应。已知的交叉反应中以非对称性交叉反应为主。

目前我们仍不能准确地预测过敏原间的交叉反应,其机制仍属未知,只能通过比对蛋白结构的相似度来推测。然而,并不是相似的过敏原就会有交叉反应,在不同过敏原蛋白家族研究中发现,即使序列相似度小于 40% 的不同过敏原,如花生(Ara h 2)与扁桃、巴西栗中的过敏原,也会发生交叉反应。与此相反,同一过敏原的异构体(相似度>95%)也可能在 IgE 结合方面存在相当大的差异,如桦树 Bet v 1 家族。

交叉反应现象在食物过敏中尤其重要,常见的交叉反应包括花粉食物综合征(pollen food syndrome,PFS)和乳胶水果综合征(latex-fruit syndrome,LFS)等,前者主要因花粉致敏并由水果蔬菜同口腔黏膜接触而引发,包括桦树、艾蒿和牧草等花粉,后者常发生于猕猴桃、香蕉、芒果、菠萝等水果。

过敏原间在 IgE 测试中显示的交叉反应不一定有交叉的临床过敏反应,特别是用单一组分测试结果相差倍数很大的。应用过敏原进行免疫抑制试验可以较好地判断初始激发过敏原还是仅仅交叉反应过敏原。比如最近在中国蒿花粉过敏和桃过敏交叉的脂质转移蛋白研究中就应用这种方法。用同源和异源过敏原不同浓度梯度的与血清预先孵育结合,然后测试 IgE 抗体浓度,可以反映竞争结合特性(如图 2-3-1 所示)。A、B 所用的血清都是 Art v 3 的 IgE 值显著高于 Pru p 3,在用 Pru p 3 CAP 检测时,Art v 3 和 Pru p 3 过敏原抑制效果相同(A),但用 Art v 3CAP 测定时 Pru p 3 没有抑制效果(B)。C、D 所用的血清是 Pru p 3 的 IgE 值高于 Art v 3 的,抑制结果与 AB 的正好相反。试验结果说明与脂质转移蛋白引发的桃过敏有两种情况,大多数北方的桃过敏发生于蒿花粉过敏密切相关,桃为交叉反应过敏水果。而在南方少数桃过敏是由直接食桃初始引发,尽管检测发现与蒿的同类过敏蛋白有交叉 IgE 反应,但没有蒿过敏症状。这样两种病人的免疫治疗方案即可个性化设计。

对于北京地区一些桃过敏病例组分诊断表明,桦树花粉过敏与桃过敏交叉,对应的组分是桦树花粉的 Bet v 1 与桃 Pru p 1 交叉(Ma 等,2013)。

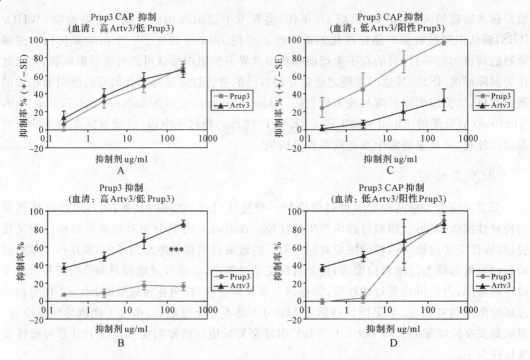

图 2-3-1　蒿花粉过敏原 Art v 3 与桃过敏原 Pru p 3 对于两种病人血清的抑制效果比较

第四节　过敏性疾病的诊断及过敏原的检测

Ⅰ型超敏反应引发的过敏性疾病包括过敏性鼻炎/结膜炎、过敏性哮喘、异位性皮炎、荨麻疹/血管性水肿、过敏性休克、食物过敏、药物过敏等。这些疾病可以单独发作,但往往在同一个患者身上可以有多种疾病的合并发作。虽然受累的脏器不同,但这些疾病的共同特征是存在过敏原的暴露史,体内有特异性过敏原IgE,及受累器官接触过敏原后的速发症状及慢性炎症。针对这些疾病,首先通过详细的病史采集和体格检查,明确受累的脏器及疾病的严重程度,局部的炎症的病理改变得到疾病的临床诊断;然后再进一步通过过敏原检测明确致病原因。

一、过敏性疾病的临床诊断

Ⅰ型超敏反应引发的过敏性疾病往往发病迅速,容易识别,在受累的脏器分别存在着显著的反应性增加,对外界的刺激有着明显的高反应性。而症状的发作特点也和相应的过敏原的暴露时间密切相关。疾病的临床诊断相对比较容易,根据患者的病史特点、靶器官的病理生理特点就可以初步诊断疾病,一般的实验室检查主要用于排除其他疾病,对于过敏性疾病缺乏特异性。

(一)过敏性鼻炎/过敏性结膜炎和过敏性哮喘

过敏性鼻炎的诊断主要通过依靠典型的病史、临床症状和体征,以及必要的辅助检查。目前针对典型的临床症状,如反复发作的喷嚏、清水样涕、鼻塞、鼻痒等,要求必须具有 2 项以上（含 2 项），并且要求每天症状持续或累计在 1h 以上。伴随症状包括眼痒、结膜充血等。典型的临床体征常见鼻黏膜苍白、水肿，鼻腔水样分泌物。鼻部分泌物涂片可见较多嗜酸细胞、嗜碱细胞和杯状细胞。鼻部 CT 并非必需，只有在引发严重鼻塞或鼻窦炎患者才酌情考虑鼻窦 CT 扫描。过敏性结膜炎则主要依据季节性或常年性的眼痒、眼部充血症状体征即可诊断，眼分泌物的检测常规并不需要。

支气管哮喘的临床诊断通常依据患者既往过敏史、家族史、典型呼吸道症状及可逆性呼气流速的证据即可。患者通常有幼年湿疹/荨麻疹、过敏性鼻炎病史，反复发作的喘息、气急、胸闷或咳嗽等症状，可自行缓解或经治疗后缓解。可逆性呼气流速可通过肺功能来测定，包括支气管扩张试验、24h 峰呼吸气流速（PEF）日变率的测定和支气管激发试验。以第一秒用力呼气容积（FEV_1）和用力肺活量（FVC）的比值定义气流受限，成人 FEV_1/FVC<75%～80%，儿童<90%即为气流受限。对存在气流受限的患者，支气管舒张试验在显示气流受限的可逆性方面具有诊断价值。此类患者在吸入支气管扩张剂 200～400μg 的沙丁胺醇（或等效价的同类药物）10～15min 后 FEV_1 改善 12%以上（或≥200 mL），或 PEF 改善15%（或 80L/min）即为支气管扩张试验阳性。成人 PEF 的日变率≥10%，儿童≥13%亦可诊断哮喘。当患者的肺功能在正常范围时，支气管激发试验测定有气道的高反应性有助于诊断。患者吸入组胺或乙酰胆碱后 FEV_1 下降 20%或运动、吸入高渗盐水、甘露醇后 FEV_1下降 15%以上即为支气管激发试验阳性，提示气道高反应性的存在。

（二）荨麻疹/血管性水肿和异位性皮炎

荨麻疹/血管性水肿在临床上是症状性诊断，根据患者出现风团样皮疹或疏松组织处出现非凹陷性水肿即可诊断，无需特殊检测。

异位性皮炎的临床诊断以 1980 年的 Hanifin 和 Rajka 的标准为基本标准，主要包括内容如下：

主要标准：至少包括 3 条：①瘙痒；②典型皮疹形态与分布：a. 成人屈侧皮肤的苔藓样变；b. 婴儿面部和肢体伸侧皮肤受累；③慢性或慢性复发性皮炎；④个人或家族异位史（包括哮喘、过敏性鼻炎、异位性皮炎）。

次要标准：至少包括 3 条：①干皮症；②鱼鳞病、掌纹过深、毛周角化；③IgE 介导的即刻皮试反应阳性（或 RAST 试验阳性）；④血清 IgE 水平增高；⑤早年发病；⑥皮肤易于发生感染（特别是金黄色葡萄球菌和单纯疱疹病毒感染）；⑦倾向于非特异性手、足皮炎；⑧乳头湿疹；⑨唇炎；⑩复发性结膜炎；⑪Dennie-Morgan 皱褶（下眼睑边缘的横向皱褶）；⑫圆锥角膜；⑬前囊下白内障；⑭眼周暗晕；⑮面色苍白、红斑；⑯白色糠疹；⑰出汗时皮肤瘙痒；⑱对羊毛及脂溶剂不耐受；⑲毛周隆起；⑳食物高敏感；㉑病程受环境、情感因素影响；㉒皮肤白色划痕或对胆碱药物发白试验反应迟缓。

在以上成人标准的基础上，对婴幼儿患者的诊断标准修正为：

主要特征：①家族异位史；②典型的面部或肢体伸侧皮炎；③瘙痒的表现。

次要特征：①干皮症、鱼鳞病、掌纹过深；②毛周隆起；③耳轮后侧裂隙；④慢性头皮鳞屑。

由于这个标准临床指标繁多，临床应用费时难以掌握，1994 年英国 Williams 制订了一个简单的诊断 AD 的最低标准：

必须具有皮肤瘙痒史，加如下 3 条或 3 条以上：①屈侧皮肤受累史，包括肘窝、腋窝、踝前或围绕颈一周(10 岁以下儿童包括颊部);②个人哮喘或枯草热史(或一级亲属 4 岁以下儿童发生 AD 史);③全身皮肤干燥史;④屈侧有湿疹;⑤2 岁前发病(适用于大于 4 岁者)。

该标准内容简洁,使用方便,其特异性、敏感性与 Hanifin 和 Rajka 标准相似,大大简化了临床医生的工作。

(三)过敏性休克

过敏性休克的诊断依赖于详细的临床病史收集:确定某种潜在的激发因素的暴露史,暴露与症状发作的时间,评估发作周期。在过敏性休克的患者中,靶器官涉及皮肤(90%)、呼吸道(70%)、胃肠道(30%~45%)、心血管系统(10%~45%)和中枢神经系统(10%~15%),皮肤症状的缺少给诊断带来阻碍。大多数患者起病迅速,累及 2 种或两种以上的上述系统,严重者可有低血压(成人收缩压低于 90mmHg 或较基线水平下降 30%),一般过敏性休克诊断即可成立。

过敏性休克刚发生时外周血中可有肥大细胞类胰蛋白酶和组胺水平的升高,检测到这些介质提示肥大细胞和嗜碱性粒细胞的参与,支持过敏性休克的诊断。

(四)食物过敏和药物过敏

食物过敏和药物过敏的临床诊断存在着相似之处。两者都涉及 IgE 介导的反应机制和非 IgE 的反应机制,在临床表现上都可涉及多种症状,从轻微的皮肤红斑风团到严重的过敏性休克反应。临床上在摄入食物或药物短时间内迅速发生的皮肤、呼吸道、胃肠道或过敏性休克都需要考虑过敏的可能,确诊则需要进一步进行食物或药物的过敏原检测。

二、过敏原的检测

上述临床疾病经常包括过敏性与非过敏性原因,对过敏性疾病的诊断最关键的一步是特异性过敏原的检测。过敏原的检测主要是应用各类试剂对体内特异性过敏原 IgE(specific IgE,sIgE)抗体的检测,主要包括过敏原皮试检测和血清 sIgE 检测、特异性过敏原激发实验。过敏原检测采用的试剂往往是仔细准备过的提取物如花粉、霉菌、动物皮屑、食物和一些其他物质如橡胶,对一些昆虫毒液和药物有着更高的提纯度。但高度提纯的植物或动物过敏原或者重组单组分过敏原在检测中的作用有待进一步研究。在这些检测中不同厂家的产品往往无法互相转换,但用于 SPT、外周血特异性 IgE 检测和特异性免疫治疗的试剂是相同或者相似的。

(一)过敏原皮试检测

过敏原皮试检测通常是将可能引起过敏反应的过敏原制剂,通过皮肤挑刺、划痕、皮内注射等方法进入患者皮肤,在 15~20min 内局部皮肤出现红晕、红斑、风团和瘙痒感,数小时后消失。有此症状者为阳性,未出现症状者为阴性,也可根据风团大小确定过敏反应程度。早在 1835 年就由 Dr. Kirkmank 开始在临床应用皮肤测试,Salter 则应用此法诊断了一例猫毛引起的接触性荨麻疹,1865 年 Blackley 应用花粉皮试明确了自己过敏性鼻炎的病因。Rufus 应用划痕试验诊断荞麦过敏则开始了现代过敏原皮肤试验,此后皮肤测试逐渐在过敏性疾病的诊断中被广泛应用。

过敏原皮肤检测代表了大多数过敏的主要检测手段。如果操作正确,这种检测可以对特异性过敏的诊断提供有效的帮助。但是,这种检测在操作和解读上有很多的复杂性,过敏原皮肤试验依据其过敏原进入体内的方式分为表皮试验(epricutaneous skin testing)和皮内试验(intracutaneous skin testing)。

1. 表皮试验

可分为皮肤点刺试验(skin prick testing，SPT)、皮肤戳刺试验(skin puncture testing)和皮肤划痕试验(skin scarification testing)。皮肤划痕试验为用刀或针在皮肤上先划出一道伤痕再敷上过敏原提取物，给患者造成的不适和创伤明显，现在已经不太应用。皮肤戳刺试验是先滴一滴过敏原提取物在皮肤上，然后用采血针垂直于皮肤轻轻戳刺，造成皮肤的凹口。目前国际上应用最广泛的是 Pepys 改良的 SPT 检测，该法以一根锐利的金属针以一定的角度刺入滴有过敏原提取物的皮肤表层，并挑起皮肤表层，对皮肤没有向下的压力，使得极微量的过敏原提取物进入体内。SPT 与皮肤戳刺试验相比，对有皮肤划痕症的患者也可适用。SPT 是 EAACI 推荐为最佳的体内诊断方法，被广泛用于 IgE 介导的速发型过敏反应。2012 年 GA2LEN 和 ARIA 基于 1993 年的 EACCI 的立场文件和 2001 年的 ARIA 指南共同书写了 SPT 操作手册，对 SPT 的操作和判读制定了规范。

2. 皮内试验

由 Robort Cooke 在 20 世纪早期推广，在东方国家的一些过敏中心至今还在应用。皮内试验在检测一些低强度的过敏原提取物时仍是一种选择，如对高度怀疑虫液和药物过敏的而皮下点刺检测阴性的患者需要再次检测。其检测方法是用一次性的注射器和针头，将大约 0.02ml 的稀释 10－100 倍以上的过敏原提取物注射进入皮肤的表层，小心使注射引起的风团在相同的尺寸。与表皮试验相比，皮内试验操作更复杂和费时，病人也更痛苦。刺激性反应经常存在，且很难与真正的阳性反应区分，尤其是当任何强于生理盐水的反应都被认为是阳性的情况下，虽然可增加皮试的敏感性，但损失了临床检测的特异性。

3. 过敏原皮肤测试的注意事项

在临床实践中，过敏原表皮测试和皮内测试是应用于检测 IgE 活性的最广泛的研究，反映了肥大细胞结合的 IgE 对检测的致敏原的免疫反应。表皮或皮内检测的结果都依赖于 IgE 抗体的存在，但同时也和肥大细胞的完整性、血管和神经反应性有关。一般后两者相对稳定，因此皮试被认为很大程度上反应了特异性 IgE 的存在与否。但无论哪种方式，皮肤测试检测中都必须注意以下事项：

皮肤过敏原测试检测部位的选择，一般表皮测试选择前臂内侧皮肤，皮内测试选择上臂外侧皮肤。所有的点刺针或注射器都必须是一次性的，点刺之间应该相聚 2cm，以避免交叉污染导致假阳性结果。

致敏原提取物的质量至关重要。不同的厂家的致敏原试剂的质量和强度都有所不同。尤其是动物致敏原尘螨、皮屑和霉菌，甚至是花粉。如有可能，尽量应用有生物单位或 mg 标注主要致敏原的标准化的致敏原试剂。重组 DNA 技术使得生产纯生化特征的蛋白质成为可能。在 20 世纪 90 年代，应用重组致敏原皮试对花粉、霉菌如 *Aspergillus* 曲霉菌或尘螨过敏的皮试检测。如果重组致敏原能很好地选择和代表几乎全部或主要的致敏原的表位，其皮试检测结果与天然的致敏原相似。食物过敏和药物过敏也同样可以考虑过敏原皮试检测。食物过敏原皮试相对而言假阳性较高，但对水果过敏的检测比较好。水果过敏可以用新鲜水果进行 prick-prick 点刺试验，即点刺针在新鲜水果上点刺后再在受试者皮肤上进行点刺，可以避免水果过敏原提取物中部分过敏原蛋白分解导致的阴性结果。

皮肤过敏原测试检测结果的解读必须设有组胺阳性对照和稀释液阴性对照。风团和红晕都被用于评估皮试的阳性结果,但测定结果应用的是风团的直径,15min 左右点刺位点的风团直径测量用于结果判读,阳性对照通常风团直径大于阴性对照 3mm。测试结果以皮肤反应指数(skin reaction index,SRI),SRI＝过敏原点刺引起的风团最大直径/组胺风团最大直径。0＜SRI＜＝0.5 为＋;0.5＜SRI＜＝1 为＋＋;1＜SRI＜＝2 为＋＋＋;SRI＞2 为＋＋＋＋。

假阳性可由划痕症引起,或皮肤处于高敏状态,或附近强烈反应的非特异性增强。假阴性则可由以下原因引起:试剂的作用初始强度弱,或有作用效价的丢失,药物引发的过敏反应改变,疾病引起的皮肤反应减弱,技术问题(点刺未刺入皮肤或不够深),仅有局限于病变如鼻、眼部位的 IgE(无全身 sIgE)。

过敏原皮肤测试特别是 SPT 的安全性非常高,尤其是吸入性过敏原提取物的皮肤测试。SPT 在近 30 年内未有吸入性过敏原引起严重过敏反应的报道,总的严重不良反应的发生率为 0.02％左右,皮内试验的不良反应发生率略高。在皮肤测试时,儿童及孕妇需要特别注意,对有食物或药物引发严重全身过敏的患者,点刺也可引起严重不良反应。相关操作人员必须受到严格培训,能及时识别严重全身过敏反应并即刻处理,操作室内应配备抢救设备和药物。

4.药物对过敏原皮肤测试的影响

有些药物会抑制皮肤测试的结果,所以在每次做检测之前都必须询问患者之前的日子里有未服用药物(见表 2-3-2),尤其是口服抗组胺药物,但是对其他未必是治疗过敏性疾病必需的药物也有价值。如抗焦虑药,但不是抗抑郁药物。皮肤表面激素也可改变皮肤的反应性。

表 2-3-2　不同治疗对皮肤过敏原测试的抑制作用

药物	抑制程度	抑制时间	临床意义
口服抗组胺药物	＋＋＋＋	2～7 天	有
鼻喷制剂			
H1-抗组胺			无
H2-抗组胺	0～＋		无
Imipramines	＋＋＋＋	可长达 21 天	有
Phenothiazines	＋～＋＋	可长达 21 天	有
糖皮质激素			
短期全身应用	0		无
长期全身应用	可能		无
长期吸入激素	0		无
表面激素	＋～＋＋	可长达 7 天	有
多巴胺	＋		无
Clonidine	＋＋		无
孟鲁司特	0		无
特异性免疫治疗	0～＋＋		无
UV 光治疗 全身反应依赖于光源,大多 PUVA 可引起增强	＋＋＋	可长达 4 周	有

(二)血清 sIgE 检测

sIgE 的体内检测指的是应用市场化的免疫检测仪器测定患者血清中致敏原 sIgE。

sIgE 特异性产生于易感人群暴露于过敏原后,反映了个体患者对特异性致敏原的免疫反应和临床反应。sIgE 存在于外周血,结合于过敏相关的肥大细胞和嗜碱性粒细胞,并因此在接下来的致敏原暴露后诱发临床反应。因此,sIgE 可被认为是临床呼吸道、皮肤、消化道的过敏发展的危险因素,是过敏性疾病的特异性诊断中最重要的检测方法之一。目前临床上 sIgE 的检测方法很多,包括 ELISA、免疫印记杂交、放免法等,不同的免疫检测仪器在设计和特性上均有所不同。国际公认的最佳检测方法为放射性变应原吸附试验(radioallerg-osorbent test,RAST)。根据标记物不同可将 RAST 分为三类,即 RAST EIA(标记物为能产生有颜色底物的酶,即改进的 ELISA 法)、RAST RIA(标记物为放射性同位素,即改进的放免法)、RAST FEIA(标记物为能产生荧光底物的酶,即荧光酶联免疫法),其中 RAST FEIA 灵敏度高、无放射性污染,是目前临床上最常用的 sIgE 检测方法;根据固相载体亦可将 RAST 分为三类,即纸片法、试管法和 CAP 法,变应原结合的量 CAP 法是纸片法的 3 倍,试管法的 150 倍。变应原结合的量越高,检测灵敏度越高。

　　体内检测 IgE 抗体具有皮试所无法达到的潜在优势,包括结果的可靠性,参数如敏感性、特异性、稳定性等。固相免疫检测试剂有着更长的保质期,对质控的稳定性和重复性易于调控,这都是在办公室操作的皮试难以达到的。体外检测同时不受药物的影响,在检测前无需停药,检测相关的系统性不良反应也可避免。基于以上原因,在以下的情形下体外检测 IgE 更为人们喜爱:①对致敏原的极度敏感,如对某种致敏原几乎致命的反应;②皮肤的异常状态如重度划痕症和皮炎发作急性期;③在一次严重过敏反应肥大细胞脱颗粒后的无应答期;④如前所述,能影响皮试反应的药物应用;⑤无法合作的患者或拒绝皮试的患者。基于美国过敏和临床免疫学会执行委员会的立场文件,"对有广泛皮炎或划痕症的患者,无法脱离影响皮试结果的药物治疗的患者,及偶尔的有些拒绝皮试的患者选择性使用体外测试"。

　　临床上以 CAP 法检测 sIgE 为金标准,结果通常是定量形式从 0 到 100 kUA/L,通常以 0.35kUA/L 为界值进行分级。<0.35kUA/L 为 0 级;0.35~0.7kUA/L 为 1 级;0.7~3.5kUA/L 为 2 级;3.5~17.5kUA/L 为 3 级;17.5~50.0kUA/L 为 4 级;50.0~100.0kUA/L 为 5 级;>100.0kUA/L 为 6 级。

　　sIgE 和 SPT 的生物学及临床相关性并不相同,也无法转化,两者各有其优劣势(表 2-3-3)。不同年龄间会有不同,老年人通常 SPT 阴性或者小风团尺寸的概率更大。而低水平的 sIgE 相较于高水平 sIgE 与症状的相关性更低,但无法排除过敏性症状,尤其是在非常小的幼童中。一些致敏原的过敏反应活力非常弱,皮试对识别这些致敏原非常有用。在拥有可制备皮内测试和体外固相免疫测试的提纯毒液的理想状态下,Ford 等报道了在有背景界值下应用免疫仪器检测的 sIgE 具有 100% 的敏感性和特异性。在一些以皮试结果为金标准的研究中,体外检测的敏感性更弱。但当这些参考标准是结合了临床病史和皮试结果时,体外测试显示出及其强的临床相关性(98%)和特异性(100%)。我们发现在皮试和体外检测间有着紧密的同一性,虽然实验室检测被认为更精确,当临床发现和检测不一致时,更复杂的实验室研究技术免疫抑制试验(RAST-inhibitionor immunoblot)会被采用作为参考标准。在真实世界的临床实践中,皮试结果和现代的免疫检测更多是一致的。从经济学上来说,SPT 的收费价格低有着更大的优势,但是美国耳鼻喉过敏学会(American Academy of Oto-laryngic Allergy,AAOA)认为通过以下方式减少体外检测而不影响临床是可能的:①筛查排除非过敏性患者的进一步检测;②除非病史有相关联系,除去检测试剂盒中不常见的致敏原或有交叉反应的致敏原。

表 2-3-3　体内外检测 IgE 抗体的相似和不同之处

皮 试	体外测试
反映了 IgE 抗体的存在及其生物活性	反映血清中 IgE 的存在
多种方式和设备,有着不同的操作特点	标准化的方式一直在进展
提取物质量随着时间下降,尤其是一些特定的致敏原	固相免疫偶合法似乎可避免致敏原识别的丢失
皮下和皮内的特异性和敏感性均有不同	低滴价的致敏原 IgE 阳性的临床相关性有待评估
手工操作,需要专家培训	半自动或全自动检测
不同的系统有不同的结果。一个地方的结果不能与另一地方的结果互换	二代检测是定量的
缺乏检测方法、人员、质控的标准化认证	美国实验室改进法令[clinical laboratory improvement act(CLIA '88)]或其他认证下复杂的标准化
数分钟内便有结果	数小时或数天得到结果
每次检测价格便宜	每次检测检测价格昂贵,总体检测价格与皮试相差不大
有些药物可影响结果	不受药物影响
检测结果的解读需要相当的临床经验和培训	临床上的解读需要一定知识
专家的基本工具	任何一个临床医师都可以下医嘱
有些患者可能拒绝检测	诊断流程可被任何患者接受
部分患者可能有全身反应	非接入性,无任何危险反应

(三)过敏原特异性激发实验

过敏原特异性激发实验其定义为在试验严格可控条件下,针对靶器官使用一定剂量变应原溶液,诱发变态反应发生,激发临床症状,通过速发型过敏反应的表现来观察和研究试验物和过敏性疾病之间相关性的研究办法。激发试验是诊断过敏症的基石和金标准。根据患者发病部位的不同,可以进行不同器官的激发试验如眼结膜激发、鼻黏膜激发和支气管激发实验;根据摄入致敏原不同可由食物激发实验、药物激发。

1.不同部位的激发试验

结膜激发试验　将适当浓度的致敏原浸液滴入患者一侧眼结膜,另一侧滴入生理盐水作对照;15~20min 观察结果。试验侧结膜充血、水肿、分泌增加、痒感,甚至出现眼睑红肿等现象者为阳性反应。其具体操作规范见图 2-3-2。

鼻黏膜激发试验　可经抗原吸入法(粉剂)或滴入法(液体)进行,接触抗原 15~20min后出现黏膜水肿和苍白,病人出现鼻痒、流涕、喷嚏等症状即可判为阳性反应。

支气管激发试验试验前先测第一秒用力呼气量(FEV₁)和肺活量,吸入对照液或致敏原

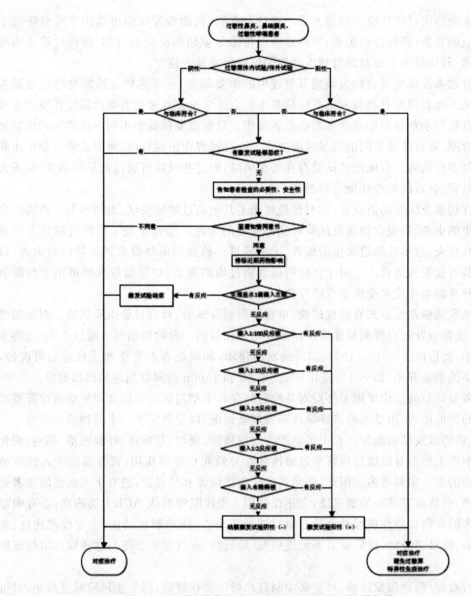

图 2-3-2　眼结膜激发试验 SOP(浙医二院过敏科提供)

稀释液,吸入后 $15\sim20\min$ 复查 FEV_1。患者出现如下情况时为阳性结果:①明显自觉症状,如胸部紧迫感和喘息等;②肺部闻及哮鸣音;③FEV_1 下降 20%以上。

　　激发试验检测的适应证为临床高度怀疑为 IgE 介导的 I 型超敏反应引起的过敏性疾病,而皮肤试验及体外试验为阴性的患者;或查出多种过敏原过敏,寻找责任过敏原;或过敏性哮喘患者免疫治疗前了解其耐受性等。激发试验较皮肤试验的特异性高,与患者的病史、症状和过敏原吸附试验的相关性较强。但此试验有引起严重的哮喘急性发作或过敏性休克等严重并发症的潜在危险,所用抗原浓度不宜过高,应该由小到大递增;试验前必须做好系列抢救准备。

　　2.食物/药物激发试验

　　食物/药物过敏激发试验是一种通过以小量食物/药物口服、注射或吸入方式来激发病症确定病人的临床过敏反应的检验方法。理论上食物/药物激发试验可适用于所有怀疑Ⅰ型超敏反应的食物/药物过敏患者,明确诊断或排除Ⅰ型超敏反应的食物/药物过敏或明确原有的食物/药物过敏患者对此食物或药物的免疫耐受是否建立。

口服食物激发试验是食物过敏患者管理中的重要部分,至今这仍是诊断食物过敏最为精确的方法。所有口服食物激发试验中最基本的方法学是在有密切监测的医疗环境中将可疑的过敏食物以小剂量起始逐渐递增给患者服用。口服激发试验中不同方法的区别包括加入安慰剂对照、双盲法或不同的剂量递增方式。一旦过程中出现反应,激发试验立刻中止并对患者加以治疗措施。口服激发试验存在潜在风险,但这些风险可通过剂量的调节、医务人员的专业培训、合适的检查环境等控制到最小。

口服食物激发试验的适应证:①对已经接受了其他如过敏原皮试、血清学IgE监测的存在过敏病史的患者,口服食物激发试验可获得明确的诊断。②对于处于慢性过敏状态的患者如异位性皮炎、过敏性肠道疾患的患者,无法通过一种食物的禁食来消除反应的患者,口服激发试验可能更为适合。③对于已经明确食物过敏的患者,口服激发试验可用于判断患者对于这种食物的免疫耐受性是否已经建立。

口服激发试验常见方式有开放试验、单盲口服激发试验、双盲口服激发试验。剂量递增方案:通常食物激发的口服剂量递增不同的食物是相似的。食物的剂量一般以8~10g溶于液体中开始,此后以1‰、4‰、15‰、25‰的次序递增,如果患者有发生严重反应的可能性,可以以更小的剂量开始,如0.1‰或0.5‰。以10到15min的间歇期逐步增加剂量。

药物激发试验的适应证则是怀疑对某种药物存在Ⅰ型超敏反应而又因疾病治疗需要必须使用该药物的患者,用以明确或排除该药物过敏情况,以便制定下一步药物治疗方案。

食物/药物激发试验激发过程中可能产生皮肤瘙痒、潮红、荨麻疹、呼吸困难、喘鸣、消化道症状甚至严重的全身过敏反应甚至过敏性休克导致死亡等副作用,较普通的吸入性致敏原激发试验的发生率高得多。因此,必须严格控制适应证和禁忌证,患有下列疾患的患者必须列为食物/药物激发试验的禁忌证:①正在使用β受体阻滞剂或ACEⅠ类药物;②有明显全身性损害的疾病如急性或慢性严重心血管功能不全者、活动期肺结核、多发性硬化症、免疫系统疾病、呼吸道炎症、反应器官不可逆病变(肺气肿、支气管扩张等);③重症渗出性皮肤红斑患者。

要进行食物/药物激发试验,科室必须制订严格的操作规范,将发生风险减至最小,对可能存在高危因素的患者调整更小的起始剂量。同时,要求专业培训过的高年制医务人员全程观察,无论在剂量递增或间歇时间。一旦观察者发现有过敏反应立刻中止检查。配备需要的抢救药物和抢救设施。在有足够抢救力量的医疗环境中进行。

以下为食物/药物激发试验的操作规范:

操作规范

操作前准备工作:

1. 对患者进行药物皮试明确患者敏感程度。

2. 签署知情同意书,告知患者或其授权亲属可能存在的风险。

3. 准备好激发试验使用的不同浓度的食物、药物制剂。

4. 做好抢救过敏性反应的准备后进行操作。建立两路静脉通道,纪录基线生命体征的数据和临床状态,基线ECG、PEF、动态心电监测。

激发测试操作：

1. **起始剂量与递增剂量**　不同食物、药物起始剂量相似，具体药物剂量见下表。

表 1　药物激发剂量递增

药物	分类	剂量递增(1mg)	途径
阿莫西林	青霉素	1,5,25,100,500,1000	口服
头孢克罗	先锋霉素	1,5,25,100,225	口服
环丙沙星	喹诺酮	1,5,25,100,500	口服
阿奇霉素	大环内酯类	1,5,25,75,125,250	口服
阿司匹林	NSAID	1,5,20,50,100,200,500	口服
强的松	糖皮质激素	2,10,20,40	口服
利多卡因	麻醉药物	1~3ml	皮下注射

通常食物激发的口服剂量递增不同的食物是相似的。食物的剂量一般以 8~10g 溶于液体中开始，此后以 1%、4%、15%、25% 的次序递增，如果患者有发生严重反应的可能性，可以以更小的剂量开始，如 0.1% 或 0.5%。以 10 到 15min 的间歇期逐步增加剂量。

2. **途径**常见口服，亦可有皮下注射、静脉注射。

3. **观察指标**瘙痒、皮肤潮红、荨麻疹、呼吸困难和血压下降等表现。

不良反应处理　抗组胺药和肾上腺素。如在剂量范围内发生以上反应，可考虑激发试验阳性，患者对测试食物或药物存在 I 型变态反应，今后需谨慎避免接触；如在完成剂量内无反应，考虑为激发试验阴性，患者对测试食物药物不存在 I 型变态反应。

(四)过敏原检测的临床意义

在上述的过敏原检测中，过敏原激发试验可直接明确怀疑的过敏原是否是疾病的直接原因。而无论是 SPT 还是外周血，sIgE 的测试结果仅仅代表体内存在着某种特异性过敏原的 IgE。1997 年 Sampon 等对食物过敏的研究表明，高水平 sIgE 意味着患者将于暴露致敏原后出现症状，患者的诊断无需进一步检测。而低的过敏原尽管是阳性结果，却缺少预测性，无论患者是否存在暴露致敏原后的症状，都需要进一步进行激发测试。不同食物过敏原存在不同的致敏浓度，其诱发过敏临床症状的曲线图是不同的，不同年龄的阈值也是不同的。同样，不同的吸入性致敏原激发临床症状的 sIgE 的阈值是不同的。数项队列研究提示单一的 sIgE 阳性很少与临床症状相关，4 项以上或更多的 sIgE 阳性或累积 sIgE>34kU/L，对过敏性疾病的识别达到 75% 以上。进一步对学龄儿童的研究显示，尘螨、狗、猫的 sIgE 总和与哮喘的发作相关。增高的 sIgE 及过敏原的暴露与病毒的感染，可大大增加儿童哮喘住院的可能。在临床治疗中，如果一个患者的 sIgE 非常低的阳性，对吸入性的抗组胺和糖皮质激素的疗效则需要考虑。

此外，sIgE 水平对于过敏的减弱、消失或免疫耐受的产生也有特别的意义。sIgE 水平的降低可以认为是致敏原暴露的减少或对此致敏原免疫耐受的产生。

第五节　过敏性疾病的治疗进展

虽然不同的过敏性疾病发生在全身各个系统并有着不同的症状表现,但其基本的发病机制均为过敏原特异性 IgE 介导的 I 型超敏反应引起的炎症。在这些疾病的发病中,过敏原经体内的抗原递呈系统处理后引起不同的免疫细胞和因子、不同的炎症细胞和炎症介质的作用于靶器官引起的病理生理改变。过敏性疾病大多为反复发作、迁延不愈,给患者带来长期的影响,并对社会卫生系统带来沉重的负担。过敏性疾病的治疗,必须从其病因着手,去除炎症,改善症状。因此,1998 年世界卫生组织在推荐了针对过敏性疾病的最佳治疗方案——"四位一体"综合治疗方案,即正确诊断避免接触过敏原、特异性免疫治疗(即脱敏治疗)、适当对症治疗以及良好的患者教育。

一、过敏原的避免

不同的过敏原有不同的生长、播散特性,针对不同的过敏原,应该有不同的规避方法。其中,大部分药物性过敏原一旦明确,比较容易避免再次接触,而吸入性过敏原与食入性过敏原则较难避免。下面就常见的吸入性和食入性过敏原的避免作一简单介绍。

(一)尘螨过敏的措施

尘螨是最常见的过敏原,几乎八成的过敏来自尘螨。尘螨会引起一系列的过敏反应,尤其是呼吸道过敏性疾病,比如过敏性鼻炎和哮喘,对特别是成长中的儿童所构成的危害十分巨大。尘螨是一种微小的生物,体长只有 0.3mm,通常不能为肉眼所见。与蜘蛛、扁虱一样,同属蛛形纲的尘螨也有八只足,以人体皮肤脱屑为食物。尘螨最适宜的生存条件是温度 17~30℃,相对湿度 75%~80%。引起过敏反应的螨类以屋尘螨和粉尘螨最为常见,在日常家居环境中,它们主要存在床、靠垫、地毯、空调等处。减少生活和工作环境中尘螨的含量对尘螨过敏患者来说非常重要,可以通过控制措施减少吸入尘螨鳞片及排泄物的量,来预防和减轻发病,减少发病次数。

预防尘螨可遵循两个原则:一是改变环境的温度和湿度。尘螨的死亡条件是温度大于35℃,或小于 0℃连续 24h,湿度小于 50%或大于 85%则不能繁殖;二是断绝其食物来源,最终达到三个目标:①减少活螨的总量;②降低螨过敏原的水平;③减少病人对前两者的暴露。具体措施如下:

(1)降低室内相对温度　将相对湿度控制在 50%以下,是控制螨及其过敏原水平最常用的方法。控制湿度比控制温度有效,温度在 25~34℃时控制相对湿度小于 40%或 50%5~11 天成年螨会因脱水死亡。

(2)使用包装套　用特殊的防螨材料包装床垫和枕头,是减少暴露于尘螨及其过敏原的有效方法。包装材料由塑料、透气材料、很细小的织物纤维或非织物合成材料构成,这类织物的孔径通常小于或等于 $20\mu m$,可阻止螨和螨过敏原的通过,使得尘螨无法接触食物而死亡。目前国内外已有防尘螨的床罩、枕头套等商品出售。

(3)床上用品的清洗、烘干和干洗　座罩、枕套、毛毯、床垫套等每周用等于或高于 55℃热水洗一次可杀死螨和去掉大多数螨过敏原。用温水或冷水清洗不能杀死绝大多数螨,但是可除去绝大多数过敏原,因为绝大多数过敏原是水溶性的。用烘干机干燥衣服要大于55℃,10min以上可以杀死所有的螨。

(4)软装饰物勤更换、清洗　地毯、窗帘和家庭装饰织物积聚了碎屑残片且保持潮湿,为螨繁殖提供了理想栖息地。家里尽量不用地毯,如使用地毯,应该每周真空吸尘一次;家庭装饰织物应换为乙烯树脂或皮革垫,家具可用木制家具。

(5)玩具和宠物　家里尽量不要有毛绒玩具,如有也尽量选择小玩具。可在-17～-20℃冷冻至少24h杀死附着的尘螨。尽量不要在家里饲养猫、狗等宠物。

(二)花粉过敏的避免

花粉过敏一般由风媒花粉所致。花粉直径一般在30～50μm,它们在空气中飘散时,极易被人们吸进呼吸道内。春季型主要由树花粉(橡、榆、槭、桤、桦、三角叶杨、橄榄)所致;夏季型主要由园草花粉(狗乐草、猫尾草、香茅草、果园草、约翰逊草)和野草花粉(绵枯草热羊酸模草、英格兰车前草)所致;秋季型主要由野草花粉(豚草)所致。因此花粉过敏有显著的地理区域差异。

花粉过敏的预防主要在于花粉季节时尽量避免外出,多居于室内,关闭门窗以减少室外致敏花粉的进入;在车辆内安装车载过滤器,外出时戴上帽子、口罩、眼镜和穿长袖的衣物,尽量避免与花粉直接接触;外出回来后换上干净的衣服。如果条件许可,可以在花粉季节更换居住地点,换到该花粉尚未流行的城市。

(三)真菌过敏的避免

霉菌是自然界广泛存在的一类生物。霉菌在室内和室外均能生长,包括植物、食品和枯叶上。霉菌的孢子及菌丝均有抗原性,但孢子的抗原性较强。孢子体积极小,用显微镜才能看见,非常轻,可在空气中随风自由飘散。孢子落在合适的地点在合适的条件下就能生长成菌丝体。

霉菌有许多类型,但是它们都需要水和潮湿的环境才能生存。霉菌在繁殖时会产生大量的极其微小的孢子,常年飘浮于空气中,一般在6～10月达到高峰。没有潮湿的环境,霉菌孢子是不会生长的。所以只要控制室内的湿度,就能避免和控制霉菌的生长。一旦室内有生霉的现象,必须清除霉菌,并解决潮湿的问题。因为如果只是单纯清除霉菌,而室内环境依然潮湿,霉菌仍会继续生长。对于控制霉菌的生长有许多产品都可以有效抑制,其中有效成分多为漂白剂和氨水。

(四)蟑螂过敏的措施

蟑螂也是诱发过敏和哮喘的重要因素,是极为普遍的过敏原,蟑螂过敏原主要来自其分泌物、壳屑、唾液等。常见的有美洲大蠊和德国小蠊;美洲大蠊是蟑螂里面族群最大也最常见的种类,德国小蠊是室内蟑螂中体型最小的一种,繁殖速度比一般蟑螂要快数千倍。蟑螂适合生长繁殖的条件:温暖的环境和充足的食物。减少蟑螂过敏原的暴露,首先是断绝食物,食物封存并放入冰箱,及时清洗餐具,及时清理垃圾;其次是应用杀虫剂,可使用诱饵或塑料保护罩的杀虫剂放置于蟑螂出没的路线。此外,阻断入侵路径,严格封闭管道、门窗、墙壁裂缝;及时清扫蟑螂的唾液、粪便及棕色污染物均可减少蟑螂过敏原的暴露。

(五)食物过敏的避免

首先对有关食物或食品做适当标注,避免接触含有过敏原的食品或食物成分是降低食物过敏发生的有效措施,而通过对食品标签内容进行适当标注是有效的商业措施。在食品标签上注明蛋白质成分种类和来源,可有效避免过敏人群发生误食而产生食物过敏事件。其次,建立和使用食物过敏原数据库,目前已有 198 种主要过敏原(包括食物过敏原)氨基酸序列式已知的,通过将目标蛋白序列同数据库中近 200 个已知过敏原氨基酸序列同源比较,可以推断其过敏性,建立食物过敏原数据库就等于得到判定标准。再者,开发低敏食品,利用物理化学或生物化学方法消除或降解过敏原使食物过敏性下降,如分离和酶解技术应用;或利用育种和基因工程技术培育低过敏原食品原料,如低过敏转基因大米、低过敏转基因大豆等。

母乳喂养是预防婴儿食物过敏的有效方法之一,对于小于 6 个月的婴儿,特别是有过敏性疾病家族史者,应提倡纯母乳喂养。如果不可能进行母乳喂养时,低敏性食物配方可用作替代品。

二、过敏原特异性免疫治疗

过敏原特异性免疫治疗(又称脱敏治疗或减敏治疗)是用逐渐增加剂量的致敏原提取物对过敏患者进行反复接触,提高患者对此类过敏原的耐受性,从而控制或减轻过敏症状的一种治疗方法。其具体方法是在确定了引起患者过敏反应的过敏原后,将过敏原配置成各种不同浓度的提取液,给患者反复注射,或通过口服、舌下含服等方式与患者接触,浓度由低到高,剂量由小到大,达到一定浓度和剂量后,维持注射一定时间,使患者对此类过敏原的耐受力提高,再次接触此类过敏原后不再产生过敏现象或过敏症状得以减轻,并且在脱敏治疗结束后仍然可以维持一定时间的疗效,甚至维持终身不再发病。

临床上很多过敏原虽然可以采取各种措施减少接触,但很难完全避免,而采用过敏原特异性免疫治疗可以改变疾病的自然进程,减轻疾病的症状,减少疾病的急性加重,预防新的过敏症的发生。

(一)过敏原特异性免疫治疗的历史

自 1911 年 Leonard Noon 和 John Freeman 应用注射花粉提取物成功治疗了花粉症患者创立过敏原特异性免疫治疗,国外至今已有百余年的历史,在国内也有 50 余年的历史。但特异性免疫治疗的发展历尽各种曲折,一方面由于特异性脱敏治疗的机理一直不明,另一方面,其临床疗效和安全性也一直备受争议。1986 年英国医学杂志(*British Medical Journal*)发表了一篇药物委员会关于治疗安全性的报道,这篇报道列举了过去 30 年 26 例因特异性免疫治疗引发过敏性休克的病例,并告诫特异性免疫治疗应避免临床广泛应用。这个报道使得特异性免疫治疗在英国遭到停顿。事实上,这些死亡大多数是由不正当的应用药物或治疗未控制哮喘时的错误造成的。

然而,历史的脚步是无法阻挡的。随着对过敏性疾病和免疫治疗机制认识的加深,大量随机、双盲、安慰剂对照试验的开展对特异性免疫治疗的临床疗效和安全性的验证,加上标准化过敏原试剂的应用治疗方案的改进都进一步增强了特异性免疫治疗的临床疗效。特异性免疫治疗又重新得到认可。欧洲变态反应和临床免疫学学会(EAACI)分别在 1988 年和 1992 年较为全面地总结了近年来特异性变态反应疫苗治疗(SAV)的研究进展,肯定了 SAV 对过敏性哮喘具有预防发作和病因治疗的双重意义。1997 年日内瓦 WHO 变应原免疫治疗工作组会议,公布了 WHO 立场文件(allergen immunotherapy: therapeutic vaccines for allergic disease),成为全球过敏性疾病的治疗指南。由于过敏原标准化有了很大进展,会议把变应原浸液(allergen extract)改称变应原疫苗(allergen vaccine),纳入药品管理和注册范围。同年柏林国际变态反应研讨会明确指出了 SAV 的适应证、开始治疗的最好时机、疗效、疗程及不良反应的处理等。全球哮喘防治创义(GINA)及过敏性鼻炎的处理及其对哮喘的影响(ARIA)也把 SAV 纳入治疗规范之中,成为目前呼吸道过敏缓解期治疗中的重要措施之一,在规范化治疗方案中占有一席之地。

(二)特异性免疫治疗的机制

SIT 的机制十分复杂,而且治疗中涉及疾病类型、患病人群、使用的佐剂及治疗途径、药物剂量和时间均可引起差异。迄今为止,对 SIT 机制尚未有明确阐述,对 SIT 的机制认识主要包括纠正 Thl/Th2 平衡失调、诱导产生过敏原特异性调节性 T 细胞(regulatory T cells,Treg)、降低血清特异性 IgE 水平、诱导生成封闭抗体 IgG、下调肥大细胞、嗜酸粒细胞和嗜碱粒细胞等免疫效应细胞的活化与功能等环节。

1. T 细胞反应的改变

过敏性疾病的主要免疫学改变是 Th1/Th2 细胞的比例失衡和功能失调。正常情况下人的 Th1 细胞和 Th2 细胞处于平衡状态,Th1 细胞活化后产生 IFN-γ 和 IL-2,Th2 细胞则主要产生 IL-4、IL-13 和 IL-5。IFN-γ 可以抑制 IgE 的合成以及 Th2 型细胞的产生。IL-4 则可刺激 B 细胞产生 IgE,提高肥大细胞和嗜酸性细胞表面高亲和性 IgE 受体的敏感性,促使过敏反应炎症进一步进展。而 IL-5 的功能则是促进嗜酸性细胞的分化、增殖、存活并增加其功能。过敏性疾病时出现两者的失衡,表现为 Th2>Th1 反应。早期关于 SIT 机制的临床研究就证实 SIT 可以增强过敏原特异性 Th1 细胞反应和抑制 Th2 细胞反应。1988 年就有报道,SIT 治疗后患者外周血单核细胞体外过敏原刺激后 IL-4 的分泌减少而 IFN-γ 分泌增加。Van 等也报道 SIT 治疗后患者 PBMCs 分泌 IL-2、IL-4、IL-5 的减少。有研究显示,尘螨 SIT 完成剂量递增阶段的 3 个月后后外周血分泌 IFN-γ/IL-4 的 $CD4^-$ T 细胞比例显著上升。这些体外实验都提示 SIT 可以选择性地逆转过敏性疾病中 Th2 细胞占优势的情况下调 Th2 细胞、上调 Th1 细胞。此外,有学者采集了粉尘螨过敏的哮喘患者在集群免疫治疗(rush immunotherapy,RI)前及治疗后 18 个月时的 T 细胞株和 T 细胞克隆进行研究,发现 RI 治疗 18 个月后,粉尘螨特异性 T 细胞克隆的细胞因子分泌方式转变成 Th1 细胞或 Th0 细胞形式;相反,未曾接受 RI 治疗的对照组依然是 Th2 反应方式。作者认为在 RI 治疗时,Th2 细胞反应模式早期消失,然后是 Th1 或 Th0 反应模式缓慢建立起来。后续的一系列研究证实了这个假设。2001 年 Guerra 等发现 SIT 治疗可使过敏原特异性的分泌 IL-4 的 T 细胞在暴露于过敏原后凋亡;2003 年 Sade 等也报道在 SIT 治疗时重复应用过敏原可以导致抑制性 T 细胞(suppressor T-cells,TS 细胞)增生。而 Laaksonen 等发现患者接受 SIT 治疗一年后可有信号淋巴细胞活化分子(signaling lymphocytic activation mole-cule,SLAM)mRNA 表达的增加,且这个表达的增加和 IFN-γ mRNA 的表达密切相关,而 SLAM 通常是在 Th1 细胞介导的免疫性疾病中才有增高,这个研究提示 SIT 启动了 Th1 细胞反应的增强。

现在认为,T 调节细胞(T regulator cell,Treg)在这种 Th2 反应模式转化为 Th1 细胞或 Th0 细胞转化模式中起着关键作用,尤其自然发生的(FOXP3)+$CD4^+$CD25+Treg 细胞和可诱导的 Treg 细胞两个亚群特别受到重视。有报道,接受 SIT 治疗的过敏性鼻炎患者鼻部组织中可有 Treg 细胞的增加。Treg 细胞是 IL-10 和转化生长因子(transforming growth factor-β,TGF-β)的主要来源。IL-10 具有多种抗炎活性,包括调节 IL-4 诱导的 B 细胞产生 IgE,促进 IgG4 的合成、IgE 依赖性肥大细胞激活的抑制、以及嗜酸性细胞因子产生和存活的抑制。IL-10 还可以抑制 IL-5 的产生,诱导抗原特异性低反应性和无反应性状态。免疫耐受的启动是由抗原特异性 T 细胞自分泌 IL-10 开始的。TGF-β 与 IL-10 相似,主要由 Treg 产生,其在 SIT 中发挥的免疫抑制机制主要是抑制过敏原特异性 IgE 抗体的产生,诱导过敏原特异性 IgA 抗体的产生,抑制 Th1 和 Th2 细胞的效应等。SIT 后过敏原特异性 T 细胞分泌 IL-10 和 TGF-β 增加伴随 Th1 细胞因子(IFN-γ)和 Th2 细胞因子的减少。IL-10 还可以阻断 CD28-B7 的共刺激作用和 T 细胞的信号通路。近年来的研究显示 SIT 可以上调 FOXP3＋CD4$^+$CD25＋Treg 细胞功能并产生更多的 IL-10。而且,一项以 8～10 周为剂量递增阶段的杂草花粉的 SIT 研究显示在第一次疫苗注射后 2 周,以过敏原刺激 T 细胞即可有 IL-10 的表达,在 4 周时变化更显著。这个研究提示 Treg 的变化在 SIT 的很早期就开始起作用。

此外,组织中 T 淋巴细胞的反应现在开始受到关注。有报道草类花粉过敏患者免疫治疗后,鼻黏膜中的 IFN-γmRNA 表达增加,而且在花粉季节之外用过敏原激发后 IFN-γ 的增加量与治疗的临床效果密切相关,提示局部免疫调节对于免疫治疗的临床疗效是必要的。研究还发现,接受免疫治疗之后在花粉季节鼻黏膜中表达 IL-10 mRNA 的细胞明显增加。Akdis 发现黄蜂毒液过敏的患者接受免疫治疗后可以刺激 IL-2 产生,局部微环境中的 IL-2 可能和 IL-10 共同调节 Th2/Th0 向 Th0/Th1 的转变。

2.B 细胞反应和抗体合成的变化

与大量的 SIT 诱导 T 细胞耐受的研究相比,B 细胞在早期耐受的研究缺乏充足的研究证据。然而,B 细胞是唯一的能生产抗体的细胞,是体液免疫的关键细胞。不同的抗体如 IgE、IgG 的生产决定着过敏反应的方向。而且,B 细胞还可以通过递呈抗原、表达共刺激分子或分泌细胞因子来调节 CD4$^+$ T 细胞反应。以前认为 B 细胞可在 Treg 细胞分泌的 IL-10 的调节下,将产生的 IgE 转化为 IgG,尤其是 IgG4。但最新的研究发现,抗原激活的记忆 B 细胞可通过自分泌 IL-10 来调节 IgE 的生产。

自从 1967 首次发现以来,抗原特异性 IgE 一直被看作是 I 型超敏反应的标记。早期研究显示 SIT 可以改变 IgE 的产生和功能。接受 SIT 治疗的花粉症患者可有早期一过性的抗原特异性 Ig 的增高,伴随着季节性 IgE 增高的减弱。然而,Gleich 等却发现,有一部分比例的患者在接受杉树花粉 SIT 治疗后,出现对未知蛋白的低水平的 IgE。

SIT 的阻断抗体学说在 1970 年时开始被广泛接受。这个假说源于临床上 SIT 治疗患者血清 IgG 的改变。为治疗的过敏性疾病患者的血清总 IgG 处于低水平,而 3 个月的 SIT 治疗后可见 IgG 的增高,在 6 个月时达高峰。有研究发现临床症状的减轻是由抗原特异性 IgG 增高引起的,抗原特异性 IgG 因此被认为是 SIT 疗效评估的重要指标。成功的 SIT 治疗和 IgG 的阻断活性相关,但后者并不仅仅依赖于 IgG 的数量。这个假说认为 SIT 可诱导抗原特异性 IgG 的产生并破坏抗原递呈细胞上 IgE-过敏原复合物的形成及其对抗原递呈的协同作用。Gallego 等在 2010 年一项为期一年的 SIT 研究中进一步肯定了这个反应。而最近的 2010 年 Yamamoto 等应用哮喘小鼠模型,发现注射 IgG 可减轻哮喘气道炎症的特征及肺组织中 CD11c＋DCs 的功能,揭示 IgG 抑制过敏性炎症的可能过程。

对抗原特异性 IgG 亚群的检测提示 SIT 治疗后患者血清和局部靶器官中抗原特异性

IgG1 和 IgG4 的增高。IgG4 是一种非炎症性亚型，主要对过敏反应起着保护作用。一般认为它可在过敏原接触到效应细胞上结合的 IgE 之前便捕获过敏原，从而防止肥大细胞和嗜碱性粒细胞活化脱颗粒。一个 IgG4 分子有两个抗原结合位点，但不能结合补体。这个特点使得抗体为单价功能的，无法形成复合物。过敏原特异性 IgG4 结合过敏原的表位与 IgE 不同，但可通过抑制 IgE 与抗原结合达到阻断效应。

免疫球蛋白之间的同型转换，尤其是 IgG4 转换为 IgE，依赖于 Th2 细胞因子(IL-4 和 IL-13)和 T 细胞、B 细胞通过 CD40、CD40L 相互作用。此外，SIT 诱导的 IL-10 调节细胞因子对同型转换有着重要作用。在 IL-4 的存在下，额外的 IL-10 可诱导 IgG4 的产生抑制总 IgE 和抗原特异性 IgE 的反应。也有报道，杂草花粉 SIT 治疗可引起过敏原特异性 IgA2 和 IgG4 水平的增高。

体外实验中，从 SIT 患者血清提纯的聚合 IgA2 抗体致敏单核细胞后再以过敏原或抗 IgA 抗体与单核细胞上的 IgA 交联，可导致 IL-10 的释放。这种辅助细胞间接产生的 IL-10 可能又反过来有助于向 IgG4 的同型转换。这些研究提示 IgA 抗体可能在 SIT 诱导的免疫耐受中起着一定的作用。

3. 细胞因子和炎症介质的改变

在过敏性炎症中，一系列的炎症细胞如嗜酸性粒细胞、肥大细胞、巨噬细胞和炎症介质、嗜酸细胞阳离子蛋白起着作用。但是 SIT 治疗后，过敏性哮喘患者气道和外周血中的炎症细胞和炎症介质都显著减少，包括嗜酸性粒细胞和嗜碱细胞分泌的 IL-5。哮喘患者中性粒细胞在白细胞激动剂作用下脱颗粒水平高于正常人，但在 SIT 治疗后可回归至正常水平。SIT 后，患者外周血 IL-1β 和 TNF-α 水平下降，而 IL-2 和 IL-6 水平有所增高。这些研究结果从另一个层面显示炎症反应的降低。

4. 对肥大细胞和嗜酸性粒细胞的影响

SIT 也可以抑制肥大细胞的增殖、活化和炎症介质的释放。尘螨过敏的儿童 SIT 治疗后可有鼻组织中肥大细胞的减少，成人花粉 SIT 治疗后也观察到同样的现象，伴有鼻分泌物组胺和前列腺素 D2 水平的下降。同时有研究提示 SIT 亦可引起鼻分泌物中嗜酸性粒细胞的降低。

通过上述机制，SIT 可以降低靶器官对过敏原的特异性反应，减低所有针对过敏原的皮肤反应、鼻黏膜、支气管激发试验的敏感性。通常不能完全阻断反应，但可以增加反应的阈值。这种反应早于过敏原特异性 IgG 的出现，提示可能是细胞因子的作用。

(三)SIT 的指征和禁忌

理论上，IgE 介导的 I 型超敏反应均可进行 SIT，但在临床实际工作开展中必须考虑到 SIT 治疗的必要性、患者的耐受性、可能的疗效和风险。2012 年我国的中国特异性免疫治疗的临床实践专家共识明确其治疗的适应证和禁忌证如下：

1. 特异性免疫治疗的适应证

(1)患者症状与变应原接触的关系密切，且无法避免接触变应原；

(2)患者的临床症状是由单一或少数变应原引起的；

(3)症状持续时间延长或提前出现的季节性花粉症的患者；

(4)变应性鼻炎的患者在变应原高峰季节出现下呼吸道症状；

(5)使用抗组胺药物或中等量以上的吸入性皮质类固醇仍未控制症状的患者；

(6)不愿意接受持续或长期药物治疗的患者;

(7)药物治疗引起不良反应的患者。

在考虑特异性免疫治疗之前要认真评估患者的疾病及其严重程度、变应原和疾病的关系、对症治疗的效果、疾病以及治疗的潜在危险因素、患者的心理健康状态及其对疾病和治疗措施的态度。一般来说特异性免疫治疗适用于 5～60 岁变应性鼻炎和支气管哮喘(简称哮喘)的患者,而对于食物过敏和变应性皮炎的疗效不佳。

2. 特异性免疫治疗的禁忌证

(1)严重的免疫系统疾病、心血管系统疾病、癌症以及慢性感染性疾病;

(2)患者必须服用(包括表面吸收剂型)β 受体阻滞剂;

(3)缺乏依从性以及严重心理障碍;

(4)中—重度持续性哮喘、哮喘病情不稳定或急性发作期、FEV 占预计值％＜70％的患者首先需进行充分的药物治疗;

(5)至今没用证据显示特异性免疫治疗有致畸作用,但在剂量增加阶段,存在过敏性休克和流产等危险因素,因此在妊娠或计划受孕期间不主张开始特异性免疫治疗;如妊娠前已经接受治疗并耐受良好,则不必中断治疗。

(四)SIT 的临床疗效

大量的临床研究证实了 SIT 治疗过敏性疾病尤其是过敏性鼻炎、过敏性哮喘的临床疗效。这些研究显示 SIT 不仅能改善症状,减少对症药物的使用,与一线的糖皮质激素药物相比较,SIT 还有对因和预防疾病的进一步进展的双重效应,这种对疾病的长期效应和抑制多种过敏的进展作用,都是糖皮质激素所不具备的。

1. 症状的控制

成功的 SIT 可有效地减少症状的发作和药物的使用。1990 年前有一系列关于 SIT 治疗哮喘的临床研究,包括包含了 30 多个安慰剂对照的临床研究的综述。尽管并非全部特别针对哮喘治疗,而且入组患者的数量不大,但都提及了哮喘症状的控制。关于 SCIT 和SLIT 的临床荟萃都显示了 SIT 在改善患者临床症状积分和减少药物使用的显著效果。但在花粉症患者症状改善明显强于尘螨过敏原,而猫毛、狗毛或者多价抗原提取物的临床疗效则不显著。但对哮喘患者而言,尽管可以看到过敏原特异性气道高反应性的持续下降,但关于肺功能(无论是 FEV1 或呼气流速峰值 PEFR)的研究非常少,其结果也常有争议。

2. 预防疾病的进展

欧洲一项关于儿童桦树或杂草花粉过敏的多中心研究证实儿童时期的过敏原特异性免疫治疗可明显减少将来哮喘的发生率。而且,SIT 可以预防新的过敏发生。尽管 SIT 引起的临床反应是过敏原特异性的,循证医学提供了很好的证据显示,对单一过敏原过敏的患者进行 SIT 可减少患者对其他过敏原致敏的概率。两个大样本研究中,这种进展到新的过敏原的皮试结果从 2/3 下降到了 1/4。而且,这个保护作用在 3～4 年的脱敏治疗后可持续 3年左右。

3. 长期效应

SIT 预防炎症进展的作用具有长期效应,可在停止治疗后仍持续数年。Durham 等报道的一项研究是关于长期效应最重要的一篇文章,杂草花粉过敏患者在停止为期 3 年的SIT 治疗后,症状的缓解仍持续了 3～4 年。这项研究中,16 个患者接受了额外的 3 年维持治疗,16 个患者接受安慰剂治疗,15 个患者对症治疗。在 3 年的治疗中,安慰剂治疗和维持治疗的患者症状抑制的程度类似,而未经脱敏治疗的患者则症状重的多。在维持治疗和安慰剂对照治疗患者中皮肤迟发相反应的抑制作用持续存在。安慰剂对照治疗的患者中,没有证据显示过敏原激发后皮肤活检部位未见 CD4$^+$T 细胞或 IL-4＋细胞的回升。这个研究证实了免疫治疗治疗呼吸系统过敏与昆虫毒液过敏的免疫治疗一样,在停止治疗后一样可以有长期疗效。另一项儿童免疫治疗后长期随访的回顾性研究分别入组对单一尘螨过敏和尘螨、杂草花粉混合过敏的哮喘儿童进行 SIT 治疗,然后在停止治疗 9 年后进行评估,以类似发作程度未接受 SIT 的哮喘患者为对照,发现哮喘症状的发生风险是接受 SIT 治疗患者的 3 倍。

(五)免疫治疗的方式

最初的过敏原特异性脱敏治疗是通过皮下注射的方式,这一方式经过近百年的临床应用,其有效性和安全性都得到了肯定。但是皮下注射的缺点也很明显,频繁的注射可导致注射部位的不适或疼痛,而且需要患者在相当长的一段时间内频繁地到医院或诊所进行治疗,其次严重不良反应的发生带来致死的风险,这些都在一定程度上影响了患者对治疗的依从性,进而导致治疗失败。这促使人们不断研究一些新的给药方式以期得到更好地治疗。尽管 SCIT 被证实是过敏性疾病的有效治疗方法,但 SCIT 显而易见的缺点:安全性和治疗方案的不方便限制了它的广泛应用。针对这两项缺点,人们致力于研究更安全和更方便的治疗方式,利用当前的过敏原提取物或改变剂型使治疗更方便和安全,但不影响临床疗效。如口服给药(将疫苗做成滴剂、胶囊、片剂等经口腔服下)、舌下给药(包括含服和含漱,是将疫苗在舌下保留 1～2min 后再咽下或吐出)、鼻腔给药(将疫苗做成液体或粉末,通过适当装置喷入鼻腔)、支气管给药(将疫苗做成液体或粉末,通过适当装置喷入支气管)等方法。

目前临床上广泛开展的治疗方法主要是皮下注射治疗(subcutaneous immunotherapy, SCIT)和舌下给药方式(sublingual immunotherapy,SLIT)。两种治疗都分为两个阶段:剂量递增阶段和维持治疗阶段。在剂量递增阶段,免疫治疗的剂量从小剂量逐步递增到最大剂量,然后进入维持阶段,患者需要在这个最大剂量维持 3～5 年。但两者间仍有很多显著的不同。

1. SCIT

SCIT 目前被认为是 IgE 介导的毒液反应、过敏性鼻炎和过敏性哮喘的有效治疗方法,是 SIT 的经典治疗途径。很多关于 SIT 疗效的临床研究都是建立在 SCIT 和标准化过敏原疫苗和有效剂量的基础上的。

过敏原疫苗标准化 过敏原疫苗的治疗对过敏性疾病的诊断和治疗都很关键。常见的特异性脱敏治疗的过敏原有屋尘螨类、禾草花粉、短豚草花粉、其他花粉、动物皮屑、链格孢菌等。临床上使用最常见的过敏原疫苗基本上都是标准化或待标准化产品。标准化疫苗的主要过敏原的定量目前都是可行的,而且应该被鼓励。过敏原的疫苗在上市时应该在产品说明上标注它们的效价、成分和稳定性,如疫苗为单一物质或相关交叉反应的混合物例如杂草花粉疫苗、落叶树花粉、相关的豚草花粉疫苗和相关尘螨疫苗、甚至是其他不同过敏原疫苗,如可能还需要提供它的稳定性和临床疗效数据。当混合疫苗上市时,相关成分的剂量应该标注。

过敏原提取物的有效剂量 目前过敏原疫苗通常使用国际通用语言表明主要过敏原的

效价和计量。有效剂量通常以维持治疗期主要过敏原的质量来表示,这个剂量范围一般相对比较窄(3～20mg 主要过敏原)。交链孢霉是个例外,它的主要过敏原 Alt a 1 剂量仅为 1.6 mg,是个显著的改进。绝大多数过敏原提取物都有剂量反应信息。通常而言,证实有效剂量的 1/10 到 1/5 引发反应明显减少。生产厂家一般都有过敏原提取物的成分内容的信息提供。

剂量方案 从安全角度考虑,常规免疫治疗的剂量递增都是逐步进行的。每周一次注射剂量,5～6 个月后可以达到需要的维持剂量。突击或集群方案可以更快达到维持剂量来替代。突击方案在一天之内可以进行多次注射,在 1 到数日之内即可达到维持剂量,代价则是增加了全身反应的发生率,有些可通过提前用药来预防。集群方案则在一天进行 2 次以上注射,一周注射 1～2 天,到达维持剂量速度不如突击治疗快,但比常规治疗快,而且全身反应的发生率比较少。

不同过敏原的临床疗效 引起过敏性疾病的过敏原有很多,而临床 SIT 治疗不同过敏原引起的疾病的疗效存在一定的差异。近年来的研究显示不同的疫苗在 SIT 治疗中至关重要。这其中,标准化的花粉疫苗的临床疗效最好,随机双盲临床研究显示花粉疫苗可以显著改善哮喘症状、减轻气道高反应性和用药;尘螨疫苗对儿童也有很好的临床疗效,可以显著减少症状的发作,但对气道高反应性和不可逆的肺通气功能损害的疗效较差。至于动物皮毛,最好的方法是远离这些动物。但猫毛过敏引起的难控制型哮喘,以 Fel d 1,一种过敏原的主要过敏域的多肽疫苗,只需单次剂量治疗,对患者的安全性和耐受性很好。霉菌有很多种,很难被标准化。目前标准化的 A 型交链孢霉提取物临床疗效很不错,可以显著减少儿童哮喘和鼻结膜炎的症状,没有严重副反应。美国使用较多的多种过敏原联合制剂在欧洲和中国并不被推崇,与单一脱敏制剂相比较,它在减轻临床症状和减少用药上并无明显益处。

安全性 SCIT 存在潜在的局部和全身不良反应,甚至是致命的反应。局部注射部位轻微疼痛、瘙痒或肿胀比较常见,有时可有全身过敏反应如风团或全身红潮;极偶尔的,患者可能会出现喉部肿胀、喘鸣和血压下降等过敏性休克症状;并有脱敏注射引起死亡的病例报道。但局部反应并不是全身反应的预兆。这种免疫治疗引发的反应主要取决于患者的敏感性、注射剂量,以及提取物是否改进成为延迟吸收的。多项研究报道不良反应限制了它的广泛应用。美国过敏、哮喘和免疫学会的免疫治疗委员会进行了 2 项调查研究,在 1985 年到 2001 年报道了 34 例死亡病例,33 例死于免疫治疗,1 例死于食物过敏原皮肤测试。值得注意的是,33 例死亡患者中,28 例(88%)有控制不良的哮喘,21 例(75%)在应用口服糖皮质激素治疗。另外的发现是,18 例(52%)的反应出现在剂量递增阶段,5 例是在第一次换新瓶时剂量错误,3 例是在注射治疗时未有良好的监控。

免疫注射的操作程序 免疫注射应该在过敏门诊由培训过的人员操作,配备有观察区域,疫苗 4℃保存,及复苏设备,而且应该有下班后也可以联系的电话号码给病人。注射应该有专科医师在场。

免疫治疗的程序 通常包括递增阶段 8～16 周的一周一次的注射,和随后 3～5 年的维持期,6～8 周一次的注射。集群免疫治疗的剂量递增期包括了每次就诊时的多次重复注射,而突击治疗的程序包括了数小时间歇的剂量递增注射,主要适用于毒液过敏的患者,而对吸入性过敏原不适用。通常,应该严格遵循厂家的指导,但可针对患者具体情况加以调整。注射前后呼气峰流速(PEF)检测、观察 30min 及肾上腺素备用对治疗的安全性非常重要。

副反应的处理 过敏原特异性脱敏治疗可引起局部反应和全身不良反应。表现为注射部位周围皮肤肿胀,大多能自行缓解,一般无需特殊处理。临床上更多的是关注其全身不良反应。全身反应是指远离注射部位发生的不良反应。通常于注射后数分钟内发生,很少超过 30min。2006 年,欧洲变态反应和临床免疫学会(EAACI)根据全身不良反应的发生时间和严重程度制定了分级标准,包括 1 级(轻度)、2 级(中度)、3 级(严重,但非致死)和 4 级(过敏性休克)以及相应的处理方法。根据世界变态反应组织(WAO)的文献统计,常规方案 SCIT 的全身不良反应发生率为占注射总次数的 0.2%,其中美国 0.026%~0.37%,欧洲 0.01%~0.3%。2010 年,WAO 提出了 SCIT 全身不良反应新的分级体系(表 2-3-4)。这一新分级将有助于准确判断使用肾上腺素的时机,对发生致死性严重过敏反应的患者进行及时、有效的抢救。

表 2-3-4 SCIT 全身不良反应新的分级体系(WAO. 2010)

级别	临床表现	备 注
1 级	下列单个器官系统出现症状体征 皮肤:泛发性瘙痒、荨麻疹、潮红或发热感;或者血管性水肿(非喉部、舌部、悬雍垂) 或上呼吸道:鼻炎(喷嚏、流涕、鼻痒、鼻塞);或清喉动作(即咽喉痒);或源自上呼吸道的咳嗽(非肺部、喉部、气管)或结膜:红斑、瘙痒、流泪 或其他:恶心、金属味或头痛	(1)患者可有濒死感,尤其当患者发生 2、3 或 4 级全身反应时。但儿童发生全身反应时很少表述有濒死感,其特点可能是行为改变,如突然变得特别安静或暴躁。(2)全身反应的最终分级应该在该事件结束后评定,包括首发症状体征以及发生时间,是否以及何时使用了肾上腺素:a ≤5min;b >5min,≤10min;c >10min,≤20min;d >20min;e 未使用。如 2a 级;鼻炎;10min,其含义是指全身反应 2 级,5min 内使用肾上腺素,首发症状是鼻炎,发生于过敏原 疫苗注射后 10min。(3)一级反应中一系列的皮肤反应可很快发展成为更严重的全身反应。(4)过敏原疫苗注射后 1min 内发生症状可能是严重过敏反应的先兆;轻微的反应可发展成为严重过敏反应甚至死亡。(5)如果症状体征未包含在本表中,或者难以对全身不良反应与药物引起的血管迷走神经性晕厥(血管减压剂)反应进行鉴别,可参照此表做出适当的评估。
2 级	上列多个器官系统出现症状体征	
3 级	或下呼吸道:哮喘(咳嗽、喘鸣、呼吸急促),PEF 或 FEV1 下降<40%,吸入支气管扩张剂可缓解;或胃肠道:腹部痉挛、恶心或腹泻;或其他:子宫痉挛	
4 级	下呼吸道:哮喘,PEF 或 FEV1 下降≥40%,吸入支气管扩张剂不能缓解;或上呼吸道:喉部、舌部、悬雍垂水肿,伴或不伴喘鸣	
5 级	下呼吸道或上呼吸道:呼吸衰竭,伴或不伴意识丧失 或心血管系统:低血压,伴或不伴意识丧失 死亡	

此外,某些药物可以促使全身不良反应的发生。例如,β-受体阻滞剂可诱发全身不良反应,影响疗效。另一些药物可以预防全身不良反应。有研究指出,患者在免疫治疗前接受甲泼尼龙、酮替芬和长效茶碱的联合用药,全身不良反应的发生率降低。H1 受体拮抗剂也能减少全身不良反应的发生率。其他可能导致全身不良反应因素有:注射技术不正确、剂量错误。

2. SLIT

SLIT 是一种经口腔黏膜给药并逐渐达到免疫耐受的特异性免疫治疗方法,是在一段时间内,给病人"舌下含服"特异性的过敏原疫苗,剂量和浓度由低至高,在 3～5 周内达至预定的饱和剂量并维持一段时间,以刺激患者的免疫系统产生对该致敏原的耐受性,达到免疫治疗的效果。1986 年 Scadding GK 等最先报道舌下含服免疫治疗成功用于过敏性鼻炎治疗的随机双盲试验研究,现在国外 SLIT 作为皮下免疫治疗的替代疗法,已广泛应用于治疗过敏性鼻炎、过敏性哮喘。SLIT 目前在欧洲正被许多研究所支持,也已被 WHO 认可,对于那些想进行脱敏治疗但又不想进行长期皮下注射的患者来说是一种备选的脱敏方法。早在 1998 年 SLIT 就得到了承认。2001 年 GINA 肯定了高剂量变应原(至少是 SCIT 累积剂量的 50～100 倍)SLIT 的有效性。

作用机制　目前对 SLIT 治疗机制的了解不如 SCIT 透彻,两者在本质上是相似的。SLIT 治疗同样能够调节 AR 患者的 Th1/Th2 平衡,增强 Treg 细胞反应和 IFN-γ 的生成,降低血清特异性 IgE 抗体和增高血清特异性 IgG4 水平。但 SLIT 有其特有的作用机制。在 SLIT 中,过敏原被口腔黏膜局部的朗格汉斯样树突状细胞(DC)通过受体介导的内吞作用或吞噬作用捕获,随后 DC 成熟并迁移到附近的淋巴结(如颈淋巴结、颌下淋巴结等),这些淋巴结通过产生 IgG 和具有抑制作用的效应性 T 细胞作为诱导免疫耐受特殊的微环境。因此,过敏原特异性激活的效应性 T 细胞在全身的循环作用和记忆性细胞的持续作用使得在脱敏治疗中通过过敏原的局部给药可以在全身和黏膜局部产生保护性的免疫反应。此外,在口腔黏膜中大量聚集的抗原递呈细胞和 T 细胞也可绕过淋巴组织相互直接作用。但在系统免疫上,两者还是有不同之处的。一项对螨虫过敏患儿分组进行皮下免疫疗法 SCIT 和 SLIT 治疗的研究发现,治疗结束后两组的特异性 IgE/IgG4 比率均有显著下降,但仅 SCIT 组有特异性 IgE 和 IgG4 显著升高;治疗结束后两组 CD4$^+$/CD8$^+$ 比率均升高,但仅 SCIT 组有 CD4$^+$CD25＋升高以及 CD8$^+$CD25＋降低;通过测定 γ-干扰素/IL-4 的比率发现,SCIT 组中 CD4$^+$T 细胞从 Th2 向 Th1 轻度漂移;治疗结束后在两组中均发现肿瘤坏死因子-α 和 IL-2 生成减少。由此说明外周血中对 SCIT 和 SLIT 的免疫应答是不相同的。

临床疗效　多项试验研究肯定了 SLIT 对于过敏性鼻炎、过敏性哮喘具有确切的临床疗效,不仅能明显改善患者的症状,也能减少药物的应用,甚至停药。

SLIT 能改善过敏性鼻炎临床症状,有效率为 20％～50％,接近于 SCIT。Wilson 等对 22 项 SLIT 临床试验进行系统性回顾和荟萃分析,包括 979 例儿童和成人 AR 伴或不伴哮喘,结果显示尽管存在患者年龄、过敏原种类及疗程的差异,免疫治疗后症状评分和药物使用均显著下降。Pcnagos 等报道了 10 项 3～18 岁儿童 AR 患者 SLIT 随机、双盲、安慰剂对照研究的荟萃分析,结果表明免疫治疗后患儿的临床症状得到显著改善,药物使用明显减少,而且治疗效果与过敏原种类有关,花粉过敏者的疗效优于尘螨。最近的一项荟萃分析共纳入 49 项随机对照研究(SLIT 组 2333 例、安慰剂组 2256 例),再次肯定了 SLIT 对儿童和成人 AR 的治疗效果。季节前的 SLIT 可预防哮喘的发作。一项短期针对周期性花粉过敏的鼻结膜炎患儿进行的 SLIT 研究表明,经治疗降低了其发展成为哮喘的危险性。

SLIT 能降低哮喘症状的天数,减少使用的 β2 激动剂及全身糖皮质激素的用量。Penagos 等对 9 项关于 3～18 岁过敏性哮喘患者的研究进行的 Meta 分析表明进行 SLIT 的哮喘患者,其临床症状评分和药物的使用量同安慰剂相比,都有明显的减低。Marogna 等报道一项开放性随机对照试验,共有 33 例桦树花粉过敏的中度哮喘伴鼻炎患者参与,目的是对接受糖皮质激素治疗的哮喘患者在花粉季节中加用 SLIT 或抗白三烯药物(孟鲁司特)的疗效进行比较,结果显示,免疫治疗3年和5年后,患者的支气管及鼻部症状评分均有下降;在治疗5年后,SLIT组和孟鲁司特组患者的支气管高反应性及支气管扩张药用量均明显下降,但只有SLIT组在治疗3年后即出现下降;RoMrts等的随机、双盲、安慰剂对照研究表明,儿童季节性过敏性哮喘进行SLIT(牧草花粉舌下含片)能有效改善哮喘症状,减少药物使用,并可减轻皮肤、结膜和支气管对过敏原的反应性。Calamita等对25项儿童和成人哮喘患者的SLIT临床试验进行了荟萃分析,结果显示,哮喘严重度明显降低,肺功能FEV1、2s用力呼气容积(FEV2)和最大呼气中期流量(FEV25%~FEV75%)也得到改善。明显降低了花粉季节患者鼻分泌物中嗜酸粒细胞的数量。

而且SLIT同样具有长期的预防作用。研究显示与对照组相比,单一过敏的SLIT治疗患者出现新的过敏原皮试阳性的几率大大降低。一些长期随访的临床研究显示停止了SLIT治疗后5年,对哮喘的发作的疗效仍持续存在。

SLIT的疗效与治疗时间相关。Piconi等将花粉期前、花粉期以及持续性花粉期SLIT的疗效进行比较,结果持续治疗组(≥3年)患者的症状和药物评分改善最明显,外周血单核细胞及B细胞上共刺激分子CDS0和CD60的表达减少最显著,在花粉期血清中过敏原特异性IgG4水平上升也最明显。研究表明,患者的症状尽管在治疗后短期内即有改善,但仍需要维持治疗,因此推荐进行长期持续的SLIT以期达到更好的疗效。

关于SCIT与SLIT疗效的比较目前研究较少,且缺乏高质量(强有力)证据。Khinchi等和Quirino等都在花粉过敏患者中进行了双盲对照试验,SLIT和SCIT治疗对患者临床症状评分和缓解症状的药物使用剂量的减低是相近的。也有研究显示,尽管两者都可显著减轻哮喘的症状,但程度却有所不同。SCIT治疗的患者用药减少更明显。但都存在病例数有限且治疗时间较短的问题,难以作出客观、准确的评价。两者治疗相比存在一个计量反应的问题。Mauro等报道一项成人桦树花粉症的随机双盲研究,结果显示:SLIT和SCIT组患者的平均累积剂量之比为92:1,患者的症状和药物评分在两组之间没有统计学差异;提示在季节性AR免疫治疗中,达到同等疗效的SLIT剂量约为SCIT的100倍。

安全性和方便性与SCIT相比,SLIT引起全身和局部不良反应的风险较小,是较为方便和安全的给药方式。在一项对3984例哮喘患者使用SLIT的分析中,只有14例出现了与SLIT相关的不良反应(主要是哮喘恶化等)。与SLIT相关的不良反应主要是口腔黏膜的局部反应,包括口腔瘙痒、喉刺激、口唇水肿、舌肿胀、耳朵瘙痒、胃肠道不适以及咳嗽等,多发生于治疗的初始阶段,但这些症状一般可在几天内自行缓解。严重的全身不良反应主要为悬雍垂水肿、荨麻疹、腹痛和呕吐,至今未有致死或接近致死反应的报道。这使得患者在家自行用药可行。有研究证明,SLIT适用于3岁以上儿童。但由于该治疗方法是在家中完成而无直接医疗监督,患者或其监护人应得到详细的指导,包括如何识别局部和全身不良反应等。

3.淋巴结注射法(intralymphatic immunotherapy,ILIT)

ILIT是指将各种疫苗如寡肽、蛋白质、佐剂,直接注入到机体淋巴结内的一种新型免疫疗法。与SCIT每次只有注射剂量的一小部分进入淋巴结不同,直接注射过敏原到淋巴结中使局部淋巴结的变应原浓度提高约100倍。通过上调MHCⅡ类抗原交叉递呈途径,淋巴结内给药疗法可增强机体对外界刺激的免疫应答。此外,淋巴结内给药疗法可提高封闭抗体IgG2α以及Th1细胞因子(IL-2、IL-12、TNF-α和IFN-γ)水平,增强Th1免疫应答和

（或）减低 Th2 免疫应答，进而诱导机体产生免疫耐受。这样小剂量的过敏原就可以达到显著的疗效，而且治疗的时间也可以缩短。ILIT 可在超声引导下行腹股沟或其他皮下淋巴结穿刺，数分钟即可完成，并且创伤小、几无痛苦。加上它有良好的安全性，ILIT 可以增加患者的依从性和减少社会的经济负担，因此，淋巴结内给药疗法将是一种更加便捷且安全有效的 SIT。具备独特的增强 SIT 优势。

4. 透皮过敏原特异性免疫治疗（epicutaneousallergen-specific immunotherapy，EPIT）

EPIT 是将药物透过皮肤、经毛细血管吸收，进入血循环并产生疗效。最佳的免疫治疗途径需满足两个条件：大量抗原递呈细胞的存在以增强疗效和缩短疗程，以及尽可能少的血管分布以减少副反应的发生。表皮是一种没有血管分布的多层上皮，具有天然的屏障功能，并含有大量具有抗原递呈功能的郎格汉斯细胞。EPIT 成为目前令人感兴趣的治疗新途径，而且这种无需注射的治疗方式将更适合应用于儿童。

临床试验和动物试验都证实了它在 IgE 介导的过敏性疾病中的疗效。EPIT 能够有效缓解牧草花粉过敏的季节性 AR 症状。局部不良反应的发生与过敏原斑贴浓度有关，未见严重不良反应。而且它还有潜力进一步增强疗效和缩短治疗周期。由于其严格控制过敏原进入血液循而具有较高的安全性，以及促进过敏原积累于角质层而达到持续的疗效，EPIT 将有可能成为 21 世纪一种革命性的免疫治疗新方法。但是，透皮疗法需要透过皮肤角质层，药物吸收率较口服或注射给药低。而且，药物载体虽增加药物的渗透力，却也会影响药物的疗效。

5. 其他给药途径

在 SIT 的临床研究中，支气管给药、鼻黏膜给药法、口服给药法也曾经受到关注。这些方法尽管也有一定的临床疗效，但可导致患者产生支气管痉挛、严重的速发和迟发过敏反应，或产生较多的鼻部不良反应，或严重的胃肠道不适等症状，因此限制了它们在临床上的应用，现在已经基本不在临床开展。

（六）免疫治疗未来的展望

自从 SIT 初始，就一直有科学家在努力进行疫苗质量的改良，以期达到更好的 SIT 临床疗效和安全性。随着免疫技术和现代基因工程技术飞速的发展，许多重要致敏原的基因克隆、编码、表达和纯化等问题已迎刃而解，部分致敏原的主要致敏蛋白组分亦被确定，例如真菌变应原 Ah a、Asp f 和 Cla h 等，尘螨变应原 Der P 和 Der f 等。尤其是变应原致敏蛋白结构与序列的识别，为临床研发高免疫原性和低致敏性的新型标准化致敏原疫苗，如基因重组、DNA 疫苗、致敏原成分疫苗等提供了可能。未来疫苗的进展主要在以下几部分：

1. 疫苗的标准化

标准化主要包括建立标准品、选择合适的标记单位和检测方法。作为参照物，标准品常用生物活性单位表示，如生物等效致敏原单位和主要致敏原含量。至于致敏原疫苗的大规模生产检测，现主要采用体外检测方法，如 ELISA 和 RAST 法等。在投入临床使用前，需进行皮肤试验、剂量反应试验或体外免疫活性检测，使每个批次的标准化变应原疫苗生物活性保持一致。随着标准化变应原疫苗的注射剂量与疗程规范化，SIT 临床疗效和安全性得到了显著提高。

2. 佐剂应用

应用新的佐剂来加强变应原疫苗诱导 Th2 向 Th1 免疫偏移的能力是一个新的热点。

一些佐剂可通过 Toll 样受体(toll like receptors,TLR)作用于抗原递呈细胞,TLR 可以识别微生物上的病原相关分子模式。依赖于这一类型的 TLR,不同类型的抗原递呈细胞可以被识别。在过敏的小鼠模型中,TLR 激发的复合物可以抑制 Th2 型细胞的过表达,或者是诱导 Th2 向 Th1 和 Treg 的免疫偏移。此外 Th1 佐剂,如脂质体、单磷酰脂 A、或者是免疫刺激 DNA 序列 CpG 序列,可以增强 SIT 的作用。Nagata 等使用脂质体螨过敏原对中重度哮喘的患者进行了一项 SIT 的双盲对照试验,接近一半的 SIT 组的患者症状药物评分降低高达 60%,而在安慰剂组患者表现出症状的改善却很少。TLR4 激动剂单磷酰脂质(monophosphoryl lipid A,MPL)A 来源于脂多糖(LPS),是 Th1 反应的强有力的促进剂。一项联合使用 SLIT 和 TLR4 激动剂 MPL A 治疗 80 例牧草花粉过敏的季节性 AR 患者的 I/IIa 期临床试验结果显示,SLIT 合并较高浓度 MPL 治疗组的患者在过敏原鼻激发试验中阳性率更低,并且该组患者更早地出现血清特异性 IgG 水平升高;局部和全身不良反应与单纯 SLIT 组大致相同,说明其良好的耐受性。具有免疫增强作用的 DNA 序列可能是更有效的佐剂,CpG 寡聚脱氧核苷酸(oligodeoxynucleotides,ODNs)作为佐剂参与过敏性疾病的免疫治疗,可以抑制小鼠气道嗜酸性细胞增多及超敏反应。促进过敏原疫苗诱导 Th2 向 Th1 偏移,增加特异性 IgG 抗体水平,增强过敏原对 T 细胞的免疫反应,减少用于治疗的过敏原剂量,从而增加安全性。

3. 肽类免疫治疗(peptide immunotherapy,PIT)

PIT 是可以诱导外周 T 细胞耐受的方法。一些短的过敏原肽所含的氨基酸序列并不包含可以以引起 IgE 交叉连接从而引起过敏的肽类。目前已经有许多靶向 T 细胞的基于这些 T 细胞肽的合成肽类物质。对于此类方法的机制是通过 Th2 细胞到 Th1 细胞的免疫偏移还是由于 Treg 的诱导尚不清楚。到目前为止,关于 PIT 的研究主要在两种过敏原中进行。一项是治疗对于猫毛过敏的,含有主要的猫过敏原 Fel dll 的 27～35 个氨基酸的相对较长的肽,在整个蛋白序列中有 T 细胞肽或者是混合肽,最终可以诱导分泌 IL-4 的细胞耐受。另一项研究是对蜂毒过敏的 PIT,使用具有蜂毒主要过敏原磷脂酶 A2 的短的混合肽。这项研究表明对整个过敏原的免疫反应的调节,可以诱导外周 T 细胞耐受以及 IgE/IgG4 比值的减低。T 细胞肽中单个氨基酸改变可以修饰特异性 T 细胞的激活和细胞因子的产生。虽然 PIT 在理论上可以避免 IgE 介导的早期反应阶段,但值得注意的是过敏个体的血清 IgE 可以与蛋白过敏原中相对短的线性肽相结合,从而导致过敏反应。因此,PIT 在临床应用的安全性也需要进一步的验证。

4. 重组致敏原分子

重组致敏原主要为 mRNA 表达产物,即蛋白质组分。可通过鉴定核心致敏原成分,找到包含 T、B 细胞表位的致敏原片段,利用分子克隆技术获得编码 cDNA,大量扩增和制备重组致敏原。此外,通过基因工程如定点突变技术以及化学合成多肽技术,对重组致敏原进行修饰,制备具有 T 和 B 细胞表位、保存 T 细胞结合位点、改变 IgE 结合表位三维结构的致敏原多肽疫苗。低过敏原性重组致敏原通过表达相关 T 细胞或 B 细胞表位,打破原先 IgE 表位依赖的空间构象,从而降低致敏原与 IgE 结合能力和触发肥大细胞脱颗粒作用,大大降低了发生 I 型过敏反应的危险;同时具备了刺激 T 细胞的能力,促进 Th1 反应,提高 IgG 水平,因而可以在减少不良反应的同时提高疗效。通过重组 DNA 技术,目前在获得过敏原相关特征的研究领域可以获得最常见的过敏原的序列和结构,如尘螨、花粉、猫毛和真菌等用于诊断和治疗过敏性疾病,显著提高了免疫治疗的有效性和安全性。现有多个变应原重组疫苗用于 SCIT 和 SLIT,如草花粉和桦木花粉等重组过敏原 Bet v 1 制成片剂用于桦树花粉过敏的季节性 AR 患者舌下含服.能有效改善鼻部及结膜的过敏性症状,减少药物的使用。

5. DNA 疫苗

编码某种抗原或致敏原的质粒 DNA(pDNA),通过基因枪或针注入肌肉或皮下,转染于肌细胞或抗原递呈细胞使其转录表达并释放抗原多肽,抗原多肽再与抗原递呈细胞表面的 MHC 分子结合形成复合物,迁移至淋巴结激活 T 细胞或 B 细胞免疫。DNA 疫苗含有编码致敏原的质粒 DNA,被认为是对于过敏性疾病有效的预防和治疗措施。

动物实验结果证明,带有致敏原基因片断的质粒表达载体或"裸露 DNA"导入小鼠体内,极微量的致敏原基因可产生持续的免疫耐受效应,有效抑制哮喘小鼠气道炎症。DNA疫苗的抗过敏原作用主要依赖于募集 Th1 细胞,产生较强的 Th1 反应,给小鼠接种卵清蛋白 pDNA 后再以卵清蛋白激发,可抑制嗜酸细胞浸润,降低 IgE 抗体水平。为了增强疫苗的效能,可以去除某些功能序列如细胞内区或跨膜区,使免疫原性表位通过微基因表达,或者促进外源性细胞因子的共表达以及共刺激分子等参与免疫调节。

6. 融合蛋白

肥大细胞和嗜碱性粒细胞表达 $FcεRⅡb$,后者在其胞内尾区含有一个免疫受体酪氨酸抑制基序。$FcεRⅡb$ 在 IgE 主要受体 $FcεRⅠ$ 的聚集可导致 $FcεRⅠ$ 信号传导的抑制。一个由人的 FcεR 和猫主要过敏原 Feld 组成的融合蛋白可发展成为一个新的免疫治疗。体外试验显示预先以融合蛋白处理猫毛过敏患者的嗜碱性粒细胞或猫毛过敏的脐带血肥大细胞可减少其 Fel d 1 激发的组胺释放,而以融合蛋白免疫过的小鼠对 Fel d 1 的全身反应、肺部和皮肤的反应性均可见下降。

总 结

综上所述,SIT 在预防和治疗过敏性疾病中发挥着重要的作用,一个世纪的临床工作却证实了它在过敏性疾病中的疗效。虽然目前 SIT 确切的作用机制尚在研究中,但 Th2 细胞向 Th1 细胞的免疫偏移、Treg 的产生、免疫耐受的诱导以及 IgE 和 IgG 等抗体均参与 SIT的过程。这种对因治疗和预防作用使得它有着独特的优越性。在 SIT 的给药方法中,SCIT和 SLIT 是最为常用的两种方法,但未来淋巴结注射法或透皮治疗方法也许有着更广泛的应用。未来对于 SIT 的研究进展主要涉及肽类免疫治疗,使用佐剂进行治疗,利用重组的过敏原进行免疫治疗以及使用 DNA 疫苗等。

(六)食物过敏和药物过敏的特异性脱敏治疗

事实上,IgE 介导的食物过敏和药物过敏均可进行 SIT 治疗。其基本原理与其他Ⅰ型超敏反应的脱敏治疗是一致的。但是,食物/药物脱敏治疗发生全身反应的风险远高于吸入性过敏原的 SIT。一般可以避免摄入的食物及可以替换的药物都不建议进行 SIT,但对于可能会因禁食影响营养摄入如牛奶或不得不使用某药物时可以选择 SIT 治疗。目前国内临床尚未开展此两类 SIT。

(七)IgE 抗体治疗

抗 IgE 抗体是重组的人 IgE 单克隆抗体,可与人体内游离的 IgE 结合,但不与肥大细胞、嗜碱性粒细胞膜上的 lgE 结合。过敏时,IgE 大量存在于循环中,或与肥大细胞和嗜碱性粒细胞结合。抗 IgE 抗体与游离 lgE 结合形成抗原抗体复合物可以从循环中清除。过敏性鼻炎、哮喘等临床试验研究发现,治疗后炎症介质、过敏症状及气道高反应性明显减轻,总 IgE 水平降至治疗前的 1% 以下,同时 IgE 的 FcεR I 明显下调。目前抗 IgE 抗体的研制多采用鼠单克隆抗体(mAb)的人源化策略。rhuMab-E25(Omalizumab,奥马珠单抗)是研究最多的治疗性抗 IgE 抗体。奥马珠单抗能减少速发或迟发性哮喘发作,降低痰及组织中的 IgE 水平。

与 SIT 联合可以发挥协同作用,有效抑制过敏原与特异性 IgE 相结合,并使 IgG4 抗体水平在治疗停止后维持长达 42 周,以提高免疫治疗的疗效。但抗 lgE 抗体疗法费用较高,且需频繁治疗以补充体内 IgE 的耗竭状态,一般用于严重哮喘或哮喘合并 AR 患者使用。关于奥马珠单抗联合免疫治疗的安全性,一项对儿童季节性 AR 进行的随机双盲研究证实,联合治疗能明显减少局部和全身不良反应的发生,且不良反应大多为轻中度。然而,奥马珠单抗有可能存在诱发抗独特型抗体的产生、影响正常 IgE 介导的免疫应答等风险,其安全性仍值得进一步观察。

三、药物治疗

针对 I 型超敏反应引起的过敏性炎症,药物治疗主要为对症药物和抗炎药物。对症药物针对各种不同的症状有多种药物包括抗休克药物、支气管舒张药物等,其中抗组胺药物的应用最为广泛,几乎在各种过敏性疾病均可应用;抗炎的药物则主要是糖皮质激素的应用。此外,其他的一些炎症介质的阻断剂、拮抗剂也在过敏性疾病的治疗中取得了很好的疗效。

抗组胺药物指 H1-抗组胺药物,既往曾被称为 H1-受体拮抗剂,随着对 H1-抗组胺药物认识的进一步了解,发现它并不是受体的拮抗剂,而是反向激动剂(或称激动逆转剂,inverse agonirns)。H1-受体和其他受体一样,位于细胞膜上,为 G 蛋白偶联受体。2002 年 Leurs 等指出一般情况下其活化和不活化的受体结构保持"平衡"。在组胺存在的情况下,受体向活化结构转化,在 H1-抗组胺药作用下改变了受体活化的状态,使活化的受体向无活化状态转变,从而下调受体的基本活性,从而阻断组胺的生物学效应途径发挥抗组胺作用。抗组胺药物按其合成时间和结构可分为第一代、第二代和新二代。第一代抗组胺药物如苯海拉明和氯苯那敏(扑尔敏),可以通过血脑屏障,因此有较多的副作用包括有中枢镇静作用及抗胆碱能活性,可引起嗜睡、困倦、认知能力下降、反应缓慢、警觉程度、下降、定向力减退、头晕、耳鸣、厌食、恶心、呕吐、腹泻和便秘、口干、视力模糊等。第二代抗组胺药如开瑞坦(氯雷他定)、仙特敏(西替利嗪),没有抗胆碱能作用,中枢镇静作用也非常轻微,部分还具有抗炎作用;1996 年问世的非索非那丁及 2001 年问世的地氯雷他定和左西替利嗪称为新二代 H1-抗组胺药,它们分别是特非那丁、氯雷他定的活性代谢产物和西替利嗪的活性异构体,具有较其他第二代 Hl-抗组胺药更强的抗炎活性。

Hl-抗组胺药在过敏性疾病中的应用广泛,可用于季节性鼻炎和常年性的鼻炎治疗,有效地控制鼻痒、流涕和喷嚏症状,但对鼻塞改善作用轻微;减轻荨麻疹和过敏性休克时的皮肤红斑、风团和瘙痒;治疗肥大细胞增生症及蚊虫叮咬所致的局部过敏反应,但在 Hl-抗组胺药哮喘中的作用非常有限。

$β_2$-肾上腺素受体激动剂(简称 $β_2$-受体激动剂)是目前临床应用较广、种类较多的支气管解痉剂,尤其是 $β_2$-受体激动剂的吸入剂型已广泛用于支气管哮喘的急性发作的治疗,可以有效地缓解哮喘的急性症状。β_2-肾上腺素能受体广泛分布于支气管平滑肌和肺组织内，在气道平滑肌细胞、肥大细胞、纤毛上皮细胞和肺泡上皮 II 型细胞的表面均有大量的 β_2-肾上腺素能受体。β_2-受体激动剂进入体内后与气道平滑肌细胞表面的具有高亲和力状态的 β_2-肾上腺素能受体结合并相互作用，借助核苷酸偶合蛋白，激活腺苷酸活化酶，该酶将三磷酸腺苷转变成 3,5-环磷酸腺苷（cAMP），使 cAMP 在细胞内的浓度增加。cAMP 作为一种传递信使将信息传递给胞内的蛋白激酶 A，产生脱磷酸作用，并抑制肌球蛋白的磷酸化使其轻链激酶的活性降低，刺激了胞内的钙离子泵，使胞内的钙离子排出细胞外，胞内钙离子浓度下降，造成胞内粗细丝微细结构发生改变，导致肌节延长，使气道平滑肌松弛，从而达到支气管解痉的目的。此外，β_2-受体激动剂还具有肥大细胞膜稳定作用，抑制肥大细胞释放组胺和白细胞三烯等炎性介质。

依据药物的作用时间可分为短效（维持 $4\sim6h$）β_2-受体激动剂（short-acting β_2-agonists，SABA）和长效（维持 12 h）β_2-受体激动剂（简称 LABA）。后者又可分为速效（数分钟起效）和缓慢起效（30min 起效）2 种。给药方式主要有口服、吸入和静脉注射。而静脉使用需严密监测，速度过快或过大，易于出现心律失常、震颤、低血钾等副作用，故临床较少使用。吸入给药与口服相比，由于吸入给药可直接作用于气道而产生支气管扩张效应，具有平喘作用快、用药剂量低、副作用少和使用方便等优点，目前临床上应用最为广泛，现亦有贴剂给药，为透皮吸收剂型。短效 β_2-受体激动剂常用的药物有沙丁胺醇（salbutamol）和特布他林（terbu-talin）等。这类药物通常在吸入数分钟内起效，疗效可维持数小时，是缓解轻至中度急性哮喘症状的首选药物，也可用于运动性哮喘。这类药物应按需间歇使用，不宜长期、单一使用，也不宜过量应用，否则可引起骨骼肌震颤、低血钾、心律失常等不良反应。长效 β_2-受体激动剂由于分子结构中具有较长的侧链，舒张支气管平滑肌的作用可维持 12h 以上。目前在我国临床使用的吸入型 LABA 有两种。沙美特罗（salmeterol）和福莫特罗（formoterol）：前者经气雾剂或碟剂装置给药，给药后 30min 起效，平喘作用维持 12h 以上。后者经吸入装置都保给药，给 $3\sim5$min 起效，平喘作用维持 $8\sim12$h 以上。吸入 LABA 适用于哮喘（尤其是夜间哮喘和运动诱发哮喘）的预防和治疗。福莫特罗因起效较快，可按需用于哮喘急性发作时的治疗。LABA 一般不推荐长期单独使用，而是在医生指导下与吸入激素联合使用。贴剂给药主要产品为妥洛特罗（tulobuterol），采用结晶储存系统来控制药物的释放，药物经过皮肤吸收，因此可以减轻全身不良反应，每天只需贴敷 1 次可维持 24h。可用于晨间哮喘发作。

抗胆碱药物抗胆碱能药物通过与内源性胆碱竞争靶细胞上的毒蕈碱受体而发挥作用。毒蕈碱受体（M 受体）有 5 种亚型（M1~M5），其中在人肺组织中存在的有 3 种（M1、M2 和 M3），M1 受体分布在副交感神经节突触后膜上，迷走神经受刺激兴奋 M1 受体促进胆碱能神经递质传递，从而引起支气管收缩。M2 受体存在于乙酰胆碱节后神经纤维突触前膜，过多的神经递质（乙酰胆碱，Ach）兴奋 M2 受体反馈抑制乙酰胆碱进一步释放，使支气管舒张。M3 受体主要要分布于呼吸道平滑肌、黏膜下腺体、杯状细胞、气道上皮细胞和血管内皮细胞等效应器官，M3 受体兴奋分别介导支气管收缩、黏膜下腺体和杯细胞分泌黏液。抗胆碱能药物主要通过拮抗 M1 及 M3 抗体来舒张支气管平滑肌并抑制黏液高分泌状态。

抗胆碱药物主要应用于过敏性哮喘的治疗，以吸入剂型为主。短效抗胆碱能药物包括异丙托溴铵和氧托溴铵。两者均为非选择性 M 受体拮抗剂，吸入后可迅速阻断 M 受体引起剂量相关性支气管扩张。异丙托溴胺和氧托溴铵的起效时间均较 B 受体激动剂（如沙丁胺醇）略慢,约 15～30min 起效,支气管扩张效果达峰时间约 60～90min。异丙托溴胺的药效持续时间约为 4～6h,氧托溴铵为 5～8h。噻托溴铵是一种新型、高效、长效的选择性 M 受体拮抗剂,其与 M 受体的亲和力比异丙托溴铵强 10 倍。噻托溴铵可选择性地阻断 M3 受体,具有持久的支气管扩张作用。噻托溴胺在吸入后约 30min 起效,120min 达最大效应,药效持续时间超过 24h。极大地提高了患者用药的依从性。在哮喘治疗中,抗胆碱药与 β_2 受体激动剂联合应用具有协同、互补作用。有吸烟史的老年哮喘患者较为适宜,但对妊娠早期妇女和患有青光眼或前列腺肥大的患者应慎用。

近年来,利用抗组胺药物可减少腺体分泌的作用,研制出异丙托溴胺鼻喷制剂,可有效地缓解鼻炎患者大量清涕的症状,与糖皮质激素类药联合应用,还可有效地缓解鼻塞,且作用迅速。其主要副作用有鼻腔干涩和鼻出血,需注意用量和喷鼻次数。

白三烯受体拮抗剂白三烯作为一种炎症前介质,几乎参与了所有细胞代谢活动,且与炎症、免疫、过敏、心血管等重要病理过程有关,在调节细胞代谢上具有重要作用,在许多慢性炎症性疾病尤其是气道慢性炎症如过敏性鼻炎和哮喘中都起着重要作用。白三烯受体拮抗剂(LTRAs)通过阻断或调节白三烯途径干预疾病的发生或发展。白三烯受体拮抗剂可通过抑制炎症细胞的粘附、聚集和增殖,诱导炎症细胞如嗜酸性粒细胞、中性粒细胞凋亡,影响细胞因子及炎症介质释放来舒张支气管和减轻过敏原、运动和二氧化硫(SO_2)诱发的支气管痉挛,降低气道的高反应性,以及改善局部组织的炎症。

LTRAs 在医学领域中的应用日益广泛,尤其在过敏性疾病的治疗中具有一定的地位。白三烯受体拮抗剂主要用于过敏性鼻炎和过敏性哮喘的治疗,是除吸入激素外,是唯一可单独应用的哮喘长期控制药,可作为轻度哮喘的替代治疗药物和中重度哮喘的联合治疗药物,尤其适用于阿司匹林哮喘、运动性哮喘和伴有过敏性鼻炎哮喘患者的治疗。对于咳嗽变异性哮喘和血清中嗜酸性粒细胞阳离子蛋白(ECP)及嗜酸性粒细胞计数升高的慢性咳嗽,LTRAs 有着显著的疗效。此外,近年来在它作为辅助用药在慢性荨麻疹、特应性皮炎、湿疹中的应用也取得了显著的疗效。大多数白三烯受体拮抗剂毒副作用罕见,偶尔会产生轻微的头痛、食欲不振、腹泻等不适,但患者均能耐受,不影响治疗。

糖皮质激素是含 17 羟的类固醇激素,主要由肾上腺皮质中层束状带合成和分泌,对人体的三大代谢特别是糖代谢有着重要影响,具有抗炎、抗过敏、抗休克和免疫抑制等作用,是临床应用最广泛的药物之一,可用于治疗各类应急反应、免疫性疾病和炎性反应等。糖皮质激素具有强大的抗炎作用,可减轻炎症的渗出、红肿,抑制毛细血管的扩张、白细胞的浸润和吞噬,抑制毛细血管的增生,减慢肉芽组织的生长,减轻粘连和防止瘢痕组织形成。在各类休克中,糖皮质激素可降低血管对一些缩血管活性物质(如肾上腺素)的敏感性,解除小血管的痉挛,从而改善微循环;稳定溶酶体膜,减少心肌抑制因子的酶进入血液,从而减慢心肌抑制因子产生。

糖皮质激素在过敏性疾病中的应用包括荨麻疹、过敏性鼻炎、支气管哮喘、特应性皮炎、过敏性休克、输血反应、血清病等的治疗。荨麻疹、过敏性休克、输血反应、血清病以全身反应为主,糖皮质激素的应用也以全身应用为主,可静脉或口服处理。此外,重症哮喘、重度特异性皮炎的治疗可能都需要全身应用糖皮质激素来控制炎症,但长期全身应用激素可以引起骨质疏松症、高血压、糖尿病、下丘脑-垂体-肾上腺轴的抑制、肥胖症、白内障、青光眼、皮肤菲薄导致皮纹和瘀斑、肌无力等不良反应。而在过敏性鼻炎、支气管哮喘、特应性皮炎等局部靶器官的慢性炎症治疗中,局部糖皮质激素是首要选择。这样进入全身血液循环的药物量大大减少,因此全身性不良反应较少。

过敏性鼻炎以鼻喷糖皮质激素为主,包括丙酸倍氯米松、曲安奈德、布地奈德、丙酸氟替卡松和糠酸莫米松等,可减少或控制过敏性介质对鼻黏膜的损伤作用,减轻鼻黏膜充血,改善喷嚏、流涕和咽痒及部分眼痒症状。被认为是最有效的防治过敏性鼻炎的药物之一,其主要副作用,如引起鼻腔干燥、出血等。

过敏性哮喘的治疗以吸入糖皮质激素为首选。目前我国临床应用的吸入糖皮质激素主要有:二丙酸倍氯米松(BDP)、布地奈德(BUD)和丙酸氟替卡松(FP)。剂型有两种,一种是定量气雾剂(pMDI),另一种为干粉剂(DPI)。就吸入装置而言,干粉剂的肺内沉积优于pMDI,在口咽部的残留也明显少于pMDI。pMDI给药的肺内的沉积约为10%,而吸入普米克干粉剂的肺内沉积却可达22%。用pMDI经储雾罐(spacer)吸入也能使肺内沉积约增加1倍。同样是干粉剂的联合制剂舒利迭(丙酸氟替卡松+沙美特罗)由于其颗粒较大(5μm左右),在肺内的沉降率略低于普米克干粉剂。二丙酸倍氯米松为地塞米松的衍生物,商品名必可酮(becotide)。有定量气雾剂一种剂型,规格为$250\mu g \times 60$喷。成人的常规维持剂量为每日吸$1 \sim 2$次,每次$1 \sim 2$喷。病情严重者,起始剂量为每日$500 \sim 1000 \mu g$,最大量每日不超过1mg,起效后逐渐减少到最小维持剂量。此外,布地奈德可以溶液形式经以压缩空气为动力的射流装置雾化吸入,对患者吸入配合的要求不高,起效较快,适用于轻中度哮喘急性发作时的治疗。吸入激素在口咽局部的不良反应包括声音嘶哑、咽部不适和念珠菌感染。吸药后应及时用清水含漱口咽部,选用干粉吸入剂或加用储雾器可减少上述不良反应。近年来推荐联合吸入激素和LABA治疗哮喘。这两者具有协同的抗炎和平喘作用,可获得相当于(或优于)应用加倍剂量吸入激素时的疗效,并可增加患者的依从性、减少较大剂量吸入激素引起的不良反应,尤其适合于中至重度持续哮喘患者的长期治疗。

局部外用糖皮质激素制剂仍然是目前治疗异位性皮炎、湿疹、接触性皮炎和药疹的主要药物。按其对血管收缩反应的强弱,将外用激素强度由极强至弱分为4个等级。如极强效:二丙酸倍他美松(betamethasone dipropionate)(荷洛松、得宝松)、丙酸卤素倍他索(halobetasol)(恩肤霜)、卤美他松(halometasone)(适确得)、双醋二氟松(Diflorasone)(索康);强效:莫米他松糠酸酯(艾洛松)、氯氟舒松、哈西奈德(乐肤液);中效:氢化可的松丁酸酯(尤卓尔);弱效:醋酸氢化可的松等。产品的赋形剂可影响糖皮质激素的作用强度而改变其强度等级地位。通常同一糖皮质激素在油膏(ointment)中作用最强,其次为脂(lipid)、胶(gel)、霜(cream)、洗剂(lotion)。

其他药物减充血剂又称缩血管剂,主要用于减轻鼻腔阻塞,常用药物有麻黄素滴鼻剂、鼻眼净、必通、肾上腺素、呋麻合剂等。应当注意的是,停用这类药物后可使患者的病情反跳,久用后还会产生依赖性,且不良反应较多。肥大细胞膜稳定剂,主要有色甘酸钠喷雾剂、酮替芬、奈多罗米钠和四唑色酮。这类药物治疗过敏性鼻炎的效果并不明显,一般仅用于预防病情的复发。在过敏性鼻炎的高发期,特别是患过敏性鼻炎合并哮喘的患者,可提前几天预防性服用酮替芬,由于这类药物对过敏性鼻炎无治疗效果,所以发病后,不可继续使用此类药。茶碱,具有舒张支气管平滑肌及强心、利尿、扩张冠状动脉、兴奋呼吸中枢和呼吸肌等作用。据资料显示低浓度茶碱具有抗炎和免疫调节作用。作为症状缓解药,尽管现在临床上在治疗重症哮喘时仍然静脉使用茶碱,但短效茶碱治疗哮喘发作或恶化还存在争议,因为它在舒张支气管时,与足量使用速效 β_2 受体激动剂比较无任何优势,但是它可能改善呼吸驱动力。不推荐已经长期服用缓释型茶碱的患者使用短效茶碱,除非该患者的血清中茶碱浓度较低或者可以进行血清茶碱浓度监测时。口服给药:包括氨茶碱和控(缓)释型茶碱。用于轻至中度哮喘发作和维持治疗。一般剂量为每天 $6\sim10mg/kg$。口服控(缓)释型茶碱后昼夜血药浓度平稳,平喘作用可维持 $12\sim24h$,尤其适用于夜间哮喘症状的控制。联合应用茶碱、激素和抗胆碱药物具有协同作用。但本品与 β_2 受体激动剂联合应用时易出现心率增快和心律失常,应慎用并适当减少剂量。肾上腺素,常用于抢救过敏性休克,可收缩小动脉、毛细血管,降低血管通透性,舒张支气管,解除支气管平滑肌痉挛的作用。葡萄糖酸钙、氯化钙、维生素 C 等,除具有解痉、降低血管通透性外,也可减轻皮肤和黏膜的炎症反应。

四、患者生活方式的改变

过敏性疾病大多为反复发作的慢性炎症,患者自己对疾病的准确认识,规范用药,及时就医,对疾病的预防和治疗非常重要。国外的一项调查发现,哮喘的死亡主要原因为:①临床医生对哮喘患者急性哮喘发作的严重性估计不足或缺乏认识,致使治疗措施不当。②患者对自己病情估计和认识不足,从而延误了就诊时间而错过治疗和抢救的有利时机。③患者滥用药物导致剂量过大,包括滥用支气管扩张剂、糖皮质激素等药物。④患者不能正确掌握用药的技术和时机。在这些哮喘猝死的原因中,后三项是完全可以通过患者教育而解决的,而事实上,大部分哮喘患者和家庭缺乏相关的基本医学知识,难以有效地开展自救措施。因此应尽早地对过敏性疾病患者进行疾病的基本知识和自我防治知识的教育,指导患者尽快建立一套完整的自我管理体系。

健康教育是患者能够及时获得完整、真实信息的最佳途径。患者在医生的指导下根据自己的病情、经济和心理情况对治疗方案作出选择,并使患者由过去的被动治疗转变为积极参与治疗,从而减少疾病发作,提高患者的生活质量。越来越多的国家认识到,患者的健康教育不仅是医生的责任,也是社会的责任。患者教育的工作也越来越受到重视,其方式也越来越多样化。

1.利用日常医疗实践进行宣教

经常性健康教育是医生诊疗活动中的主要内容之一,应该贯穿于诊疗过程的始终,利用查房、门诊等机会对患者单独进行教育。实际上患者教育从医生第一次接触患者就开始了。根据患者不同情况进行不同内容的教育,如急诊、初入院、缓解时、出院时的教育内容都各不相同,应将治疗和教育融为一体。这种教育针对性强,能密切医患关系。对于初诊患者教育所花费的时间可能比询问病史和诊断过程还要多,因此许多医生在进行患者单独教育时应动员护士或其他医务工作者协助其进行。

2.宣传单及手册

把有关过敏的知识编辑成通俗易懂的防治手册,发给患者,这样可以让患者随心所欲地利用自己的时间来阅读,这是最常用的方法,省时省力,患者可以随时索取。可以帮助患者全面了解过敏发病、治疗及预防等方面的知识。

3.定期讲座

以过敏患者之家名义定期举办相关内容的讲座,进行讲课、多媒体讲解、回答和随意交谈等方式。

4. 借助电脑网络

许多国家利用互联网或局部电脑联网进行宣教,由于网络教育内容丰富多彩,方便易行,趣味性强,浏览量大,患者更容易接受,具有良好的教育效果,获得了巨大的社会与经济效益。

5. 由政府出资赞助的形式

国外有关哮喘患者的教育工作经常是政府行为,如澳大利亚国家哮喘计划(NAC)制定了患者处理方案(AMP),内容包括学术团体活动,有专家、临床医生、药师与护士、志愿者、患者及其家庭参与;在美国、英国、新西兰和其他一些西方国家,动员护士参与哮喘患者的监护与督导用药。美国国家心血管病健康教育计划取得了巨大的成功。由于卫生资源和财力的问题我国目前还做不到,随着公共卫生体系的逐渐完善和经费的大力投入,相关的健康教育会逐渐受到国家的重视。

健康教育还应该包括对医生和护士的教育,及时更新知识,掌握规范的诊疗和预防方法,准确无误地指导病人。

对不同文化背景的患者实行因材施教,以提高患者的依从性,通过教育建立新型的医患关系,以充实患者与家属的知识,建立社会为基础的保障程序。

（本章编写人员:姚我,汪慧英,周湘,付婉艺,高中山,刘光辉,罗发满）

第四章 风湿性疾病

第一节 风湿性疾病与免疫

风湿性疾病是泛指影响骨、关节、肌肉及周围软组织或结缔组织的一组疾病,病种达200种以上。病因为多样,如感染性、免疫性、代谢性、内分泌性、退化性等,发病机制复杂。

免疫在风湿性疾病发病机制中起到重要的作用,越来越引起人们的重视和深入研究,特别是在类风湿关节炎、系统性红斑狼疮、血清阴性脊柱关节病如强直性脊柱炎及反应性关节炎等,与免疫反应的关系均较为密切。这些免疫反应由于环境因素(吸烟、紫外线或传染性病原体等)和遗传因素协同所致,其过程包括细胞免疫和体液免疫,它们相互作用,形成持续的免疫反应,并最终导致病理的发生。

一、风湿性疾病中的细胞因子

(一)细胞因子及其功能

细胞因子(cytokines)是一种糖蛋白信使分子,既能辅助免疫系统内信号传递,也能介导免疫系统与宿主组织细胞的信息交流。人类基因组计划发现了大的细胞因子,目前还缺乏统一的分类系统。细胞因子受体以结构相关的超家族形式存在,由介导信号传递的高亲和力的分子信号复合物组成。具有完整细胞内信号转导结构域的膜受体与可溶性的细胞因子结合后,能够将信号传递给靶细胞核并引发效应器功能。受体也可以可溶性形式存在。可溶性受体可以拮抗细胞因子的功能,以调节各种反应;也可以与细胞因子形成复合物,继发靶细胞上配体—受体复合物的形成,从而加强相关功能。

细胞因子通过与自身受体结合,由后者将信号传递给细胞,致使该细胞发生功能或表型改变,从而引发效应器功能。在急性和慢性炎症反应过程中,细胞因子具有多种有效的效应器功能。细胞因子发挥多种功能,其随着免疫反应不同阶段以及刺激的不同而变化。细胞因子可视为三维空间的一个点,其在炎性损伤中的主导作用随时间改变。一个特定的细胞因子可能在早期具有促炎症反应的功能,而随着炎症的发展,后期则是单纯的抗炎功能。同样,在早期占主导地位的细胞因子,后期可能主要是作为下游效应分子的一部分。细胞因子天然免疫和获得性免疫中的作用可能是不同的。一个细胞因子能在不同的组织、在对不同刺激的反应中发挥截然不同的作用。

TNF-a、IL-1、IL-6、IL-17 等细胞因子在风湿性疾病发生和发展中发挥不同的作用,例如 TNF-a 在 RA 及其他炎症性疾病的发病机制中起要作用。TNF-a 可由多种细胞产生,在

RA 等炎性病中,TNF-a 主要由活化的巨噬细胞产生。TNF-a 可能通过许多机制促成 RA 发病,包括诱导其他促炎细胞因子(如 IL-1、IL-6)和趋化因子(如 IL-8);通过增加内皮层的通透性和粘附分子的表达和发挥功能来促进白细胞迁移;多种细胞活化;诱导急性期反应物和其他蛋白的合成,包括由滑膜细或软骨细胞产生的组织降解酶(基质金属蛋白酶)。TNF-a 介导多种炎症反应的重要作用为以系统性炎症疾病中该细胞因子为靶点进行治疗提供了理论依据。

(二)细胞因子靶向生物制剂的临床应用

近年来,对各种风湿病免疫病理生理学基础的深入研究和生物药剂学的发展为风湿病生物治疗提供了可能。这些药物以在疾病发生与维持过程中可能起核心作用的失调的特异性免疫反应元件为作用靶点。例如有大量证据显示在类风湿患者的滑膜中,关键的致死细胞因子如 TNF-a、IL-1、IL-6 等上调。针对这些关键炎症因子(尤其是 TNF)的制剂对类风湿关节炎及其他系统性炎症性疾病患者具有显著疗效。TNF 抑制剂不仅能显著改善疾病症状和体征,而且保护患者的功能状态,提高患者生活质量,阻止疾病进展,从而提高了医生和患者对抗风湿治疗效果的期望值。这些成功促进了对自身免疫疾病发病机制相关其他细胞因子靶点的进一步研究和应用。

二、风湿性疾病中相关的自身抗体

(一)抗核抗体

随着对自身免疫性疾病以及对自身抗体本身的不断研究和认识,目前已知相当多的自身抗体都与特定的风湿病如系统性红斑狼疮、系统性硬化症、干燥综合征、混合性结缔组织病、药物性狼疮、皮肌炎、多发性肌炎相关。自身抗体检测已经成为风湿性疾病诊断、鉴别诊断以及研究致病机制的强有力的重要工具。

自身抗体是根据与其发生特异反应的特异抗原而来命名的,如抗核抗体(antinuclear anti-body,ANA)。ANA 泛指一类具有抗各种核成分的抗体。ANA 最初是由 Hargraves 于 1948 年随红斑狼疮细胞(SLE)的发现而发现。1954 年 Miescher 鉴定了这种抗细胞核的抗体。后来又鉴别一些靶抗原,如脱氧核糖核酸和脱氧核糖蛋白,随后又不断发现了其他一些靶抗原。根据不同的靶抗原,ANA 又可以分为 4 大类:①抗 DNA 抗体;②抗组白蛋白抗体;③抗非组白蛋白抗体;④抗核仁抗体。

抗核抗体具有相对的疾病特异性,如在 SLE 中,抗双链 DNA 和抗 Sm 抗原的抗体对 SLE 具有高度特异性;在系统性硬化症中,抗 Scl-70/DNA 拓扑构酶-1 以及抗核仁抗原 RNA 聚合酶-Ⅰ 和抗核仁抗原纤维蛋白的抗体是疾病特异性的;在系统性硬化症亚型 CREST 综合征(软组织钙化、雷诺现象、食管运动障碍、肢端硬化及毛细血管扩张)中,抗着丝点/动粒抗原的抗体具有高度的疾病特异性,在多发性肌炎或皮肌炎中,为 Jo-1、PL-7 和 PL-12 的抗转运 RNA 合成酶的抗体也具有相当高的疾病特异性(表 2-4-1)。

另一个特点,抗核抗体具有以连锁出现的形式共同存在于同一血清中。抗 DNA 抗体常伴有抗组蛋白抗体;抗 Sm 抗体常伴有抗细胞核 RNP(U，RNP)抗体;干燥综合征中抗 SS-B/La 抗体常与抗 SS-A/Ro 抗体伴随出现,这些抗体连锁出现的原因是由于在细胞内自然条件下,每一抗体的相关抗原间互相形成亚细胞微粒复合物。DNA 与组蛋白同形成核小体,Sm 与 UiRNP 形成称为小核糖体蛋白颗粒(snRNPs)的细胞核微粒复合物,SS-B/La 和

SS-A/Ro 也互相形成细胞内微粒复合物。

表 2-4-1　抗核抗体相对疾病的特异性

抗原特异性	自身靶抗原	相对特异性疾病
DNA	dsDNA	系统性红斑狼疮
Sm	Sm 核心 B,D,E,F,G	系统性红斑狼疮
RNP	U1 snRNA 70k,A,C U2,5 snRNA	系统性红斑狼疮,混合性结缔组织病
Ro/SS-A	Ro(核糖体 RNA 加工)	干燥综合征,系统性红斑狼疮,新生儿狼疮
La/SS-B/Ha	Lo(核糖体 RNA 加工)	干燥综合征,系统性红斑狼疮,新生儿狼疮
Ⅰ型拓扑异构酶(Scl-70)	Ⅰ型拓扑异构酶(DNA 促旋酶)	系统性硬化症
Ⅱ型拓扑异构酶	Ⅱ型拓扑异构酶(DNA 促旋酶)	系统性硬化症
U3snoRNP(原纤维蛋白)	U3snoRNP(核糖体 RNA 加工)	系统性硬化症
PM-Scl(PM-1)	外切体(RNA 加工/降解)	多发性肌炎,皮肌炎
Jo-1	tRNA^{His}	多发性肌炎,皮肌炎
P1-7	tRNA^{Thr}	多发性肌炎,皮肌炎
P1-12	tRNA^{Ala}	多发性肌炎,皮肌炎

缩写:dsDNA:双链 DNA;RNA:核糖核蛋白;tRNA:转移 RNA

(二)抗核抗体的临床应用

抗核抗体一直是结缔组织病诊断和提示预后的重要工具,也是风湿性疾病可疑患者的常规筛查手段。但是这些自身抗体效价的升高也可见于多种感染性疾病、炎症和肿瘤及正常人,因此在临床应用中,ANA 检测不足以作为确诊或排除诊断的依据,而是增加了诊断某种疾病的权重,确诊需要全面评估,并主要取决于其他临床表现。

第二节　系统性红斑狼疮

系统性红斑狼疮(systemic lupus erythematosus,SLE)是一种较常见的累及多系统多器官的自身免疫性疾病,由于细胞和体液免疫功能障碍,产生多种自身抗体,因此多种自身抗体和多系统累及是 SLE 的两个主要临床特征。本病在我国患病率高率为 $0.7 \sim 1/1000$,高于西方国家报道的 $1/2000$。以女性多见,尤其是 $20 \sim 40$ 岁的育龄女性。

一、发病机制

发病机制非常复杂,有众多因素参与,包括遗传、性激素、环境因素。

在多个易感基因存在(以及保护性基因缺陷)、性别因素和环境刺激的交互作用下将发生免疫紊乱,包括产生大量与自身分子反应的抗体,这些抗体是针对包括核小体、双链

DNA、Ro、NR2 和磷脂在内的不同抗原的抗体亚群,通常是 IgG 型且能结合补体,而激活自身抗体产生的抗原来源于凋亡细胞的小泡(核小体、Ro、La、核糖核蛋白和磷脂)、细菌 CpGDNA、病毒 RNA 和活化的细胞膜;以及免疫调控异常包括免疫复合物和凋亡细胞清除能力下降、内源性 B 和 T 淋巴细胞反应性增高、细胞因子分泌失衡而促进免疫和炎症[包括干扰素(IFN)-α、干扰素-γ、白介素(IL)-6、IL-10 水平增高,IL-2 和转化生长因子(TGF)-β 降低,以及 CD4$^+$、CD25$^+$、Foxp3$^+$ 调节性 T 细胞和 CD8$^+$ 抑制性 T 细胞数量/功能缺陷。

按照 SLE 免疫异常的表现,SLE 发病过程可分为五个阶段:第一阶段,由于遗传、性别和外部环境因素影响抗原递呈和免疫应答,使个体易感 SLE。第二阶段,具有足量易感因素的个体将持续表达异常的抗原,包括 DNA/抗 DNA 复合物中低甲基化的 DNA(CpGD-NA)以及其他 DNA/蛋白和 RNA/蛋白自身抗原,这些抗原通过 Toll 样受体活化参与先天免疫的细胞(树突状细胞)和获得性免疫的细胞(B 细胞),活化的细胞随之激活 T 淋巴细胞。当抗原递呈细胞(APC)将自身抗原递呈给 T 和 B 淋巴细胞时获得性免疫系统同时发挥作用,其后 B 淋巴细胞成熟为浆细胞并分泌自身抗体。与此同时,抑制性网络(调节和抑制性 T 细胞、吞噬细胞、独特型网络)也已就位以抑制有害的免疫反应。第三阶段,临床上健康的个体血清中开始出现自身抗体,免疫复合物形成。第四阶段,临床疾病期,平均发生在第三阶段 3 年后。自身抗体和免疫复合物攻击组织引起补体活化和其他致炎反应,出现 SLE 症状和体征。第五阶段,在慢性炎症和慢性氧化损伤数月和数年之后,出现肾和肺瘢痕组织形成、动脉斑块沉积和血栓形成,组织发生不可逆转的损害。

二、临床特征

SLE 临床表现多样,病程迁延反复,预后差异较大。

(一)皮肤黏膜(mucocutaneous)损害

皮肤黏膜损害几乎见于所有 SLE 患者。SLE 皮肤损害可分为狼疮特异性和非特异性,而狼疮特异性皮肤损害又可分为急性、亚急性及慢性三类。

1. 特异性皮肤损害

(1)急性皮疹(rash) 最典型的是狼疮蝶形红斑,急性起病,表现为红斑高于皮肤表面、伴有瘙痒或疼痛、呈颊部分布、常发生于光照后。其他急性皮肤损害包括全身红斑和大疱性病变。急性皮肤型红斑狼疮的皮疹一般持续时间较短,愈后不留瘢痕。

(2)亚急性皮疹 亚急性皮肤型红斑狼疮(subacute cutaneous lupus erythematosus,SCLE)并不一定与 SLE 相关。50%的 SCLE 患者存在 SLE,SLE 患者中约 10%具有此类皮损 1∶5)。SCLE 患者可表现为环状红斑型或丘疹鳞屑型皮损,这与抗-Ro 为(SSA)及抗-La(SSB)抗体显著相关。SCLE 常始于小面积的红斑样或轻度鳞屑性丘疹,继而进展为银屑病样(丘疹鳞屑型)或环状红斑型皮损,后者常融合为多环状或图形状(皮损通常有红色边缘,有时呈痂皮样)。SCLE 最常累及的部位为肩部、前臂、颈部及躯干上部,面部一般不受累。

(3)慢性皮疹 盘状红斑狼疮(discoid lupus erythematosus,DLE)见于 25%的 SLE 患者,但也可不伴 SLE 其他任何临床表现而发生。DLE 患者发生 SLE 的风险约为 5%～10%,病情往往较轻,具有大量、广泛皮损者似乎更容易发展为 SLE。盘状皮损多见于面部、颈部、头皮,也可累及耳部,较少发生于躯干上部。皮损常以活动性炎症向外周缓慢扩散,进而愈合,留有中央凹陷性瘢痕、萎缩、毛细血管扩张及色素沉着异常(色素沉着过度或色素减退）。

（4）其他皮疹　其他 SLE 特异性皮肤损害包括深部狼疮，为伴或不伴表面皮肤损害的硬结样病变。结节常为疼痛性，由血管周围单核细胞浸润和脂膜炎引起，表现为伴单核细胞浸润的透明脂肪坏死及淋巴细胞性血管炎。多见于头皮、面部、手臂、胸部、背部、大腿及臀，少有溃疡形成，愈后常留有局部凹陷。大多数狼疮患者可出现脱发，60％～100％SLE 患者有光过敏。

2. 黏膜

25％～45％SLE 患者可有黏膜受累，最常见的临床表现包括软腭、硬腭或颊部黏膜处形状不规则的隆起性白斑、片状红斑、银白色瘢痕性病变和伴有周围红斑的溃疡。SLE 患者口腔溃疡一般为无痛性，有时其出现与疾病活动并无明显相关性。口腔病变可为 SLE 患者的首发表现，唇部可出现特征性红斑、萎缩及色素脱失的盘状损害。SLE 患者可有鼻部溃疡，通常出现在鼻中隔下缘，多为双侧，与疾病活动相关。

3. 皮肤病理学

（1）受损皮肤活检　DLE 和 SLE 患者皮损活检标本可观察到，真皮—表皮交界处有 C5b 至 C9 组成的膜攻击复合物和免疫复合物形成。相应区域的基底上皮出现空泡及水肿，真皮则有炎症浸润。

（2）非受损皮肤活检　狼疮带试验（lupus band test，LBT）是在 SLE 患者非受损皮肤处检测是否有免疫复合物沉积。非受损皮肤的狼疮带试验在诊断和预后中的价值还存在争议。在解释其结果时需考虑到以下因素：活检标本需取自非日光照射区域，因为正常人光照处皮肤狼疮带试验阳性率可达到 20％；当检测到 3 个或 3 个以上免疫球蛋白或补体成分时对 SLE 诊断的特异性很高。这种情况下，非皮损处 LBT 可为临床及实验室表现为不典型的 SLE 患者提供重要的诊断信息。

（二）骨骼肌肉（musculoskeletal）病变

骨骼肌肉系统受累在 SLE 中最为常见，见于 53％～95％的患者。

1. 关节炎与关节病

典型的 SLE 关节病变表现为非侵蚀性、无畸形的关节痛和关节炎，主要累及手指小关节、腕和膝关节，分布与类风湿关节炎类似。腱鞘炎为 SLE 患者的早期临床表现，肌腱断裂综合征可出现在身体多个部位，包括髌骨肌腱、跟腱、肱二头肌、肱三头肌长头及手部伸侧肌腱等。沿手部屈肌腱出现的皮下结节也可见于 SLE，其组织学特征类似于类风湿结节。

2. 肌炎

全身性肌痛及肌肉压痛常见，病情加重时尤为明显。近端肌肉的炎症性肌炎见于5％～11％的 SLE 患者，可发生于疾病任何时期。SLE 相关肌炎的组织学特征不及特发性多发性肌炎明显，可有肌肉萎缩、微管包涵体和单个核细胞浸润；纤维坏死不多见；尽管合并炎症不明显，免疫球蛋白沉积却几乎均可见到。可有低水平的血清肌酸磷酸激酶。

3. 缺血性骨坏死

骨缺血性坏死是 SLE 患者致病和致残的主要原因。有症状的缺血性坏死见于 5％～12％的 SLE 患者，用 MRI 检查时其发生率更高。在 SLE 病程后期出现急性关节痛且部位较为局限，尤其是在肩、髋和膝等处时，提示可能存在缺血性坏死。

骨坏死的病理改变始于骨的供血中断，继而相邻骨反应性充血，导致骨的去矿化和骨小梁变薄,最后在应力作用下发生坍塌。SLE可引起局部缺血导致骨坏死的因素包括雷诺现象、血管炎、脂肪栓、糖皮质激素和抗磷脂抗体综合征。

(三)肾脏病变

肾脏病变是SLE发病及住院的主要原因,见于40%～70%的患者。疾病在临床和组织学表现上具有显著的异质性。

1.临床表现

不同程度的蛋白尿是狼疮肾炎最主要的表现,常伴有肾小球性血尿。30%～40%的患者可见肾病和(或)肾炎综合征。少数患者(5%)会出现慢性肾功能不全、快速进展的肾小球肾炎或肺—肾血管炎综合征。

2.免疫病理学

肾免疫复合物的形成和沉积会引起肾小球内炎症,出现白细胞浸润和固有肾细胞的活化和增生。大量的体液和细胞免疫因素在肾小球损伤中发挥作用,剧烈的炎症反应可通过坏死和凋亡破坏肾小球细胞,导致纤维素样坏死。

狼疮性肾炎中,免疫复合物形成和沉积的位置与组织病理学和炎症反应强度密切相关。系膜部位免疫复合物沉积是系膜型狼疮性肾炎的特征;免疫复合物沉积在毛细血管襻内皮下区则导致增生性肾小球肾炎(局限或者弥漫型),伴肾小球细胞大量增多。增多的细胞来源于系膜与内皮细胞增生和白细胞浸润,可对毛细血管血流和肾功能造成影响。沿着周边肾小球毛细血管襻的系膜表面(上皮下)沉积,呈弥漫性增厚且缺乏炎症细胞浸润,是膜性肾病的特征。

在一些狼疮肾炎的研究中,Ⅳ型狼疮肾炎最为常见(约40%),而Ⅲ和Ⅴ型次之,分别为25%和5%左右。患者可由一种肾炎类型转变为另一种类型,可由治疗引起。当膜性和增生性病变同时存在时则预后差。

3.实验室检查

通常未经治疗的系膜型肾小球肾炎患者可有少量蛋白尿(<1g/d)和血尿,但一般无细胞管型。膜性肾小球疾病患者蛋白尿出现可达肾病时的范围,但没有异常的尿沉渣;C3可正常,存在抗DNA抗体时滴度也通常较低。相反,增生性肾炎患者往往有高血压、肾炎性尿沉渣伴不同程度的蛋白尿(常在肾病时的范围)、低C3及典型的高滴度抗DNA抗体。

4.肾活检

(1)适应证 肾活检对狼疮诊断的帮助不大,但它是记录肾病理改变的最好方法。无肾异常时不应进行肾活检,因其不能提供有效信息。治疗前肾活检的常规适应证为:①肾炎型尿沉渣(肾小球性血尿和细胞管型);②肾小球性血尿伴有蛋白尿>0.5～1g/d;③肾小球性血尿伴有蛋白尿<0.3～0.5g/d,伴补体C3降低或抗双链DNA(dsDNA)抗体阳性;④蛋白尿>1～2g/d(尤其当补体C3降低和/或抗dsDNA抗体阳性时)。

重复肾活检的指征:①无法解释的蛋白尿加重(例如,如果是非肾病性自基线水平增加>2g/d或者如果是肾病性增加>50%);②无法解释的肾功能恶化(例如,血清肌酐反复增高>30%);③持续的肾小球性血尿伴蛋白尿>2 g/d,或蛋白尿>3 g/d(尤其当C3降低时);④肾炎或肾病性复发。

(2)标本的评估和解释 活动性和慢性指数是对世界卫生组织狼疮性肾炎分类的补充,在肾活检报告中较为有用。在活动性指数中,对不同的病变按0～3记分,最高积分为24

分。该指数包括提示活动性炎症的表现,例如增生性病变、坏死/核碎裂、细胞性新月体、白细胞浸润、透明血栓和间质炎症。在慢性指数中,病变按 0~3 记分,最高分为 12 分。该指数包括不可逆的表现,如肾小球硬化、纤维性新月体、肾小管萎缩和间质纤维化。

肾活检结果中最重要的因素为:①存在新月体、纤维样坏死,或活动性指数高(如>9);② 间质纤维化、肾小管萎缩、肾小球硬化,或中到高度的慢性指数(如>3)。这些结果的存在表示病情严重,不进行积极治疗则预后不良。

5.狼疮性肾炎的监测

(1)肾功能 血清肌酐是了解肾小球滤过率变化的较为实用的方法,反复检查血清肌酐明显变化(如增加 20%~30%),即使在正常范围内也应该引起重视,因为它显示了肾功能显著受损。

(2)尿样收集 定时收集 2~3 次尿样检测 24h 尿蛋白和基础肌酐清除率是监测的"金标准"。在治疗前收集尿样,并在此后定期收集以便评价治疗效果和调整用药。尿样检查包括尿肌酐浓度,当其水平较人群均值[男性 20mg/(kg·d)或女性 20mg/(kg·d)],差异较大时,需怀疑尿样未能正确收集。尿蛋白/肌酐抽检是估计蛋白尿严重程度的简单方法,可以在 24h 尿液集期间用以(同血清白蛋白和胆固醇水平一起)粗略估计治疗后蛋白尿的反应。其比值通常接近蛋白尿每天的克数。如果比值为 3.4,24h 尿蛋白大约为 3.4g/d。

(3)尿液分析 活动性尿沉渣的减少是肾功能缓解的标志之一,但需要持续存在数月才具有临床意义。细胞管型重新出现伴有显著的蛋白尿是肾炎复发的早期和可靠指标,多数患者通常在抗 DNA 抗体滴度升高或补体 C3 下降前数周出现。

(4)血清学 抗 DNA 抗体和补体 C3、C4 在监测狼疮性肾炎的活动性和指导治疗方面具有一定作用。抗体滴度的改变比其绝对值更有价值。抗 DNA 抗体滴度上升的患者必须严密监测狼疮活动迹象。因为 C4 缺乏在狼疮性肾炎患者中较普遍,而 C3 水平与重复肾活检的肾组织学改变紧密相关。因此,C3 是监测疾病活动时的优先选择。

6.预后评估和危险分层

不同临床表现和不同狼疮性肾炎病理学分型的预后大不相同,并且对治疗的决定有重要影响。每一个患者存在不同的危险因素组合。有很多危险因素的患者往往预后不良,对治疗反应不佳或起效缓慢,需要更积极的治疗。

与不良预后有关的特征包括非洲裔美国人、氮质血症、贫血、抗磷脂抗体综合征、初始免疫抑制剂治疗无效和疾病复发伴肾功能恶化。严重的活动性改变(新月体和纤维素样坏死)并伴明显的慢性改变者(中至重度小管间质纤维化和小管萎缩,如慢性指数>3)预后尤差。

(四)神经系统病变

SLE 可累及中枢和周围神经系统。神经系统受累是 SLE 发病和死亡的主要原因。在由于其临床表现多种多样,诊断起来仍较为复杂。ACR 描述了 19 种已在 SLE 中观察到的中枢和周围神经系统综合征的病例定义和分类标准,将之总称为神经精神性系统性红斑狼疮(neuropsychiatric systemic lupus erythematosus,NPSLE)综合征。

SLE 中多样的神经精神表现与多种发病机制有关,可能是疾病的原发表现,也可能由疾病或治疗引起的并发症所致,如高血压、感染、药物尤其是非甾体抗炎药(NSAID)诱发的无菌性脑膜炎等,还可能由与 SLE 无关的偶然因素引发。血管异常、自身抗体及炎症介质在 NPSLE 发生过程中起着重要的致病作用。

已知多种自身抗体与 NPSLE 发病的不同表现形式相关,这些自身抗体包括抗神经元抗体、抗神经节苷脂抗体、抗糖蛋白抗体及狼疮抗凝物等。颅内和鞘内某些细胞因子水平的增高,如 IL-6、IFN-α、IL-10、IL-8 和 TNF-α 则与癫痫和精神病样表现有关。

(五)心血管病变

SLE 可出现多种心脏病变表现,包括心包炎、心肌炎、心内膜及瓣膜病变等,以心包炎最为常见,约发生于 1/4 的患者。少数患者死于心肌梗死。出现心脏病变可由疾病本身所致,也可能由于长期服用糖皮质激素治疗造成。

(六)呼吸系统病变

在 SLE 中,呼吸系统受累相当多见,病变侵及胸膜、肺实质、气道、肺血管和呼吸肌等处,其临床表现可有胸痛、咳嗽、呼吸困难等。亚临床受累也很普遍,在没有呼吸系统主诉时,就可以发现许多患者肺功能检查异常。出现肺部病变的 SLE 患者往往预后不佳。

1. 胸膜受累

在 SLE 中,胸膜炎是最常见的呼吸系统疾病,发病率约 50%。胸膜炎性疼痛见于 45%~60% 的患者,可伴或不伴胸腔积液。积液一般为双侧均匀分布,但有时也可出现于单侧。SLE 胸腔积液均属于渗出液。

2. 肺部受累

(1)间质性肺病(interstitial lung disease) 在 SLE 患者中发生率为 3%~13%,但病情多不严重。无症状者更为多见,一些研究显示在肺功能检查时 2/3 的 SLE 患者出现异常,而在高分辨 CT 下 70%SLE 患者存在异常。SLE 并发的间质性肺病不具有特异性的组织学表现,可见不同程度的慢性炎症细胞浸润、支气管周围淋巴组织增生、间质纤维化和Ⅱ型肺泡细胞增殖。SLE 患者中雷诺现象、手指肿胀、指端硬化、毛细血管扩张和甲褶毛细血管异常的出现与限制性通气功能障碍发生率增高及肺泡弥散功能降低相关。

(2)急性狼疮性肺炎(lupus pneumonitis) 表现为咳嗽、呼吸困难、胸痛、低氧血症和发热,在 SLE 患者中发生率为 1%~4%。X 线胸片示肺部浸润,可为单侧或双侧。组织学检查无特异性,包括肺泡壁损伤和坏死、炎症细胞浸润、水肿、出血及透明膜形成,也可出现累及毛细血管、伴纤维蛋白血栓以及坏死性中性粒细胞浸润的微血管炎。

(3)肺出血(pulmonary hemorrhage) 是 SLE 患者少见但具有潜在致死风险的并发症,死亡率可达 50%~90%。该病无特异性临床表现,但弥漫性肺泡浸润、低氧血症、呼吸困难及贫血具有特征性。肺泡出血常发生于具有明确 SLE 病史、高滴度抗 DNA 抗体及活动性肺外病变的患者。对疑有肺泡出血的患者,纤维支气管镜下支气管肺泡灌洗和经支气管肺活检往往足以明确诊断。肺活检可发现肺泡腔内弥漫出血和毛细血管炎性改变。50% 伴肺泡出血的 SLE 患者可有 IgG、C3 或免疫复合物沉积。

(七)血液系统病变

血液系统异常较为多见,可为 SLE 患者的主要症状。其主要临床表现包括贫血、白细胞减少、血小板减少和 APS。

1. 贫血

贫血常见,可发生于多数 SLE 患者的疾病过程中。SLE 出现贫血的机制多样,包括慢性病性贫血、溶血(免疫或微血管病性)、失血、肾功能不全、药物、感染、脾功能亢进、骨髓增生异常、骨髓纤维化和再生障碍性贫血。其中一个常见原因是慢性炎症引起的红细胞生成抑制,机制与多因素有关,包括致炎细胞因子通过诱导祖细胞凋亡或其他机制抑制造血以及存在拮抗红细胞生长因子或祖细胞的抗体等。10%的 SLE 患者发生明显的自身免疫性溶血性贫血,但溶血不明显时患者也可出现 Coombs 试验阳性。

2. 白细胞减少

白细胞减少在 SLE 中常见,可为其主要临床表现,且通常与疾病活动相关。约20%的 SLE 患者发生淋巴细胞减少(淋巴细胞计数<1500/μl)。SLE 患者血清中可检测到细胞毒性淋巴细胞抗体,其滴度与淋巴细胞减少程度相关。另一个淋巴细胞减少的可能机制是,SLE 患者外周血 T 细胞 Fas 抗原表达增加而使细胞凋亡继发性增多。SLE 患者中性粒细胞减少可由免疫机制、药物、骨髓抑制或脾功能亢进引起。狼疮中嗜酸性粒细胞和嗜碱性粒细胞减少常继发于糖皮质激素的使用。狼疮中也可出现白细胞增多,通常提示感染或应用了大剂量糖皮质激素。

3. 血小板减少

25%～50%的狼疮患者有轻度血小板减少,仅10%的患者血小板计数低于50000/μl。SLE 血小板减少最常见的原因是免疫介导的血小板破坏,但也可出现微血管病性溶血性贫血或脾功能亢进引起的血小板消耗增加,另一个可能因素则是药物性骨髓抑制引起的血小板产生障碍。与特发性血小板减少性紫癜一样,该病的主要机制也是由于免疫球蛋白与血小板相结合,并随后在脾中进行破坏而引起。现已证实在 SLE 患者血清中存在抗血小板生成素抗体,并与血小板减少相关。特发性血小板减少性紫癜可为 SLE 患者的首发表现,甚至在其他症状出现多年前发生。此时高滴度抗核抗体或抗可提取核抗原抗体的存在,往往提示潜在 SLE 的可能性较大。

(八)肝和消化道病变

25%～40%的 SLE 患者出现消化道表现,由消化道狼疮引起或药物影响而发生。

1. 消化不良

见于11%～50%的 SLE 患者,40%～21%的患者出现消化性溃疡(常为胃溃疡)。这些并发症更多见于非甾体抗炎药治疗的患者,但也有报道 SLE 自身可诱发溃疡形成。SLE 中消化性溃疡引起出血少见,穿孔更罕见。

2. 肠系膜血管炎

临床表现通常隐匿,间隔数月后发展为急腹症伴恶心、呕吐、腹泻、消化道出血和发热。肠系膜血管炎的患者偶尔出现肠系膜血栓和梗死的急性表现,发生肠系膜血管炎的危险因素包括周围血管炎、中枢神经系统狼疮和抗磷脂抗体阳性。

肠系膜血管炎的诊断较为困难。普通放射学的研究可显示节段性肠道扩张、气液平、"拇指征"或管腔狭窄以及假性梗阻。符合肠系膜血管炎的异常腹部 CT 扫描结果则包括供应扩张肠管的具有梳状外观的显著的肠系膜血管、小肠增厚和腹水。动脉造影可发现小肠或结肠血管炎或缺血的证据。血管炎常累及小动脉,从而使动脉造影呈现阴性结果。

3. SLE 肝病

12%～55%不等患者出现肝肿大,在活动期 SLE 患者或接受非甾体抗炎药治疗的患者中,肝生化指标(如谷草转氨酶、谷丙转移酶、乳酸脱氢酶、碱性磷酸酶)可出现异常。病理学检查可见到多种病变,常见过度的脂肪浸润(脂肪变性),作为疾病进程的一部分或继发于糖皮质激素治疗而出现。

自身免疫性肝炎在临床和血清学表现与 SLE 相似,很容易认为是 SLE 相关肝病。自身抗体有助于区别自身免疫性肝炎和 SLE 相关肝病,两者均可出现抗核抗体,但抗平滑肌抗体和抗线粒体抗体在 SLE 中不多见(<30%)且多为低滴度。狼疮相关肝炎组织学上很少呈现自身免疫性肝炎特征性的汇管区(界面性)肝炎伴碎屑样坏死,并且肝相关生化指标在 SLE 中升高相对较低,一般只有正常的 3~4 倍。缺乏上述这些抗体及出现抗核糖体 P 蛋白抗体多提示为狼疮性肝炎。

(九)其他

部分患者在病变活动时出现淋巴结和脾大、腮腺肿大。眼部受累较普遍,如结膜炎和视网膜病变,少数有视力障碍。患者可有月经紊乱和闭经。

三、诊断

(一)诊断性检测

1. 抗核抗体(antibody,ANA)

抗核抗体检查常常是免疫学诊断 SLE 和其他系统性自身免疫病的第一步,是一项理想的筛查指标。回顾性研究显示,在 SLE 临床诊断多年前自身抗体就可以出现并逐步累积。免疫荧光是检测抗核抗体的标准方法,其染色分型(如均质或弥漫型、斑点型、周边型、核仁型或着丝点型)取决于靶抗原位置,不同类型对应于针对不同核抗原的自身抗体。

抗核抗体阳性可出现于其他多种情况(如感染、肿瘤和许多药物),抗核抗体的形成与年龄相关,据估计 65 岁以上个体 10%~35% 可检测到抗核抗体,但是其滴度通常较系统性自身免疫病中的滴度低(<1:40)。与抗核抗体阳性预测价值不高相对的是,一名抗核抗体检测为阴性的人仅有不到 3% 的几率患有 SLE,抗核抗体阴性有助于排除 SLE 的诊断。但当存在典型的 SLE 临床表现时,不能单以抗核抗体阴性排除狼疮的可能性。

2. 可提取核抗原抗体(antibodies to extractable nuclear antigens,ENA)

(1)抗 dsDNA 抗体 70% 的 SLE 患者在其病程中的某些时段可检测到抗 dsDNA 抗体,该抗体对 SLE 的特异性达 95%,使之成为有价值的疾病标志物。

(2)抗 Sm(Smith)抗体 见于 10%~30% 的 SLE 患者,是该病的特征性抗体。

(3)抗核糖核蛋白抗体 与抗 Sm 抗体相关,但不具有疾病特异性,在疾病诊断或预后判断方面的价值不大。

(4)抗 Ro(SSA)和抗 La(SSB)抗体 分别见于 10%~50% 及 10%~20% 的 SLE 患者,亦无疾病特异性,这些抗体的出现与发生继发性干燥综合征、光敏感、中枢神经系统病变、新生儿狼疮相关,母体携带这些抗体时其胎儿可出现先天性心脏传导阻滞。

(5)抗核糖体抗体 在诊断 SLE 时有较高的特异性,但敏感性低于抗体 dsDNA 或抗 Sm 抗体。回顾性研究提示,抗核糖体 P 抗体与 SLE 的神经精神表现(尤其是狼疮性精神病)相关。

(二)临床诊断

目前普遍采用美国风湿病学会 1997 年推荐的 SLE 分类标准,该分类标准 11 项中,符合 4 项或 4 项以上者,在除外感染、肿瘤和其他结缔组织病后,可诊断 SLE。其敏感性和特异性分别为 95% 和 85%。轻度 SLE 在疾病早期阶段的诊断可能存在较大挑战,严格遵守分类标准可能会漏诊许多患者,因此,临床诊断仍很重要。

临床医生特别应注意从以下临床综合征中发现 SLE：①原因不明的发热；②不能用其他疾病解释的皮疹；③多发和反复发作的关节痛和关节炎；④持续性或反复发作的胸膜炎、心包炎；⑤抗生素不能治愈的肺炎；⑥雷诺现象；⑦肾脏疾病或蛋白尿；⑧血小板减少性紫癜或溶血性贫血；⑨梅毒血清反应假阳性；⑩出现不明原因的精神症状或癫痫发作。另外，当年轻女性存在其中一种或多种表现或至少有两个不同脏器受累时，需考虑 SLE 的可能性。

（三）鉴别诊断

由于 SLE 临床表现多种多样，鉴别诊断主要取决于每个患者的具体表现。在疾病的初期，与其他影响年轻女性的多关节病（如类风湿关节炎或成人斯蒂尔氏病）相鉴别有时较为困难。早期还容易与许多其他疾病相混淆，如未分化结缔组织病、原发性干燥综合征、原发性 APS、抗核抗体阳性的纤维肌痛症、特发性血小板减少性紫癜、药物诱导性狼疮及自身免疫性甲状腺病。

出现发热或脾大、淋巴结肿大的患者需与感染性疾病或淋巴瘤鉴别。SLE 可出现局部或全身淋巴结肿大，或者脾大，但是淋巴结大小很少超过 2cm，而脾大一般为轻中度。如果可疑或确诊的患者出现明显的淋巴结肿大、巨脾，或有单克隆性 $CD19^+/CD22^+$ B 细胞亚群大量增殖，应考虑非霍奇金淋巴瘤的可能。

表现有肾小球肾炎的患者，需与感染后肾小球肾炎（链球菌、葡萄球菌、亚急性细菌性心内膜炎或丙型肝炎病毒）、膜增生性肾小球肾炎或肾血管炎（抗中性粒细胞胞浆抗体或抗肾小球基底膜抗体相关）相鉴别。

四、治疗原则

治疗主要着重于缓解症状和阻抑病理过程。治疗时需要在综合评估疾病的活动性及脏器损伤情况后，再根据器官受累及严重程度，慎重调整治疗方案。通常非主要器官（非内脏）受累时和主要器官（内脏）受累时，治疗措施有所不同。

（一）无主要器官受累的轻度 SLE 治疗

在没有累及主要内脏器官时，常以非甾体抗炎药（NSAID）、抗疟药、糖皮质激素治疗患者，对于病情较重或者难治性病例可给予免疫抑制剂。

抗疟药，主要是羟氯喹，现已广泛应用于治疗狼疮的骨骼肌肉和皮肤表现。该药具有预防患者病情严重发作的长期效应，非随机研究表明，羟氯喹对于控制病情活动，减少累积损伤和降低血清总胆固醇水平有益。

（二）中重度 SLE 的治疗

迄今为止，大部分专家均认同在治疗中重度 SLE 时先给予一段时间的强化免疫抑制治疗（诱导治疗），再进行长期的低强度维持治疗。诱导治疗的首要目标是通过控制免疫反应来终止损伤、恢复脏器功能及诱导病情缓解。维持治疗则采用副作用小、使用方便的药物来巩固疗效，预防复发。

1. 糖皮质激素（corticosteroids）

对于中重度的 SLE 患者，糖皮质激素可单独使用或者以泼尼松 $0.5\sim1mg/(kg\cdot d)$ 与免疫抑制剂联合应用。在糖皮质激素与免疫抑制剂联合使用时，泼尼松剂量可控制 $0.5\sim1mg/(kg\cdot d)$。通常在治疗 $4\sim6$ 周后开始逐渐减量，目标是在 $2\sim3$ 个月内减至隔天 $0.5mg/kg$，这是适合长期服用的剂量。对于激素用量超过 $1mg/(kg\cdot d)$ 或者病情进展迅速的重症患者,我们则采用冲击治疗,以甲泼尼龙 1000mg/d 冲击治疗 3 天,其后予泼尼松 0.5mg/kg·d。

糖皮质激素的毒副作用如高血压、易感染等是 SLE 治疗中的一个主要问题,在治疗时预防骨质疏松至关重要。

2. 霉酚酸酯(mycophenolate mofetil,MMF)

霉酚酸酯是一新型、选择性、非竞争性、可逆性的次黄嘌呤单核苷酸脱氢酶抑制剂,可导致细胞内 GMP 和 GTP 的缺乏,抑制 DNA 的合成。能高度选择性地阻断 T 和 B 淋巴细胞鸟嘌呤核苷酸的经典合成,从而抑制 T 和 B 淋巴细胞的快速增殖。MMF 还直接抑制 B 淋巴细胞的增殖而抑制抗体的形成。

MMF 主要用于增生性肾炎及其他的 SLE 临床表现,包括膜性肾病、皮肤病、难治性血小板减少和肺出血。

MMF 的优点是副作用较其他免疫抑制剂小,骨髓抑制较少见,无明显肝毒性和肾毒性。由于缺乏长期观察资料及更完整的研究终点设定,目前还不能确定霉酚酸酯疗效较其他免疫抑制剂更为优越。

3. 环磷酰胺(cyclophosphamide,Cyc 或 CTX)

Cyc 是细胞毒性药物,可作用于细胞生长周期的各个阶段,为细胞周期非特异性药物,属烷化剂。CTX 进入人体后在肝脏代谢,由肾脏排出。其主要作用机制是影响 DNA、RNA 和蛋白质的合成,干扰细胞增殖(特别是对淋巴细胞),从而达到免疫抑制的作用。

Cyc 是治疗 SLE 最常用的免疫抑制剂,一般用于有脏器或组织损害者,如狼疮肾炎、神经精神狼疮、血管炎、血小板减少和肺间质病变等。

Cyc 的用法目前尚未统一,可静脉冲击治疗,也可口服治疗。国外观察每月冲击治疗的副作用较少。口服治疗使用方便,且对病情严重的患者每天均有免疫抑制作用。一些学者观察认为,静滴 Cyc 在多数患者有效,每天口服较静脉使用效果好,两种剂型联合使用疗效更好,当然副作用也更多。

Cyc 的主要不良反应为胃肠道反应(恶心、呕吐等)、骨髓抑制、脱发、肝功能异常等。环磷酰胺最严重的副作用是感染、性腺抑制、膀胱并发症和致癌性。使用环磷酰胺过程中,感染很常见且有时很严重,其中以带状疱疹最多见。卵巢早衰的发生风险与起始治疗时患者年龄和累积用药剂量有关。在一项研究中显示,环磷酰胺短程应用后(≤7 次)持续闭经的发生率在 25 岁以下年轻患者为 0%,26～30 岁患者为 12%,30 岁以上者可达 25%;而环磷酰胺长期应用(≥15 次)时,持续闭经发生率在 25 岁以下患者为 17%,26～30 岁患者为 43%,30 岁以上者 100% 发生。男性累计剂量达到 7 克时(相当于每天口服治疗个月的剂量)可出现性腺毒性。

4. 硫唑嘌呤(azathioprinum,AZA)

AZA 为嘌呤类似药,抑制腺嘌呤和鸟嘌呤的合成,进而抑制 DNA 合成。它主要有两条代谢途径:第一条是黄嘌呤氧化酶作用的直接氧化途径,最终产生尿酸,这一途径可以被黄嘌呤氧化酶抑制物别嘌呤醇阻断;第二条主要途径产生各种甲硫嘌呤的核苷酸产物,后者可以改变嘌呤以及 DNA 的生物合成,从而产生免疫抑制和细胞毒作用。

在 SLE,硫唑嘌呤主要用于帮助激素减量或用于狼疮肾炎环磷酰胺的替代治疗。

常见的副作用是骨髓抑制和胃肠道反应。它可以影响骨髓的红系和髓系细胞,表现为贫血、白细胞减少、血小板减少等。

5.其他药物

甲氨蝶呤推荐用于有关节和皮肤表现的患者以减少激素用量。环孢素常用于治疗膜性狼疮性肾病,剂量为1～2mg/kg。静脉用丙种球蛋白可用于治疗多种严重的SLE临床表现。

(三)特殊情况的治疗

1.危重症

SLE患者中下列原因可发展为危及生命的病变:①SLE原有临床表现恶化;②出现新的危及生命的SLE表现;③免疫抑制引起的感染;④SLE治疗药物的不良反应;⑤长期应用细胞毒药物引起的恶性肿瘤;⑥与SLE无关的急重症,但其表现在SLE中出现变化或加重。感染是SLE患者肺部受累的最常见形式。

(1)急性狼疮性肺炎 与感染性肺炎有类似症状,为排除感染可能,除常规的培养外有时还应行支气管镜检查或者开胸肺活检,在严格排除感染后方可诊断,其胸片中可见单侧或双侧的肺泡浸润,动脉血气可显示低氧血症和呼吸性碱中毒,重症患者则可能需要进行辅助通气。狼疮性肺炎的死亡率为50%,年轻女性患者出现不能解释的肺部浸润时应高度怀疑此症。

(2)肺泡出血 是一种罕见但很严重的并发症,具有很高的致残率和死亡率。SLE患者肺泡出血的严重程度不等,由少见的轻度慢性出血到大量出血导致死亡均可发生。经典的乏联症(咯血、血细胞比容降低和肺部浸润)并不出现于所有患者中,胸片中可见双侧弥漫性的肺泡浸润,可为斑片状阴影,以下叶为主。这些患者可能出现呼吸衰竭,其中超过一半需要机械通气。肺泡出血患者通常预先存在有狼疮性肾炎。建议早期行支气管镜检查和肺泡灌洗,以发现肺泡出血迹象并行支气管镜检查和肺泡灌洗,以发现肺泡出血迹象并收集标本用于培养。肺泡出血患者的死亡率为40%～90%。

(3)血管疾病 SLE患者中继发于早期加速性动脉粥样硬化的心血管疾病已越来越得到重视。SLE中大多数冠状动脉闭塞性病变却是由动脉粥样硬化和血栓引起。已有报道SLE患者可出现左心室游离壁破裂、腱索断裂后急性二尖瓣反流和主动脉夹层。当动脉瘤破裂引起颅内出血、继发于抗磷脂抗体的血管炎或血管病变导致血栓性卒中或心源性栓子脱落导致栓塞性卒中时,患者可出现急性脑血管意外,表现为偏瘫、失语、脑功能异常、皮质肾或其他脑部功能障碍。

(4)脊髓病 是SLE中一类具有破坏性的表现,患者可出现无力或瘫痪、双侧感觉障碍和括约肌控制受损,症状常在数小时或数天内逐步进展。发病早期MRI可显示脊髓水肿的特征性异常表现。因为预后差,该病需早期诊断和积极治疗。

(5)急腹症 其临床症状可由肠系膜动脉血栓、肠缺血、肝动脉瘤破裂、胆囊炎、胰腺炎或者包括消化性溃疡、阑尾、结肠和盲肠在内的脏器穿孔等多种因素引起。SLEDAI评分高的活动期SLE患者更容易出现活动性腹腔内血管炎,死亡率高,建议早期进行剖腹探查。

2.抗磷脂综合征(antiphos pholipid syndrome,APS)

SLE患者常出现抗磷脂抗体,使其发生血栓闭塞性事件的风险增加。治疗主要以治疗原发基础病为主。药物方面予类固醇激素和免疫抑制剂,还应同时抑制血小板聚集和抗凝治疗如肝素、华法令、低分子量肝素。静脉丙种球蛋白治疗也有效。对无症状的抗体阳性的病人不必都进行抗凝治疗。对抗体阳性的血栓病人或曾有过流产的抗体阳性的女性病人进行抗凝治疗。发生肺栓塞和下肢深静脉血栓的患者无论抗磷脂抗体(APL)是否阳性,主张积极抗凝治疗。

在抗凝治疗的强度上还存在一些争议。目前推荐在 APS 患者及首发静脉栓塞者中将口服抗凝药华法令的目标 INR 定为 2.0～3.0；而出现动脉栓塞或反复栓塞者则需要实施高强度的抗凝(目标于 INR3.0～4.0)；伴 APS 的妊娠 SLE 患者联合使用普通肝素和阿司匹林可使妊娠失败的风险降低(相对危险度为 0.46,95％可信区间 0.29～0.71),建议在妊娠期给予阿司匹林和抗凝药物以预防 APS 相关的血栓形成。

3.妊娠、胎儿与系统性红斑狼疮

(1)SLE 对生育能力的影响　SLE 主要影响育龄期妇女,女性 SLE 患者的不孕率与生育率与健康人群相当。疾病活动和大剂量糖皮质激素的使用可引起发性闭经与月经不调,环磷酰胺治疗者会出现卵巢早衰。尚没有足够证据表明 SLE 本身损害女性生育能力。但有报道子宫内膜异位症患者发生 SLE 的几率增高,这可能会对其生育能力造成影响。

(2)妊娠对疾病的影响　妊娠可使 SLE 疾病活动性增高,引起疾病发作,复发率为13％～74％,通常为轻中度发作,累及皮肤、关节和血液；具有潜在肾病的女性在妊娠期蛋白尿可能增多,同时伴随总体的狼疮活动、活动性的尿沉渣和显著降低的血清补体。计划妊娠确定为狼疮处于非活动期至少 6 个月。如肌酐大于 2mg/d,劝阻妊娠。

(3)不良妊娠结局的影响因素　女性 SLE 患者自然流产、宫内胎儿死亡、早产和胎儿宫内发育迟缓发生率高于正常女性。不良因素：① 疾病活动；②狼疮性肾炎；③抗磷脂抗体；④SSA/Ro 和 SSB/Lo 抗体。

(4)妊娠期的治疗　妊娠患者在 SLE 病情活动且症状较轻时通常以糖皮质激素进行治疗。中重度疾病时,使用糖皮质激素、硫唑嘌呤和静脉用丙种球蛋白一般可为胎儿所承受。有较强的证据支持羟氯喹的应用。尚无证据支持应用霉酚酸酯、环磷酰胺和甲氨蝶呤,这些药物应避免在妊娠期使用。尽管环孢素已被用于妊娠期,其安全性尚未得到确定。由于硫唑嘌呤会随母乳排出,服药期间不建议哺乳。美国儿科学会建议允许使用糖皮质激素者哺乳,但是如果泼尼松的剂量大于 20mg/d,服药与哺乳的时间间隔应至少为 4h。

第三节　类风湿关节炎

类风湿关节炎(rheumatoid arthritis,RA)是一种由多种免疫细胞(巨噬细胞、T 细胞、B细胞、成纤维细胞、软骨细胞和树突状细胞)参与发病的复杂疾病,是最常见的炎症关节病。在临床关节炎出现前的很多年就已经可以检测出高水平血清自身抗体,如类风湿因子和抗瓜氨酸肽抗体,说明其疾病的自身免疫特性。

RA 患病率不受地域和种族的影响,在全球基本相似。在我国 RA 患病率为 0.3％～0.6％,也就是说,我国患者总数在 300 万以上。因为 RA 患者致残的机会较大,生命存活期往往缩短,因此这种疾病给社会和患者都造成了严重的负担。

一、病因学

尽管 RA 的病因还没有被阐明,许多研究提示环境和遗传因素综合作用参与发病,两者均是必要的条件,但单独一项均不足以造成疾病的完全发生。

(一)遗传因素

支持遗传因素参与发病的最有说服力是同卵双生子 RA 患病率为 12%～15%。远高于一般人群中 1% 的患病率。RA 患者的异卵双生同胞患病的危险性增加(约 2%～5%)，但并不比 RA 患者一级亲属的患病率高。免疫遗传学研究发现抗原呈递细胞 II 类主要组织相容性复合物(MHC)分子结构与增加的 RA 易感性和疾病活动度相关，占遗传因素中 40% 的作用。RA 与人类白细胞抗原(human leukocyte antigen, HLA)-DR 基因在遗传上的联系在 20 世纪 70 年代被首先报道，研究人员发现 HLA-DR4 在 70% 的 RA 患者中出现，而在对照组中仅为 30%，具有 HLA-DR4 基因的个体罹患 RA 的相对危险性大约为 4～5 倍。

RA 易感性与 RA 分子 β 链的第三高度区相关，位置在第 70～74 氨基酸。表位由谷氨酰胺—亮氨酸—精氨酸—丙氨酸—丙氨酸(QKRAA)组成，这个序列存在于 DR4 和 DR14(这个基因在 RA 患者中更为常见)以及一些 DR1 分子 β 链中。与 RA 最相关的 DR4 分子 β 链被命名为 DRB * 0401、DRB * 0404、DRB * 0101 和 DRB * 1402。QKRAA 表位也与已确诊 RA 的严重程度相关，具有两个易感基因等位基因的患者关节外表现和骨侵蚀的发生率较只有一个等位基因的患者高。

遗传对 RA 的影响使得人们对 MHC 以外的其他基因进行研究。RA 患者中启动子和编码区的单核苷酸多态性(single-nucleotide polymorphism, SNP)、肿瘤坏死因子(tumor necrosis factor, TNF)-α 启动子区域的多态性、以及非细胞因子和非 MHC 基因中的肽基精氨酸脱亚氨基酶(PADI)被进行了广泛的研究，这些研究提示 RA 与遗传有关。

(二)环境因素

尽管个体具有 RA 的遗传易感性，但环境也是其发病的重要影响因素。已经有大量的工作在评估感染原以及环境暴露因素如烟草在 RA 发病中的作用。

1. 感染原

奇异变形杆菌(proteus mirabilis)和结核分枝杆菌(mycobacterium tuberculosis)是迄今发现的与类风湿关节炎最为相关的两类细菌。EB 病毒、细小病毒支原体等在类风湿关节炎患者中有较高的检出率。病原体可能通过多种机制启动了疾病进程，包括直接感染滑膜、病原体的某些成分与识别受体结合后激活了天然免疫，或者通过分子模拟机制诱导了自身适应性免疫反应的发生。

2. 烟草

在一些人群中吸烟是明确的血清阳性 RA 的环境危险因素。吸烟是如何影响滑膜炎的发生还不十分清楚，可能与激活呼吸道的天然免疫系统和 PADI 有关。在吸烟者的支气管肺泡灌洗液中发现了瓜氨酸肽，这可能在易感的个体中刺激抗瓜氨酸肽抗体的产生。在具有先天自身免疫反应的个体当中，天然免疫系统的反复激活可能造成自身免疫反应和 RA 的发生。

3. 激素

RA 是以女性高发的自身免疫性疾病之一，女性与男性的发病比例为 2∶1～3∶1，口服避孕药的女性发病减少，在妊娠的最后 3 个月 RA 的病情常出现缓解。75% 以上怀孕的 RA 患者在妊娠的前 3 个月内或 6 个月内出病情的改善，但是 90% 以上的患者在分娩后数周或月出现病情的复发，常伴 RF 滴度的增高。这些数据提示激素环境对 RA 发病的具有重要影响。但是激素的作用十分复杂，造成女性易感 RA 的确切机制目前还不楚。

4.其他因素

寒冷、潮湿、疲劳、外伤及精神刺激均可能与 RA 的发生有关。但是，明确这些因素与 RA 发病的关系尚需严格而细致的流行病学研究。

二、发病机制

近十几年来，对感染因子、HLA-DRB1、T 细胞受体、细胞粘附因子、致炎因子以及 HLA-DRI 结合肽的研究为认识类风湿关节炎的发病机制提供了大量实验依据。两种假说：RA 的共同表位 QK/RRAA 以及与之相关的"分子模拟"和 MHC 结构及抗原识别的研究中发现的抗原"模糊识别（promiscuous recognition）"虽不能完全解释 RA 的发病机制，却大大提高了人们对 RA 的认识水平。

归纳起来，RA 的发生是抗原或自身抗原通过抗体和炎性介质导致 RA 的自身免疫反应发生，而 RA 发病后体内或外源性抗原的参与使 RA 的病变过程不断进展。

三、病理

RA 以关节病变为特征，并可伴有关节周围软组织及其他器官的损害。RA 的病理改变包括滑膜及关节外的组织。

(一)滑膜的病理特点

RA 的显著特点是滑膜的血管增生和炎性细胞浸润，后者则进一步导致滑膜、软骨乃至软骨下骨组织的破坏。RA 的临床症状及体征与这些病理改变密切相关。

1.滑膜增生

滑膜细胞分为 A 型（类巨噬细胞）、B 型（类成纤维细胞）及 C 型。A 型在形态上类似巨噬细胞，由骨髓迁移而来，可表达 HLA-DR 抗原和 Fc 受体。B 型细胞构成正常滑膜的绝大部分，富含粗面内质网，形似成纤维细胞，是葡糖胺聚糖以及透明质酸的主要来源细胞。部分 B 型细胞可表达 HLA-DR。C 型细胞形态和功能上介于 A 和 B 型之间。

本病最早期的滑膜病变为滑膜水肿和纤维蛋白沉积，随之而来的是滑膜衬里细胞的增生和肥大。正常滑膜仅有 1~2 层滑膜细胞，而在 RA 则可增厚达 3~7 层。在早期 RA，滑膜的另一种变化是血管内皮细胞肿胀和向柱状细胞化生。由此，可能更有利于白细胞从血管内向滑膜组织的转移。淋巴细胞迁移至滑膜后形成以血管为中心的灶性浸润，早期以 CD4 T 细胞为主，CD8T 细胞和 B 细胞较少，周围可有巨噬细胞。

2.炎性细胞浸润

正常滑膜组织中仅有少量细胞成分。在 RA 患者，外周血淋巴细胞、单核细胞及中性粒细胞等在细胞粘附因子及化学趋化因子作用下穿过血管内皮细胞间隙进入滑膜间质。早期滑膜活检的研究显示，血管周围的浸润细胞以 T 细胞为主，并有 B 细胞、浆细胞及巨噬细胞。这种 T 辅助细胞增多及 T 抑制细胞减低可能与局部 B 细胞和浆细胞活性增强及自身体合成增多有关。

3.血管翳形成

血管翳的形成是滑膜的另一个病理特征。本病早期即有血管增生，随病变进展可形成血管翳。这种变化是 RA 与骨性关节炎的主要病理区别。在组织学上，血管翳是一种以血管增生和炎性细胞浸润为特征的肉芽组织。电镜下可见增生的滑膜呈指状突起。血管翳和软骨交界处可见血管、单个核胞及成纤维细胞侵入软骨内，形成"血管翳—软骨接合区"，局部基质金属蛋白酶增加、蛋白聚糖减少或缺失及细胞因子分泌增加等。这些变化均可导致软骨的破坏。血管翳的早期多为细胞浸润和血管增生；晚期则以纤维化为主，标志着 RA 的中、后期变化。

(二)血管炎

血管炎可发生于 RA 患者关节外的任何组织。它累及中、小动脉和(或)静脉，管壁有淋巴细胞浸润、纤维素沉着，内膜有增生，导致血管腔的狭窄或堵塞。类风湿结节是血管炎的一种表现，为本病特征性病变，常见于关节伸侧受压部位的皮下组织，也可发生于任何内脏器官。结节中心为纤维素样坏死组织，周围有上皮样细胞浸润，排列成环状，外被以肉芽组织。肉芽组织间有大量的淋巴细胞和浆细胞。

四、临床表现

类风湿关节炎是一种以关节滑膜炎及系统性血管炎为特征的全身性疾病。其临床表现多种多样，发病方式也各不相同。

(一)起病方式

RA 的发病可急可缓，但多数患者为缓慢发病。

1.慢性发病型

50％以上的 RA 患者隐匿性发病。一般历时数周至数月。该型病多以全身症状为主，如发热、体重下降、疲乏、不适或伴全身肌肉疼痛。随后出现关节症状，如晨僵、关节疼痛和肿胀。最初多为非对称性，后则表现为对称性关节炎。关节肿痛可出现于多个部位，此起彼伏。但是，常常在前一个关节的症状未完全解时又出现另一个关节的受累。这一特点不同于风湿热的游走性关节炎。RA 患者的慢性关节炎可导致关节周围肌肉的萎缩和肌无力等。

2.急性发病型

5％～15％的 RA 患者属急性发病型，其多见于老年发病的患者。关节肿痛等症状可在几天内出现，有的甚至可描述出准确的发病时间及诱因，如感染、外伤、分娩或寒冷刺激等。由于该型发病较急，在发病后的较短时间内，患者的关节累及数目、肿胀持续时间及晨僵特点等可能不符合 RA 的诊断标准，而且急性发病型 RA 的关节炎特点有时与感染性关节炎或反应性关节炎相似，诊断比较困难，容易误诊。

3.亚急性发病型

该型约占 RA 的 15％～20％，其关节受累特点与急性型类似，但一般在 1 周至数周内出现，全身表现相对较重。

(二)关节的表现

1.晨僵

晨僵是指患者清晨醒后关节部位出现的发僵和发紧感，活动后这种感觉得到明显改善。持续 1h 以上的晨僵被认为对 RA 具有诊断意义，同时也提示病变的活动性。

2.疼痛及触痛

关节痛往往是最早的症状，最常出现的部位为腕、掌指关节(MCP)、近端指(PIP)关节，其次是足趾、膝、踝、肘、肩等关节。多呈对称性、持续性，但时轻时重，疼痛关节往往伴有按压痛，严重者可有拒按等重度疼痛的表现。

3.肿胀

多因关节腔积液、滑膜增生及组织间水肿而致。在炎症早期以滑膜关节周围组织的水肿及炎细胞渗出为主,在病变中、后期则主要表现为膜的增生和肥厚。临床上,以双手近端指间关节、掌指关节及腕关节受累最为常见。

4.关节畸形

见于较晚期患者,由于关节软骨破坏、关节周围支持性肌肉的萎缩及韧带牵拉的综合作用可引起关节半脱位或脱位,导致关节畸形。最常见的晚期关节畸形是腕和肘关节强直、掌指关节的半脱位、手指向尺侧偏斜和呈"天鹅颈(swan neck)"样及"纽扣花样(boutonniere)"表现。重症患者关节呈纤维性或骨性强直失去关节功能,致使生活不能自理。

5.骨质疏松

RA患者的骨质疏松相当常见,而且随病程延长发生率上升。RA的骨质疏松可能与下述三方面的因素有关:①成骨细胞功能减低;②溶骨作用增加(可继发于甲状旁腺素增高等);③钙吸收减少。

(三)关节外的病变

1.血管炎

血管炎是重症RA的表现之一,多见于类风湿因子阳性、伴有淋巴结病变及骨质破坏明显者。RA血管炎可影响各类血管,但是以中、小动脉受累更为常见。RA血管炎的临床表现依受累血管的大小及累及的部位不同而呈多样性。较大血管的血管炎可致指(趾)坏疽、梗死、皮肤溃疡及内脏受累。小血管坏死性血管炎可致紫癜网状青斑、瘀斑及毛细血管扩张等;给神经和内脏血流的血管受累可引起相应的外周神经病变和内脏梗死,常见的如多发性单神经炎、巩膜炎、角膜炎、视网膜血管炎或肝脾肿大。

RA血管炎的诊断主要根据临床特征,如RA患者伴发皮肤溃疡、多发性单神经炎等。皮疹或组织活检对RA血管炎的诊断有帮助。

2.类风湿结节

类风湿结节是本病较常见的关节外表现,可见于 $20\%\sim30\%$ 患者,发生于尺骨鹰嘴下方、膝关节及跟腱附近等易受摩擦的骨突起部位。类风湿结节也可发生在内脏,即所谓的深部结节。这种结节常见于摩擦多的部位,如胸膜、心包表面甚至心内膜。

类风湿结节多伴发活动性关节炎及其他关节外病变,故可提示疾病的活动性。随着疾病得到控制或缓解,类风湿结节也可缩小或消失。临床上可将其作为疾病缓解的指标之一。

3.肺并发症

RA肺部病变至少有6种形式:胸膜疾病、间质纤维化、结节性肺病、闭塞性细支气管炎伴机化性肺炎、动脉炎,伴肺动脉高压和小气道病变。

肺间质纤维化最为常见的肺病变,其发生率为 11% ,认为间质细胞反应性增强及单核细胞浸润是RA肺间质纤维的原因所在。胸片可见肺野网状纹理,严重者可呈"蜂窝"样改变。高分辨CT则为特征性"网格"样。肺功能测定是一项敏感的方法,一般为肺活量及弥散功能下降。

4.心血管并发症

RA的心血管并发症形式多样,其中心包炎最常见,心包炎可发生于RA病程的任何阶段,但是它更多见于伴发类风湿结节、血管炎、类风湿因子阳性及病情活动者。

RA 患者更容易发生动脉粥样硬化,除一般人群中的相关风险因素外,RA 患者还存在冠状动脉疾病的危险因素。病程长的类风湿关节炎患者患动脉粥样硬化多于同年龄的初发患者。另外,免疫反应的分子、炎症标志物和治疗药物都是 RA 患者发生动脉粥样硬化危险因素。在其他因素相同的情况下,吸烟是 RA 患者早期动脉粥样硬化加重的重要因素。

5. 肾脏损害

RA 患者的肾脏损害见于两方面的原因:与血管炎有关的原发性肾损害和与药物等有关的继发性肾损害。前者较少发生,而后者相当常见。RA 的肾损害包括膜性及系膜性肾小球肾炎、间质性肾炎、局灶性肾小球硬化、增生性肾炎、IgA 肾病及淀粉样变。

肾脏是淀粉样物质的主要沉积部位。RA 患者的肾淀粉样变发生率约为 5%,基本病理变化是淀粉样物质沉积于肾小球基底膜、肾间质及肾小管,导致肾小球基底膜增厚、血管腔变窄及进行性肾功能减退。临床上表现为持续性蛋白尿,肾组织活检可见淀粉样蛋白沉积,及血清检查抗淀粉蛋白 P 抗体阳性。

6. 神经系统损害

RA 患者的神经病变多因免疫复合物和补体等致炎因子引起的血管炎或神经末梢病变,及脱髓鞘而致。临床上常见的神经病损包括:感觉型周围神经病、混合型周围神经病、多发性单神经炎、颈脊髓神经病、嵌压性周围神经病。

7. 淋巴结病

30% 的 RA 患者可有淋巴结肿大,患者多同时伴有活动性关节病变及 RF 阳性和血沉增快,在男性相对多见。临床上,表浅及深部淋巴结均可受累。组织活检可见淋巴滤泡增生,生发中心 CD8 T 细胞浸润。淋巴滤泡散在均匀性增生是 RA 的特点,该特征有助于与淋巴瘤的鉴别。在极少数患者可因肿大的淋巴结影响淋巴回流,导致淋巴性水肿。长期明显的淋巴结肿大应警惕 RA 并发淋巴瘤的可能。

8. Felty 综合征

Felty 在 1924 年描述了 5 例"畸形性"关节炎伴有脾肿大及白细胞减少的患者,之后该三联症被称为 Felty 综合征。其发生机制尚不清楚,由多因素共同引起的一种综合征,这些因素包括:抗粒细胞抗体形成,经自身免疫反应机制致粒细胞破坏;脾脏内产生粒细胞生成抑制因子;通过粘附因子作用,中性粒细胞粘附于激活的内皮细胞;骨髓内粒细胞克隆形成刺激因子减少。

Felty 综合征多见于病程较长的重症 RA。患者年龄多在 50 岁以上,常伴有脾大、中性粒细胞减少,有的甚至有贫血和血小板减少。部分病例可为抗核抗体或抗组蛋白抗体阳性。骨髓检查多显示骨髓增生活跃,伴少量幼稚细胞及三系相对成熟障碍。外周血中除粒细胞减少外,可有红细胞及血小板减低。要注意与单核—吞噬细胞系增生性疾病和结核等鉴别。

9. 继发性干燥综合征

RA 伴发的干燥综合征属于继发性干燥综合征。就发病机制而言,原发性和继发性干燥综合征呈现两种完全不同的病理过程。前者可有多种抗核抗体(如抗 SSA、抗 SSB 抗体)、中枢神经系统受累、假性淋巴瘤、肾小管性酸中毒及慢性活动性肝炎等表现。而这些异常很少见于继发性干燥综合征。

继发于 RA 的干燥综合征除 RA 的关节及全身表现外,还表现为眼干、发涩及口干。但部分患者症状不明显,必须通过各项检查证实有干燥性角、结膜炎和口干燥症。

10.消化道损害

部分 RA 患者还可出现因血管炎或淀粉样变而致的胃肠道、肝、脾及胰腺损害,以及长期用药所致的肝功能异常。

五、实验室及其他辅助检查

(一)血象

约 30% 的 RA 患者伴有贫血,以正细胞低色素性较常见,与病情活动程度有关。其原因是多种因素共同作用的结果。有一项研究表明,RA 贫血患者中,52% 属缺铁性,30% 与维生素 B_{12} 有关,而叶酸缺乏者占 21%。此外,贫血的原因还包括非甾类抗炎药引起的胃肠黏膜损伤性出血、免疫性红细胞生成抑制或破坏增多。此外,IL-1 可抑制 BFU-E(红细胞爆裂型集落生成单位)及 CFU-E(红细胞集落生成单位),而 TGF-β(转化生长因子 β)、TNF-α 及 γ-干扰素均可直接抑制红细胞生成。这些细胞因子在 RA 贫血的发生中可能有重要作用。

另外,活动期患者血小板可增高,白细胞轻度增加。

(二)急性时相反应物指标

RA 活动期可有多种急性时相蛋白升高,纤维蛋白原可增加 2~4 倍,α-反应蛋白、淀样蛋白 A、淀粉样蛋白 P 及 $α_2$-巨球蛋白可增加几百倍甚至上千倍。目前,临床上应用较广的是 C-反应蛋白及血沉。

1.C-反应蛋白

C-反应蛋白与病情活动指数、晨僵时间、握力、关节疼痛及肿胀指数、血沉和蛋白水平密切相关。病情缓解时,C-反应蛋白下降;反之则上升。此外,C-反应蛋白水平与 RA 骨质破坏的发生和发展呈正相关,这一点是血沉所不能比拟的。

研究证明,柳氮磺吡啶、甲氨蝶呤等抗风湿药物、激素及非甾类抗炎均使可使 C-反应蛋白水平下降。同时,C-反应蛋白水平降低与血沉及 1L-6 下降相一致,而且 C-反应蛋白下降出现较早、幅度较大。因此,C-反应蛋白下降是治疗有效的指数之一。

2.血沉

在 RA 患者,带电荷的分子如纤维蛋白原、$α_2$- 和 γ-巨球蛋白是血沉增快的主要因素。血沉与 RA 的活动性有关。病情加重则血沉增快,而病情缓解时血沉可恢复至正常,是反映病情的指标之一。

(三)自身抗体

RA 患者血清中可出现多种自身抗体。除传统的类风湿因子外,近年来又发现了对 RA 诊断乃至研究均有意义的多种自身抗体,如抗环瓜氨酸肽(CCP)抗体,抗核周因子、抗角蛋白抗体及抗 RA33/36 抗体等。

1.类风湿因子

类风湿因子是 RA 血清中出现的针对 IgG Fc 片段上抗原表位的一类自身抗体,它可分为 IgM、IgA、IgG 及 IgE 四型。其中的 IgM 及 IgA 类风湿因子易于检测,而 IgG 类风湿因子难于测出,约 50% 的 IgG 类风湿因子漏检,是"隐匿性类风湿因子"的原因之一。IgA 类风湿因子及 IgM 类风湿因子对 RA 诊断有较好的参考价值。在常规临床工作中主要检测 IgM 型类风湿因子。

(1)类风湿因子阳性的意义:60%~78% RA 患者类风湿因子阳性,未测出类风湿因子的 RA 统称为血清阴性 RA。在其他风湿病、慢性细菌感染、病毒感染及正常老年人，类风湿因子也可阳性，不应将类风湿因子阳性等同于 RA。

（2）类风湿因子与病情：临床研究发现，类风湿因子与患者的病情轻重密切相关。在 RA 发病 3 年内出现类风湿因子阳性的患者伴有较多的关节外表现，如皮下结节、血管炎、下肢溃疡、周围神经病及肺血管炎等。在类风湿因子阳性的 RA 患者中，HLA-DR4 双倍体阳性较单倍体阳性者更易发生皮下结节等关节外表现。在治疗上，若患者持续出现类风湿因子阳性，尤其出现 IgA 类风湿因子，应及早应用抗风湿药物，甚至需要两种以上的药物联合应用。

（3）类风湿因子滴度变化的意义：许多临床研究证明，类风湿因子滴度与 RA 病情轻重有密切的关系。RA 的病程长短似乎与类风湿因子的阳性率及滴度无关。类风湿因子滴度下降是提示病情好转的指标之一，但其变化远迟于临床症状、体征及血清中的急性时相蛋白。

2. 抗角蛋白抗体谱

抗角蛋白抗体谱有抗核周因子（APF）抗体、抗角蛋白抗体（AKA）、抗聚角蛋白微丝蛋白抗体（AFA）和抗环瓜氨酸肽（CCP）抗体。这组抗体的靶抗原为细胞基质的角蛋白微丝蛋白（filaggrin），环瓜氨酸肽是该抗原中主要的成分，因此抗 CCP 抗体是在 RA 患者血清中出现的一种特异性自身抗体。

大量临床研究证明，抗 CCP 抗体在 RA 患者的阳性率远远高于其他的结缔组织病、病毒感染、肿瘤及自身免疫性甲状腺疾病，在 RA 的敏感性为 41%～70%，特异性为 90%～98%。抗 CCP 抗体可出现于 RA 发病的早期，因此，它可能是 RA 早期诊断的标志性抗体之一。除此之外，抗 CCP 抗体阳性的 RA 患者更易出现关节的骨质损坏，因此，抗 CCP 抗体阳性者的预后可能较差，应采取更积极的治疗措施。最近，有研究提示抗 CCP 体的产生与 HLA-DRB1 * 0401、* 0101 有密切的关系。因此，CCP 可能参与了 RA 病变过程。

（四）滑液检查

滑液分析对关节炎的诊断和鉴别诊断具有重要意义。正常情况下，关节腔内仅有少量滑液以润滑关节，如膝关节内滑液量＜3ml。在 RA 患者关节内滑液量明显增多，白细胞总数可达（10000～100000）个/mm³，以中性粒细胞为主，可达 70% 以上，其黏度差，含葡萄糖量低（低于血糖）。

（五）影像学检查

1. X 线平片

RA 患者由于关节滑膜炎症引起软骨甚至软骨下骨破坏，故可出现相应的 X 线征象。对 RA 诊断、关节病变分期、病变演变的监测均很重要。早期可见关节周围软组织肿胀影、关节端骨质疏松（Ⅰ期）；进而关节间变窄（Ⅱ期）；关节面出现虫蚀样改变（Ⅲ期）；晚期可见关节半脱位、关节破坏后的和骨性强直（Ⅳ期）。

2. MRI

MRI 在 RA 的应用价值在于其对软组织的分辨力高。利用 T1 加权检查，MRI 可很好地分辨关节软骨、滑液及软骨下骨组织，从而为判断血管翳对关节的破坏程度提供客观依据。最近有不少研究证明，MRI 对发现 RA 患者的早期关节破坏很有帮助。

3. 其他

CT 及 B 型超声波检查它们对诊断早期 RA 有帮助。CT 检查的优点是对关节间隙的分辨力优于 MRI。超声波检查用于判断软组织结构，尤其是含水分多的软组织，如观察关节病变。

六、诊断

(一)诊断标准

目前 RA 的诊断仍沿用美国风湿病学学会(ACR)1987 年修订的分类标准:该标准列举了七项临床及实验室特征:

① 晨僵　持续至少 1h(持续存在≥6 周)。

② 关节炎　3 个或 3 个以上关节区的关节炎:肿胀或积液(持续≥6 周)。

③ 手关节炎　腕掌指关节或近端指间关节肿胀(持续≥6 周)。

④ 对称性关节炎　即同时出现左、右两侧的对称性关节炎(持续≥6 周)。

⑤ 皮下结节。

⑥ 类风湿因子阳性(所用方法在正常人的检出率<5%)。

⑦ 手及腕部 X 线片显示骨质侵蚀或骨质疏松改变。

确诊为 RA 需具备 4 条或 4 条以上标准。

由于该标准基于对美国 RA 患者调查的结果而提出,适用于慢性、活动性病例。其敏感性为 94%,特异性为 89%。对早期、不典型及非活动性 RA 患者容易造成漏诊。尤其标准中前四项必须≥6 周的限定使得该标准无法对发病少于 6 周的早期 RA 患者作出早期诊断。另外,标准中 X 线片对早期 RA 患者关节检查不敏感,而 MRI 及 CT 作为敏感的影像学诊断方法,将更有助于本病的早期诊断。

2009 年 ACR 和欧洲抗风湿病联盟(EULAR)提出了新的 RA 分类标准和评分系统(表 2-4-2)。

表 2-4-2　ACR/EULAR 2009 年 RA 分类标准和评分系统

关节受累情况		
受累关节情况	受累关节数	得分(0~5 分)
中大关节	1 个	0
	2~10 个	1
小关节	1~3 个	2
	4~10 个	3
至少 1 个为小关节	>10 个	5
血清学		得分(0~3 分)
RF 或抗 CCP 抗体均阴性		0
RF 或抗 CCP 抗体至少 1 项低滴度阳性		2
RF 或抗 CCP 抗体至少 1 项高滴度(>正常上限 3 倍)		3
滑膜炎持续时间		得分(0~1 分)
<6 周		0
>6 周		1
急性时相反应物		得分(0~1 分)
CRP 或 ESR 均正常		0
CRP 或 ESR 增高		1

算法:关节受累情况、血清学、滑膜炎持续时间、急性时相反应物各项评分相加,积分≥6 分则可诊断 RA。

(二)鉴别诊断

1. 强直性脊柱炎

强直性脊柱炎是一种以侵犯骶髂及脊柱关节为特点的全身性慢性炎症疾病。本病可有髋、膝及踝等外周关节受累,与 RA 相比,强直性脊柱炎的主要特点是:①青年男性多发,起病缓慢;②以中轴关节如骶髂及脊柱关节受累为主,虽有外周关节病变但多表现为下肢大关节非对称性的肿胀和疼痛;③常伴有棘突、大转子、跟腱、脊肋关节等肌腱和韧带附着点疼痛,即肌腱端病的表现;④关节外表现多为虹膜睫状体炎、心脏传导阻滞障碍及主动脉瓣关闭不全等;⑤X 线片可见骶髂关节侵蚀、破坏或融合;⑥90%以上的强直性脊柱炎患者为HLA-B27 抗原阳性;⑦类风湿因子阴性;⑧强直性脊柱炎有更明显的家族发病倾向。

2. 反应性关节炎

本病与 RA 的表现有明显不同,临床上易于鉴别。反应性关节炎的特点为:①起病急,发病前常有肠道或泌尿道感染史;②以外周大关节(尤其下肢关节)非对称性受累为主,可伴有骶髂关节受损;③关节外表现可为眼炎、尿道炎、龟头炎及发热等;④本病患者中 81% 为HLA-B27 阳性;⑤类风湿因子阴性;⑥可有骶髂关节炎的 X 线改变,常为非对称性。

3. 银屑病关节炎

本病多发生于皮肤银屑病后若干年,具有与类风湿关节炎相似的部分特点,其关节炎的表现有多种形式,轻重亦各不相同。在临床上,通常根据银屑病关节炎的特点将其分为五型,其中 30%～50%的患者表现为对称性多关节炎,与 RA 极为相似。其不同点为本病累及远端指关节处更明显,且表现为该关节的附着端炎和手指炎。同时可有骶髂关节炎和脊柱炎,类风湿因子阴性。

4. 骨性关节炎

为退行性骨关节病。由于骨性关节炎患者常有双手及双膝关节的疼痛和肿胀甚至变形,因此常与 RA 相混淆。骨性关节炎不同于 RA 的特点有:①多见于中、老年人,起病过程大多缓慢;②手、膝、髋及脊柱关节易受累,而掌指、腕和其他关节较少受累;③病情通常随活动而加重及因休息而减轻;④晨僵持续时间小于半小时;⑤手部可见 Heberden 和 Bouchard结节,膝关节有摩擦感;⑥无皮下结节及血管炎等关节外表现;⑦类风湿因子阴性,极少数患者可有低滴度 IgM 类风湿因子。

5. 系统性红斑狼疮

部分系统性红斑狼疮患者在病程早期可以双手或腕关节的关节炎为首发症状,且部分患者 RF 阳性,而被误诊为 RA。但是,这些患者出现的发热、疲劳、皮疹、血细胞减少、蛋白尿或抗核抗体阳性等都有助于与 RA 进行鉴别。临床上,对于病急、全身症状较多或伴血细胞减少等实验室检查异常的"早期关节炎"患者应警惕系统性红斑狼疮的可能性,进一步询问病史、体检及必要时的自身抗体的检查有鉴别意义。

七、治疗

类风湿关节炎治疗的主要目的在于减轻关节的炎症反应,抑制病变发展及不可逆骨质破坏,尽可能保护关节和肌肉的功能及达到病情完全缓解。经过近二三十年来的发展,本治疗已从单纯抗炎镇痛的对症治疗,发展到使用病变缓解性药物,以及针对 RA 发病机制设计的免疫和生物治疗。而且,对免疫抑制剂、激素、免疫净化及生物制剂治疗的机制、适应证及方法均有了较深入的认识,从而,使 RA 的治疗策略发生了转变。治疗方案也从单一抗风湿药、经典的"金字塔方",向个体化及联合治疗发展,使临床疗效得到明显的提高。大量临床实践证明,经过及时、正确的治疗,绝大多数患者的病情可完全缓解。

(一)治疗原则

近十几年来国内外的研究结果表明,RA 的治疗原则应包括:

1. 早期治疗

尽早应用病变缓解性抗风湿药(disease modifying antirheumatic drugs,DMARDs). 即二线或慢作用抗风湿药(slow acting antirheumatic drugs,SAARDs),以控制 RA 病变的进展。

2. 联合用药

大多数患者需要两种以上 DMARDs 联合使用。几种 DMARDs 的联合应用可通过抑制 RA 免疫或炎症损伤的不同环节发挥治疗作用。DMARDs 联合应用的治疗效果远好于单一药物治疗。

3. 个体化治疗方案

由于每例患者的临床表现、病情程度及对药物的反应等不同,必须为患者提供疗效最好而无明显不良反应的个体化治疗方案。

4. 功能锻炼

即强调关节的功能活动,因为 RA 治疗的主要目的是保持关节的功能。

(二)缓解病情的治疗

1. 治疗的策略

RA 治疗的关键是如可选择 DMARDs 治疗,任何 DMARDs 每个可能很有效并且耐受良好,但没有哪种 DMARDs 对所有患者都安全有效。也很少有患者用任何 DMARD 都能缓解。如果治疗时间足够长,大部分患者都可能出现药物不良反应。

DMARDs 治疗通常首选传统的小分子药物,如甲氨蝶呤(MTX)、羟氯喹(HCQ)或柳氮磺吡啶(SSZ)。已经证实,这些药物有效,不良反应轻,且通常耐受性良好,治疗花费不高。在这 3 种药物中,MTX 是最常用的 DMARDs。其他小分子药物,如硫唑嘌呤、金制剂、青霉胺、环孢素在临床上应用较少,通常用于对其他药物无效或有不良反应的患者。除了这些传统小分子药物,RA 的治疗药物还包括新型 DMARDs 如来氟米特;肿瘤坏死因子(TNF)抑制剂阿达单抗、依那西普、英夫利昔单抗;(白介素(IL)-1 受体拮抗剂阿那白滞素;选择性共刺激因子调节剂阿巴西普;B 细胞靶向治疗如利妥昔单抗(RTX))。这些药物均经过严格的临床试验研究,并显示单用或与传统药联合应用有效。这些药物在减缓关节影像学进展和保护关节功能方面至少与传统治疗疗效相当或优于传统治疗。

2. 治疗的监控

当开始 DMARD 治疗后,应定期随访患者,以达到严格控制病情活动的目的,并监测可能的药物不良反应。

(1)对药物反应的评价 评价某种治疗手段的有效性对于为患者制订恰当的治疗方案十分重要。美国风湿病学会(ACR)在 RA 治疗指南中呼吁,要定期评估患者的病情活动性,对治疗反应欠佳的患者应该更换或增加 DMARD 的种类。当前的常用评价方法如下:

ACR 反应标准:是用来衡量疾病改善程度,现已广泛用于临床试验结果的评判。该标准的主要项目包括:关节肿胀指数、关节压痛指数、医生对总体病情的评估、患者对总体病情的评估、功能状态评价(即健康评估问卷:HAQ)、患者对疼痛的评估,以及对炎症状况的评测,如血沉和C-反应蛋白(CRP)等。

类风湿关节炎疾病活动度评分(DAS):是评价疾病活动性及其变化的有效工具。本法通过以下指标进行积分:关节压痛数(53 或 28)、关节肿胀数(44 或 28)、健康状况的总体评估,以及炎症指标血沉或 CRP 等。DAS 还为活动性和病情缓解设定了阈值。

简化的疾病活动性指数(sim-plified disease activity index,SDAI)和临床疾病活动指数(CDAI):是两个相对较新的综合评分系统。DAI 的计算项目包括:关节压痛数(28 个节)、关节肿胀数(28 个关节)、患者的总体评估、医生的总体评估,以及 C 反应蛋白。CDAI 与 SDA I 类似,但不使用急性时相标志物。

(2)目标治疗(treat-to-targe) 2010 年 3 月由全球风湿病学专家和患者共同组成的指导委员会,在循证医学证据以及专家意见基础上明确了目标治疗是 RA 临床治疗的核心策略,推出了 RA 目标治疗的 10 条建议(表 2-4-3)。

表 2-4-3 RA 目标治疗的 10 条建议

1. RA 治疗的主要目标是达到临床缓解。
2. 临床缓解的定义:没有明显炎症活动的症状和体征。
3. 虽然达到临床缓解是治疗的主要目标,但是在那些病程较长的 RA 患者中,达到低疾病活动度可以作为替代目标。
4. 在达到理想的治疗目标之前,应至少每 3 个月对治疗用药进行 1 次调整。
5. 应定期评估并记录疾病的活动度,对于高度或中度活动性的患者,应每个月随访并进行评估,对于已经到低疾病活动度或临床缓解的患者,可以每 3~6 个月进行随访和评估 1 次。
6. 采用包含关节评价在内的疾病活动度评估方法对于指导临床治疗非常有必要。
7. 在确定治疗方案时,除考虑疾病活动度评分外,还应考虑结构和功能改变的情况。
8. 在整个治疗过程中,应始终以临床缓解作为治疗的目标。
9. 活动度评估方法的选择以及治疗目标的选择,可能受到合并疾病、患者因素或用药风险等方面的影响。
10. 应适当告知患者治疗的目标以及风湿科医生为其制定的治疗策略。

2. 治疗的药物

(1)非甾体类抗炎药 又称一线抗风湿药,是 RA 治疗中最为常用的药物。其作用机制是主要通过抑制环氧化酶使前列腺素生成受抑制而起作用,以达到消炎、止痛起到缓解症状的作用,并不能阻止疾病的进展。因此,在应用非甾类抗炎药的同时应加用 DMARDs,以达到既能很快控制症状和减轻患者痛苦,又能控制病变进展的目的。用本类药物因体内代谢途径不同,彼此间可发生相互作用不主张联合应用,并应注意个体化。

(2)缓解病情抗风湿药(DMARDs) 缓解病情抗风湿药(DMARDs)一般起效缓慢,对疼痛的缓解作用较差。但是,这类药物的抗炎效果持久,可减缓关节的侵蚀、破坏。目前常用的 DMARDs 如下:

① 甲氨蝶呤(methotrexate,MTX):有免疫抑制与抗炎症作用,可降低血沉,改善骨侵蚀。在 RA 治疗中,一般主张小剂量及长疗程应用甲氨蝶呤。每每周 5~20mg,1 次口服,或静注,或肌注。一般从 5~7.5mg/周开始,逐渐加量,可递增至 15mg/周,最大剂量不超

过 20mg/周。通常在用药 3～12 周起效。应连续用药一、两年,甚至几年。

甲氨蝶呤是二氢叶酸还原酶的抑制剂,可引起细胞内叶酸缺乏,使核蛋白合成减少,并因此抑制细胞增生和复制。常见的不良反应有厌食、恶心、呕吐、口腔炎、脱发、白细胞或血小板减少、药物性间质性肺炎与皮疹。

②羟氯喹(HCQ):具有抑制 RA 滑膜破坏的作用。HCQ 在人体内代谢和排泄均较缓慢,一般在治疗 3～6 个月后起效。常用于轻症 RA 患者,或与其他 DMARD 联合应用治疗中重度 RA。HCQ 不良反应很少,约 40% 的 RA 患者治疗有效。每次口服 250～500mg,每日 2 次。

常见不良反应有胃肠道反应,如恶心、呕吐和食欲减退等。在常规剂量下,抗疟药很少引起视网膜病变。近年的研究发现,羟氯喹≤6.25mg(kg·d)有较好的安全性,而视网膜病变等眼部不良反应的出现大多与过量应用有关。

③柳氮磺胺吡啶(sulfasalazine,SASP):治疗 RA 的确切机制尚不十分清楚,但一系列临床观察证实,可以减轻全身及关节局部的炎症,改善晨僵,并可以降低血沉和 CRP,起效也较快。故对于应用其他病变缓解性抗风湿药无效或因不良反应不能坚持治疗者,可考虑用 SASP 治疗。一般从小剂量(每次 0.25～0.5g,3 次/日)开始,逐渐递增至每日 2～3g。用药后 1～2 个月即可起效,若连续 6 个月无效,则应换药,如无不良反应可长期服用。

SASP 的不良反应多数出现在治疗开始的最初 2～3 个月内,常见的不良反应有恶心、呕吐、腹泻、抑郁、头痛、皮疹及肝酶升高。部分患者可有白细胞减低、精子减少及男性不育等。

④青霉胺(penicillamine):是一种含巯基的氨基酸药物,血浆中的巨球蛋白的二硫键断裂而发生解聚,使类风湿因子滴度下降,抑制淋巴细胞转化,使抗体生成减少,稳定溶酶体酶,并与铜结合而抑制单胺氧化酶及其相应酶的活性。治疗慢性 RA 有一定效果。开始使用时采用小剂量,以后缓慢加量。一般开始每日口服 125～250mg,然后每月增加 125mg,最多每日剂量 500～750mg。青霉胺起效较慢,一般用药 2 个月左右见效。

青霉胺在剂量较大时不良反应较多,包括恶心、呕吐、口腔溃疡、味觉丧失等症状,一般停药后可恢复。青霉胺治疗期间还可能出现蛋白尿、血尿、白细胞或血小板减少及贫血等,故服药期间应定期检查血象和肾功能。

⑤金制剂(gold salt):可抑制或缓解 RA 的滑膜病变。长期的金制剂治疗可使病人的关节疼痛、肿胀及晨僵好转,血沉、类风湿因子、C-反应蛋白水平下降,并使关节破坏性病变的发展速度减慢或停止。目前主张在 RA 早期即开始使用金制剂,并常与甲氨蝶呤、青霉胺、柳氮磺吡啶或抗疟药联合应用。金制剂包括注射和口服两种制剂,常用的口服金制剂是金诺芬(auranofin),商品名为瑞得。服法为:3mg,每日 2 次,或 6mg 每日 1 次。口服金制剂一般在 4～6 个月后起效。病情控制后仍需长期维持治疗,停药后易复发。

金制剂的不良反应主要表现在用药的最初 1～3 个月,以皮疹和稀便较常见,多数患者不需处理可自行改善,在个别患者可见白细胞减少和蛋白尿等。

⑥来氟米特(Leflunomide):具有免疫调节和抗增殖活性。临床试验表明,本品可明显减轻 RA 的关节肿痛和晨僵,增加握力,并且可使血沉及 C-反应蛋白水平下降。来氟米特的用量 10～20mg/d。

来氟米特副作用主要是胃肠道反应、皮疹、脱发、转氨酶升高。

⑦其他免疫抑制剂：如环孢素 A、硫唑嘌呤、环磷酰胺、米诺环素等在临床上也有应用，疗效有待于研究。

（3）糖皮质激素 糖皮质激素（简称激素）是最强的抗炎药物，可有效地减轻炎症，缓解病情，其作用机制归纳为：①减少中性粒细胞、嗜酸性粒细胞、嗜碱性粒细胞、肥大细胞及淋巴细胞在炎症部位的积聚；②抑制巨噬细胞和淋巴细胞的Ⅱ类 HLA 抗原表达，抑制前列腺素和白三烯合成及抑制 IL-1、IL-6 和 TNF-a 分泌；③抑制内皮细胞及成纤维细胞内 PLA2、环氧合酶-2 及花生四烯酸的合成和表达。

激素可谓 RA 治疗中的"双刃剑"。目前，对于激素是否常规用于 RA 并无一致的意见。一般认为，在下述三种情况可选用：

①RA 血管炎：包括多发性单神经炎、Felty 综合征、类风湿肺及浆膜炎等。

②过渡治疗：在其他药物（如病变缓解性药物）尚未起效前的重症 RA 患者，可用量激素缓解病情，如给予泼尼松 10～15mg/d。症状缓解后，逐渐减量。

③局部应用：关节腔内注射可有效缓解关节的炎症。近年来，不少人对口服泼尼松治疗类风湿关节炎的远期效果及不良反应进行了研究。发现小剂量泼尼松在 RA 的应用价值远高于人们以前的估价。综合近年的研究，可以认为小剂量（≤7.5mg/d）泼尼松可缓解 RA 患者的关节症状，并有一定减缓关节的侵蚀性改变的作用。疗程可长至 2 年。但若有可能，应尽早将激素减量至最小，甚至低至 2.5mg/d。在 RA 治疗中，小剂量激素的概念为≤10mg/d。在此剂量下因激素引起的不良反应的发生率明显少于应用 10mg/d。对于是否应将激素列为初始治疗药物及冲击治疗的评价众说不一。但是，无论哪一种方法，适应证的选择、激素的剂量及用法无疑是治疗成功与否的关键。

（4）生物性改善病情抗风湿药 近年来，越来越强调针对 RA 的发病及致使病变进展的主要环节的生物制剂和免疫性治疗。生物制剂如 TNF-a 拮抗剂、IL-1 拮抗剂、CD20 单克隆抗体、细胞毒 T 细胞活化抗原-4（cytotoxic T lymphocyte activation antigen-4，CTIA-4）抗体等，能减慢或阻止影像学的进展。目前经 FDA 批准的可以用于类风湿关节炎治疗的主要有：

①TNF-a 拮抗剂：TNF-a 是类风湿关节炎滑膜炎及其他病变中的主要致病因子。TNF-a 抗体可抑制类风湿关节炎滑膜细胞产生（IL-CSF）。TNF-a 抑制剂（包括阿达木单抗、依那西普和英夫利昔单抗）联合 MTX 能有效地改善疾病症状和体征、改善关节功能、延缓 RA 影像学的进展。

这类药物主要的副作用包括注射部位局部的皮疹、感染（尤其是结核感染）、脱髓鞘病变，长期使用淋巴系统肿瘤患病率增加，可诱发短暂自身免疫性疾病，出现自身抗体。

②IL-1 受体拮抗剂：IL-1 受体拮抗剂（IL-lra）是通过干扰 IL-1 与其受体结合而阻断 IL-1 功能的特异性抑制剂。重组人的 IL-lra（阿那滞素）能明显改善 RA 患者的关节肿痛、血沉和 C-反应蛋白。

常见的副作用是注射部位的反应，约 50% 的患者可出现。虽然症状轻微且是自限性的，但这仍是一个让人不舒服的问题。阿那滞素在 RA 治疗中不是很常用，主要是作为其他生物制剂无效时的备用选择或是不适合应用 TNF 的患者。应用受限的原因包括治疗费用过高，需要每天皮下注射，以及作为一种治疗性生物制剂，疗效不如 TNF-a 抑制剂。

③IL-6 受体拮抗剂：IL-6 受体拮抗剂通过结合 mIL-6R 和 sIL-6R，阻断 IL-6 与其受体

结合，阻断 IL-6R 信号转导。人源化抗 IL-6R 抗体针对 sIL-6R 和 mIL-6R 的单克隆抗体，可以抑制 IL-6 与其受体的结合过程及其随后发生 IL-6 信号传导的过程，从而减少炎症和关节损伤，缓解 RA 的全身症状。

（5）植物药制剂　常有的植物药制剂包括：①雷公藤多苷，有抑制淋巴、单核细胞及抗炎作用。用法：30～60mg/d，分 3 次服用，其不良反应为对性腺的毒性，出现月经减少、停经、精子活力及数目降低、皮肤色素沉着、指甲变薄软、肝损害、胃肠道反应等。②白芍总苷：常用剂量为 0.6g，每日 2～3 次。其不良反应有大便次数增多，轻度腹痛、纳差等。

（三）外科治疗

经内科治疗不能控制及严重关节功能障碍的 RA 患者，外科手术是有效的治疗手段。外科治疗的范围从腕管综合征的松解术、肌腱撕裂后修补术至滑膜切除及关节置换术。

第四节　干燥综合征

一、概述

干燥综合征（sjogren syndrome，SS）是一种具有高度淋巴细胞浸润和特异性自身抗体的慢性炎症性自身免疫病，特征为免疫介导性外分泌腺破坏（主要是泪腺和唾液腺）。最常见的表现为口、眼干燥症，及其他器官受累出现的复杂临床表现。本病分为原发性和继发性两类：后者继发于系统性结缔组织病时最为常见，特别是类风湿关节炎，也见于系统性红斑狼疮、系统性硬化和多肌炎等。

干燥综合征发病率约 0.1％～4.8％，多见于成年女性，男女比率约为 1：9，发病率随年龄增长，30～60 岁多见，儿童罕见。我国原发性干燥综合征（primary sjogren syndrome，Pss）患病率为 0.29％～0.77％，老年人患病率为 2％～4.8％。随着人口老龄化和对疾病的认识提高，Pss 的患病率和发病率均呈上升趋势。

二、病因

Pss 确切病因未明，一般认为是感染、遗传、内分泌等多因素相互作用的结果。

（一）病毒感染

病毒感染激活免疫反应，可能是 Pss 发病的主要因素，包括 EB 病毒、反转录病毒、柯萨奇病毒、丙型肝炎病毒和巨细胞病毒等。50％ Pss 患者腮腺上皮细胞中存在 EBVDNA，EBV 等病毒通过上皮细胞凋亡和细胞毒性淋巴细胞释放 SS 相关的自身抗原。

（二）遗传因素

Pss 有显著的遗传易感性，是最早发现与特定主要组织相容性复合体基因相关的自身免疫性疾病的一种。遗传性等位基因如人白细胞抗原Ⅱ（HLAⅡ）在 Pss 病人中更为常见，HLA-B8 和 HLA-DR3 与 Pss 密切相关，HLA-DRA、HLA-DQA1 和 HLA-DQB1 常见于白种人，HLA-DRB1 02：01 常见于中国人，但目前尚未发现公认的 HLA 易感基因。非 HLA 基因通过调节 IFNα，如 IFN 调节基因 5（IFN5）、信号转导因子和转录激活蛋白 4（STAT4）等，导致机体易感 SS。

(三)性激素

SS多发于女性,围绝经期女性多见,激素水平可能与SS的发生和发展密切相关。这些患者激素失衡,雄激素、雌二醇水平下降,催乳素水平升高,Pss患者血清和唾腺中去氢表雄酮水平下降近50%。雌激素能活化多克隆B淋巴细胞,同时增加血清催乳素水平和免疫活性,加速自身免疫反应的进展。最近研究指出,Pss女性47XXX(三倍体)患者是46XX(二倍体)患者的4倍,X染色体可能与SS发生相关。

近来,维生素特别是维生素D在免疫调节中的作用越来越受到重视,Pss合并淋巴瘤或神经系统受累者维生素D减少,外分泌腺受累患者维生素A减少。

三、发病机制

免疫功能紊乱是Pss发病的主要基础,其发病机制尚未明确。目前关于该病免疫发病机制的一些认识:①病毒激活Toll样受体(Toll-like receptors,TLR);②IFNα相关基因活化,修饰干扰素调节因子5(IRF-5)基因多态性;③活化B细胞刺激因子(B cell activating factor,BAFF);④产生相对特异的自身抗体(包括抗毒蕈碱M3受体等);⑤导致腺体功能破坏。

(一)免疫系统异常

SS在病毒感染、遗传和内分泌异常等多种因素共同作用下,导致机体细胞免疫和体液免疫异常,抑制性T细胞减少、NK细胞功能下降,B细胞分化增殖分泌大量抗核抗体、类风湿因子、抗SS-A和抗SS-B抗体、多克隆免疫球蛋白以及免疫复合物,导致唾液腺和泪腺等组织发生炎症和破坏性改变。另外,B淋巴细胞的增殖,可形成假淋巴瘤,甚至转变为恶性淋巴瘤。

(二)外分泌腺受累

外分泌腺淋巴细胞浸润是SS免疫异常的主要表现,病理证实主要为$CD4^+$自身反应性T淋巴细胞浸润,以Th1亚群为主,并携带有CD45RO表型,炎症程度与Th1反应相关。浸润的淋巴细胞进一步作用产生多种细胞因子如IL-10、IL-2等,引起组织器官的免疫炎性损伤。

(三)免疫分子参与

SS免疫性炎症反应发生过程中有多种免疫分子参与,如粘附分子、细胞因子、趋化因子等,腺体组织中存在多种促炎性细胞因子,如IL-1β、TNF-α、IL-2、IL-6、IL-10、IL-12、IL-17和IL-21等,促进T、B淋巴细胞增殖,导致腺体炎性反应和破坏。

四、病理改变

干燥综合征是在免疫背景基础上,外界因素作用下引起的自身免疫病,主要病理改变有两种:

一种是累及柱状上皮细胞构成的外分泌腺体,以唾液腺和泪腺为代表,表现为大量淋巴细胞浸润,往往形成淋巴滤泡样结构,取代正常上皮结构,导致局部导管和腺体的上皮细胞增生,继以退化、萎缩、破坏、纤维化,功能受到严重损害。其他外分泌腺体如皮肤、呼吸道黏膜、消化道黏膜、肝汇管区、胆小管、肾小管、阴道黏膜及淋巴结等也可受累。

另一种病变为血管炎,往往因冷球蛋白血症、高球蛋白血症或免疫复合物沉积而引起。

它们是 SS 并发肾小球肾病、周围及中枢神经系统病变、皮疹、雷诺现象的病理基础。

五、临床表现

Pss 起病缓慢、隐匿，可涉及多个系统，临床表现多样、症状轻重不一，主要与腺体功能障碍相关，口、眼干燥症是本病最常见也是首发的唯一症状。

(一)局部表现

1.口干燥症

70%～80%患者有口干，轻者仅为唾液粘稠，较重时唾液分泌减少，说话时口干、吞咽困难、需频频饮水，"饼干试验"阳性，即吃一片咸饼干时，若不同时喝水便感觉咀嚼和咽下困难。舌红无苔，舌面干裂、口角干裂等。由于唾液减少，缺乏冲洗，牙龈炎和龋齿发生率增高。牙齿逐渐变黑，继而小片状或粉末状脱落，最终只留残根，被称为"猖獗龋"。约半数患者出现唾液腺肿大，以腮腺肿痛多见，可累及单侧或双侧，10 天左右可自行消退，少数可持续性肿大，在一些严重的患者中，双侧腮腺肿大形成"松鼠样面容"。也可累及下颌下腺和舌下腺等。80%Pss 患者出现口腔念珠菌感染，表现为口干、口舌烧灼感。

2. 干燥性角结膜炎

因泪腺分泌功能下降，出现眼睛干涩、痒痛、灼热、异物感、或眼前幕状遮蔽感、眼睛疲乏、视力下降、少泪、甚至哭时无泪等。因泪液减少，出现畏光、眼红、结膜充血、角膜混浊、糜烂、流脓、溃疡等，称为干燥性角结膜炎，易并发感染。

3.其他浅表部位外分泌腺

①皮肤汗腺萎缩，引起皮肤瘙痒、表皮脱屑；②鼻黏膜腺体受累后引起干燥；咽鼓管干燥和脱屑可导致浆液性中耳炎，传导性耳聋；④咽部腺体分泌下降则有咽干，声带腺体分泌减少，可出现声音嘶哑；⑤外阴和阴道干燥、萎缩，有时伴烧灼感，可有外阴溃疡，易继发阴道念珠菌病。

(二)系统表现

除口眼干燥症外，Pss 患者可出现发热、乏力等，约 2/3 出现其他外分泌腺体及器官受累。

1.皮肤黏膜病变

55%的 Pss 患者和 25%的 Pss 患者有瘙痒症。其次为表皮性血管炎，与混合性冷球蛋白血症相关，紫癜样皮疹最常见，可见于至少1/3 的患者。除紫癜外，少数患者有结节红斑、反复发作的荨麻疹皮肤溃疡。

2.肌肉骨骼

50%患者有多关节痛，多呈双侧、对称性。常累及踝、掌指关节、肩关节、跖趾关节和腕关节等，症状多不严重且呈一过性，发生关节炎者仅为 10%，关节侵蚀少见，轻微的关节间隙狭窄较为常见。对称性多关节炎伴畸形和 X 线片证实关节软骨变化提示为类风湿关节炎继发干燥综合征。27%Pss 患者肌肉受累，44%Pss 肌肉受累，患者符合 ACR 纤维肌痛诊断标准，症状较轻，对类固醇和免疫抑制剂反应良好。少数患者可发生肌炎，出现肌无力、肌酶谱升高、肌电图改变和肌肉活检伴有肌炎改变等。

3.呼吸系统

呼吸系统黏膜受累可引起鼻咽部干燥、气管炎、支气管炎、间质性肺炎、肺不张、纤维性肺泡炎、胸膜炎和胸膜积液。肺受累大多无症状,间质性肺炎最常见,为 PSS 患者主要死因。65%～92% 的 SS 患者高分辨 CT 可见肺间质纤维化或肺部浸润影,少数患者可出现肺动脉高压和肺纤维化。

4. 肾

30%～50% 患者有肾损害,主要为间质性肾小管肾炎,由淋巴细胞浸润导致。远端肾小管受累,引起肾小管酸中毒,出现低钾性麻痹、严重者出现肾钙化、肾结石、肾性软骨病、肾性尿崩症等。近端肾小管损害少见,预后较好,少数患者可出现肾小球损害,出现大量蛋白尿和肾功能不全。肾损害患者可见 γ 球蛋白、血清蛋白和血 β_2-微球蛋白增加。

5. 消化系统

消化道黏膜外分泌腺体受累,出现吞咽困难、食管功能障碍、胃食管反流、萎缩性胃炎、胃酸减少、消化不良等非特异性症状;约 49% 的患者出现肝脏损害,常合并有自身免疫性肝炎、原发性胆汁性肝硬化、丙型肝炎病毒感染等;24%～35% 的患者胰腺外分泌功能异常,部分出现慢性胰腺炎。

6. 神经系统

周围神经损害者约 25%,主要损伤三叉神经及其他运动神经;表现有精神障碍、抽搐、偏盲、失语、偏瘫、截瘫、共济失调等,运动神经损伤与非霍奇金淋巴瘤发生显著相关。中枢神经受累相对少见,发生率约为 15%,但大多症状轻微,少见严重后果。

7. 血液系统

可出现白细胞减少或(和)血小板减少,贫血,多为轻度的正细胞正色素性贫血。淋巴瘤的发生率为正常人群的 44 倍,以非霍奇金 B 细胞淋巴瘤最为多见,腮腺肿大、可触性紫癜、低补体 C4、淋巴结病和冷球蛋白血症等高度提示淋巴瘤可能。

8. 内分泌系统

约 35%～45% 患者合并甲状腺病变,呈轻、中度弥漫性甲状腺肿大或结节,部分可出现自身免疫性甲状腺炎,可伴有甲状腺功能减退。20% 的患者抗甲状腺球蛋白和甲状腺微粒体抗体水平增高。家族性 Pss 患者甲状腺病变多见。

9. 非炎症性血管病

雷诺现象见于 54% 的患者,多数症状轻微,严重者日后出现硬皮病的可能性较大。

六、实验室检查

(一)血液检查

1. 血常规及其他常规检查

部分患者白细胞减少和(或)血小板减少,嗜酸性粒细胞增多,20%～25% 患者出现贫血,多为正细胞正色素型。大部分患者血沉增快、C-反应蛋白增高。

2. 自身抗体

约 50%～80% 患者抗核抗体阳性(大多为颗粒型)。以抗 SSA(Ro)和 SSB(La)抗体的阳性率最高,分别为 50%～70% 和 30%～60%。其中抗 SSB 抗体对疾病诊断特异性最高,当两者均为阳性时,应首先考虑干燥综合征的可能,但与疾病活动性无关。70%～90% 患者类风湿因子阳性,约 20% 患者抗心磷脂抗体阳性,少数患者出现抗 U1RNP 抗体、抗着丝点抗体,偶见抗 dsDNA 抗体,原发性干燥综合征不出现抗 Sm 抗体和抗 RNP 抗体。

3.高球蛋白血症

多克隆性免疫球蛋白增高,以 IgG 最明显,亦可有 IgA 和 IgM 增高,但较为少见,程度也较轻。巨球蛋白或混合型冷球蛋白血症较少见,此类患者临床常有高黏滞综合征。

(二)泪腺功能检测

1.泪液分泌试验(schirmer 试验)

以 5mm×35mm 滤纸在 5mm 处折成直角,高温消毒后置入眼睑结膜囊内,5min 后取下滤纸,自折叠处测量潮湿程度,≤5mm/5min 为阳性。

2.泪膜破碎时间(BUT 试验)

指不眨眼情况下泪膜发生破裂的时间,<10s 为阳性。

3.角膜染色试验

用 2%荧光素或 1%孟加拉红做染色,在裂隙灯下检查角膜染色斑点,一侧染色点大于 10 个表示有损坏的角膜和结膜细胞。本试验对诊断干燥性角膜炎价值较高。

4.结膜活检

与腮腺活组织检查类似,凡结膜组织中出现灶性淋巴细胞浸润者为异常。

(三)唾液腺检查

1.唾液流率测定

是测定口干燥症的敏感指标。指非刺激情况下,用中空导管相连的小吸盘以负压吸附于单侧腮腺导管开口处,收集唾液分泌量,>0.5ml/min 为正常,≤1.5ml/15min 为阳性。

2.腮腺造影

于腮腺导管内注入造影剂碘油,可见腮腺管不规则,有不同程度的狭窄和扩张,碘液可淤积于腺体末端呈葡萄状。给予酸性物质刺激后可了解腮腺功能情况。

3.涎腺放射性核素扫描

观察锝(^{99m}Tc)化合物的摄取、浓缩和排泄。

(四)唇腺活检

此法敏感而且特异。取表面正常、至少包含 4 个腺体小叶的唇黏膜活检,有病变者可见成簇的淋巴细胞、浆细胞浸润。记录腺泡组织内淋巴细胞聚集程度:50 个以上细胞聚集在一起为一个病灶,计数 4mm^2 组织中的病灶数,≥1 为阳性。

七、诊断

对于 SS 的诊断,国际上有多种标准,现多采用 2002 年干燥综合征国际分类(诊断)标准,其敏感性为 88.3%~89.5%,特异性为 95.2%~97.8%。2012 年 ACR 提出新的分类标准,更加严格的限定了 Pss 的分类。

干燥综合征国际分类(诊断)标准(2002 年修订版)

Ⅰ.口腔症状:3 项中有 1 项或 1 项以上

　　1.每日感到口干持续 3 个月以上;

　　2.成年后腮腺反复或持续肿大;

　　3.吞咽干性食物时需用水帮助。

Ⅱ.眼部症状:3 项中有 1 项或 1 项以上

　　1.每日感到不能忍受的眼干持续 3 个月以上;

　2.有反复的砂子进眼或磨砂感;

　3.每日需用人工泪液 3 次或 3 次以上。

Ⅲ.眼部体征:下述检查任 1 项或 1 项以上阳性

　1.Schirmer 试验(+)(≤5mm/5 分)(不采用角膜麻醉方法);

　2.角膜染色(+)(≥4 van Bijsterveld 计分法)。

Ⅳ.组织学检查:下唇腺病理示淋巴细胞灶≥1

Ⅴ.唾液腺受损:下述检查任 1 项或 1 项以上阳性

　1.唾液流率(+)(≥1.5ml/15min)(不刺激法);

　2.腮腺造影(+);

　3.唾液腺同位素检查(+)。

Ⅵ.自身抗体:抗 SSA 或抗 SSB(+)(双扩散法)

上述标准的具体分类

A.原发性干燥综合征:无任何潜在疾病的情况下,有下述 2 条则可诊断:

　a.符合上述条目中 4 条或 4 条以上,但条目Ⅳ和Ⅵ需至少有一条阳性;

　b.条目Ⅲ、Ⅳ、Ⅴ、Ⅵ4 条中任 3 条阳性。

B.继发性干燥综合征:患者有潜在的疾病(如任一结缔组织病),符合条目Ⅰ和Ⅱ中任 1 条,同时符合条目Ⅲ、Ⅳ、Ⅴ中任 2 条。

必须除外:颈头面部放疗史、丙肝病毒感染、AIDS、淋巴瘤、结节病、GVH 病、抗乙酰胆碱药的应用(如阿托品、莨菪碱、溴丙胺太林、颠茄等)。

干燥综合征 2012 年 ACR 分类(诊断)标准

具有 SS 相关症状/体征的患者,以下 3 项客观检查满足 2 项或 2 项以上,可诊断为 SS。

1.血清抗 SSA 和(或)抗 SSB 抗体(+),或类风湿因子阳性同时伴 ANA≥1∶320。

2.唇腺病理示淋巴细胞灶≥1 个/4mm²(4mm² 组织内至少有 50 个淋巴细胞聚集)。

干燥性角结膜炎伴染色评分(ocular staining score,OSS):≥3 分(患者当前为因青光眼而日常使用滴眼液,近 5 年内无角膜手术及眼睑整形手术史)。

必须除外:颈头面部放疗史、丙型肝炎病毒感染、艾滋病、结节病、淀粉样变、移植物抗宿主病、IgG4 相关性疾病。

最近 10 年,对自身免疫性疾病病程进一步的了解,抗核抗体可作为疾病发生的预测性指标,Pss 确诊前 5 年,即可检测出抗 SSA 和抗 SSB 抗体。10%~20%Pss 患者为血清阴性,这类患者病情较轻。

八、治疗

欧洲风湿病协会 2009 年制定了干燥综合征疾病活动指数(ESSDAI)和患者报告指数评定量表(ESSPRI)评估疾病活动度,根据疾病活动度和严重程度制定治疗方案。干燥综合征是慢性进展性疾病,但目前本病尚无根治方法,治疗目的主要是缓解症状,控制、预防免疫反应引起的组织器官损害和继发感染,防治本病系统损害。

(一)对症治疗

1.口干燥症

口干燥者应保持口腔清洁、戒烟酒及避免服用引起口干的药物,可用人工唾液替代治疗,但疗效欠佳,咀嚼无糖口香糖或糖果刺激唾液分泌并替代部分唾液。电刺激舌神经可明显改善口干燥症状,但不增加唾液流率,其他有创性治疗如唾液腺导管扩张增加唾液流率、内镜下腮腺管冲洗和 Stenson's 管扩张可改善部分患者口干症状。

2. 干燥性角膜炎

可给予含透明质酸、聚乙烯醇或甲基纤维素的人工泪液替代治疗,0.05% 环孢素滴眼液可有效治疗干眼症(改善患者角膜荧光染色、Schimer 试验结果),疗效可持续数月,效果优于人工泪液。含有皮质激素眼药水或眼膏可能导致严重继发感染,不宜应用。泪小管成形术对部分患者有效。

3. 促进外分泌腺体分泌

替代疗法无效时可考虑使用毛果芸香碱、西维美林等促进外分泌腺体分泌,主要副作用为出汗、排尿次数增多、恶心等。环戊硫酮片、溴己新(必嗽平)口服可以增加外分泌腺分泌功能,改善口、眼、皮肤和阴道干燥等。

4. 其他

肾小管酸中毒合并低钾血症,可予以补充氯化钾和枸橼酸钾,大部分患者需终身服用。肌肉关节痛者可用非甾体消炎药减轻症状,SS 患者关节侵蚀罕见,不需常规使用改善疾病的抗风湿药(DMARDS)。

(二)免疫抑制治疗

对重要脏器受累,如合并有神经系统病变、肾小球肾炎、肺间质性病变、肝脏损害、血液系统受累尤其是血小板减少、肌炎等患者,需给予糖皮质激素治疗,用法与其他结缔组织病相同,泼尼松 $10\sim60mg/d$ 不等。对病情进展迅速者可合用免疫抑制剂如环磷酰胺、硫唑嘌呤、甲氨蝶呤、环孢素等,多选用环磷酰胺。肌肉关节受累者给予羟氯喹、甲氨蝶呤;外周神经病变者可给予抗抑郁药或加巴喷丁,两者无效时可考虑使用丙球蛋白;中枢神经系统受累需给予糖皮质激素和环磷酰胺;出现血管炎、皮疹可给予激素联合羟氯喹或环磷酰胺,病情控制不佳时可考虑血浆置换等;肾脏受累需激素合用免疫抑制剂,可改善和延缓病情进展。病情严重者出现血小板减少可采用静脉用大剂量激素冲击或大剂量免疫球蛋白 $[0.4g/(kg \cdot d^{-1})]$ 冲击治疗,也可尝试血浆置换术、造血干细胞移植等方法。

(三)生物制剂

近 10 年,生物制剂在风湿免疫疾病的治疗中取得重大进展,但是肿瘤坏死因子(TNF)α 抑制剂英夫利昔单抗和依那西普等对干燥综合征疗效不理想。B 淋巴细胞是 Pss 主要致病因素,抑制 B 细胞活性能改善病情,抗 CD20 抗体(利妥昔单抗)抑制 B 细胞活性、降低类风湿因子滴度,显著改善唾腺及外分泌腺功能,治疗 36 周时效果最明显。临床 II 期试验指出抗 CD22 抗体(epratuzimab)$360mg/m^2$ 每天 4 次治疗 6 个月,腺体组织再生恢复,可以改善 SS 病情。

九、预后

干燥合征是一种进展缓慢的自身免疫病,一般预后良好,无内脏受累者生存时间接近普通人群,有内脏受累者经恰当治疗后大多可以控制病情。死亡原因主要为间质性肺炎、肺动脉高压、肾衰竭、中枢神经病变、恶性淋巴瘤。

第五节　系统性硬化症

一、概念和流行病学

系统性硬化症(systemic sclerosis,SSC)是一种病因不明的多系统结缔组织病,是一种以局限性或弥漫性皮肤增厚和纤维化为特征的全身性自身免疫病,呈慢性病程,女性多见,发病高峰年龄为30～50岁。SSC临床表现多样,根据患者皮肤受累的情况分为5种亚型:①局限性皮肤型SSC(1imited cutaneous SSC):皮肤增厚限于肘(膝)的远端,但可累及面部、颈部。②CREST综合征(CREST syndrome):局限性皮肤型SSC的一个亚型,表现为钙质沉着(calcinosis,C),雷诺现象(Raynaud's phenomenon,R),食管功能障碍(esophageal dysmotility,E),指端硬化(selerodactyly,S)和毛细血管扩张(telangiectasia,T)。③弥漫性皮肤型SSC(diffuse cutaneous SSC):除面部、肢体远端外,皮肤增厚还累及肢体近端和躯干。④无皮肤硬化的SSC(SSC sine scleroderma):无皮肤增厚的表现,但有雷诺现象、SSC特征性的内脏表现和血清学异常。⑤重叠综合征(overlap syndrome):弥漫或局限性皮肤型SSC与其他诊断明确的结缔组织病同时出现,包括系统性红斑狼疮、多发性肌炎/皮肌炎或类风湿关节炎。

SSC的流行病学不明确,是一种散发性疾病,分布于世界各地,各种族均可发生,尚无文献报道表明该病有季节或地区聚集性。据估计,该病的发病率为每年(9～19)/1000000,患病率在美国为每年(28～253)/1000000,在英国为每～120/1000000。根据发病率和存活率估算,美国有75000～100000例SSC患者。唯一的一项社区调查发现,SSC的患病率为286/1000000。目前尚无中国SSC的流行病学报道。

二、病因学

SSC的病因尚不明确,可能与遗传、环境暴露、感染、女性激素等相关,在细胞及体液免疫异常等因素作用下,成纤维细胞合成并分泌胶原增加,导致皮肤和内脏的纤维化。

(一)遗传因素

SSC的遗传学复杂,它并非以直接的孟德尔方式遗传。双胞胎的共患率低(<5%)。同卵双生子和异卵双生子的共患率相似。其他研究表明,SSC患者家族中发生SSC的几率(1.6%)显著高于一般人群(0.026%)。阳性家族史是SSC最强的危险因素,提示遗传因素在疾病易感性中起了重要作用。但与其他结缔组织病相比,SSC的HLA连锁现象较弱。HLA-DR1,DR2,DR3,DRS,DR8,DR52等位基因和HLA-DQA2,尤其是HLA-DR1可能与SSC存在相关性。

(二)病毒

病毒感染如人巨细胞病毒(CMV)和其他病毒感染也被认为是本病的潜在诱发因素。几项研究发现,SSC患者血清中存在抗人CMV抗体,这些抗体可识别人CMV上的UL83和UL94蛋白位点。某些SSC患者的抗拓扑异构酶I抗体与人CMV来源的蛋白存在交叉反应性。细胞培养试验中,抗UL94抗体能诱导内皮细胞凋亡和成纤维细胞活化,提示抗病毒抗体在组织损伤中起直接作用。体外实验中,CMV 可直接诱导人皮肤成纤维细胞内的促纤维生长因子结缔组织生长因子(CTGF)或 CCN2 的合成。

另外也有报道,SSC 较特异的 PM-set 抗原区与 SV-40 大 T 抗原及人免疫缺陷病毒 tat 蛋白有同源性。Ⅱ型单纯病毒的 CP4 蛋白与 UIRNP(可能为 SSC 的早期抗原)共有一段氨基酸片段;Ⅰ型单纯疱疹病毒编码的病毒外壳蛋白及 EB 病毒的核抗原与原纤维蛋白有同源性。

(三)环境暴露、药物和辐射

SSC 的发病可能与环境暴露、药物、辐射等相关。有报道发现,有职业性二氧化硅粉尘接触史的男性发生 SSC 的几率似乎增加。其他职业暴露因素包括聚氯乙烯、三氯乙烯和有机溶剂如苯、甲苯等也可增加 SSC 的发病率。此外,与重金属如汞、杀虫剂、染发剂和工业烟尘等接触可能与 SSC 相关。对照研究显示,吸烟与 SSC 发病无相关性,这与类风湿关节炎正好相反(吸烟是类风湿关节炎最肯定的环境危险因素)。

可导致 SSC 样疾病的潜在药物包括博来霉素、喷他佐辛、可卡因、紫杉醇、氯苯丙胺、安非拉酮等。恶性肿瘤放疗与 SSC 发病及原有 SSC 患者的组织纤维化恶化相关。

三、病理学

SSC 特征性的病理学表现为众多血管床中小动脉和微动脉的非炎性增生性/闭塞性血管,以及皮肤、肺和其他多种脏器的间质和血管纤维化。病程长的 SSC 患者,上述病变常缺乏炎症,但在 SSC 早期阶段,很多脏器中有明显的炎症细胞浸润。

血管损伤和活化是 SSC 发病中出现最早、最主要的表现。血管受累表现(如雷诺现象)常出现在其他临床表现之前。SSC 患者中,最具特征性的血管病变是小动脉和中等大小动脉的内膜增殖。内膜层病变与肌内膜细胞增殖、迁移以及胶原局部沉积,血管基底膜增厚并叠加等因素相关。SSC 内皮细胞损伤导致血小板进一步聚集、血小板源性生长因子(PDGF)和内皮素-1(ET-1)释放及内皮细胞凋亡。血管壁中的血管炎性损伤和免疫复合物沉积并不常见。疾病晚期,纤维蛋白广泛沉积和血管周围纤维化导致进行性管腔闭塞,同时损伤组织中的小血管明显减少。血供减少导致组织慢性缺氧。血管床中广泛出现小动脉和中等大小动脉的增殖性/闭塞性血管病是所有类型 SSC 的病理学标志。

SSC 皮肤纤维化的特征是Ⅰ型胶原和其他纤维胶原、纤连蛋白、弹性蛋白、蛋白聚糖和细胞外基质中的其他结缔组织分子过度聚集,该病变导致组织结构的破坏。胶原纤维聚集在真皮网状层(深层),并逐渐侵犯下方含脂肪细胞的脂肪层。随着疾病的进展,皮肤逐渐萎缩,表皮变薄及网钉消失。

SSC 的肺部病变,早期可见肺泡壁上有淋巴细胞、浆细胞、巨噬细胞和嗜酸性粒细胞的斑片状浸润,肺泡灌洗液中炎性白细胞比例增高。随着疾病的进展,间质肺纤维化和血管损害成为主要表现。SSC 肺动脉高压(PAH)的病变基础即为肺动脉内膜增厚。SSC 的肺纤维化与胶原和其他结缔组织蛋白沉积有关,是一种以轻中度间质性炎症、Ⅱ型肺泡细胞增生和均匀分布的纤维化为特点的间质性肺病,预后较差。肺泡间隔可出现进行性增厚,最终导致气道闭塞和蜂窝状改变,随后出现肺血管消失。

SSC 可出现从口腔到直肠的任一节段病变。食管受累很常见,可出现固有层、黏膜下层和肌层的纤维化及特征性血管病变。SSC 还可出现肠蠕动异常、胃食管反流和小肠运动异常、假性肠梗阻和细菌过度生长。严重胃食管反流的 SSC 患者中，有 1/3 发生 Barrett 食管，其特征是食管正常鳞状上皮化生为柱状上皮细胞，出现这种癌前病变，患腺癌的风险增高 30 倍。

SSC 肾脏病变以血管损害为主，罕见肾小球肾炎。SSC 肾血管改变在小叶间动脉和弓形肾动脉最明显，表现为弹力层增厚、内膜明显增生和基质沉积。无肾危象的 SSC 患者中也可见到这种改变。肾小动脉壁还可出现纤维素样坏死。内膜增厚导致管腔严重狭窄和完全闭塞，常伴微血管病性溶血。血管功能不全可致肾小管改变，包括肾小管细胞扁平和变性。

在 SSC 尸检中，80％的 SSC 患者有心脏受累证据。少量心包积液较常见，而纤维化和缩窄性心包炎偶见。病理学特征为心肌收缩带坏死，这反映心肌的反复缺血—再灌注损伤，也可能是"心肌雷诺现象"表现。

四、发病机制

SSC 的发病机制涉及小血管病变、纤维化及自身免疫性。小血管内皮细胞之间、成纤维细胞和免疫系统的相互作用造成了 SSC 的发病。

(一)免疫系统的作用

SSC 患者中的淋巴细胞、血管内皮细胞和成纤维细胞上粘附分子和整合素表达增加可促进免疫系统的活化。皮肤的内皮细胞中的 ELAIVI 1 表达增加，可将 T 细胞归巢到皮肤上。SSC 皮肤和血管周围淋巴细胞 Q 整合素及淋巴细胞功能抗原(LFA)表达增加，LFA-1 和 LAF-2 之间的相互作用介导了 T 细胞结合在成纤维细胞上，并使成纤维细胞增加 ICAM-1 的表达。活化的 T 淋巴细胞在 SSC 发病机制中起着关键作用。它是特异性免疫应答发生的基础，并调节其他免疫细胞的功能，T 细胞是病变处血管周围的主要浸润细胞。在疾病的不同阶段和不同器官中有不同的 T 细胞亚群起着作用。在 SSC 的全过程中，$CD4^+$ T 细胞在皮肤中的浸润比 $CD8^+$ T 细胞多。伴有活动性肺间质病变的患者支气管肺泡灌洗液(BAL)中，$CD8^+$ T 细胞的数量和百分率增加，并有 $CD8^+$ T 细胞的单克隆扩增。在 SSC 病人的周围血及 BAL 中，Val^+ 亚群也有单克隆扩增，$CD8^+$ T 细胞特别容易粘附到成纤维细胞上。SSC 病人组织中活化的 T 细胞可能特异性地应答启动抗原或病程中暴露的抗原。从皮肤中提取和纯化的 Ⅰ 型和 Ⅳ 型胶原可激活 SSC 病人的 T 细胞。除 T 细胞外，对 SSC 发病起作用的炎性细胞还有皮肤中的肥大细胞脱颗粒，在肺泡炎症中可见嗜中性粒细胞的浸润及嗜酸性和嗜碱性粒细胞数量的增加。

SSC 患者血清中可测出多种自身抗体，如抗核抗体、抗单链 DNA 抗体、抗硬皮病皮肤提取液抗体。自身抗原—抗体反应更倾向于是一个抗原趋化过程，而不是偶然发生的交叉反应。SSC 患者中，无明显证据表明活化 B 细胞引起组织的损伤。在体内试验中，SSC 病人血清中的抗体能结合在内皮细胞和成纤维细胞上，并促进抗体依赖的细胞毒反应。但是，SSC 病人血清中的自身抗体不能激活补体级联反应，血清补体水平正常，血清中可查到免疫复合物，但很少沉积于组织内。

(二)细胞因子

多种细胞因子在硬皮病的病程中起作用，形成严格的调节网络，但关键的细胞因子随病程的变化而变化，TNF-a 和多种白细胞介素，尤其是 IL-la,IL-1p,IL-2,IL-4,IL-6,IL-10 都对 SSC 的发病至关重要。这些细胞因子常出现于病人的血清中,或外周血单个核细胞产生细胞因子的数量增加。有肺纤维化的 SSC 患者的 BAL 中,IL-8 mRNA 表达及蛋白含量增加,可能该处的 IL-8 是应答入侵的嗜中性粒细胞。疾病早期,TGF-β 及前 al 胶原 mRNA 在皮肤炎性浸润处共同增加。TGF-R 可刺激纤维变性和血管增生,并能影响其他的细胞因子包括 IL-1p、TNF 及 PDGF。血小板衍生生长因子(PDGF)在 SSC 发病中是一个重要介质,刺激成纤维细胞和内皮细胞增生,并增加趋化性。在 SSC 病人的皮肤中可发现 PDGF 量和 FDGFR 型受体的表达增加。尽管 PDGF 无直接刺激胶原作用,但它是正常成纤维细胞的一个强有力的有丝分裂原,刺激细胞生长从而使胶原合成速度加快。

(三)内皮细胞损伤

内皮细胞的损伤是由于可溶性介质或细胞毒反应所造成,SSC 病人的血清和组织中已发现许多能改变细胞功能的细胞因子,其中包括 IL-1、IL-2、IL-4、IL-8、淋巴毒素、TNF-a、TGF-β 和 PDGF。有些病人血清中含有对内皮细胞具有非特异细胞毒作用的物质。一种细胞毒 T 细胞释放溶酶体蛋白粒酶(granzyme)-1、白三烯和内皮素-1 是 SSC 中可能改变或损伤小血管功能的循环因子。抗内皮细胞抗体通过抗体依赖的细胞毒反应可能有损伤血管内皮细胞的潜在作用。内皮细胞本身也能激活免疫系统和成纤维细胞,它能递呈抗原给 T 细胞并促使 T 细胞产生细胞因子。

(四)成纤维细胞的异常

SSC 病人中成纤维细胞所造成的纤维化至少有两种途径:细胞因子刺激后产生细胞外基质以及由于成纤维细胞的过度生长造成细胞外基质的过量合成。实验结果表明,从增厚的皮肤培养浸出液中测定每个成纤维细胞产生的细胞外基质的量高于正常人的成纤维细胞,而经过传代后,它们产生的细胞外基质的量又恢复到正常。含有前胶原 mRNA 的成纤维细胞靠近浸润的 T 细胞及 TGF-mRNA。其他刺激产生细胞外基质的细胞因子如 IL-1 和 IL-4 也在起作用。SSC 病人的成纤维细胞上的 IL-1 受体增加,干扰素的产生减少,而干扰素能减少胶原的合成。成纤维细胞对细胞因子刺激的应答可能存在遗传的异常。在 SSC 中,只有成纤维细胞的一种亚型对纤维化起作用,用原位杂交技术发现只有部分人成纤维细胞活化产生前胶原 mRNA,电镜下发现只有部分成纤维细胞代谢活跃,细胞内有增大的内质网和增多的微囊泡。SSC 患者皮肤的成纤维细胞与上述代谢活跃的成纤维细胞形态相似。一个 SSC 病人的成纤维细胞克隆产生的胶原远远多于正常人成纤维细胞克隆的胶原产量。

五、临床特点

(一)早期表现

SSC 最多见的早期表现是雷诺现象和隐袭性肢端和面部肿胀,并有手指皮肤逐渐增厚。多关节病同样也是突出的早期症状。胃肠道功能紊乱(胃烧灼感和吞咽困难)或呼吸系统症状等,偶尔也是本病的首发表现。患者起病前可有不规则发热、胃纳减退、体质量下降等。

(二)皮肤及血管表现

1.皮肤增厚变硬是 SSC 的标志

面部皮肤受累可表现为面具样面容。口周出现放射性沟纹,口唇变薄,鼻端变尖。受累皮肤可有色素沉着或色素脱失。皮肤病变可局限在手指(趾)和面部,也可向心性扩展,累及上臂、肩、前胸、背、腹和下肢。临床上皮肤病变可分为水肿期、硬化期和萎缩期。水肿期皮肤呈非凹性肿胀,触之有坚韧的感觉;硬化期皮肤呈蜡样光泽,紧贴于皮下组织,不易捏起;萎缩期浅表真皮变薄变脆,表皮松弛。

2. 缺血性溃疡

缺血性溃疡是 SSC 的常见并发症。溃疡多出现在指尖、指皱褶处及关节伸面,可伴皮内钙质沉着,引起疼痛和功能受损。由于血流减少、皮肤纤维化和表皮萎缩,常引起皮肤愈合困难,导致慢性难治性皮肤溃疡。

3. 雷诺现象

雷诺现象常因寒冷和情绪变化而诱发,典型表现为指(趾)短暂苍白,随之青紫、发红或疼痛和麻木感。发白提示动脉血管痉挛,青紫提示瘀滞的静脉血缺氧,发红则提示血流返回后的反应性充血。

4. 甲褶血管袢异常

SSC 患者的甲褶毛细血管几乎均有异常,特征性改变包括毛细血管袢扩张和毛细血管丧失。肢端甲褶毛细血管镜可证实这种微血管异常。自身抗体联合甲褶毛细血管镜检查可检出超过 90% 的肯定发展为 SSC 的患者。在有雷诺现象的人群中,这些检验对病情进展的阴性预测价值更大。仅有雷诺现象但甲褶毛细血管镜检查正常且无抗核抗体的患者几乎不发展为 SSC。

5. 中等、大血管受累

SSC 可出现中等、大血管病变,但其发生率尚不清楚。非侵袭性研究表明,SSC 患者的脑和肾循环大血管的血流有异常。最近的研究表明,大血管受累易出现于尺动脉。影响到中等大小动脉的 SSC 可出现肢端濒危缺血和肢体坏疽,属于医学急症,需紧急处理。

(三)胃肠道表现

消化道受累为 SSC 的常见表现,仅次于皮肤受累和雷诺现象。消化道的任何部位均可受累,其中食管受累最为常见。

(1)口腔:张口受限。舌系带变短,牙周间隙增宽,齿龈退缩,牙齿脱落,牙槽突骨萎缩。

(2)食管:食管下部扩约肌功能受损可导致胸骨后灼热感,反酸。长期可引起糜烂性食管炎、出血、食管下段狭窄等并发症。下 2/3 食管蠕动减弱可引起吞咽困难、吞咽痛。

(3)小肠:常引起轻度腹痛、腹泻、体质量下降和营养不良。偶可出现假性肠梗阻,表现为腹痛、腹胀和呕吐。与食管受累相似,纤维化和肌肉萎缩是产生这些症状的主要原因。肠壁黏膜肌层变性,空气进入肠壁黏膜下面之后,可发生肠壁囊样积气征。

(4)大肠:钡灌肠可发现 10%~50% 的患者有大肠受累,但临床症状往往较轻。累及后可发生便秘、下腹胀满,偶有腹泻。由于肠壁肌肉萎缩,在横结肠、降结肠可有较大开口的特征性肠炎(憩室),如肛门括约肌受累。可出现直肠脱垂和大便失禁。

(5)胃肠道内的血管异常:SSC 的肠黏膜血管损伤可弥漫性分布在肠道内,也可以胃贲门周围血管扩张的形式出现。这种血管损伤可导致间断性出血,是 SSC 慢性贫血的原因之一。该损伤曾称为"西瓜胃"(因特征性内镜表现),现定义为"胃窦血管扩张"。

(四)肝和胰

SSC 的肝脏病变不多见,但少数 SSC 患者(尤其是局限皮肤型)可出现原发性胆汁性肝硬化。部分 SSC 患者可出现胰腺外分泌功能不全,可导致吸收不良和腹泻。

(五)肺受累

在硬皮病中肺脏受累普遍存在。病初最常见的症状为运动时气短,活动耐受量减低;后期出现干咳。随病程增长,肺部受累机会增多。且一旦累及,则呈进行性发展,对治疗反应不佳。肺间质纤维化和肺动脉血管病变常同时存在,但往往是其中一个病理过程占主导地位。在弥漫性皮肤型 SSC 伴抗拓扑异构酶Ⅰ(Scl-70)阳性的患者中,肺间质纤维化常常较重;在 CREST 综合征中,肺动脉高压常较为明显。肺间质纤维化常以嗜酸性肺泡炎为先导。在肺泡炎期,高分辨率 CT 可显示肺部呈毛玻璃样改变,支气管肺泡灌洗可发现灌洗液中细胞增多。胸部 X 线片示肺间质纹理增粗,严重时呈网状结节样改变,在基底部最为显著。肺功能检查示限制性通气障碍,肺活量减低,肺顺应性降低,气体弥散量减低。体检可闻及细小爆裂音,特别是在肺底部。闭塞、纤维化及炎性改变是肺部受累的原因。

肺动脉高压常为棘手问题,它是由于肺间质与支气管周围长期纤维化或肺间小动脉内膜增生的结果。肺动脉高压常缓慢进展,除非到后期严重的不可逆病变出现。一般临床不易察觉。无创性的超声心动检查可发现早期肺动脉高压。尸解显示约 29%~47%患者有中小肺动脉内膜增生和中膜黏液瘤样变化。心导管检查发现 33%患者有肺动脉高压。

(六)心脏

病理检查 80%患者有片状心肌纤维化。临床表现为气短、胸闷、心悸、水肿。临床检查可有室性奔马律、窦性心动过速、充血性心力衰竭,偶可闻及心包摩擦音。超声心动图显示约半数病例有心包肥厚或积液,但临床心肌炎和心包填塞不多见。

(七)肾脏

SSC 的肾病变以叶间动脉、弓形动脉及小动脉为最著,其中最主要的是小叶间动脉。血管内膜有成纤维细胞增殖、黏液样变、酸性黏多糖沉积及水肿,血管平滑肌细胞发生透明变性。血管外膜及周围间质均有纤维化,肾小球基底膜不规则增厚及劈裂。SSC 肾病变临床表现不一,部分患者有多年皮肤及其他内脏受累而无肾损害的临床现象;有些在病程中出现肾危象,即突然发生严重高血压、急进性肾功能衰竭。如不及时处理,常于数周内死于心力衰竭及尿毒症。虽然肾危象初期可无症状,但大部分患者感疲乏加重,出现气促、严重头痛、视力模糊、抽搐、神志不清等症状。实验室检查发现肌酐正常或增高、蛋白尿和(或)镜下血尿,可有微血管溶血性贫血和血小板减少。

(八)其他表现

1.神经系统病变

在弥漫性皮肤型 SSC 的早期阶段可出现正中神经受压、腕管综合征。在急性炎症期后,这些症状常能自行好转。可出现孤立或多发单神经炎(包括脑神经),这常与某些特异的抗体如抗 ulRNP 抗体相关。SSC 可出现对称性周围神经病变,这可能与合并血管炎有关。

2.口干和眼干

口干、眼干很常见,与外分泌腺结构破坏有关,如能满足干燥综合征的诊断标准,可诊断重叠综合征。

3.甲状腺功能低下

20%~40%的患者有甲状腺功能减退,这与甲状腺纤维化或自身免疫性甲状腺炎有关,病理表现为淋巴细胞浸润。半数患者血清中可有抗甲状腺抗体。

六、诊断和诊断评估

目前临床上常用的标准是 1980 年美国风湿病学会（ACR）提出的 SSC 分类标准，该标准包括以下条件：①主要条件：近端皮肤硬化：手指及掌指（跖趾）关节近端皮肤增厚、紧绷、肿胀。这种改变可累及整个肢体、面部、颈部和躯干（胸、腹部）。②次要条件：a. 指硬化：上述皮肤改变仅限手指；b. 指尖凹陷性瘢痕或指垫消失：由于缺血导致指尖凹陷性瘢痕或指垫消失；c. 双肺基底部纤维化：在立位胸部 X 线片上，可见条状或结节状致密影。以双肺底为著，也可呈弥漫斑点或蜂窝状肺，但应除外原发性肺病所引起的这种改变。判定：具备主要条件或 2 条或 2 条以上次要条件者，可诊为 SSC。但是这种分类标准在诊断早期 SSC 和局限性皮肤型 SSC 方面敏感性不足。因此，美国风湿病学会（ACR）及欧洲抗风湿病联盟（EULAR）在 2013 发布了最新的 SSC 分类标准。新的分类 SSC 分类标准见表 2-4-4。

表 2-4-4　ACR/EULAR 2013 SSC 分类标准

条目	子条目	评分
双手指延伸至掌指关节皮肤增厚	—	9
手指皮肤增厚	手指肿胀	2
	指端硬皮病（远至掌指关节近至近端指趾间关节）	4
手指损伤	指尖溃疡	2
	指端凹陷性疤痕	3
毛细血管扩张	—	2
甲襞毛细血管异常	—	2
肺动脉高血压和（或）肺间质疾病	肺动脉高血压	2
	肺间质疾病	2
雷诺现象	—	3
SSC 相关自身抗体	抗着丝点抗体	
	抗拓扑异构酶Ⅰ	3
	抗 RNA 聚合酶Ⅲ	

新标准中包含一条可以独立分类为 SSC 的标准：延伸到掌指关节的手指皮肤增厚。如果不满足此条单一标准，则应用评分体系进行评判，可能出现的最高分为 19 分，得分≥9 分的患者可分类为 SSC。其中手指皮肤增厚和指端损害均包括两种可能出现的不同的临床表现。如果患者两种临床表现都具备，则记得分较高的一项。例如，在手指皮肤增厚这一条目中，如果某患者有手指肿胀（评分 2）和指硬皮病（评分 4）两种临床表现，则这一条目最后计分为 4 分。分类标准中对各条目的定义见表 2-4-5。这些标准需排除：①不包含手指的皮肤增厚的患者；②其他类硬皮病样疾病如肾源性硬化性纤维病、广泛性硬斑病、嗜酸性筋膜炎、水肿性硬化病、硬化性黏液水肿、红斑性肢痛症、卟啉症、硬化性苔藓、移植物抗宿主病、糖尿病性手关节病等。

表 2-4-5　ACR/EULAR 的 SSc 分类标准中条目/子条目的定义

条　目	定　义
皮肤增厚	皮肤增厚或硬化并非由于损伤创伤等导致的瘢痕
手指肿胀	指(趾)肿胀——呈弥漫性,通常为非凹陷性指(趾)软组织块的增长,超过正常关节囊范围。正常指(趾)随着指(趾)骨轮廓及关节构造的组织逐渐变细,肿胀的指(趾)破坏了这些构造,而不是由于指(趾)炎之类的其他原因。
指尖溃疡或凹陷性疤痕	非创伤性的远或近端指间关节溃疡或疤痕。指端凹陷性疤痕是由于指端局部缺血而非创伤或外源性原因。
毛细血管扩张	毛细血管扩张是压力过大时可见的表层血管膨胀,压力缓解时血流会缓慢恢复。硬皮病样下毛细血管扩张是圆型的,边界清楚的,发现在手、嘴唇、口腔内、和(或)伴有大的片状毛细血管扩张。能迅速地与中心小动脉充血的蜘蛛痣和扩张的表皮血管区别开来。
符合系统性硬化症甲襞	毛细血管扩张和(或)毛细血管损伤伴或不伴甲襞毛细血管周出血,这种现象也可出现于角质层。
肺动脉高血压	肺动脉高压通过标准定义的右侧心脏导管插入术来诊断。
肺间质疾病	可于高分辨率计算机断层扫描或胸片中发现肺纤维化,多发于的肺基底部,或听诊可见 Velcro 爆裂音,需要排除其他疾病如充血性心力衰竭。
雷诺现象	由患者个人报告或医生报告,手指和脚趾出现至少两相颜色变化,主要包括苍白、发绀、和(或)反应性充血,在寒冷或情感变化时出现;常保持在苍白相。
SSC 相关自身抗体	抗着丝点抗体或抗核抗体试验中的抗着丝点型和着丝点体,抗拓扑异构酶Ⅰ抗体(也称为抗 scl-70 抗体),或抗 RNA 聚合酶Ⅲ抗体。阳性参考当地实验室标准。

七、治疗

早期治疗的目的在于阻止新的皮肤和脏器受累。而晚期的目的在于改善已有的症状。治疗措施包括抗炎及免疫调节治疗、针对血管病变的治疗及抗纤维化治疗 3 个方面。

(一)抗炎及免疫调节治疗

1. 糖皮质激素

糖皮质激素对本症效果不显著。通常对于皮肤病变的早期(水肿期)、关节痛、肌肉病变、浆膜炎及间质性肺病的炎症期有一定疗效。剂量为泼尼松 30～40mg/d,连用数周,渐减至维持量 5～10 mg/d。

2. 免疫抑制剂

常用的有环磷酰胺、环孢素 A、硫唑嘌呤、甲氨蝶呤等。有报道对皮肤、关节或肾脏病变可能有效,与糖皮质激素合用,常可提高疗效和减少糖皮质激素用量。甲氨蝶呤对改善早期皮肤的硬化有效,而对其他脏器受累无效。

(二)血管病变的治疗

1. SSC 相关的指端血管病变(雷诺现象和指端溃疡)

应戒烟,手足避冷保暖。常用的药物为二氢吡啶类钙离子拮抗剂,如硝苯地平(10～

20mg/次,每日 3 次),可以减少 SSC 相关的雷诺现象的发生和严重程度,常作为 SSC 相关的雷诺现象的一线治疗药物。静脉注射伊洛前列素 0.5~3 ng/(kg·min)连续使用 3~5d,或口服 50~150μg,每日 2 次,可用于治疗 SSC 相关的严重的雷诺现象和局部缺血。

2. SSC 相关的肺动脉高压

主要措施包括:①氧疗:对低氧血症患者应给予吸氧。②利尿剂和强心剂:地高辛用于治疗收缩功能不全的充血性心力衰竭;此外,右心室明显扩张,基础心率>100 次/min,合并快速心房颤动等也是应用地高辛的指征。对于合并右心功能不全的肺动脉高压患者,初始治疗应给予利尿剂。但应注意肺动脉高压患者有低钾倾向,补钾应积极且需密切监测血钾。③肺动脉血管扩张剂:目前临床上应用的血管扩张剂有:钙离子拮抗剂、前列环素及其类似物、内皮素-1 受体拮抗剂及 5 型磷酸二酯酶抑制剂等。

钙离子拮抗剂:只有急性血管扩张药物试验结果阳性的患者才能应用钙离子拮抗剂治疗。对这类的患者应根据心率情况选择钙离子拮抗剂。基础心率较慢的患者选择二氢吡啶类,基础心率较快的患者则选择地尔硫䓬。开始应用从小剂量开始。在体循环血压没有明显变化的情况下,逐渐递增剂量,争取数周内增加到最大耐受剂量,然后维持应用。应用 1 年以上者还应再次进行急性血管扩张药物试验重新评价患者是否持续敏感,只有长期敏感者才能继续应用。

前列环素类药物:目前国内只有吸入性伊洛前列素上市。该药可选择性作用于肺血管。对于大部分肺动脉高压患者,该药可以较明显降低肺血管阻力,提高心排血量。半衰期为 20~25 min,起效迅速,但作用时间较短。每天吸入治疗次数为 6~9 次。每次剂量至少在 5~20μg。长期应用该药可降低肺动脉压力和肺血管阻力,提高运动耐量,改善生活质量。

内皮素-1 受体拮抗剂:内皮素-1 主要由内皮细胞分泌,是一种强的内源性血管收缩剂。临床试验研究表明内皮素-1 受体拮抗剂可改善肺动脉高压患者的临床症状和血流动力学指标。提高运动耐量,改善生活质量和生存率。推荐用法是初始剂量 62.5mg,每日 2 次,连用 4 周,后续剂量 125mg,每日 2 次,维持治疗。该药已经被欧洲和美国指南认为是治疗心功能Ⅲ级肺动脉高压患者的首选治疗药物。其不良反应主要表现为肝损害,治疗期间应至少每月监测 1 次肝功能。

5 型磷酸二酯酶抑制剂:西地那非是一种强效、高选择性 5 型磷酸二酯酶抑制剂。西地那非在欧洲被推荐用于治疗 SSC 相关的肺动脉高压,推荐初始剂量 20mg,每日 3 次。常见不良反应包括头痛、面部潮红等,但一般可耐受。

一氧化氮:一氧化氮是血管内皮释放的血管舒张因子,具有调节血管张力、血流、炎症反应和神经传导等广泛的生物学作用。长期吸入一氧化氮可能对肺动脉高压有一定疗效,但仍需要进一步的随机对照试验以评估其安全性和有效性。

3. SSC 相关肾危象

肾危象是 SSC 的重症。应使用血管紧张素转换酶抑制剂(ACEI)控制高血压。即使肾功能不全透析的患者,仍应继续使用 ACEI。激素与 SSC 肾危象风险增加相关,使用激素的患者应密切监测血压和肾功能。

4. 抗纤维化治疗

虽然纤维化是 SSC 病理生理的特征性表现。但迄今为止尚无一种药物(包括 D 青霉胺)被证实对纤维化有肯定的疗效。转化生长因子(TGF)-β 在 SSC 的纤维化发病机制中起重要作用,但 TGF-β 拮抗剂对 SSC 纤维化是否有效尚有待进一步研究。

5. SSC 相关的皮肤受累

有研究显示甲氨蝶呤可改善早期弥漫性 SSC 的皮肤硬化,而对其他脏器受累无效。因此,甲氨蝶呤被推荐用于治疗弥漫性 SSC 的早期皮肤症状。其他药物如环孢素 A、他克莫司、松弛素、低剂量青霉胺和静脉丙种球蛋白(IVIG)对皮肤硬化可能也有一定改善作用。

6. SSC 的间质性肺病和肺纤维化

环磷酰胺被推荐用于治疗 SSC 的间质性肺病,环磷酰胺冲击治疗可能对控制活动性肺泡炎有效。另外,乙酰半胱氨酸对肺间质病变可能有一定的辅助治疗作用。

(三)其他脏器受累的治疗

SSC 的消化道受累很常见。质子泵抑制剂对胃食管反流性疾病、食管溃疡和食管狭窄有效。胃平滑肌萎缩可导致胃轻瘫和小肠运动减弱。促动力药物如甲氧氯普胺和多潘立酮,可用于治疗 SSC 相关的功能性消化道动力失调,如吞咽困难、胃食管反流性疾病、饱腹感等。胃胀气和腹泻提示小肠细菌过度生长,治疗可使用抗生素,但需经常变换抗生素种类,以避免耐药。

八、预后

SSC 一般是慢性病程,预后与确诊的时间密切相关,出现内脏并发症影响预后。最近的数据显示 SSC 的 5 年生存率超过 80%,但一些亚型的预后仍较差,如进展性的肺动脉高压 2 年生存率低于 50%。而病死率最高的是合并肾危象,1 年生存率低于 15%,早期使用 ACEI 可能改善预后。SSC 病变仅限于皮肤,没有内脏受累的预后较好。

第六节   强直性脊柱炎

强直性脊柱炎(ankylosing spondylitis,AS)是一种与遗传因素强相关的,以骶髂关节和脊柱受累为主,同时可以累及外周关节及眼、肺、心血管、肾和神经系统等关节外器官和组织的慢性进行性炎性疾病。AS 患病率约为 0.1%～0.3%,患者多于 20～30 岁发病,男女患病率比约为 2:1 到 3:1。早期临床表现为腰骶部和臀部间歇性痛,晨起和久坐后加重,活动后可缓解,在数月或数年后出现持续性疼痛,晚期患者可见脊柱强直,腰脊曲消失而致残疾。部分患者可出现前葡萄膜炎、肺间质纤维化、主动脉瓣关闭不全、IgA 肾病等合并症。

一、病因及发病机制

AS 呈现明显的家族聚集性,阳性家族史是 AS 最强的患病风险因素之一,单卵双生子女 AS 患病一致率为 63%,而 AS 一级亲属患病一致率为 8.2%,这些客观研究结果均提示遗传因素在 AS 发病中发挥重要的作用。据估算,遗传因素对 AS 患病贡献度为 90%。

人类白细胞抗原-B27(HLA-B27)是与 AS 发生相关性最强的基因。世界上大多数种族的研究结果提示普通人群 HLA-B27 阳性率小于 10%,而 AS 患者 HLA-B27 阳性率大于90%。HLA-B27 阳性人群的 AS 患病风险约为 HLA-B27 阴性人群的 36 倍。HLA-B27 阳性的 AS 一级亲属较 HLA-B27 阴性的一级亲属疾病患病风险更高。HLA-B27 转基因大鼠可自发出现强直性关节炎样疾病。虽然 HLA-B27 是首先被发现的 AS 的遗传风险因素,也是目前研究最深入的 AS 发病相关遗传基因,但其确切的致病机制尚不清楚,目前有以下假设推测 HLA-B27 在 AS 中的作用:

(1)HLA-B27 为人类白细胞抗原 Ⅰ 类分子,其主要生理作用是向 CD8$^+$ T 细胞提成内源性抗原以使其激活,而这些被激活的 CD8$^+$ T 细胞可能与致关节炎的自身抗原发生交叉反应,进而发生了特异性的自身免疫性炎症,最终导致 AS 发生。

(2)HLA-B27 与其他人类白细胞抗原所不同的特征之一是容易形成重链同源二聚体,这一二聚体被表达于细胞表面后通过识别杀伤免疫球蛋白受体(KIR)激活自然杀伤(NK)细胞,从而启动了关节炎症反应。

(3)HLA-B27 的另一特点是在内质网加工过程中容易错误折叠而形成未折叠蛋白反应,这一反应可导致 IL-23 的产生及 Th17 细胞活化,Th17 细胞是 AS 的主要致病细胞。

尽管 HLA-B27 是 AS 最重要的致病基因,但 HLA-B27 阳性人群中仅有 5% 发展为 AS,其仅占 AS 总遗传风险的 16%。除 HLA-B27 外,AS 的发生也与其他基因相关。近期多项全基因组关联研究及候选基因研究均证实内质网氨基肽酶 1(endoplasmic reticulum aminopeptidase 1,ERAP1)、白介素 23 受体(IL-23R)、信号转导与转录活化因子 3(signal transducers and activators of transcription,STAT3)、肿瘤坏死因子受体 1(tumor necrosis factor receptor 1,TNFR1)等基因可能与 AS 发生相关。

除遗传因素外,AS 发生也与一定的环境因素相关,HLA-B27 转基因鼠仅在有病原微生物的环境生长才能自发出现 AS 样表现,而在清洁级环境中不能发生这一疾病的现象表明病原微生物在 AS 的发生中可能起重要作用。也有研究发现,附着点所承受的机械压力可能与炎症、骨侵蚀和骨刺形成有关。此外,近期有研究发现吸烟与 AS 的发生、疾病严重程度和关节结构破坏等相关。

二、病理

骶髂关节炎是 AS 的病理标志,也常是其最早的病理表现之一。骶髂关节炎早期病理变化表现为淋巴细胞、巨噬细胞和浆细胞浸润于滑膜和软骨下骨髓。其后滑膜组织血管翳形成,出现关节软骨破坏及附着点炎。修复过程包括软骨化生、软骨钙化和软骨内骨形成,最后出现关节间隙狭窄,进而强直。

脊柱的最初损害是椎间盘纤维和椎骨边缘连接处的肉芽组织形成。纤维环外层可能最终被骨替代,形成韧带骨赘,进一步发展将形成 X 线所见的竹节样脊柱。脊柱的其他损伤包括弥漫性骨质疏松、椎间盘缘的椎体破坏、椎体方形变及椎间盘硬化。

AS 的周围关节病理变化包括滑膜增生、炎性细胞浸润和血管翳形成,但没有类风湿关节炎常见的滑膜绒毛增殖、纤维原沉积和溃疡形成。

三、临床表现

(一)关节表现

1. 中轴关节

早期主要为骶髂关节受累。临床表现为炎性腰背痛,这与机械性腰背痛有明显的差别,主要表现为:45 岁以前发生;腰背痛症状持续 3 个月以上;定位于下腰部;交替性臀部痛;夜间痛；晨僵持续 30min 以上；隐匿发生；休息后不能缓解；活动后可缓解；非甾体抗炎药治疗有效。查体：表现为骶髂关节压痛、骨盆按压实验阳性和 4 字实验阳性。之后疾病逐渐向上进展，累及脊柱，除腰背痛外可出现腰部活动受限，胸廓活动受限。随疾病进展，腰椎前突消失和胸椎后突畸形。晚期脊柱强直，驼背畸形。

2. 外周关节

髋关节和肩关节是 AS 最常受累的外周关节，15% AS 患者可出现这些关节的症状。此外，膝关节和颞颌关节也是 AS 常受累关节。

3. 起止点炎

是关节囊、韧带或肌腱附着于骨的部位发生的炎症，临床表现为关节外某些位点的压痛，常见的压痛位点有胸肋连接、棘突、髂脊、大转子、坐骨结节、胫骨粗隆、足跟等。

(二)关节外表现

1. 眼部病变

约有 25%～30% 的 AS 患者在病程的不同阶段会出现前葡萄膜炎或虹膜炎，通常单侧受累，急性起病，临床表现为眼红、眼痛、甚至视力障碍。如治疗不及时可致虹膜后粘连和青光眼。HLA-B27 阳性 AS 患者比 HLA-B27 阴性患者眼部病变发生率高，阳性前葡萄膜炎家族史是 AS 患病风险因素。

2. 心血管病变

表现为升主动脉炎、主动脉关闭不全、传导障碍、心脏扩大、心包炎和冠心病等。随病程延长，主动脉关闭不全和传导障碍发生率增加，在病程 30 年的患者中以上两种合并症的发生率分别约为 10% 和 8.5%。AS 患者心肌梗死的发病风险是普通人群的 3.1 倍。

3. 肺部病变

AS 肺部累及较少见，主要表现为进展缓慢的双上肺间质纤维化，大多出现于病程 20 年以上患者。病变后期胸椎受累后可出现胸廓活动受限，表现为限制性通气功能障碍。肺功能检测可见肺活量下降，残气量和功能残气量增加。

4. 神经系统病变

主要由骨折、半脱位、压迫或炎症所致。骨折最常出现部位是 C5～C6 或 C6～C7 水平。寰枢关节、寰枕关节为最常见半脱位关节。由于蛛网膜炎和蛛网膜粘连可出现马尾综合征。

5. 肾脏病变

AS 肾脏受累较罕见，可出现 IgA 肾病和淀粉样变性。

四、实验室检查和影像学检查

1. 实验室检查

HLA-B27 在 AS 患者中的阳性率明显高于普通人群（90% vs. 10%），检测 HLA-B27 对 AS 的诊断和鉴别诊断有一定的辅助价值。依据 AS 的经典分类标准（1984 纽约 AS 分类标准）临床诊断 AS 并不需要检测 HLA-B27，但最近由脊柱关节炎国际评估协会（ASAS）制定的中轴型脊柱关节炎（SpA）的分类标准中纳入了 HLA-B27（见后述）。

血沉和 C-反应蛋白与 AS 疾病活动有一定的相关性，但 C 反应蛋白和血沉正常不能排除疾病活动。

部分 AS 患者病程中会出现轻度贫血，血清 IgA 和碱性磷酸酶升高，高密度脂蛋白胆固醇下降。

2.影像学检查

X线检查:骶髂关节X线是诊断AS(依据1984纽约AS分类标准)的必要检查,AS患者骶髂关节X线可表现为关节面模糊,临近骨侵蚀和硬化,进而关节间隙狭窄和强直。根据X线变化可将AS骶髂关节病变分为0～Ⅳ级:0级为正常;Ⅰ级为可疑;Ⅱ级为轻度骶髂关节炎,表现为局限性侵蚀硬化,关节间隙无变化;Ⅲ级为中度骶髂关节炎,表现为关节侵蚀、关节间隙变窄,部分融合;Ⅳ级为关节强直。此外,X线还可以对AS患者脊柱进行检查,疾病不同时期可能出现韧带钙化、椎体方形变、脊柱竹节样变、脊柱生理曲度改变等。

CT检查:可早于X线发现骨硬化和骨侵蚀,但其不能识别软组织和骨髓病变。

MRI检查:MRI能显示AS的早期病变,主要通过短时间反转恢复序列(STIR)发现骨髓水肿,通过T1加权象发现骨侵蚀和脂肪浸润,从而实现AS的早期诊断。

五、诊断

AS常于青少年晚期或成年早期起病,40岁以后发病者非常少见。本病主要依靠临床表现诊断,最重要的诊断线索是临床表现、家族史、关节和关节外体征及骶髂关节的X线表现。

目前临床诊断AS主要依靠1984年修订的纽约分类标准:①下腰背痛的病程至少持续3个月,疼痛随活动改善,但休息不减轻;②腰椎在前后和侧屈方向活动受限;③胸廓扩展范围小于同年龄同性别的正常值;④双侧骶髂关节炎Ⅱ～Ⅳ级,或单侧骶髂关节炎Ⅲ～Ⅳ级。如果患者具备④并附加①～③条中的任何1条可确诊为AS。

此分类标准特异性高,但敏感性差,只有当患者出现骶髂关节结构变化后才能明确诊断,不能实现疾病的早期诊断。为了实现疾病早期诊断和早期治疗,2009年ASAS制定了中轴型SpA的分类标准:45岁前出现的持续3个月以上的腰背痛患者如果满足下列两个条件中的一条时可考虑中轴型脊柱关节炎诊断:①影像学提示骶髂关节炎＋至少一项SpA临床表现;②HLA-B27阳性＋至少两项SpA临床表现。

影像学提示骶髂关节炎:MRI提示的与脊柱关节病相关的急性活动性骶髂关节炎性病变或符合纽约分类标准中的放射学骶髂关节炎。

SpA临床表现包括:①炎性腰背痛;②关节炎;③附着点炎;④葡萄膜炎;⑤指炎;⑥银屑病;⑦炎性肠病;⑧NSAIDs治疗有效;⑨阳性家族史;⑩HLA-B27阳性;⑪CRP增高。

根据这一分类标准,中轴型SpA包括放射学阳性的中轴型SpA,即经典的AS(依据1984年修订的纽约分类标准)和放射学阴性的中轴型SpA,即有MRI骶髂关节炎＋一项SpA临床表现或HLA-B27阳性＋两项SpA临床表现。中轴型SpA总的患病率是放射学阳性SpA患病率的2～3倍,放射学阳性的中轴型SpA仅是中轴型SpA的冰山一角。放射学阴性的SpA仅有部分会随着疾病的发展进展为放射学阳性的SpA,其余部分在后续的疾病过程中并不出现放射学改变。目前对放射学阴性的中轴型SpA的转归和结局还知之甚少。

六、鉴别诊断

1.类风湿脊柱炎

可累及颈椎,而骶髂关节及脊柱下段正常。寰枕部有病变时,有时椎横韧带因炎症而松弛甚至剥脱断裂,从而发生寰枢椎自发性脱位引起四肢瘫痪。

2.退行性脊柱病

多发生于老年人,表现为椎间隙变窄。椎体边缘与椎间盘接合部位骨质增生明显,甚至相连成骨桥。患者晨起时有脊柱发僵、弯腰活动受限,但不发生骨性强直。

3.椎间软骨病

表现为相邻椎骨上下终板硬化致密和软骨结节,椎间隙狭窄,有真空现象,属于退行性椎间盘病。

4.氟骨症

椎骨密度明显增加,也可呈骨软化或骨质疏松,椎旁及椎间韧带可有骨化。曾长期服用含氟量高的水,或食含氟量高的食物,或受到空气中氟污染的病史。椎管可发生狭窄,严重者可引起不完全性瘫痪,但不引起骨性融合。

5.广泛性特发性骨性肥大症

多累及胸腰段,且常在右侧,相邻椎体间骨质增生相连呈流水状,有三个以上椎间骨桥,椎间隙仍保存,不发生骨性强直。

6.髂骨致密性骨炎

最常见于青年女性,出现局限于髂骨面的骨硬化,在 X 线表现为特征性扇形分布的高密度区。

7.弥漫性特发性骨肥厚(diffuse idiopathic skeletal hyperostosis,DISH)

最常见于老年人,以前纵韧带、肌腱、韧带骨附着处的层状骨肥厚为特征。在 X 线上很容易和晚期强直脊柱炎相混淆。

8.其他

引起腰背痛的疾病还包括盆腔炎性疾病、化脓性椎间盘炎、化脓性髂骶关节炎、Paget病、Scheuermann 病、结核性脊柱炎、慢性布氏杆菌病、二氢焦磷酸钙沉、褐黄病(ochronosis)、中轴骨软化、先天性脊柱后侧突和甲状旁腺功能减退症等。甲状旁腺功能亢进可引起骶髂关节面不规则,尤以髂骨侧为甚,可引起软骨下骨吸收和邻近骨硬化,但不发生关节间隙狭窄和强直。偏瘫和四肢瘫患者的骶髂关节也可出现类似炎症性改变,甚至可以完全融合。

七、治疗原则

强直性脊柱炎目前尚无根治的方法,但随着人们对本病认识的深入,诊断及治疗水平的提高,其预后已有很大改观。

治疗目标:缓解症状、延缓疾病进展和保持关节功能。

治疗方法:主要包括运动理疗、药物治疗和外科治疗。

(一)运动理疗

运动理疗是 AS 治疗的基石。有组织、有监督的运动理疗优于以个人为单位的,没有干预的运动理疗。伸展式运动,如游泳、滑冰和排球等是较好的运动方式。运动可对抗因疼痛所致的驼背姿势,并能改善晨僵。有脊柱融合或骨质疏松的患者应避免剧烈运动。常用的理疗方法有磁疗、音频治疗、短波、热疗、水疗等。

(二)药物治疗

1. 非甾体类抗炎药

NSAIDs 能有效控制 AS 关节疼痛和晨僵，是 AS 一线治疗用药。此类药物种类繁多，包括选择性环氧化酶-2(COX-2)抑制剂在内。大多 NSAIDs 疗效相当，目前没有证据表明哪一种疗效更佳，COX-2 抑制剂消化道副作用更小，有消化性溃疡风险的患者优先选择 COX-2 抑制剂，但 COX-2 抑制剂心血管副作用风险增加，有心血管疾病风险患者需谨慎使用。如足量使用一种 NSAIDs 两周以上无效，可考虑换用其他种类 NSAIDs。NSAIDs 疗效不佳，不能耐受或有 NSAIDs 禁忌的患者可考虑使用对乙酰氨基酚或阿片类镇痛药。近期有随机对照研究证实，NSAIDs 除能控制症状外，长期持续使用能延缓疾病放射学进展。

2. 慢性作用药物

考虑柳氮磺吡啶治疗炎症性肠病有效，同时炎症性肠病又与脊柱关节病相关，所有柳氮磺吡啶是第一个被尝试治疗 AS 的慢作用抗风湿药物(DMARDs)。但最近基于 11 项随机对照研究进行的 meta 分析证实柳氮磺胺吡啶对 AS 中轴关节病变无效。此外，2010 年欧洲抗风湿联盟更新的 AS 治疗建议也不推荐使用柳氮磺吡啶治疗 AS 中轴病变，但有外周关节炎的患者可考虑使用柳氮磺胺吡啶。除柳氮磺胺吡啶外，还有甲氨蝶呤(MTX)也常被用于治疗 AS，关于 MTX 的随机对照研究较少，目前没有循证医学证据支持其治疗 AS 有效。

3. 激素

激素治疗 AS 仅限于局部关节腔注射，目前尚没有证据支持全身使用激素治疗 AS 中轴病变。

4. 生物制剂

生物制剂用于治疗 AS 是近年来最重要的 AS 治疗进展。目前国内可以使用治疗 AS 的生物制剂都是靶向肿瘤坏死因子-α 的，包括英夫利昔单抗(人鼠嵌合型 TNF 单克隆抗体)、依那西普和益赛普(TNF 受体抗体融合蛋白)、阿达木(全人源 TNF 单克隆抗体)。生物制剂可改善患者症状、脊柱活动度、外周关节炎、附着点炎、生活质量和骶髂关节 MRI 炎症程度等，但目前仍没有证据表明此类药物可预防放射学关节结构破坏。欧洲抗风湿联盟建议传统治疗无效的 AS 患者可尝试使用抗 TNF 的治疗。各种 TNF 抑制剂疗效相当，目前尚没有证据表明哪一种疗效更优，如使用一种 TNF 抑制剂无效可考虑换用其他种类 TNF 抑制剂。

5. 外科治疗

外周关节受累，内科治疗无效，且引起严重残疾时，可考虑人工全髋关节置换术。严重脊柱畸形时可考虑手术矫正。

八、预后

AS 疾病过程异质性大，以自发缓解和自发加重为特点，部分患者症状较轻，病程自限，而另一部分患者表现为长期的疾病活动。与健康对照相比，AS 患者死亡风险增加 50%，死亡原因多涉及本病心血管、肾脏及神经系统合并症。

（本章编写人员：杨旭燕，王巧宏，许伟红，朱亮，吴新宇）

第五章　感染与免疫

第一节　概　述

感染免疫学是研究病原生物与宿主相互关系从而控制感染的学科,是传统免疫学的核心。各种感染性疾病由侵入易感者的病原体引起,病原体在宿主体内生长、繁殖、扩散或释放毒素导致炎症等病理反应。但这些病原体同时又都是激发机体免疫应答的抗原物质,可介导宿主产生体液免疫和(或)细胞免疫应答。病原体与机体免疫系统的相互作用,取决于病原体致病力和免疫力的抗衡,决定了不同的感染性疾病有不同的转归。

传统的免疫概念认为,免疫是机体对再次侵入的病原菌不再感受,如人不会得第二次天花、麻疹等,即抗感染免疫。随着免疫学的不断发展,对免疫的研究已远远超出了抗感染免疫的范畴。现代免疫概念认为,免疫为机体识别和排除抗原异物的生理功能,是机体的一种保护性生理反应。其作用在于识别"自己"和"非己",排除抗原性异物,以维持机体生理功能的相对稳定。免疫反应的结果,在正常情况下对机体是有利的,但在某些情况下或对少数人,也可能会造成免疫病理反应。

感染免疫分非特异性免疫和特异性免疫。非特异性免疫又称为天然免疫或先天性免疫,指人对所有病原微生物都有一定程度的抵抗能力,没有特殊的选择性。包括皮肤、黏膜的屏障作用,如血脑屏障、胎盘屏障等;吞噬细胞的吞噬作用(血液中的中性粒细胞和组织中的巨噬细胞)和杀菌物质(溶菌酶等)的杀菌作用。特异性免疫是指机体针对某一种或某一类微生物或其产物所产生的特异性抵抗力,包括体液免疫和细胞免疫。

体液免疫主要是指通过 B 淋巴细胞产生抗体的免疫过程,大致分为三个阶段:感应阶段、反应阶段和效应阶段。感应阶段是指抗原侵入机体后,被巨噬细胞吞噬处理后将抗原决定簇传递给 T 淋巴细胞,再由 T 淋巴细胞传递给 B 淋巴细胞。反应阶段是指 B 淋巴细胞被激活后形成效应 B 淋巴细胞,其中一小部分转化为记忆细胞,大部分效应 B 淋巴细胞迅速增殖并产生大量的抗原特异性抗体。效应阶段是指效应 B 淋巴细胞产生的抗体再与抗原结合发挥免疫反应的过程。

细胞免疫是指通过 T 淋巴细胞发挥免疫作用的反应过程,也分为三个阶段。感应阶段与体液免疫的感应阶段基本一样。反应阶段是指 T 淋巴细胞接受抗原刺激后形成效应 T 细胞,其中一部分转变成记忆 T 细胞,大部分迅速增殖产生更强的特异性免疫反应。效应阶段是指效应 T 细胞与被抗原入侵的宿主细胞(即靶细胞)密切接触,激活靶细胞内的溶酶体,使靶细胞的膜透性改变,渗透压发生变化,最终导致靶细胞死亡。当免疫功能正常时对机体发挥免疫保护作用,当免疫功能失调时,可引起过敏性反应(如花粉过敏、青霉素过敏等)、自身免疫病(如风湿性心脏病、类风湿关节炎、系统性红斑狼疮等)或免疫缺陷病(如艾滋病)等,损害机体的健康。

第二节 感染免疫主要类型

抗感染免疫是机体抵抗病原体如细菌、真菌和病毒等及其有害产物,以维持机体生理稳定的一种免疫防御功能。病原体侵入人体,首先遇到非特异性免疫功能的抵抗,约经 $7\sim10$ 天后才产生特异性免疫。两者互相协作,共同发挥抗感染免疫的作用。若机体的免疫功能受到损伤,或功能低下,都会导致不能对病原体发生正常的免疫应答,从而发生感染或传染病。其主要免疫机制如下所述。

一、非特异性抗感染免疫

非特异性抗感染免疫是机体在长期种系发生和进化过程中与微生物接触,逐渐建立起来的防御功能,主要通过机体的屏障结构、吞噬作用、体液中的免疫分子等作用来实现抗感染免疫。它有以下两个特点:①生来就有,并具有相对稳定性,能遗传给后代;②无特异性,对各种病原体均有一定的防御能力,不针对某种抗原起特异的免疫作用。

(一)屏障结构作用

外部屏障包括皮肤、黏膜及其附属纤毛、腺体及寄居的正常菌群等,是阻止微生物侵入的第一道屏障、内部屏障即血脑屏障和胎盘屏障。

1.皮肤与黏膜

(1)机械性阻挡与排除作用 完整的皮肤与黏膜可阻挡病原体的侵入;黏液的冲刷、黏膜上皮细胞纤毛的摆动、肠蠕动等可加快机体排除病原体。

(2)分泌杀菌物质 皮肤汗腺分泌的乳酸、皮脂腺分泌的脂肪酸,黏膜分泌的黏液、唾液、泪液,气管分泌物中存在的溶菌酶、胃液中的胃酸、肠道分泌物中的多种蛋白酶都有杀灭微生物的作用。

(3)正常菌群的拮抗作用 如口腔中唾液链球菌产生的过氧化氢,能杀死脑膜炎球菌和白喉杆菌;肠道中大肠杆菌的大肠菌素和酸性产物,能抑制志贺菌、金黄色葡萄球菌、白色念珠菌;咽喉部甲型溶血性链球菌能抑制肺炎链球菌的生长等。

2.血脑屏障

由软脑膜、脉络丛、脑血管、星状胶质细胞等组成。具有阻挡微生物、毒素及大分子物质从血液进入脑组织或脑脊液的作用。婴幼儿的血脑屏障发育尚不成熟,因此易发生脑炎及脑膜炎。

3.胎盘屏障

由母体子宫内膜的基蜕膜、胎儿绒毛膜组成。具有阻挡病原微生物及其毒性产物进入胎儿体内,对胎儿起保护作用。妊娠 3 个月内,胎盘屏障尚未发育完善,母体中的病原体可经胎盘屏障侵犯胎儿,干扰其正常发育,造成畸形甚至死亡。

（二）固有免疫细胞

1. 吞噬细胞组成

包括小吞噬细胞即血液中的中性粒细胞和大吞噬细胞即血液中的单核细胞和组织中的巨噬细胞（肺-尘细胞、肝-库普弗细胞、淋巴结、脾-巨噬细胞、骨-破骨细胞等）

2. 固有免疫细胞

主要有吞噬细胞和自然杀伤细胞，在机体早期抗感染免疫中发挥重要作用。

（1）吞噬细胞吞噬和杀菌过程　病原菌突破皮肤或黏膜屏障后最先被毛细血管内的小吞噬细胞（中性粒细胞）吞噬杀灭；少数未被吞噬杀灭的细菌经过淋巴管到达局部淋巴结，被淋巴结中的巨噬细胞吞噬杀灭；极少数毒力强的病原菌经过淋巴结最后到达血液、其他脏器，再被该处巨噬细胞吞噬杀灭。吞噬细胞吞噬有以下三个过程：①吞噬细胞与病原菌接触　随机相遇或通过趋化因子的吸引，如感染发生时，在局部某些细菌或其代谢产物如脂多糖、某些补体裂解片段（C3、C5）和促炎性细胞因子（IL-1、8、TNF 等）作用下，血液中的中性粒细胞、单核细胞和多种组织中的巨噬细胞可穿越血管内皮细胞和组织间隙，到达并集聚于病原菌侵入部位，对入侵的病原体进行围杀。②吞入病原菌，有两种方式：一是吞噬作用，即对较大的颗粒物质如细菌等，由吞噬细胞伸出伪足，将细菌包围并摄入细胞浆内，形成由部分细胞膜包绕的吞噬体；另一种是吞饮作用，即吞噬细胞与病毒等微粒物质，形成吞饮小泡，然后将病毒微粒包绕在小泡中。③消化病原菌：当吞噬体形成后，细胞内的溶酶体即向吞噬体靠近，并融合成吞噬溶酶体。溶酶体内的杀菌素、溶菌酶、蛋白酶、多糖酶、脂酶、胶原酶、核酸酶等，先将细胞溶解杀死，然后进一步消化分解，并将不能消化的残渣排出吞噬细胞外。病原菌经过上述吞噬细胞吞噬后，产生以下两种结局：①完全吞噬：病原菌在吞噬溶酶体中被杀灭消化，最后被排出细胞外。大多数细菌属此类。②不完全吞噬：某些胞内寄生菌如结核杆菌、麻风杆菌、伤寒沙门菌、布鲁杆菌等及某些病毒如水痘、麻疹病毒等，虽被吞噬或吞饮，但不仅不能杀死这类微生物，它们反能在吞噬细胞内繁殖，使吞噬细胞破裂；未破裂的吞噬细胞还可成为它们的保护体，避免药物及血清中抗菌物质对它们的杀伤作用，并随吞噬细胞游走，经血液、淋巴管道散布至其他部位，导致全身扩散。

（2）自然杀伤细胞　自然杀伤细胞有以下两个特点：① 需抗原预先致敏，就可杀伤某些病毒内寄生菌感染的靶细胞，因此可以在病原体感染的早期即行使杀伤功能；②通过 ADCC 效应定向杀伤 IgG、C3b、C4b 特异性结合的病毒感染的靶细胞。

（三）免疫分子

参与非特异性抗感染免疫的免疫分子包括干扰素、溶菌酶、乙型溶素、补体、防御素、C-反应蛋白（CRP）等。

1. 干扰素

干扰素不能直接杀伤病毒，但是当释放到细胞外，其能进入邻近正常宿主细胞，作用于宿主细胞的基因，使之合成抗病毒蛋白。当病毒侵入细胞时，通过抗病毒蛋白作用，抑制病毒 mRNA 的转录和翻译，从而抑制病毒蛋白的合成，干扰病毒的组装和释放。抗病毒蛋白只作用于病毒，对宿主蛋白质的合成没有影响。同时，干扰素能够激活 NK 细胞和巨噬细胞，破坏和杀伤病毒感染的靶细胞，间接发挥抗病毒作用。

2. 溶菌酶

溶菌酶为一种不耐热的低分子碱性蛋白质，分布于血清、唾液、泪液及吞噬细胞溶酶体中。溶菌酶能破坏革兰阳性菌细胞壁肽聚糖，使细胞壁损伤而致细菌裂解。革兰阴性菌细胞壁肽聚糖外还有脂多糖、脂蛋白外膜包裹，所以对溶菌酶不敏感。但在相应抗体和补体存在的条件下，革兰阴性菌也可被溶菌酶破坏。

3. 乙型溶素

乙型溶素是血清中的一种对热较稳定的碱性多肽，在血液凝固时由血小板释放出来。作用于革兰阳性菌细胞膜，产生非酶性破坏效应，但对革兰阴性菌无效。

4. 补体

当病原微生物突破屏障侵入机体后，可通过旁路途径和甘露聚糖结合凝集素(mannan-binding lectin，MBL)途径，迅速激活补体系统，并由此产生溶菌和抗病毒作用。当病原体特异性抗体产生之后，侵入体内的病原体与相应抗体结合后，也可通过经典途径激活补体，产生溶菌和促进病原体清除。某些补体裂解产物具有趋化和致炎作用，可吸引吞噬细胞到达感染部位，发挥吞噬杀菌的作用；某些补体裂解产物具有调理和免疫粘附作用，可促进吞噬细胞对病原体的吞噬清除。所以，补体在机体早期抗感染免疫中起十分重要的作用。

5. 防御素

防御素是一组耐受蛋白酶的富含精氨酸的小分子多肽，主要存在于中性粒细胞嗜天青颗粒和肠细胞中。主要对胞外的细菌、真菌及某些有包膜病毒具有直接杀伤作用。

6. C-反应蛋白(CRP)

CRP 是机体感染时血清中迅速增高的一种蛋白质，因该蛋白能与肺炎球菌 C 多糖结合而得名。在 Ca^{2+} 存在条件下，CRP 能与多种细菌和真菌结合，激活补体替代途径从而增强和促进吞噬细胞对细菌或真菌的吞噬与清除。

二、特异性抗感染免疫

特异性抗感染免疫是个体在接触某种病原微生物等抗原后，机体获得的针对这种病原体的特异性免疫功能，又称后天免疫、获得性免疫或适应性免疫。其作用主要通过体液和细胞免疫实现，可随抗原反复刺激而增强。

(一)体液免疫的作用

机体受病原体刺激后，随病原体性质、进入途径不以及应答过程不同而产生多种不同抗体，发挥抗菌、抗病毒、抗毒素等作用。

1. 抗菌免疫

与抗菌免疫关系密切的抗体主要是 IgG、IgM 和 IgA。

(1)分泌型 IgA 主要抑制细菌的粘附。病原菌对黏膜上皮细胞的粘附，是造成某些部位感染的先决条件。这种粘附作用除被正常菌群阻挡外，分布在黏膜表面的分泌型 IgA 对抑制病原菌的粘附和侵入起着更为重要的作用。

(2)IgG 起着对细菌的调理吞噬作用。抗体和补体单独都能对某些病原菌起调理作用，但两者联合作用效应更强。中性粒细胞和单核吞噬细胞表面有 IgG 的 Fc 受体，当 IgG 通过其特异性抗原结合部位与细菌表面相应抗原结合，并通过其 Fc 段与吞噬细胞表面 Fc 受体结合后，可将抗原信息传递给吞噬细胞，不仅能促进吞噬细胞对细菌的吞噬，而且有助于强化细胞内的杀菌作用。中性粒细胞和单核细胞表面还有 C3b 受体。因此，细菌与所有能结合补体的抗体(IgG、IgM)形成的复合物，均可激活补体形成活化产物 C3B，从而发挥调理吞噬作用。尤以 IgM 的作用更强,此作用在感染的早期特别重要,因为此时 IgM 抗体占优势。

2.抗毒素免疫

一种以体液抗体为主的免疫应答。抗毒素可经自然感染产生或经类毒素免疫后产生。许多以外毒素致病的病原菌造成的感染,如白喉、破伤风、气性坏疽及内毒中毒等,机体的免疫应答主要表现为抗毒素(IgG)中和毒素的作用。抗毒素主要是循环中的 IgG,也包括黏膜表面的分泌型 IgA;由抗毒素与外毒素特异结合形成的复合物,可在补体成分协助下粘附于红细胞表面,形成较大的复合物,可被吞噬细胞吞噬,并将其降解消除。抗毒素与毒素结合,可以通过空间阻碍使毒素不能吸附到敏感的宿主细胞(受体)上,或者使毒素生物学活性部位(酶)被封闭,从而使毒素不能发生毒性作用。应当指出,抗毒素只能中和体液中或黏膜表面游离的外毒素,而不能对已与易感细胞结合的外毒素起作用。根据外毒素的免疫特点,可应用类毒素进行预防接种,应用抗毒素血清进行早期治疗与紧急预防,使用时要保证"早期足量"。

3.抗病毒免疫

由病毒衣壳或包膜上的抗原刺激机体产生的中和抗体。这种抗体不能直接灭活病毒,但可与病毒结合,阻止病毒吸附和穿入易感细胞,保护细胞免受病毒感染或有效地阻止病毒通过体液播散,起到中和病毒的作用。如分泌型 IgA 存在于黏膜分泌物中,能有效地防御呼吸道病毒和肠道病毒的侵入;IgM 可中和血液循环中的病毒颗粒,但其作用不如 IgG 强。IgM 固定补体的能力很强,可通过 ADCC 效应来破坏受病毒感染细胞和有包膜的病毒体;IgG 是主要的病毒中和抗体,它不仅可中和血液循环中的病毒,还通过 ADCC 效应破坏受感染的细胞。IgG 能通过胎盘进入胎儿血液循环,使婴儿获得针对某种病毒的免疫力,但维持时间短,为期 6 个月。

(二)细胞免疫

1.抗胞内感染免疫

有些细菌被吞噬细胞吞噬后并不能被消化,反而在细胞内寄生或繁殖,并随着吞噬细胞的游动分散到全身各处,如结核杆菌、伤寒沙门菌、布鲁杆菌等。对于这些细菌需要机体特异性细胞免疫的协助,通过 CTL 细胞的直接杀伤以及 Th1 细胞释放淋巴因子后,激活并促进吞噬细胞作用来清除。

2.抗病毒免疫

抗细胞内病毒的细胞免疫是通过 Th1 细胞和 CTL 细胞的特异性免疫应答来实现。致敏的 CTL 可直接破坏病毒感染的细胞,将病毒释放到体液中,联合体液免疫因素将病毒清除。Th1 细胞与感染细胞结合后,可释放多种细胞因子,有的可直接破坏靶细胞(如淋巴毒素),有的可活化巨噬细胞增强其吞噬、消化病毒及破坏病毒感染细胞的能力,有的可抑制病毒蛋白质的合成,干扰病毒复制增殖,保护正常细胞免受病毒感染,在抗病毒免疫中起重要作用。

第三节　不同病原体感染的免疫反应类型

病原体侵入机体,在体内繁殖,释出毒素或酶,或侵入组织细胞,造成细胞、组织以至器官的病理变化。同时,病原体激发机体产生免疫反应以中止感染。简言之,感染激发免疫,免疫中止感染。但也有例外,如病毒性感染可以抑制免疫,导致继发性感染的发生;有时抗感染免疫反应本身也可导致组织损伤。引起免疫病理过程各类病原体(如细菌、病毒、真菌、寄生虫等)以及同类不同病原体都有其各自的致病特点,如有些细菌以外毒素致病为主,有的则以引起胞外或胞内感染为特点。因此,研究感染的过程和机制,观察免疫反应的产生和免疫反应类型,了解在抗感染中起作用的免疫反应对防治传染病是至关重要的。

一、抗细菌感染的免疫

细菌感染有胞外和胞内感染之分。胞外感染是指某些病原菌,如葡萄球菌、链球菌等在巨噬细胞外繁殖,引起急性感染。它们具有能抵抗巨噬细胞的表面结构和酶,如荚膜、A族链球菌的 M 抗原以及葡萄球菌的血浆凝固酶等。强外毒素致病的细菌一般仅具有较弱的侵袭力,所致疾病的症状与外毒素的毒性作用有关。胞内感染指某些细菌如结核杆菌,麻风杆菌、布氏杆菌等,在被吞噬后能抗拒巨噬细胞的杀菌作用,在巨噬细胞内长期生存甚至繁殖,并免受体液因子和药物的作用。由这类细菌引起的感染多为慢性感染。

(一)胞外菌感染和免疫

抗胞外菌感染是以多核白细胞的吞噬,以及抗体和补体的调理吞噬及溶菌作用为主。如先天性无丙种球蛋白血症以及巨噬细胞功能缺陷的患者对胞外菌感染很敏感,感染可呈进行性。多核白细胞可吞噬并杀死胞外菌。抗体与相应细菌结合后,通过 IgG 的 Fc 段与巨噬细胞膜表面的 Fc 受体结合,有利于巨噬细胞发挥作用。与细菌结合的抗体(IgG 和 IgM 类)又可活化补体,并通过活化的补体成分 Cab 与巨噬细胞膜表面的 C 受体结合,增强吞噬作用,或通过补体传统激活途径溶解破坏细菌。此外,补体单独可通过激活旁路破坏革兰氏阴性菌。黏膜表面的分泌性 IgA 在阻止细菌吸附于上皮细胞上也起重要作用。

1. 抗体对细菌繁殖的抑制作用

抗体与细菌结合,可出现凝集和鞭毛制动现象,但一般而言,对细菌的活力只有微弱的影响,甚至没有影响。如果抗体的结合能抑制细菌的重要酶系统或代谢途径,则可能抑制细菌的生长。例如,某些细菌(如败血巴氏杆菌)从血清转铁蛋白摄取铁的能力可被特异性抗体封闭,从而导致细菌生长受抑制。

2. 抗体对细菌吸附作用的抑制

病原菌吸附到黏膜上皮细胞是造成感染的先决条件。黏膜表面的抗体,在防止病原菌对黏膜的侵犯中具有重要的作用。在黏膜表面起这种作用的抗体主要是 sIgA,它是局部免疫的主要因素。sIgA 抗细菌感染可有以下几种方式:①在补体和溶菌酶的参与下溶解某些细菌;②在肠道局部增强吞噬作用;③防止细菌对黏膜上皮细胞的吸附。例如 sIgA 能阻止链球菌、致病性大肠杆菌、霍乱弧菌、淋球菌、百日咳杆菌等对黏膜表面的吸附。至于 SIgA 阻断细菌与细胞吸附的精确机理尚不清楚,很可能是阻碍了细菌表面起吸附作用的特定部位与宿主细胞相应受体之间的相互作用。

3. 抗体和补体对细菌的溶解作用

在许多感染中，机体能产生相应抗体（IgG、IgM、IgA），细菌表面抗原和 IgG、IgM 结合的免疫复合物一旦通过经典途径使补体活化，或由分泌型 IgA 以及聚合的血清 IgA 通过替代途径活化补体，即可引起细胞膜的损伤，最终发生溶菌。实验证明补体的溶菌作用仅对革兰氏阴性菌如霍乱弧菌、大肠杆菌、痢疾杆菌、伤寒杆菌等发挥作用。但这种作用往往并不彻底，仅使杆菌菌体膨大或变为球形，不引起溶解。但如果在溶菌酶存在的情况下，则可出现溶菌现象。

4. 抗体和补体对吞噬作用的调理

抗体和补体单独即能对靶细胞起调理吞噬作用，但两者联合则效应更大。中性粒细胞和单核吞噬细胞表面具有 IgG 的 Fc 受体。当 IgG 通过其特异性抗原结合部位（Fab）与细菌表面相应抗原结合后，其 Fc 段可与吞噬细胞表面相应 Fc 受体结合，即可在细菌与吞噬细胞间形成抗体"桥梁"，不仅能促进吞噬细胞对细菌的吞噬，而且有助于强化细胞内的杀菌作用。

（二）胞内菌感染与免疫

抗胞内菌感染的免疫以 T 淋巴细胞和巨噬细胞的协同作用为主，即主要靠细胞免疫。由于抗体不能进入细胞内，体液免疫对这类细菌感染的作用受到限制。但在部分胞内菌感染如伤寒杆菌、组织胞浆菌、球孢子菌感染中，抗体有一定保护作用。

细菌进入机体后，经巨噬细胞吞噬、处理，递呈细菌抗原给 T 淋巴细胞，使之转化增殖为致敏 T 淋巴细胞。致敏的 T 淋巴细胞一旦再遇到相应抗原时，即可释放多种淋巴因子，募集、激活巨噬细胞，增强巨噬细胞的杀菌能力，进而控制感染。但是这种杀菌作用多不彻底，细菌往往潜伏在体内，在一定条件下可重新活动。这类感染以结核和麻风病最为典型。机体初次感染结核杆菌，由于细胞免疫尚未建立，吞噬细胞虽可将它们吞噬，但不能有效地消化杀灭，因此病原菌容易随吞噬细胞在体内扩散，蔓延，而造成全身感染。但在传染过程中，机体在病原菌的刺激下逐渐形成细胞免疫，通过致敏淋巴细胞释放的各种淋巴因子，激活吞噬细胞，可大大增强其吞噬消化能力，抑制病原菌在吞噬细胞内生存，从而获得防御同种病种原菌再感染的免疫力。

二、抗病毒感染的免疫

抗病毒感染的免疫直接与病毒在宿主体内的扩散、复制方式和感染类型有关。病毒在宿主细胞内复制，并经胞外、胞内和核内这三种方式进行细胞间扩散。细胞外扩散指病毒在细胞内复制成熟后，溶解破坏细胞，从细胞内释出到细胞外，再感染其他细胞，如鼻病毒、脊髓灰质炎病毒等。此类病毒感染并不改变感染细胞的细胞膜成分。细胞内扩散指病毒通过细胞间的融合接触或桥粒进行细胞间的扩散。感染此类病毒的宿主细胞的表面常含有病毒抗原，如疱疹病毒、痘病毒等。此外，流感病毒，麻疹病毒和腮腺炎病毒等从感染细胞中以出芽的方式释放出来，并不伴有感染细胞的破坏。核内扩散指病毒的核酸潜伏在感染细胞的核内，或掺入宿主细胞的染色体中，病毒行垂直传播，在感染细胞分裂时，病毒从亲代细胞传到子代细胞中。在机体抗胞外扩散病毒的免疫反应中，体液免疫起主要作用，而抗胞内扩散病毒感染的免疫则以细胞免疫为主，如细胞免疫功能低下的患者感染疱疹病毒时有较大的危险性。

病毒感染有局部感染和全身感染之分,局部感染指病毒感染局限在黏膜或某一器官,如鼻病毒仅感染呼吸道上皮细胞。此类病毒感染主要激发机体产生体液免疫反应,尤其是 sI-gA 的产生,免疫反应的持续时间不长。全身感染则指病毒先在黏膜局部感染,继经血流播散,至易感组织细胞,如脊髓灰质炎病毒;或与之相反,病毒可因接种或注射直接从血路感染,再播散到全身组织器官,如虫媒病毒和乙型肝炎病毒。引起全身感染的病毒可激发体液和细胞免疫,产生的免疫力强而持久。

参与机体抗病毒感染的免疫因子有非特异性和特异性两类,其中起主要作用的有干扰素、巨噬细胞、中和抗体、补体和特异性细胞免疫反应等。

1. 干扰素

感染病毒的细胞产生的干扰素,扩散到邻近细胞,抑制病毒信息 RNA R 的转录,由此中止病毒的复制,阻断病毒感染的扩散。此外,巨噬细胞和致敏 T 淋巴细胞也可产生干扰素。实验证明宿主细胞感染病毒后,在病毒复制的同时,细胞就产生干扰素。在体内病毒数量达最高峰后不久,干扰素滴度也达高峰,随后病毒数量明显下降。而在体内病毒数量明显下降后数天,血清中才出现特异性抗体,从而证实干扰素在抗病毒的早期感染中起着重要作用。

2. 巨噬细胞

巨噬细胞在感染部位最先吞噬病毒,如肺泡巨噬细胞吞噬经呼吸道感染的病毒,肝脏 Kuffer 细胞吞噬经血流感染的病毒。病毒被吞噬后,多数病毒可被巨噬细胞消化破坏,但也有多种病毒可在巨噬细胞胞内增殖,但不引起细胞的病理变化,从而导致持续性感染。如流感病毒在中枢神经系统巨噬细胞内的持续感染。巨噬细胞在感染的早期即有限制病毒在感染细胞内增殖和扩散的能力,早于特异性细胞和体液免疫反应。在 HSV 感染的小鼠中,巨噬细胞对 HSV 增殖的抑制作用在感染的第 3~4 天达顶峰。此外,巨噬细胞协同 T 淋巴细胞在控制痘病毒、疱疹病毒、麻疹病毒和巨细胞病毒的感染中也起重要作用。

3. 抗体和补体

抗病毒抗体以中和抗体为主,后者与病毒的表面抗原结合,可阻止病毒粘附和穿入宿主细胞,保护细胞免受病毒的感染。中和抗体的作用机制还不清楚,鉴于极少几个抗体分子即可有效地中和病毒,推测该抗体可改变病毒的表面结构,使其失去吸附细胞的能力。抗体的作用可因补体的协同而增强。天然 IgM 和早期感染的抗体对有脂蛋白外膜的病毒的中和作用,在补体存在时可得到明显的增强。抗体和补体的共同作用可溶解有包膜的病毒,裂解感染病毒的宿主细胞,从而释出胞内病毒。一般认为抗体在初次感染(即病毒已感染宿主细胞后)的恢复中所起的作用不大,但在阻止病毒的再感染中起重要作用,sIgA 能增强黏膜的免疫力,阻断病毒的感染。血清抗体则在病毒血症时与病毒结合,阻断病毒经血流的播散。在抗细菌和真菌感染的免疫反应中,抗体调理促吞噬作用是重要的,但是在抗病毒感染中,此作用并不明显。

4. 细胞免疫

细胞免疫在抗非溶解细胞性病毒感染中起重要作用。参与抗病毒感染的细胞免疫主要表现为:①细胞毒 T 淋巴细胞对病毒和感染细胞表面病毒抗原的识别,并杀死病毒和裂解感染病毒的细胞;②致敏 T 淋巴细胞:释放淋巴因子,或直接破坏病毒,或增强巨噬细胞吞噬破坏病毒的活力,或分泌干扰素;③K 细胞:抗体依赖细胞毒作用。

有不少病毒可逃避宿主的免疫反应,呈持续感染状态。例如,单纯疱疹(EB)病毒和水痘—带状疱疹病毒可分别持续性地感染三叉神经节的感觉神经细胞和脊髓背根神经节细胞,EB 病毒可持续存在于循环的淋巴细胞内。这类病毒感染细胞后,在感染细胞的膜表面并不表达病毒抗原,病毒可以存在于细胞膜的内侧面。有的病毒可以进入淋巴细胞和抗体不易到达的部位,如表皮角质层等。另外,有一种慢病毒感染,其感染特点是病毒在宿主体内存在、增殖和扩散,但不显示任何症状,在经过相当长的潜伏期后才出现症状,一旦症状出现,多为进行性。这类病毒都在脑内增殖,引起致死性神经系统疾病,如枯颅(Kuru)病(新几内亚人患的一种进行性小脑退行性疾病),麻疹病毒引起的亚急性硬化性全脑炎(SSPE),C-J 病毒引起的亚急性早老性脑炎和羊瘙痒症(羊或山羊患的一种神经系统疾病)等。慢病毒感染的机制是病毒感染并不激发机体产生免疫反应,也不诱发干扰素的产生。推测感染细胞不能识别外源性的病毒核酸,即使病毒感染了细胞,细胞也不产生干扰素。病毒是活细胞内寄生的微生物,病毒感染可使感染细胞表面带病毒抗原,或因病毒核酸掺入感染细胞的核酸中,形成新的细胞表面抗原,这些抗原激发机体产生免疫反应。由于免疫作用导致感染细胞的破坏,导致器官组织病理学发生变化,如乙型肝炎的肝细胞损伤。病毒抗原与相应抗体结合而形成的复合物,不易被吞噬,而存留在组织或血管基底膜,形成局部炎症和组织损伤,如乙型肝炎的肝外组织(关节、肾脏、血管壁)损伤。由此可见病毒感染造成的病理损伤较为多见。

三、抗寄生虫感染性免疫

寄生虫感染获得性免疫由于宿主、寄生虫种类以及两者相互关系不同,获得性免疫大致分为 3 种情况:

1.缺少有效免疫反应

人体对内脏利什曼原虫病和包括钩虫感染在内的多种线虫病很少产生有效免疫力,原发性阿米巴性脑膜炎的免疫性亦是不明显的。

2.不完全免疫性

这是寄生虫感染中常见的免疫状态,可使临床症状消失,并产生一定抗虫能力,但体内寄生虫并未完全被清除,而是维持在低水平;对相同虫种的重复感染具有一定免疫力,一旦经药物清除体内寄生虫后这种免疫力逐渐消失,这种免疫状态称为带虫免疫。人类疟疾、弓形虫病及血吸虫病是一种典型例子。

3.消除性免疫

一些体内寄生虫感染在寄生原虫完全被清除后,对再感染具有长期抗虫能力,这种免疫状态称为消除性免疫。这是人类寄生虫感染中的少见免疫状态。人体皮肤利什曼病免疫属于消除性免疫。

但寄生虫可通过各种机理避开宿主免疫反应得以长期存活,有以下几点机制:

1.解剖位置的隔离

宿主特异性免疫反应对于细胞内或空腔器官的寄生虫,其作用受到影响。寄生虫细胞内疟原虫、弓形虫、巴贝氏虫可以避开特异性抗体的作用,宿主细胞表面缺少寄生虫抗原(如肝细胞中的红细胞外期疟原虫),妨碍抗体及细胞介导免疫效应的抗原虫作用;弓形虫及绦虫幼虫的成囊过程及旋毛虫内膜反应为寄生虫逃脱免疫反应提供条件；各种原虫利用其独有机制促使自己在吞噬细胞内不良环境中存活。致病性原虫由于溶酶体作用使吞噬体膜融合而免受破杯。克氏锥虫能溶解吞噬膜，原虫可以在细胞内不断增殖。刚地弓形虫在溶酶体融合作用受到抑制情况下改变吞噬膜。利什曼原虫表面阴离子糖蛋白具有保护作用。上述机制均有利于原虫在细胞内存活。胃肠道对于一些原虫及蠕虫寄生十分有利。虽然 IgA 是在肠道黏膜中合成，对局部免疫反应十分重要。但是人的二聚体 IgA 不能与多价抗原凝集，或激活补体，而且肠道缺少补体及吞噬细胞，IgA 在肠道的免疫反应作用受到很大限制。除 lgA 以外的免疫球蛋白在正常情况下是不能进入肠道，只有在速发免疫反应中，血清抗体（主要是 IgG）才可以跨过黏膜进入肠道。这可解释为什么在渗透改变之前肠腔内寄生虫一直可以避开体液及细胞免疫反应。

2. 寄生虫抗原体变异

寄生虫在脊椎动物体内发育过程中的体表抗原特异性改变有利于寄生虫存活。这是由于前一阶段免疫反应对后一阶段的发育无影响，例如疟疾获得性免疫反应有严格阶段特异性。一些原虫，如南美锥虫和蠕虫（如血吸虫）表面抗原可脱落和再生，这是寄生虫逃避宿主免疫反应的另外一种方面。在宿主体内，血吸虫体表获得一些宿主抗原性物质（如血型物质、嗜异性抗原等）把寄生虫外部抗原伪装起来，使血吸虫在体液内长期存活。

3. 宿主免疫反应的改变

宿主免疫反应的改变有利于寄生虫在体内存活，这表现在：①虫休蛋白酶裂解已结合于虫体表面的抗体（如锥虫）；②虫体浸出液中复合物的抗补体作用（如血吸虫）；③宿主对各种抗原及致有丝分裂原的抗体和细胞介导免疫反应受到抑制；④多克隆淋巴细胞被激活使非特异性 Ig 和自身抗体形成增加，最后导致生成有效抗体的衰减和宿主免疫反应的抑制（如非洲锥虫病）；⑤宿主白细胞功能的改变。从体外培养曼氏血吸虫成虫分离出血吸虫抑制因子，可抑制淋巴细胞转化和肥大细胞的脱粒作用；血液中克氏锥虫鞭毛体具有明显抗吞噬作用，⑥循环免疫复合物改变免疫反应。曼氏血吸虫循环抗原所导致可溶性免疫复合物可抑制感染者在刀豆球蛋白 A 作用下淋巴细胞转化反应。寄生虫免疫逃避机制对生物学和临床医学的研究会带来很大的启发。

寄生虫病有以下 4 种免疫病理反应：①过敏反应型（速发型）：丝虫病所致热带性肺部嗜酸性肺炎、禽类或动物血吸虫所引起"游泳者"瘙痒症，以及棘球蚴液外渗所致过敏性休克等属于这一型变态反应。②细胞毒型：经证明疟疾病人的贫血与免疫性溶血有关。溶血可以在疟原虫被清除后几周仍然继续。最近应用荧光素活化细胞分类器证实在感染了疟原虫的红细胞表面存在 IgG、IgM 及补体。③免疫复合物型：例如在大部分三日疟所致的肾病综合征，应用免疫荧光法可在肾小球发现 IgG、IgM 颗粒沉积。④T 细胞型（迟发型）：曼氏埃及血吸虫虫卵所致肉芽肿是迟发型变态反应。

四、抗真菌感染性免疫

真菌的毒力和宿主的免疫状态共同决定了是否发生真菌感染以及真菌感染的严重程度。

(一)先天性免疫

1. 先天性免疫系统

皮肤、呼吸道、胃肠道和泌尿道表面的黏膜上皮细胞是识别真菌,并与之作用的主要先天性免疫部位。在这些部位细胞中,防御素(defensin)、胶凝素(collectin)和补体系统等构成抗真菌防御系统和真菌识别系统。同时,宿主细胞可表达模式识别受体(pattern recognition receptor,PRR),如 Toll 样受体(Toll-like receptors,TLR)、甘露糖结合凝集素(mannose-binding lectin,MBL)、dectin-1 等,在识别真菌的病原体相关分子模式(pathogen-associated molecular pattern,PAMP)方面具有重要作用。真菌细胞中被 PRR 识别的 PAMP 主要是其细胞壁成分。目前医学已发现的真菌主要具有 3 种细胞壁成分:β-葡聚糖类(葡萄糖的聚合物),尤其含有不等量 β(1,6)分支的 β(1,3)-葡聚糖类;壳多糖(N-乙酰葡糖胺的聚合物);甘露聚糖类(数百个甘露聚糖分子构成链,通过 N 或 O 连接添加到真菌蛋白)。β(1,2)结合的寡核苷酸甘露糖苷类也属于 PAMP,并有 3 种分子可被半乳凝素-3 识别,后者可使吞噬细胞识别致病的和非致病的酵母菌。

2. 先天性免疫细胞

皮肤癣菌粘附于表皮后,首先与角质层发生相互作用。角质形成细胞受真菌抗原刺激后可释放 IL-8,说明这些细胞可诱导皮肤真菌感染期间的急性反应。Shiraki 等证明断发毛癣菌感染的角质形成细胞中 IL-18 mRNA 表达上调,并分泌 IL-18 和 IL-16。有研究表明在炎症性的皮肤创伤部位可见角质形成细胞分泌的抗微生物肽表达,包括人 β-防御素(human β-defensin,hBD)和 cathelicidin 类抗菌肽 LL-37 等。这些肽类物质不仅具有直接杀伤真菌作用,同时还能刺激其他免疫细胞和炎症细胞。hBD-2 和 hBD-3 对齿龈上皮中的具核梭杆菌具有细胞内杀伤作用。因此角质形成细胞不仅是构成抗皮肤癣菌屏障的重要结构,同时也对诱导皮肤炎症反应具有重要作用。研究者从吞噬细胞和树突状细胞中鉴定出 β-葡聚糖受体,是分子量较小的 Ⅱ 型跨膜受体,含有凝集素样碳水化合物识别区域,可识别真菌细胞壁中的 β-1,3 和 β-1,6 葡萄糖。Sato 等研究表明葡聚糖受体 dectin-2 可优先与红色毛癣菌(trichophyton rubrum)等多种真菌的菌丝结合,进而诱导酪氨酸磷酸化,激活 NF-κB,并上调巨噬细胞中 TNF-α 和 IL-1 受体拮抗物的表达,从而参与抗真菌的先天性免疫。人多形核中性粒细胞与单核细胞在抗真菌的宿主防御中也具有重要作用。中性粒细胞杀伤真菌的主要机制是吞噬作用。皮肤感染区域有高密度中性粒细胞渗入,证明中性粒细胞具有抗皮肤癣菌感染的防御作用。37℃ 培养 2h 后,人中性粒细胞对红色毛癣菌和昆克努发癣菌(trichophyton quinckea-num)具有明显杀伤效应。杀伤效应主要是由吞噬细胞衍生的氧化中间体介导产生。但是中性粒细胞的杀伤效应只是暂时的,随着培养时间延长,真菌的生存力增加。单核细胞的杀伤效应不明显。

(二)获得性免疫系统

获得性免疫反应的发生是极其复杂的过程,涉及多种免疫细胞和因子,以及多种信号传导途径参与,这里仅对树突状细胞和 T 细胞及其相关因子进行简要概述。

1. 树突状细胞(DC)

DC 是免疫反应的起始因子和调节剂。未成熟 DC 存在于多种组织和器官,其表面表达的 C 型外源性凝集素可识别真菌,并将真菌抗原运输到淋巴结和脾脏,从而激活原始抗原特异性 T 细胞引起效应反应。该过程主要通过真菌细胞壁成分或细胞因子如 IL-1β、粒细胞-巨噬细胞集落刺激因子（granulocyte macrophage-colony stimulating factor，GM-CSF）及 TNF-α 等完成。最近发现，DC 与酵母菌细胞壁接触后产生称为"fungipod"的组分，可促进 DC 对酵母菌微粒的吞噬。近平滑假丝酵母菌可诱导 DC-fungipod 大量形成，而热带念珠菌仅能诱导少量 DC-fungipod 产生，白念珠菌不能诱导其产生。

2. T 细胞

（1）Th1 细胞　Th1 细胞反应与抗真菌的保护性免疫及真菌疫苗制备有关。Th1 细胞活性取决于 DC 对真菌 TLR 和 C-型凝集素受体（C-lectin re-ceptor，CLR）信号的联合反应。Th1 细胞对感染部位吞噬细胞具有最适激活作用，主要通过促进细胞因子 IFN-γ 及调理素化抗体产生。因此，如果 T 细胞不能将活性信号传递到效应吞噬细胞，可使患者产生暴发性感染，制抗真菌药物的作用和抗体的治疗效应，导致真菌在体内持续存在。副球孢子菌病患者 Th1 细胞反应与无症状感染和感染状态减弱有关，而 Th2 细胞反应与严重感染和感染复发有关。调查结果表明男性患者发生副球孢子菌病是女性的 10 倍以上，这可能是雌二醇对 Th1 型免疫反应的作用结果。

（2）Th2 细胞　IL-4 和 IL-13 是 Th2 细胞分化的最重要细胞因子，通过降低保护性的 Th1 细胞反应和促进巨噬细胞活化的双重作用，从而导致真菌感染、真菌相关过敏反应和疾病复发。其中 IL-4 是真菌感染性疾病中 T 细胞向产生 Th2 细胞因子的细胞分化中首要决定因素。急性支气管肺曲霉菌病患者对 IL-4 敏感性增加被认为是 B 细胞活性增加的前提因素，从而导致产生曲霉菌特异性的 Th2 反应。念珠菌病中 IL-4 启动子存在 589C/T 多态性，与复发性外阴阴道念珠菌病（re-current vulvovaginal candidiasis，rVVC）的发生也有一定相关性。然而 IL-4 可通过 NO 的产生阻止巨噬细胞介导的抗白念珠菌反应，因此复发性外阴阴道念珠菌病患者 IL-4 水平升高可能降低对白念珠菌发生的免疫反应，限制 IL-4 的产生可恢复抗真菌的抵抗性。

（3）Th17 细胞　虽然 Th1 细胞反应宿主抗真菌的具有重要保护作用，但 IL-12、IL-23 和 IFN-γ 基因缺陷并不会导致对多数感染性抗原的易感性增加。基因敲除实验表明，dectin-1-CARD9、信号转导和转录活化蛋白 3（signal transducers and activators oftranscription 3，STAT3）和 Th17 细胞途径在真菌感染中都具有保护性作用。真菌感染中 Th17 细胞最早见于免疫反应诱发期间，其活性主要是通过 DC 和巨噬细胞中 SYK-CARD9、MYD88 和甘露糖受体信号途径而表现出来。Th17 细胞的作用与 Th1 和 Th2 型反应有关。实验性黏膜念珠菌病研究证实 Th17 细胞具有促进 Th1 细胞反应的作用。而在实验性曲霉病中，IL-17A 受体信号缺陷可见于 Th2 细胞反应增强和真菌过敏反应。这些结果表明 Th17 细胞途径在促进 Th1 型免疫反应和限制 Th2 型免疫反应中具有重要的调节作用。就免疫效应功能而言，尽管 IL-17A 可动员中性粒细胞、诱导防御素的产生而对感染发挥有效的控制作用，但在感染期间 IL-17A/IL-17RA 途径的作用尚不确定。

（4）Treg 细胞　临床观察表明真菌感染患者 IFN-γ 与 IL-10 的产生呈负相关。慢性念珠菌感染疾病患者及合并曲霉菌病的中性粒细胞减少患者中 IL-10 水平增高，会抑制 IFN-γ 的产生，因此说明 IL-10 与真菌感染的易感性有关。Kaya 等研究甲真菌病患者与 Treg 之间相关性，结果发现甲真菌病患者 CD4⁺ CD25⁺ Treg 细胞表达高于空白对照组，提示 Treg 细胞能阻止皮肤癣菌从皮肤指甲中清除。然而，Pandiyan 等研究表明，Treg 细胞可通过诱导记忆性 Th17 细胞反应抑制小鼠黏膜真菌感染,对抗感染并保持免疫耐受。因此,Treg 细胞在不同真菌感染中的作用及其机制十分复杂,抗真菌的治疗有待进一步深入研究。

第四节　不同病原体感染的诊断方法

临床诊断和常规化验是任何疾病诊断的最基本步骤,这是最简单和最重要的方法,在此基础上再进一步深入进行有关检查,如传染病中极具特征性的病原学和血清学检查,反应各种特殊改变的血生化检查、影像学检查或病原学检查等,再根据这些检查结果进行全面分析和判断,以达到正确诊断的目的。

在治疗感染性疾病的过程中,对病原体进行及时监测能评价药物治疗效果、观察病原体是否出现耐药,指导临床医生合理用药。了解病原微生物型别,可为流行病学打下理论基础。医学微生物学一系列的病原体检测技术,包括形态学检测、生化鉴定,免疫学检测及基因诊断等的广泛应用,极大地提高了临床感染性疾病的诊疗水平。

一、临床病原体检测技术的历史

在中国、希腊、印度、埃及等的古医书中就有对感染性疾病的记载,人们早就认识到"疫病"可能是由一种看不见的致病因子造成的,并且可通过各种途径在人群中传播。

1676 年荷兰人列文虎克(Leeuwenhock)制造了一架能放大 266 倍的显微镜,观察了齿垢、污水、人和动物的粪便等,发现了许多肉眼看不见的微小生物,并描述了这些微生物的形态有球形、杆状、螺旋形等,首次为微生物的存在提供了直接证据。显微镜的发明揭开了微生物形态学检测的序幕。

19 世纪中期,物理、化学、发酵行业的进步以及显微镜的改进,促进了细菌学的诞生。法国人巴斯德(Pasteur)证明了发酵是由微生物引起的,并发明了细菌培养基;他还发现不同的细菌所产生的代谢产物各异,利用细菌不同的生化特性可对其进行鉴定,这成为病原体生化鉴定的起源。德国医生郭霍(Koch)和丹麦医生革兰(Gram)奠定了现代病原体形态学检测的基础。前者证明了微生物是传染病的致病因子,创建了固体培养基分离培养和细菌染色法等实验研究方法,提出了著名的郭霍原则,被学术界公认为确证某种微生物是否系已知感染病病原的主要依据;后者发明的革兰染色法至今仍是鉴别细菌的重要方法。郭霍原则提出后的 20 年是细菌学发展的黄金时代,利用已有的微生物形态学检查方法和生化鉴定技术,相继分离出炭疽芽胞杆菌、伤寒沙门菌、结核分枝杆菌、霍乱弧菌、白喉棒状杆菌、葡萄球菌、破伤风杆菌、脑膜炎奈瑟菌、鼠疫杆菌、肉毒杆菌、痢疾志贺菌等多种病原体。

在细菌学迅速发展的同时,病毒学的相关研究也在悄然进行。在 19 世纪末,俄国植物学家伊凡诺夫斯基和荷兰植物学家贝杰林克对烟草花叶病病因进行的研究使人们对病毒性疾病的认识由感性阶段上升到理性阶段。德国细菌学家莱夫勒(Loeffler)和弗罗施(Frosch)证明动物中的口蹄疫是由病毒引起的,并提出其他一些感染性疾病如天花、麻疹、牛痘等的原因也可能是病毒。1901 年,细菌学家里德(Reed)证明了黄热病传染因子是病毒,这种疾病同疟疾一样是由昆虫传播的,从而使人类第一次认识了虫媒病毒。病毒培养是病毒研究中最基础、最关键的一步,由于病毒在一般的细菌培养基上不能繁殖,因而早期的病毒研究是将标本接种于敏感动物或鸡胚。1943年,黄祯祥在试管内繁殖病毒成功,使得病毒培养从动物水平提高到体外组织培养的细胞水平。1952年,杜贝克(Dulbecco)发明的空斑技术,使病毒的定量检测和克隆成为可能。对在细胞培养中不能生长的病毒,电镜技术是一种重要的诊断手段;1960年以后的重金属盐类负染技术使得病毒的结构研究更为详尽。

我国古人的痘苗法及英国人琴纳(Jenner)发明的牛痘苗法预防天花是原始免疫学的代表,但此时由于对天花的病原体还不了解,难以上升到理论水平。巴斯德及郭霍的工作在方法学上解决了细菌的分离培养,为人工菌苗的制备创造了条件。1881年巴斯德应用高温培养法获得了炭疽杆菌减毒株,从而制备了炭疽菌苗。其后他又将狂犬病毒在兔体内经连续传代获得了狂犬病毒减毒株疫苗。巴氏减毒菌苗的发明为实验免疫学建立了基础,1890年,德国学者贝林(Behring)和日本学者北里在Koch研究所发现了白喉抗毒素,并成功地用白喉抗毒素治疗了一个白喉患者。这些研究结果代表着经典免疫学的开始。在这一时期,免疫学更多的是应用于预防医学,尚未能应用于病原体的诊断。

二、临床病原体检测技术的现状

近20～30年来,感染病的构成发生了巨大变化。一些经典的传染病渐被控制,同时一些新的病原体不断被发现,如阮毒体被确定为疯牛病和人类克—雅病的病原体。WHO宣布,近30年来新发现的病原体已达29种。另外有些感染病也变得更为突出,如结核发病率呈上升趋势,疟疾对全球仍有巨大威胁,致病性大肠埃希菌O157:H7和A组链球菌疾病的复燃,STD不断增多和蔓延,HIV在世界范围内肆虐,西尼罗河病毒、埃博拉病毒、黄热病毒局部暴发,霍乱弧菌也出现了新的流行菌株等等。常见致病微生物如葡萄球菌、肠球菌、铜绿假单胞菌、大肠埃希菌、克雷伯杆菌等的威胁依然存在并出现严重耐药问题。

严峻的现实向微生物检验提出了更快、更准确地检出与监测病原体的要求。传统的病原体检测方法难以适应早期、快速的临床诊断要求。随着医学微生物学、免疫学、分子生物学的进展,对各种病原体抗原特性以及机体抗感染机制的进一步认识,对各种病原体的形态、结构、代谢特征和基因结构的了解的不断深入,促使新的病原体检测技术的不断产生。

(一)形态学诊断技术

将临床标本制成涂片,经革兰染色或其他处理,置普通显微镜下直接检查,仍然是目前临床上诊断很多感染性疾病病原体最基本和快速的方法。某些标本经适当处理,利用倒置相差显微镜、荧光显微镜等能提高检出率。电镜检查主要用以观察病毒和细菌的超微结构。

病原体的培养以及药敏试验不仅可用于诊断感染性疾病,而且可使治疗更具针对性。针对不同病原体的生物学特性,已开发出相应的培养基,并确定了某些特殊病原体的生长条件,如布鲁氏杆菌属的初次分离需在含$5\%\sim10\%CO_2$环境中生长。大多数细菌可经体外人工培养,但某些病原体则尚不能体外培养,如梅毒螺旋体等。病毒、立克次体等需用活细胞进行培养分离。不同的病毒对各细胞系的敏感性不同,引起的细胞病变(CPE)也各有特征,如腺病毒可使培养细胞圆缩、单层破坏。HIV可使细胞变圆并堆积成葡萄状,非APE病毒可使细胞形成多核巨细胞(合胞体)等,据此也可进行初步的分类。另外选择合适的动物(主要为小鼠、豚鼠、家兔等)接种临床标本或已分离出的微生物,可对某些感染性疾病如鼠疫、霍乱、布鲁氏杆菌病、肉毒中毒、葡萄球菌食物中毒、难辨梭菌性肠炎、梅毒、立克次体病及狂犬病等做出鉴别诊断。

(二)病原体的生化鉴定与药敏试验

病原体的生化鉴定依然是临床确定病原体种属(主要是细菌、真菌)的重要方法,常用来鉴别一些在形态和其他方面不易区别的病原体。不同病原体的化学组成或所产生的代谢产物各异,这是病原体生化鉴定的基础。常用的试验包括糖酵解试验、淀粉水解试验、V-P试验、靛基质试验、尿素酶试验等。利用某些细菌的专有酶,在培养基中加入相应底物,于菌种分离的同时直接进行鉴定,在临床上已广为应用,特异性较高。如大肠埃希菌具有 β-葡萄糖醛酸酶,而以 O157:H7 为代表的肠出血性大肠埃希菌(EHEC)不具此酶,故 β-葡萄糖醛酸酶阴性已成为初步筛查 EHEC 的重要特征。白色念珠菌具有脯氨酸肽酶及 N-乙酰 β-D 半乳糖苷酶,两酶均阳性即为白色念珠菌。利用气相色谱和高效液相色谱技术可直接分析各种体液中的细菌代谢产物、细胞中的脂肪酸、蛋白、氨基酸、多肽、多糖等,以确定病原微生物的特异性化学标志成分,协助病原诊断。用气相色谱分析血、脓液或伤口渗出液中挥发性脂肪酸成分—异丁酸、丁酸、异戊酸等所呈现的图形,可作为存在厌氧菌的可靠指标,该法简单、快速、可靠,在数小时内即可得出结果。

细菌鉴定的微量化和自动化,是微生物学诊断的发展方向。20 世纪 60 年代以后,计算机与微生物技术相结合,利用微量快速培养基和微生物编码鉴定技术,创造了半自动和全自动微量生化反应系统,使传统的微生物手工操作技术进入了自动化和计算机化的时代。近年来出现的一些新型细菌生化反应成套系统,已采用新型色原或荧光底物来代替传统的糖类和氨基酸。这种底物是由色原(呈色)或荧光与糖类或氨基酸人工合成,迅速,易于自动化检测,明显提高了细菌生化反应的准确性。目前已有全自动微生物/药敏分析系统应用于临床微生物鉴定,这些新型的微生物鉴定系统从接种物稀释、密度计比较到卡冲填和封卡等步骤均实现了全自动化。一些新型的微生物鉴定系统可鉴定出 100 余种革兰阴性杆菌、40 余种革兰阳性菌、80 余种厌氧菌、10 余种需氧芽胞杆菌以及多种奈瑟菌、嗜血杆菌等,几乎涵盖了目前所有的临床常见致病菌,并可完成数十种药敏测试。另外,在某些细菌鉴定与药敏分析仪(如 VITEK)上还配备有"专家系统",可根据抗生素的种类、细菌的种类与美国临床实验室标准化委员会(NCCLS)及其他数据信息比较,为药敏结果提供推论性的解释说明。目前在我国由于受经济因素的制约,自动化微生物鉴定系统的应用还非常有限,但常规的临床细菌学诊断已有商品化试剂盒成套供应,与传统的手工生化鉴定手段比较,鉴定时间明显缩短,同时也促进了实验室内和实验室间的标准化。

药敏试验是病原体分离培养、鉴定的后续研究,对于指导临床合理用药具有重要意义。当前,检测细菌对抗菌药物的敏感性试验需用 NCCLS 推荐的方法与标准。对于厌氧菌的药敏检测方法,2001 年 NCCLS 最新推荐的方法包括参考琼脂稀释法、肉汤微量稀释法和价内酰胺酶检测 3 种方法。自动化药敏测试仪、浓度梯度法等可提高准确性与效率。快速纸片法(nitrocefin)检查 β 内酰胺酶,对革兰阳性球菌、淋病奈瑟菌、流感嗜血杆菌、卡他莫拉菌等菌种有重要意义。另外,细菌代谢指示剂在药敏检测中亦被广泛应用,利用氧化还原指示剂,可提示存活细菌的代谢活动,其颜色的改变可由敏感的光度计测定,使检测时间明显缩短。已应用的指示剂包括氯化三苯四氮噁(TTC)和四甲基偶氮噁盐(MTT),后者优于前者。最新的敏感指示剂是 Alamarr blue,现已应用于革兰阴性杆菌、阳性球菌、酵母样菌、丝状真菌以及结核杆菌的最低抑菌浓度 MIC 测定,对多数细菌 4~6h 即可判读结果。

（三）免疫学诊断技术

免疫学检测的基本原理是抗原抗体反应。通过检测痰、尿、粪、血液及其他体液等临床标本中病原体的特异性抗原或宿主所产生的特异性抗体，可确定是否存在相应病原体感染。这类技术对诊断病毒、立克次体、支原体、衣原体、深部感染真菌等常规方法难以进行分离培养的病原体尤为适用。

单克隆抗体、各种免疫标记技术的出现以及间接凝集反应的建立衍生出了一系列的免疫学诊断技术，如放射免疫分析（RIA）、酶联免疫吸附分析（ELISA）、荧光免疫分析（FIA）、时间分辨荧光免疫分析（TRFIA）、化学发光免疫分析（CIA）、生物发光免疫分析（BIA）以及免疫电化学发光法（ECM）等，这些免疫学检测技术均具有较高的灵敏度和特异性，足以检出临床标本中微量的微生物抗原、抗体或细菌的代谢产物（可达 ng 甚至 pg 水平），免去了细菌或病毒的培养过程，直接完成微生物感染的快速诊断，尤其是在鉴别菌种型及亚型、病毒的变异株以及寄生虫不同生活周期的抗原性等方面更具独特优势。目前已建立了针对几乎所有病原体的免疫学诊断方法，并有大量的商品化诊断试剂盒或检测卡可供选择，如用于诊断 HBV、疱疹病毒、CMV、EBV 以及其他各种病原体的试剂等。ELISA 以其技术成熟、方法稳定、结果可靠、操作简便、无放射性污染和不需特殊仪器设备等特点，在很多领域取代了放射和荧光免疫技术。并在基层单位得以推广。荧光免疫分析的优点是可对抗原进行定位标记观察，如病毒和病毒相关抗原在感染细胞内的定位，这对研究病毒感染过程以及致病机制尤为适用。

间接凝集反应将可溶性抗原（或抗体）吸附于载体颗粒（致敏载体），再与相应抗体或抗原结合，观察是否出现特异性凝集现象；已广泛应用于抗原和抗体的检测，操作简便、反应快速。所采用的载体可以是聚苯乙烯粒子（latex），明胶粒子、炭末、含蛋白 A 的金葡菌、胶体金、胶体硒等，已有多种商品化试剂供应，如自粪便中直接检出轮状病毒的 latex 凝集试剂。自脑脊液中直接同时检出多种病原体的 latex 凝集试剂（可同时检出脑膜炎奈瑟菌、肺炎链球菌、B 型流感杆菌），另外将不同颜色的 latex 粒子分别结合不同的单抗，可用于细菌快速分群。

免疫组织化学是又一类重要的病原体免疫学诊断技术。常用的免疫组化方法有荧光免疫和酶免疫组化技术以及胶体金、铁蛋白等免疫电镜技术。免疫组化技术弥补了上述血清学诊断方法的不足，使得在细胞或组织内检测病原微生物成分成为可能，可以了解病原体与组织病变间的相互关系。

（四）基因诊断技术（另作介绍）

三、临床病原体检测面临的问题及展望

临床病原体检测技术发展至今已取得巨大成就，在感染性疾病的诊断中发挥着重大作用。随着医疗模式的转变、循证医学的兴起、抗生素后时代的来临以及医学微生物学、分子生物学等相关学科的不断发展，为临床病原体检测既提出了新的问题，又提供了新的历史机遇。

（一）医学发展对临床病原体检测提出了新的要求

循证医学的基本原理之一就是要求所有的医疗活动要有充分的客观依据。对感染性疾病而言，迅速地对病原体做出种类、分型、毒力、药物敏感性等，甚至还要包括患者对该病原

体的遗传易感性评价,可以为感染病患者的治疗方案选择、疗效判定、预后评估等提供尽可能详细的依据。各种耐药细菌包括多重耐药菌株的感染率逐年上升,治疗前的"全面评价"将有助于抗生素的合理应用,建立国家细菌耐药监测的早期预警系统,预防耐药细菌的出现和播散;在抗生素后时代,这已成为应对产 ESBLs 肠杆菌、耐万古霉素肠球菌等"超级病原体"的重要手段。AIDS、器官移植使得像 HCMV 等机会性感染的发生率逐渐增加,如何评价这些病原体的活动,成为临床病原体检测的新课题。基因诊断广泛应用促进了感染性疾病循证医学的发展,但目前的病原体临床检测水平距离"全面评价"的理想目标还有相当大的差距。

(二)对临床病原体检测的若干思考

1. 建立病原体基因数据库

临床病原体检测的明天将属于基因诊断时代,病原体基因诊断的基础是对其基因组一级结构要有一定的了解。理论上,只要病原体有限的核酸序列是清楚的,即可运用基因诊断技术进行检测。例如,现有的细菌基因型分类鉴定即是基于基因组的某些片段而建立的,最常用的靶序列为核糖体小亚基 RNA 或 DNA,前者已形成一个巨大的数据库,有 7000 余种细菌的 16sRNA 已经测序应用。

目前已有 20 余株细菌和 600 余株病毒完成了全基因组测序,最近又公布了曲霉菌和棒状杆菌的基因组序列。有理由相信,将来必能建立各种病原体的完整基因库,弄清所有耐药现象的基因基础,充分了解各种病原体全面的生物学特性。病原体基因数据库的建立也将大大促进其他基因诊断技术如基因芯片技术的进一步发展与成熟。

2. 拓展基因定量诊断的应用范围

基因定量诊断的临床价值是显而易见的,但目前基因定量诊断的临床应用则仅局限于有限的几种病毒性疾病。相信随着病原体基因组数据库内容的丰富和基因定量诊断技术的完善,基因定量诊断技术的应用范围将不断扩大。细菌耐药性检测有望成为基因定量诊断技术新的应用领域。目前临床上抗生素的选择要根据药敏测试结果,如传统的药敏测试表明青霉素 $MIC \leqslant 0.1\mu g/ml$ 的肺炎链球菌对大环内酯类、克林霉素、复方新诺明及亚胺培南均高度敏感,青霉素 $MIC \geqslant 2\mu g/ml$ 的肺炎链球菌则对以上抗生素的敏感性极差。细菌对某抗菌素耐药,则该菌对该抗菌素的 MIC 与其耐药基因的表达水平密切相关,通过定量检测耐药基因表达水平就可以预测细菌对该药的耐药程度,为抗菌素的选择提供依据。初步建立的铜绿假单胞菌内参照 PCR 半定量方法,可用于鉴别致病菌与定植菌。

3. 基因诊断的标准化问题

这是一个必须尽快解决的问题,尤其是对于自发突变率较高的逆转录病毒(如 HIV,HBV)等的定量诊断。以 HBV 为例,有不少单位采用的是克隆的 HBVDNA 质粒作标准品。有人认为,克隆 HBV DNA 与载体构成了闭环超螺旋结构,这与体内的 HBV 颗粒内 HBV DNA 结构差异很大。后者呈部分双链,在血清中尚有裂解片段及复制中间体等形式。因此,无论是在分子杂交,还是在 PCR 过程中,质粒 HIV DNA 结构与人体内 HBVDNA 结构在杂交效率或扩增效率必然会有细微差别,结果将影响定量分析的准确性。如从高水平 HBV 阳性病人血清大量抽提,或从转基因动物血液中纯化得到 HBV DIVA,可能是一个制备标准品的途径。欧洲"病毒性肝炎研究组"经常向欧洲的某些研究机构提供 HBV血浆标准品作定量分析参考;国内还没有类似的标准品供应,这是造成国内同一患者在不同单位定量结果不具可比性的原因之一。

4. 生物芯片技术在临床病原体检测中的应用前景

生物芯片在生命科学领域具有广泛的应用前景。在感染性疾病领域,生物芯片可用于病原体基因组及后基因组研究,病原体变异、耐药机制及耐药基因的转录表达研究,微生物感染的快速诊断,可同时检测多种病原体基因,微生物基因分型及分子流行病学的调查,抗感染药物的研制等。随着部分病原体全基因组数据库的建立,生物芯片尤其是基因芯片在感染性疾病中的应用已成为现实,目前已有肝炎病毒检测诊断芯片、结核杆菌耐药性检测芯片问世并已逐步走向市场。

一张芯片可同时对多个病人进行多种疾病的检测;但就个别病原体或数量不多的标本而言,采用基因芯片技术检测可能过于浪费。设立区域性芯片检测中心,汇集大量标本检测,可能是今后的发展方向。另外,生物芯片要真正应用于临床仍有不少关键问题亟待解决,包括进一步提高基因芯片的特异性、简化样品制备和标记过程、增加信号检测的灵敏度等。

【免疫学诊断】

外界抗原进入人体可诱发机体产生特异性抗体及致敏淋巴细胞,在体外运用一定的方法来检测此种免疫反应的产物,即为免疫诊断的基本原理。免疫学检测方法具有高度的特异性和敏感性,对传染性疾病与免疫有关的疾病而言,免疫检测对于疾病诊断、发病机制的研究、病情监测与疗效评价等具有重要意义。传统的血清学诊断,主要依据体液免疫原理,采用已知抗原监测抗体。由于抗体多在病程后期才显著上升,故早期诊断意义不大。采用已知抗体检测抗原的方法为传染病的早期诊断提供了重要依据,对一些免疫功能低下的传染病患者尤为重要。

现代免疫学的迅猛发展加深了人们对免疫本质的认识,免疫学理论研究的不断深入,促进了免疫学检测技术不断发展和创新,新方法层出不穷,主要表现在抗原与抗体的纯化,操作技术的微量化、自动化、标准化,放射性同位素及非放射性标记技术的革新,核酸杂交及PCR扩增技术的应用,极大地提高了免疫检测技术的特异性和敏感性。常用的免疫检测方法可分为抗原或抗体检测及细胞免疫检测两大类,本章仅对免疫诊断常用技术的原理、基本步骤及其应用意义作一概要介绍。

一、抗原或抗体的检测

在体内抗原与相应抗体可发生特异性结合。在机体其他免疫因素的参与下,将抗原清除。在体外一定的条件下,抗原与相应抗体也可结合并出现肉眼可见的多种反应,由于抗原的物理性状及参加反应的其他物质不同,抗原与抗体结合后可呈现凝集、沉淀、补体结合等不同现象。通过对这些现象的观察、分析,可鉴定抗原或抗体,故既可用已知抗原检测未知抗体,又可用已知抗体检测未知抗原,由于抗体主要存在于血清中,试验时要用血清作为实验材料,所以常把检测抗原、抗体的试验称为血清学反应。随着单克隆抗体技术的建立及应用,抗体已不一定来自血清,故"血清学反应"一词已有局限性。

(一)抗原抗体结合反应的特点

1. 特异性

抗原与抗体的结合具有高度的特异性,即抗原表面的抗原决定簇必须与相应抗体分子的超变区在结构与空间构型上互补方能结合。同一抗原可有多个抗原决定簇,若两种不同的抗原分子具有一个或多个共同的抗原决定簇,则与抗体结合时可出现交叉反应,如伤寒杆菌的菌体抗体不仅能与伤寒杆菌菌体抗原结合,也能与甲型或乙型副伤寒杆菌菌体抗原结合,反之亦然。

2.可逆性

抗原与抗体的结合是分子表面的结合,犹如酶与底物的结合,为非共价键结合,结合稳定而可逆。一定条件下,抗原抗体结合形成的复合物可解离,解离后的抗原抗体仍保持其原有特性,如解离的细菌仍可存活,解离的外毒素仍有毒性,抗原抗体结合的可逆性主要取决于抗体超变区与抗原决定簇空间互补构型的互补程度,互补程度越高,两者的结合越牢,反之则易解离。

3.可见性

抗原抗体结合能否出现肉眼可见的反应,取决于两者的分子比例。一般抗原多价,抗体为双价,一个抗原分子可与多个抗体分子结合。当抗原抗体分子比例适当时,可结合形成大分子晶格状结构;抗体或抗原任何一方过剩时,虽也能结合,但形成的复合物体积较小,肉眼难以观察。根据参与反应的抗原抗体分子比例的不同,可形成三个区带:平衡区表示抗原抗体比例最合适,两者全部参与反应形成大而多的复合物;抗体或抗原过剩区表示抗原抗体的比例不适当,有抗体或抗原的过剩,形成的复合物少且小,抗原抗体分子比例与结合物大小的关系及区带见图2-5-1。小分子可溶性抗原,因单位体积内其表面积较大,与抗体反应时易致后区现象,而颗粒性抗原则易呈现前区现象,为了使抗原抗体结合呈肉眼可见的反应,试验时应依据抗原的物理性状.对抗原或抗体进行稀释。

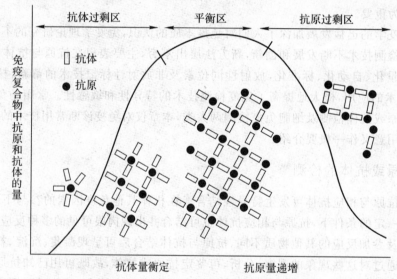

图 2-5-1 沉淀反应中抗原抗体分子的比例关系

摘自李梦东等主编,实用传染病学.第 3 版—北京:人民卫生出版社,2004.139

(二)抗原抗体反应的基本类型

根据抗原的性质、出现结果的现象、参与反应的成分不同,可将抗原抗体反应分为凝集反应、沉淀反应、采用标记物的抗原抗体反应等。

1.凝集反应

细菌、红细胞等颗粒性抗原与相应抗体结合后形成凝集团块,这一类反应称为凝集反应(agglutination)。

(1)直接凝集　将细菌或红细胞与相应抗体直接反应,出现细菌凝集或红细胞凝集现象。一种方法是把抗原和相应抗体在玻片上反应,用于定性测抗原,如 ABO 血型鉴定、细菌鉴定。另一种方法是在试管中系列稀释待检血清。加入已知颗粒性抗原,用于定量测抗体,如诊断伤寒和副伤寒病的 Widal 反应(肥达试验),诊断斑疹伤寒、恙虫病等立克次体感染的 Weil-Felix 反应(外—斐试验),诊断布鲁氏菌病的 Wright 反应(赖特试验)等。

(2)间接凝集　将可溶性抗原包被在红细胞或乳胶颗粒表面,与相应抗体反应出现颗粒物凝集的现象。例如,用 Y-球蛋白包被的乳胶颗粒检测病人血清中的一种抗人 Y-球蛋白的抗体(类风湿因子)。也可用已知抗体包被乳胶颗粒,检测标本中的相应抗原。此外,有一种抗球蛋白试验(antiglobulin test),又称库姆试验(Coomb's test)也属间接凝集。用该法检查血清中的抗 Rh 抗体(IgG)诊断免疫性溶血性贫血时,因 Rh 抗体与 Rh＋红细胞结合后,很难直接引起红细胞的凝集,但加入抗人 IgG 的抗体后,通过二抗把一抗和红细胞的复合物连接起来,于是出现可见的血细胞凝集现象。间接凝集试验简便易行、成本低廉、敏感度较高,在传染病中应用的有:①检测抗体,如沙门菌、痢疾杆菌、肉毒杆菌、布鲁氏杆菌、结核杆菌、肺炎支原体、钩端螺旋体,疟原虫、血吸虫等病原体抗体的检测;肝炎、流感、风疹、疱疹等病毒抗体的检测;②检测自身抗体,如检测 DNA 抗体、抗核抗体等;③测定抗原,如检测乙型肝炎表面抗原和甲胎蛋白等用于原发性肝癌的早期诊断。

近年来建立的明胶凝集试验(PA)也属间接凝集的一种,其作为艾滋病的初筛试验,具有快速、特异性高、简便无需特殊设备等优点,应用日益普遍。其原理为将全病毒抗原或重组抗原吸附于粉色明胶颗粒上,当颗粒与血清作用时,若血清中含有 HIV 抗体,抗原与抗体的结合使得明胶颗粒被动地拉在一起而产生凝集。

(3)艾滋病间接凝集抑制试验　将可溶性抗原与相应抗体预先混合并充分作用后,再加入致敏载体,此时因抗体已被可溶性抗原结合,阻断了抗体与致敏载体上抗原的结合,不再出现载体的凝集现象,称为间接凝集抑制试验(indirect agglutination inhibition-test)。临床常用的免疫妊娠试验就属此类。

(4)协同凝集试验　金葡菌细胞壁中的 A 蛋白(SPA)具有与人及多种哺乳动物血清中 Ig 的 Fc 段相结合的能力,Ig 的 Fc 段与 A 蛋白结合后,其 Fab 段暴露在金葡菌的表面,当遇有特异性抗原时可与之结合导致有金葡菌的凝集试验。这种待测抗原与 SPA 上相应抗体结合而出现的凝集称为协同凝集试验(coagglutination test)。该试验在传染病中可用于:① 细菌快速鉴定和分型,如肺炎球菌、乙型溶血型链球菌、脑膜炎双球菌、志贺痢疾杆菌、布鲁氏杆菌、绿脓杆菌等的分群及鉴定;分枝杆菌和淋球菌的鉴定,以及脑脊液、血液和尿中病原菌的检测;② 病毒鉴定,可检测腺病毒抗原,区分甲、乙型流感病毒及鉴定甲型流感病毒的亚型;③测定细菌的可溶性产物,如用白喉抗毒素标记 SPA 菌体测定相应毒素,可测出 0.4 μg 以下的白喉毒素。

2.沉淀反应

血清、细菌浸出液等可溶性抗原与相应抗体结合,在有适量电解质存在的条件下,形成肉眼可见的沉淀物,称为沉淀反应(precipitation)。沉淀反应的抗原可以是多糖、类脂、蛋白质等,由于其体积小,相对反应面积大,试验时常需稀释抗原,以避免发生后区现象。沉淀反应的种类很多,常用的有环状沉淀反应、絮状沉淀反应、免疫扩散试验及免疫电泳等。

(1)环状沉淀反应 环状沉淀反应(ring precipitation)是将已知抗体放入小口径(2~2.5mm)玻璃管内,小心放入已适当稀释的抗原溶液于抗体表面,使两种溶液界面清晰。数分钟后,在抗原抗体交界处出现白色沉淀环者为试验阳性。此法操作简便,常用于血迹鉴定、微生物分型等。

(2)絮状沉淀反应 絮状沉淀反应(flocculation precipitation)是指抗原与相应抗体在试管内或凹玻片上结合后,凝聚成絮状沉淀物,即为阳性反应,此法可用于检查梅毒的不耐热反应素及毒素或抗毒素的含量。

(3)单向免疫扩散试验与火箭电泳 这是一种在凝胶中进行的沉淀反应。两者均是将一定量已知抗体混于琼脂凝胶中制成琼脂板,在适当位置打孔后将抗原加入孔中扩散。抗原在扩散过程时与凝胶中的抗体相遇,形成以抗原孔为中心的沉淀环,环的直径与抗原含量呈正相关。待检标本的抗原含量可根据形成的沉淀环直径从标准曲线中查到。本法常用于测定血清 IgG、IgM、IgA 和 C3 等的含量。而火箭电泳(rocket electrophoresis)是将琼脂板置于电场中,通电后抗原由负极向正极定向扩散。与板中抗体结合形成火箭形的沉淀峰。火箭峰高度与抗原浓度成正比,故两者均为定量试验。常用于测定体液中各类免疫球蛋白、补体成分的含量。火箭电泳由于受电场力的作用,带负电荷较多的抗原可快速泳动与相应抗体结合而沉积,故需时较短。

(4)双相免疫扩散与对流免疫电泳 双向免疫扩散(double immunodiffusion)是将抗原与抗体分别加于琼脂凝胶的小孔中,两者自由向四周扩散并相遇,在比例合适处形成沉淀线。如果反应体系中含两种以上的抗原抗体系统,则小孔间可出现两条以上的沉淀线。本法常用于抗原或抗体的定性检测、组成和两种抗原相关性分析。

对流免疫电泳(caunter immunoelectrophoresis)是在双相免疫扩散的基础上加电泳,将抗原孔置负极端,抗体置正极端。由于抗原所带的负电荷较抗体多,且抗原分子量小于抗体,在电场中抗原可克服电渗作用而从负极泳向正极;而抗体却克服不了电渗作用,反而从正极泳向负极,这样抗原与抗体形成对流,短时间内即相遇形成沉淀线,故实验所需时间甚短,敏感性亦较双相免疫扩散高。

(5)免疫电泳(immunoelectraphoresis) 是先将待检血清标本作琼脂凝胶电泳,血清中的各蛋白组分被分成不同的区带,然后与电泳方向平行挖一小槽,加入相应的抗血清,与已分成区带的蛋白抗原成分作双向免疫扩散,在各区带相应位置形成沉淀弧。对照正常血清形成的沉淀弧数量、位置和形态,可分析标本中所含抗原成分的性质和相对含量。该法常用于血清蛋白种类分析,以观察免疫球蛋白的异常增多或缺失。如骨髓瘤及低丙种球蛋白血症的诊断。

(6)免疫比浊(immunonephelometry) 是在一定量的抗体中分别加入递增量的抗原,经一定时间后形成免疫复合物。用浊度计测量反应液体的浊度,复合物形成越多,浊度越高,绘制标准曲线,并根据反应液体的浊度推算样品中的抗原含量。该法快速简便,可取代单向免疫扩散测定免疫球蛋白的含量。

3.补体结合试验(complement fixation test,CFT)

CFT 是在补体参与下,以绵羊红细胞和溶血素为指示系统,来观察有无抗原抗体反应的一种血清学试验。本试验共有 5 种成分参与,分为两个系统:指示系统和待测系统,试验时先让待测系统与补体作用,然后加入指示系统。若待测系统有相应的抗原抗体形成的复合物,则可消耗补体,指示系统因无补体参与而无溶血现象,此即补体结合试验阳性;反之为阴性。本试验影响因素较多,操作亦繁琐,但敏感性及特异性较高,且对颗粒性抗原或可溶性抗原均适用,临床常用于检测某些病毒、立克次体和螺旋体在血清中的抗体,也可用于病毒的分型。

4.免疫标记技术

免疫标记技术是用荧光素、酶或放射性核素等标记物,标记抗体或抗原进行的抗原抗体反应,是目前应用最广泛的免疫学检测技术。标记物与抗体或抗原连接后,不改变后者的免疫特性,不仅大大提高了抗原抗体结合反应的敏感性,且与光镜或电镜技术相结合,可对待测物质精确定位,从而为基础及临床医学研究和诊断提供了方便。本方法可用于定性、定量及定位检查。

(1)免疫荧光法(immnunfluorescence)　是用荧光素与抗体连接成荧光抗体,再与待检标本中的抗原反应,置荧光显微镜下观察,抗原抗体复合物散发出荧光,借此对标本中的抗原作鉴定和定位。常用的荧光素有异硫橄酸荧光素(FITC)和藻红蛋白(PE),前者发黄绿色荧光,后者发红色荧光。可单独使用一种荧光素,也可同时使用两种荧光素标记不同抗体,作双色染色,检查两种抗原。

①直接荧光法:将荧光素直接标记抗体,做标本染色(图 2-5-2)。该法的优点是特异性强,但其缺点是每检查一种抗原必须制备相应的荧光抗体;②间接荧光法:用一抗与标本中的抗原结合,再用荧光素标记的二抗染色(图 2-5-2)。该法的优点是敏感性比直接法高,制备一种荧光素标记的二抗可用于多种抗原的检查,但非特异性荧光亦会增加;③补体法:本法系利用补体结合反应的原理,用荧光素标记的抗补体抗体,鉴定未知抗原或未知抗体。染色程序也分二步:先是将未标记的抗体和补体加在抗原标本上,使其发生反应,随后再加标记抗补体抗体,使之形成抗原—抗体—补体复合物(图 2-5-2)。

直接法的特异性高,敏感性较差。间接法敏感性高,但特异性较差,这可能是因为间接法的中间层可结合更多的标记抗体所致。补体法与间接法相同,但它有其独特的优点。即只需要一种标记抗补体抗体,便能检测各种抗原抗体系统,且因补体可被任何哺乳动物的抗原—抗体系统所固定,故可用于各种动物的已知抗体或待检血清。但由于参与反应的成分较多,染色程序较复杂,特异性亦较差。

免疫荧光抗体检测几乎可以快速鉴定全部传染病的病原体。在细菌检测方面可以快速鉴定甲组乙型溶血性链球菌、脑膜炎双球菌、致病性大肠埃希菌、痢疾杆菌、霍乱弧菌、布鲁氏杆菌、鼠疫杆菌、炭疽杆菌、白喉杆菌、百日咳杆菌、伤寒杆菌、流感嗜血杆菌、肉毒杆菌等。在螺旋体的检测方面,可检测钩端螺旋体、梅毒螺旋体等。在病毒检测方面,可对流感病毒、EB 病毒、麻疹病毒、风疹病毒、单纯疱疹病毒、乙型脑炎病毒、甲型肝炎病毒、乙型肝炎病毒、狂犬病病毒、脊髓灰质病毒及腺病毒等作快速鉴定。利用原发感染的材料(如血液、尿液、粪便、脊髓液、咽喉鼻拭子含漱液、渗出液及尸检材料等)直接制片,也可经组织培养细胞作间接荧光法检测。在寄生虫的检测方面,几乎对所有人体寄生虫如疟原虫、阿米巴原虫、利什曼原虫、弓形虫、血吸虫、肺吸虫、钩虫、绦虫、蛔虫等及其抗原均可采用本法,除了在临床诊断上可进行病毒抗体或抗原的检测外,荧光抗体检测法尚可用于细菌的菌种鉴定、抗原

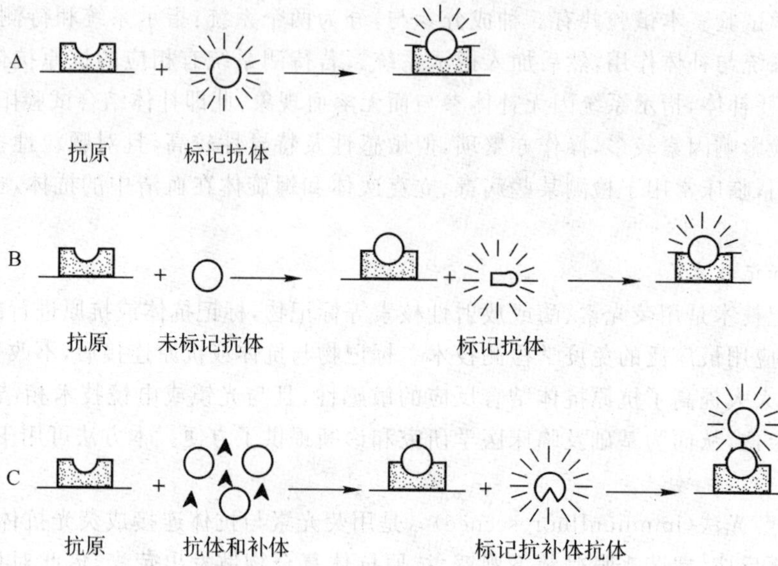

图 2-5-2 荧光抗体染色法　A.直接法 B间接法 C补体法

摘自李梦东等主编,实用传染病学.第 3 版.北京：人民卫生出版社,2004.142

结构的研究、病毒感染细胞的计数、感染细胞内病原的定位等,并且可结合显微分光光度计直接测量单个细胞内的荧光强度,使定量更为客观。

免疫荧光技术虽然具有快速、敏感、应用范围广,能将特异性和形态学进行结合等优点,但也有其不足之处,如只能看到细胞的荧光,不能对组织细胞进行细微的观察;荧光易消退,难以得到永久性标本;非特异荧光干扰较多,结果判断的客观性略差;需高精密的荧光显微镜设备等,致其使用受到一定限制。高精密的荧光显微镜设备等,致其使用受到一定限制。

（2）酶免疫测定（enzyme immunoassay,EIA）　是用酶标记的抗体进行的抗原抗体反应。它将抗原抗体反应的特异性与酶催化作用的高效性相结合,通过酶作用于底物后显色来判定结果。可用酶标测定仪测定光密度（OD）值以反映抗原含量,敏感度可达每毫升 ng/pg 水平。常用于标记的酶有辣根过氧化物酶（horseradish peroxidase HRP）、碱性磷酸酶（alkaline phosphatase,AP）等。常用的方法有酶联免疫吸附试验和酶免疫组化法,前者测定可溶性抗原或抗体,后者测定组织中或细胞表面的抗原。

酶联免疫吸附试验（enzyme linked immunosorbent assay,ELISA）是酶免疫测定技术中应用最广的技术。其基本方法是将已知的抗原或抗体吸附在固相载体（聚苯乙烯微量反应板）表面,使抗原抗体反应在固相表面进行,用洗涤法将液相中的游离成分洗除。ELISA 的操作方法很多,以下简介几种基本方法。

间接法:将抗原吸附于固相支架聚苯乙烯微孔板上（致敏载体）,加待检血清（抗体）到致敏的载体上,经孵育、洗涤过剩血清,加酶标记抗球蛋白,酶标记抗球蛋白与抗原—抗体复合物结合在一起,最后加底物显色,根据显色强度测定待检血清中抗体的含量（图 2-5-3）。

双抗夹心法:用 2 个抗体,一个是针对抗原的,一个是酶标记的。先用特异抗体致敏载体（吸附于固相载体上）,加上含有抗原的待检血清,孵育,洗去过剩的抗原,加酶标记的特异抗体再孵育,最后加底物显色,显色的强度等于抗原存在的量（图 2-5-4）。

竞争抑制法:将特异性抗体球蛋白吸附于固相载体上,加上特异性抗原,孵育后同时加

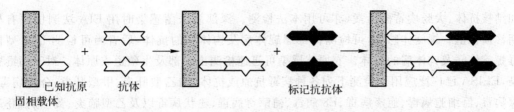

图 2-5-3　酶联间接法（应用标记抗抗体检测未知抗体）

摘自李梦东等主编，实用传染病学．第 3 版．北京：人民卫生出版社，2004．143

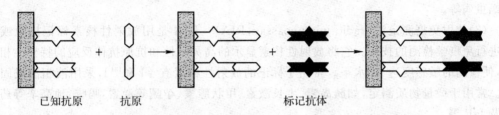

图 2-5-4　酶联固相夹心法（应用标记抗体检测病毒抗原）

摘自李梦东等主编，实用传染病学．第 3 版．北京：人民卫生出版社，2004．143

入待检血清（抗体），若待检血清中含特异抗体，和酶标记特异性抗体，两者竞争抗原，洗涤后与特异抗原结合，酶标记抗体被冲洗掉，加底物后显色（呈阳性反应）；如待检血清不含特异抗体，酶结合抗体与特异抗原结合，加底物后不显色（呈阴性的反应）（图 2-5-5）。

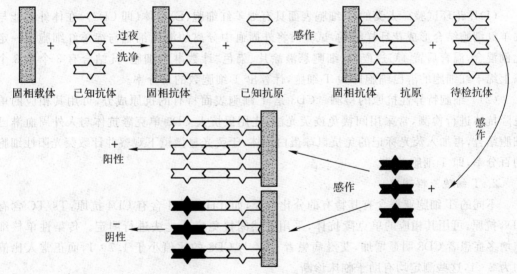

图 2-5-5　酶联重测定固相阻断法（应用标记的抗体检测未知抗体）

摘自李梦东等主编，实用传染病学．第 3 版．北京：人民卫生出版社，2004．144

酶联免疫吸附技术的应用范围日益广泛。在传染病方面的应用，几乎可检测到所有的病原体抗原、抗体或毒素，如细菌感染，采用 ELISA 法检测病人血清中沙门菌属 O 抗体，敏感性较肥达反应提高 100 倍以上，可重复性亦好，且交叉反应较少；已有用本法检测霍乱弧菌毒素诊断霍乱；检测白喉毒素，其敏感性比常规方法高 100～1000 倍，检测布鲁氏杆菌病抗体亦较血凝法敏感、快速和简便，IgG、IgM、IgA 抗体以区别急、慢性布鲁氏杆菌病。其他如结核抗体、大肠埃希菌毒素,亦可用本法检测。深部念珠菌感染时用 EIA 法测抗原有早期诊断价值。螺旋体感染,可检测梅毒螺旋体病及钩体病的抗体,后者尚可检测 IgM 型梅毒螺旋体病及钩体病的抗体。衣原体感染可迅速检测出眼部及生殖道衣原体。对于病毒感染,ELISA 已广泛应用于检测下列各种病毒抗原或抗体,如乙型肝炎、甲型肝炎、合胞病毒、腺病毒、巨细胞病毒、疱疹病毒、E8 病毒、柯萨奇病毒、轮状病毒以及乙型脑炎、黄热病,登革热、狂犬病、风疹、流行性感冒、腮腺炎等疾病的确诊。用 ELISA 法检测寄生虫感染者血清中的抗体,应用范围也日益广泛,如血吸虫病、疟疾、丝虫病、弓形虫病、棘球蚴病、肝吸虫病及蛔虫病等。

(3)放射免疫测定法(radio immunoassay,RIA)　RIA 是用放射性核素标记抗原或抗体进行免疫学检测的技术。它将放射性核素显示的高灵敏性和抗原抗体反应的特异性相结合,使检测的敏感度达 pg 水平。常用于标记的放射性核素有 ^{125}I 和 ^{131}I,采用液相法或固相法。常用于微量物质测定,如胰岛素、生长激素、甲状腺素、孕酮等激素,吗啡、地高辛等药物以及 IgE 等。

二、细胞免疫功能检测

细胞免疫是由多种细胞及细胞因子相互作用的结果,因此细胞免疫功能检测不仅涉及 T 细胞的数量和功能,也包括各类因子活性的测定。

1. 细胞总数测定

(1)E 花环试验　人类的 T 细胞表面具有绵羊红细胞(E)受体(即 CD2),在体外它能与绵羊红细胞结合形成花环样结构,试验时将外周血中分离的淋巴细胞与绵羊红细胞按一定比例混合,温育后置 4℃过夜,取细胞悬液涂片、染色、计数淋巴细胞,凡结合有 3 个及 3 个以上绵羊红细胞的淋巴细胞即为 T 细胞,计算出 T 细胞数的百分率。

(2)T 细胞特异性抗原的检测　CD3 是 T 细胞表面特有的抗原成分,可用其相应的单克隆抗体进行检测,常采用间接免疫荧光法,先用鼠抗人 CD3 单克隆抗体与人外周血淋巴细胞结合,再加入荧光标记的兔抗鼠球蛋白抗体,于荧光显微镜下观察并计数荧光阳性细胞的百分率,即 T 细胞总数。

2. T 细胞亚群测定

不同的 T 细胞亚群含有其特有的分化抗原,如 TH/TDH 含有 CD4 抗原,Ts/TC 含有 CD8 抗原,可用其相应的单克隆抗体,采用上述间接免疫荧光法进行测定。传染性单核细胞增多症患者 CD8 明显增加,艾滋病患者 CD4 与 CD8 的比值小于 1.7:1,而正常人比值约为 2:1,这些测定均有助于临床诊断。

3. T 细胞功能测定

(1)淋巴细胞转化试验 T 细胞在受到非特异性有丝分裂原(pHA 等)或特异性抗原刺激后,可转化为淋巴母细胞,依据 T 细胞的转化率,可判断机体的细胞免疫功能水平。

试验采用外周血分离的淋巴细胞或全血,刺激物常用 pHA。常用的方法有形态学法和同位素掺入法。形态学方法简便易行,不需要特殊设备,但受客观影响较多,重复性差;同位素掺入法结果客观,重复性好,但需一定的仪器设备。新近有一种比色法,称 MTT 法,其原理为 MTT 是一种噻唑盐,化学名 3-(4,5-二甲基-2 噻唑)-2,5-二苯基溴化四唑。在细胞培养终止前数小时加入的 MTT,作为细胞内线粒体琥珀酸脱氢酶的底物参与反应,形成褐色的甲王赞颗粒,并沉积于细胞内或细胞周围。甲王赞可被随后加入的盐酸异丙醇或二甲基亚矾完全溶解,可用酶标测定仪测定细胞培养物的 OD 值。因甲王赞的生成量与细胞增殖水平正相关,故可用样品的 OD 值反应细胞增殖水平的高低。该法也用于某些细胞因子活性的测定(细胞因子依赖的细胞株增殖法)。MITT 法敏感性虽不及 3 H-TdR 掺入法,但操作简便,无放射性污染。

(2)细胞毒试验:是测定 Tc 杀伤功能的一种试验。将受检者外周血分离的单个核细胞与^{51}Cr 标记的靶细胞按一定比例混合,37 温育后用 Y 测量仪检测上清液中^{51}Cr 的含量。靶细胞被杀伤的越多,上清中^{51}Cr 的量就越多,据此推算出 Tc 杀伤活性的高低。本试验主要用于判断机体免疫力是否低下,在一些免疫力低下的疾病如艾滋病、病毒感染、恶性肿瘤中^{51}Cr 的释放率可明显降低。

4.体内检测法

细胞免疫的体外测定可在一定程度上反应机体的细胞免疫水平,但临床上更为常用的是体内皮试法。细胞免疫功能正常者,当再次接触相同抗原时,皮肤上可出现红肿、硬结等Ⅳ型变态反应,细胞免疫功能低下者可呈弱阳性或阴性反应。临床常以此作为某些传染病的诊断或判断肿瘤患者的细胞免疫状态、疗效及预后。

(1)生物抗原皮试法　生物抗原有特异性与非特异性两种,前者系由病原菌中提取的抗原成分,如结核菌素(OT)、纯蛋白衍生物(PPD)等,其中以 OT 应用最为普遍。将上述抗原定量注射于前臂皮内,24～48h 观察结果,局部出现红肿,硬结直径＞0.5cm 为阳性。非特异性生物抗原常用的有植物血凝素(FHA),一般于注射后 6～12h 出现红斑、硬结。24～48h 达高峰,硬结直径＞1.5cm 为阳性。前者常因受试者从未接触过所试抗原,使结果难以判断,往往需采用两种以上抗原皮试,综合分析判断。后者敏感性高,且安全可靠,临床更为常用。老年人、应用免疫抑制剂、放疗、维生素 K 和铁缺乏、蛋白性营养不良、免疫缺陷、病毒、细菌或真菌感染、恶性肿瘤、肝脏病变等生理及病理情况时,皮试反应性均可降低。

(2)化学性半抗原皮试法　常用的有二硝基氯苯(DNCB)和二硝基氟苯(DNFB),它们均系小分子半抗原,进入皮肤后易与组织蛋白结合成完全抗原,诱发皮肤Ⅳ型变态反应。试验前先用 1% 的 DNCB 或 DNFB 涂布于前臂皮肤,使其致敏,24h 后洗去。2～3 周后再以小剂量 DNCB 或 DNFB 涂布于同侧或对侧皮肤,24～48h 后局部发生红肿、硬结、水泡或溃疡者为阳性。此法不受试验者有无感染史的限制,反应细胞免疫功能更为确切,但局部反应较大,不易为受试者接受。

三、其他具有临床应用前景的免疫检测技术

1.化学发光免疫试验(CLEIA)

将化学发光物引入 ELISA 建立了化学发光免疫试验。苯巴比妥和异苯巴比妥是最常用的两种发光底物。测定系统中的过氧化物酶催化氧化苯巴比妥,产生激发态的氨基苯甲酸离子,后者恢复到基态时,发出蓝光子,可被敏感的光电倍增管检出。因可检出的发光率很低,使其具有很高的敏感性。该方法已成功用于人血清中乙肝表面抗原的检测。

2.生物素—抗生物素系统酶联免疫吸附测定(BAS-ELISA)

生物素(biotin)与亲和素(avidin)有着极高亲和力,它们的亲和常数可高出抗原抗体间亲和力的百万倍以上。而且 1 分子亲和素可与 4 分子生物素结合。利用这些特性来增强和

放大免疫学方法的敏感性,达到诊断和研究的目的。可分为：桥联亲和素—生物素测定法〔BRAB)、标记亲和素—生物素测定法(LAB)及亲和素—生物素—过氧化物酶复合物测定法(ABC)。若将上述 3 个系统应用于 ELISA 中,则分别称为 BAS-LISA,BA-ELISA 及 ABC-ELISA,统称为 BAS-ELISA。其基本方法是用生物素标记特异性抗体,再用亲和素标记酶,通过亲和素与生物素的高度亲和力使抗原抗体与酶联结,经底物显色,测定抗原抗体,可用于体液及免疫组织化学测定。

3. 时间分辨荧光免疫分析技术(TR-FIA)

又名分解—增强—镧系荧光免疫分析技术(DELFIA)。是继 RIA 后在 FIA 技术的基础上发展起来的一种新型非放射配基结合分析法,采用稀土元素标记抗体,利用时间分辨荧光计测量,排除样品中非特异荧光的干扰,最大限度地提高了测量方法的灵敏度,并且具有特异性强、标记物稳定、标准曲线量程宽、无放射性污染、简便快速等多种优点。

4. 荧光偏振免疫分析(FPIA)

FPIA 是一种利用物质分子在溶液中旋转速度与分子大小呈反比的特点对荧光标记抗体进行检测的技术。在免疫系统中,Ag-旋转 Ag-Ab 复合物快,以荧光物质标记的 Ag^F 与标本中的 Ag 竞争结合特异性 AB,形成 Ag^F-Ab,Ag^F-Ab 旋转比 Ag^F 慢。当反应接受一个偏振光的投入时,若 Ag^F 分子的长轴与投入的偏振光平行,荧光物吸收的偏振光最多,分子呈激发态,当回到基态时发出一个偏振荧光;若反应液中的分子发生旋转,发出的偏振光就会减弱,减弱的程度与分子旋转的速度呈正比,与分子大小呈反比。与其他免疫学分析方法相比,FPIA 具有以下优点:① 简便的均相测定方案易于快速、自动化进行;② 荧光标记试剂效期相对较长,标准化结果可靠;③ 用空白校正去除干扰,测定结果准确。但与非均相免疫分析方法相比,灵敏度稍低。FPIA 技术最早被用于体内药物分析,现已被广泛用于检测艾滋病抗体Ⅰ＋Ⅱ型、丙肝抗体、乙肝六对、甲肝抗体、甲肝抗体 IgM、甲肝抗体定量和乙肝 e 抗原定量等。

5. 电化学发光免疫分析技术(ECLIA)

与一般化学发光技术的主要区别是标记物不同。ECLIA 采用联吡啶钌 $Ru(bpy)_3^{2+}$ 作为发光试剂标记分子,在三丙胺阳离子自由基(TPA^+)的催化以及三角形脉冲电压激发下,可产生高效稳定的连续发光。一般的化学发光(酶促发光)是标记催化酶(辣根过氧化物酶、微过氧化物酶等)或化学发光分子(苯巴比妥),这样的发光不稳定,为间断的、闪烁性发光,而且在反应过程中易发生裂变,导致反应结果不稳定。而 ECLIA 检测采用均相免疫测定技术,不需要像一般发光检测时需将结合相、游离相分开,从而大大简化了检测步骤,也更容易自动化。因而,ECLIA 和其他免疫检测技术相比具有十分明显的优点:① 标记物吡啶钌可与蛋白质、半抗原激素、核酸等各种化合物结合,使其检测项目极广;② 采用新型"链霉亲和素—生物素"磁性微珠包被技术,使检测灵敏度更高 <1pmol,线形范围更宽(>10^4),反应时间更短(<20min):③ 钌化合物稳定性好,被其标记的蛋白质活性在 4℃ 可保持 1 年以上,这使得应用更加方便、经济。目前该技术已开发出一系列试剂盒用于抗原抗体如 HBsAg、AFP、CEA、抗-HCV 的检测,具有良好的发展前景。

6. 单克隆抗体(McAb)

单克隆抗体由单一祖先细胞分裂繁殖而形成一簇纯系细胞分泌产生的,质地纯一,特异性高,能特异地与抗原的一个决定簇结合的抗体。其有效抗体含量高,无效免疫球蛋白含量少甚至没有,特异性和亲和力在各批次间恒定不变。因此用单克隆抗体进行多种检测,特异性及敏感性高。制成各种试剂,便于进行质量控制及大量生产,容易做到标准化。McAb在生物学的各个领域中得到广泛应用,在病毒学、细菌学及寄生虫中的研究和应用更广。对于病毒抗原的分析,在了解病毒变异株的抗原变异,探查细菌的抗原结构、识别和分离寄生虫的保护性靶抗原等方面都具有极大的价值。目前已建立了分泌抗HBs、抗HBe及抗PreS2等单克隆抗体的杂交瘤细胞株,并应用这些McAb建立了固相放射免疫、酶联免疫、时间分辨荧光免疫及免疫层析等一系列检测技术,并组装成全部采用McAb替代常规血清的ELISA试剂盒,检测质量稳定、敏感、特异、高效。

【基因诊断技术】

随着现代分子生物学的研究进展,特别是人类基因组计划(human genome project,HGP)的完成及后基因组计划的深入,人们认识到除外伤以外的几乎所有人类疾病均与基因异常有关。基因异常包括内源基因变异和外源基因侵入(即病原体感染)。内源基因异常可分为结构异常和表达异常或两者共存,前者如点突变、缺失、插入、染色体易位、基因重排等,后者如正常基因表达量异常或原癌基因异常表达、抑癌基因失活等,这些往往可导致各种遗传性疾病、肿瘤、免疫紊乱性疾病等。

在感染性疾病诊断领域,基因诊断是继形态学、生物化学和免疫学之后的第四代诊断技术。感染性疾病的基因诊断包括两方面含义:从病原体方面来讲,基因诊断是采用各种基因分析技术去寻找和发现这些病原体独特的基因片段、基因或基因组以证实病原体的存在;从宿主方面来讲,是指寻找易于患某种疾病的易感基因。

与传统诊断技术相比,基因诊断有以下特点:① 采用分子杂交、聚合酶链反应(polymerase chain reaction,PCR)等现代分子生物学技术,这些技术具有信号放大效应,直接放大目的基因,灵敏度很高;② 检测对象是病原体自身的特异性基因或其片段,特异性强;③ 检测迅速,特别是对于培养和分离困难的病原体,基因诊断更具优势;④ 对存在明显基因缺陷的患者可做出前瞻性诊断;⑤ 可用于疗效判断和预后评估。

基因诊断的常用技术:

基因诊断技术分类方法较多。首先,根据目的基因是否被放大可分为杂交法和扩增法,前者被检测的目的基因不被放大,如分支链DNA技术,后者包括PCR及连接酶链反应、Qβ复制酶系统等。用杂交法可以进一步检测经过放大的基因片段,如PCR产物杂交分析。其次,根据被检测基因的核酸类型分类:① 在杂交法中,Southern印迹用于检测DNA,Northern印迹用于检测RNA,斑点印迹(斑点杂交)既可检测DNA也可检测RNA;PCR法主要用于直接扩增DNA,通过逆转录也可将RNA先转变为cDNA再进行扩增(逆转录PCR),如检测HGV、HCVT、HIV等;③ 原位杂交或原位PCR,也可分为DNA或RNA原位杂交、原位PCR或原位逆转录PCR。第三,根据是否提高敏感度分类:分支链DNA技术是根据固相杂交的原理,采用一种放大标记探针,目的基因不被放大,但检测信号被放大,从而提高了敏感度;套式PCR(nested-PCR)是用两套引物(外、内引物)做两轮PCR,第二轮PCR以第一轮PCR的产物为模板,敏感度进一步提高,常用于检测极微量的病毒基因以及检测大多数RNA病毒(逆转录套式PCR)。第四,根据诊断目的可分为定性诊断、定量或半定量诊断以及基因序列分析等。在实际应用中,这些技术常常需要综合应用、有侧重地选择。

一、核酸分子杂交

(一)原理

在一定温度和离子强度等条件下,根据碱基互补配对以及核酸分子变性与复性原理,不同来源的单链核酸分子(包括 DNA、RNA 和寡核苷酸链等)只要在某一区域存在一定数量的互补碱基,即可形成新的杂交体,这种依据碱基配对规律使不同来源的两条单链核酸分子相互结合形成杂交体的过程称为核酸分子杂交。目前杂交技术已广泛运用于核酸结构与功能研究。将已知的特定基因或基因片段用同位素或非同位素标记物进行标记,制成基因探针,利用核酸分子杂交技术,通过检测标记信号即可检测特定基因或核酸片段是否存在。

(二)核酸杂交的技术类型

1. 固相杂交

相杂交中,目的基因是以各种固相介质如膜(如硝酸纤维素膜、尼龙膜及 PVDF 膜等)、微反应板及琼脂糖珠等作为载体。常用的技术方法有:

(1)Southern 印迹(Southern blot)   又称凝胶电泳印迹转移杂交,是电泳技术与杂交技术结合的一种方法,用于检测 DNA。首先分离待测标本 DNA,经限制性内切酶消化成一系列片段后进行琼脂糖凝胶电泳,各片段因分子量不同而彼此分开,然后经碱处理使 DNA 片段变性,在高浓度转移缓冲液中经毛细孔作用将变性 DNA 片段从凝胶中转移至硝酸纤维素膜或其他种类的膜上,经烘干、固定,以同位素标记的 DNA 探针进行杂交,洗膜后进行放射自显影,从显影区带鉴定待测标本 DNA 片段的存在。

(2)Northern 印迹(Northern blot)   原理和方法与 Southern 印迹技术相似,用于检测 RNA(主要是 mRNA)。RNA 的变性不能用碱,而应采用甲基氢氧化汞、乙二醛等。

(3)斑点杂交(clot blot)   将适量标本如血清、细胞或组织匀浆提取物直接点在固相材料如硝酸纤维滤膜或尼龙膜上,经变性、中和、固定后,用标记探针进行杂交,通过放射自显影或酶显色反应判定结果是否阳性。斑点杂交可用于检测 DIVA 和 RNA.

(4)分支链 DNA 技术(branched DNA,bDNA)   是以微反应板为载体建立的一种病毒基因组杂交定量分析技术。bDNA 系统由数组相关的人工合成寡脱氧核苷酸组成。第一组探针是捕获探针,它的 5'端标有生物素,可与已预先包被在微量反应板上的亲和素特异结合。理想的是,该探针结合后可竖直地牢固吸附于板孔表面。这与以往将捕获探针"平躺"于板孔表面的方式不同,可以最佳地发挥"捕获"(或杂交)能力。第二和第三组探针分别有 12 套和 36 套,可与 HBV DNA 分子组成夹心结构,每套探针都分别由两个部分组成。第二组所有探针 3'端 20 个寡核苷酸序列与捕获探针互补,其余 30 个左右寡核苷酸序列不一,分别与 HBV DNA 不同区域互补。第三组探针与第二组相似,在杂交过程中,一段与靶分子特异结合,另一段则与放大探针互补。放大探针即分支链探针,一级结构呈钗状或梳状,在钗柄即主链的一端连接了 45 根由 18 个寡核苷酸组成的分枝链,主链的其余部分则是可与第三组探针互补的序列。第五组探针与第四组探针的分支链互补,一端用 AP 修饰。信号检测则是通过 AP 酶促化学发光原理,从发光信号的强弱判定待测标本中 HBV DNA 含量,同时设定克隆 HBV DNA 作参考标准。

bDNA 技术具有以下优点:①灵敏度高:阈(cut-off)值达 70000 Eq/ml;②阳性检出率高,Chrion 公司的第二代 bDNA 系统已可检出 HBV 基因各种亚型和突变型;③稳定性和可重复性好；④操作简便、省时，易于普及。

（5）微反应板酶联夹心杂交技术（micmtitre enzyme-linked sandwich hybridization，MESH） 这是一种 HBV 基因组定量检测技术。检测系统包括特制微反应板、捕获探针、夹心探针、信号放大探针以及显色试剂等。该技术与 bDNA 有许多相似之处，其灵敏度、稳定度和特异性等均与 bDNA 相似。独特之处在于采用的信号放大探针是一种部分单链 DNA 结构，单链部分长 20 nt，与第二组夹心探针互补，双链部分掺入了生物素，用于信号检测，双链的长度可在一定范围内任意调整，掺入生物素的数量也可在一定范围内调整，因此信号放大的倍数也能够适当调整。标记信号放大探针的制备工艺简单，耗材不多。

2. 液相杂交

基本原理是用同位素掺入法制备的标记探针，与待测核酸在液相中杂交，再经过吸附洗脱或过柱洗脱，分离游离和结合的探针，测定结合探针部分的放射活性。美国 Abbott 实验室和芬兰 Orion 公司分别建立的 HBV bNA 定量检测技术均属于放射性液相杂交法。

3. 原位杂交（in situ hybridization）

原位杂交是细胞学技术与核酸杂交技术相结合的一种特殊技术。用标记的核酸探针与固定的细胞涂片、压片、细胞悬液滴片或组织切片上具有互补序列的单链 DNA 或 RNA 形成双链杂交体，然后通过放射自显影、酶底物显色或激发荧光等方法检测特定核酸分子所在的部位。本法不需从细胞中提取核酸，可直接观察待侧核酸所属细胞类型、细胞内分布状态及与细胞染色体的关系等，是检测病毒与细胞相互关系的良好方法。

【基因诊断技术在感染性疾病中的的临床应用】

基因诊断技术在感染性疾病中的临床应用日益广泛。病原体基因定性、定量和序列分析均已成为现代临床医学所必需。杂交法和 PCR 扩增仍然是主流技术，新近发展的各种检测手段绝大多数都要以此两项技术为基础或依托。在感染性疾病中，基因诊断常用于检测与鉴定病原体、评价治疗反应、评估疾病预后和检测耐药性等。人类基因组计划（HGP）的成功实施推动了微生物基因组计划顺利开展，目前已有 20 余株细菌和 600 多株病毒完成了基因组测序，最近日本学者又公布了曲霉菌和棒状杆菌的基因组序列。另有大量其他病原体的特征性基因片段已被阐明，这些工作为基因诊断技术在感染性疾病中的临床应用打下了坚实基础。目前已可开展基因诊断的病原体如病毒：人类免疫缺陷病病毒、肝炎病毒、柯萨奇病毒、埃可病毒、脊髓灰质炎病毒、腺病毒、EB 病毒、单纯疱疹病毒、人巨细胞病毒、人疱疹病毒 6 型、登革热病毒、汉坦病毒、乳头瘤病毒、轮状病毒、肠病毒、人 T 细胞白血病病毒、人类微小病毒 B19、水痘病毒等；如细菌：产毒性大肠埃希菌、奈瑟淋球菌、李斯特菌、沙门菌、结核杆菌、幽门螺杆菌、弯曲菌、军团菌、分枝杆菌、绿脓杆菌、志贺菌、弧菌、耶尔森菌等；其他如恶性疟原虫、利什曼原虫、克鲁斯锥虫、马来丝虫、血吸虫、梨浆虫、肺抱子虫、贾第虫、弓形虫、肠球虫、白色念珠菌、曲霉菌、隐球菌、立克次体、巴尔通体等。

一、核酸分子杂交技术在感染性疾病中的临床应用

Sorthern 印迹、Northern 印迹及斑点杂交等膜杂交技术是感染性疾病基因诊断中相对"经典"的技术，但是由于此类固相杂交技术操作繁琐、敏感度不高，已不再是临床常规定性检测手段，更多的是用于细菌、真菌的基因型分型鉴定。

20 世纪 90 年代中后期发展起来的 hDIVA 技术和 MESH 技术均是针对 HBV 所开发的基因定量诊断技术,突破了以膜为载体的种种局限性,实现了定性和定量检测的高精确性以及操作上的简便性,成为颇受广大检验工作者和感染病医师欢迎的检测技术,临床应用范围越来越广,目前在 HBV、HCV、HIV 以及 CMV 等病毒基因组定性和定量诊断方法中具有重要地位,今后可能会扩展到其他病原体,如细菌耐药质粒、真菌、衣原体以及支原体等的基因诊断。这两项技术的最大优点在于:① 可以检测小分子如病毒的基因组;② 采用的是信号放大系统,而非基因扩增,假阳性少;③ 可以全定量;④ 采用人工合成的寡核酸探针,成本低,检测时间大大缩短;⑤技术要求不高。

二、PCR 技术在感染性疾病诊断中的应用

PCR 技术在感染性疾病基因诊断中有广泛的应用价值,目前已成为基因定性和定量诊断的主要技术手段。随着试剂的商品化、试剂盒质量的提高、检验操作的规范、检验技术队伍的扩大和检验水平的提高,PCR 已作为一项成熟的技术应用于各种感染性疾病的基因诊断。以下简要介绍 PCR 技术在几类重要的感染性疾病中的应用情况。

(一)PCR 在病毒感染性疾病中的应用

1. 病毒性肝炎

HBV 一般经血液传播为主,主要在肝细胞中增殖。但利用 PCR 技术证实在一些肝外组织如肾脏、胰腺、骨髓细胞、外周血白细胞中亦存在 HBV DNA,从泪液、乳汁、胃液中也检出了高滴度 HBV DNA,这些发现提示可能存在其他的传播途径。PCR 法检测 HBV 的优势表现在:①可早期诊断,在感染潜伏期即可检出 HBV DNA;②对低滴度持续感染病人的诊断有特殊优势,对于献血员的筛选尤为重要;③疗效跟踪及病程判断,在治疗前后及治疗过程中通过监测血清中病毒基因存在与否及其含量的动态变化可准确了解病情,有助于适时调整治疗方案。HCV 的特点是在肝细胞内复制后间断释放入血,并且在血清中的浓度很低。利用 RT-PCR 技术可直接检测血清中低浓度 HCV RNA,了解病毒在体内复制的动态状况。

对于 HBV 和 HCV 的定量诊断,目前临床上应用较广泛的是荧光定量 PCR 技术。通过了解病毒载量高低,可预测抗病毒治疗反应和评价患者的传染性。如血清中 HBV 和 HCV 滴度很高则对干扰素的治疗反应较差。另外发现,若母亲血清 HCV RNA 高于 1×10^6 拷贝/mL,其子代经垂直传播感染 HCV 的几率明显增加,并且正常分娩者感染率高于剖宫产者。

2. HIV 感染

HIV 是一种逆转录病毒,感染宿主细胞后即逆转录产生 DNA 并整合到宿主细胞 DNA 中成为前病毒,作为病毒复制的模板。一旦发生整合,宿主细胞即无法清除病毒。目前认为,用 PCR 法检测 HIV 感染者血液、淋巴细胞或其他组织和体液中的病毒载量与 CD4 细胞计数具有同等重要的临床意义。HIV 在血清中的载量与患者的疾病状态密切相关,病毒滴度较低时,患者可表现为持续的无症状携带状态;而在出现血清转换后,病毒滴度的持续升高则预示着患者可迅速进入 AIDS。另外,当血清中 HIV 达到 30000～50000 拷贝/ml 时,无论其处于何种疾病状态,均应接受抗病毒治疗。抗病毒治疗后,HIV 水平明显下降则表明抗病毒治疗有效。对 HIV 的定量诊断可采用实时荧光定量 PCR,也可采用检测 RNA

的专用技术 NASBA 技术。

3. 疱疹病毒感染

疱疹病毒包括单纯疱疹病毒(HSV)、人巨细胞病毒(H-CMV)、EB 病毒(EBV)、人疱疹病毒 6(HHV6)等,在正常人群中感染率很高,例如 60%～90%的成人 HCMV、HHV-6 IgG 抗体阳性。对正常人群而言,绝大多数为无症状感染,临床意义不大;但对于 AIDS 患者、器官移植术后及其他原因而致免疫功能低下的人群而言,潜伏感染的病毒则可被激活而发展为持续的急性感染,从而威胁患者生命或造成移植物出现排斥反应。由于肾移植、骨髓移植、肝移植等器官移植术的广泛开展以及 AIDS 的蔓延等原因,这类病毒的感染也越来越受到重视。

目前诊断 HCMV 以及 HHV-6 等现症感染的"金标准"是病毒的分离培养,而免疫学检测及 DNA 定性检测的临床意义有限。近年来研究发现,对这类病毒作基因定量分析在判断现症感染、病情轻重及疗效评估中有重要价值。大多数学者认为,HCMV 的 DNA 或 mRNA 定量检测是活动性 HCMV 感染较为可靠的指标。患者血清 HCMV 的 DNA 超过每毫升 400 拷贝或短期内明显增加,特别是 pp67 mRNA 阳性可作为开始抗病毒治疗的标志。EBV 基因定量结合外周血淋巴细胞计数对诊断器官移植后淋巴细胞增生障碍(PTLD)有重要价值。

4. 肠道病毒感染

肠道病毒感染疾病谱复杂,可表现为脊髓灰质炎、心脏病变(如心肌炎、心包炎)、中枢神经系统感染(如无菌性脑膜炎)、呼吸系统感染、发热、疱疹性咽峡炎、流行性肌痛、手足口病、急性出血性结膜炎等。这些疾病的临床确诊较为困难,如在以发热为主要表现的肠道病毒感染患儿中,54%～70%可存在中枢神经系统感染,但却缺少中枢神经系统感染的体征,因而往往被误诊为细菌感染。分离病毒经典诊断方法,其灵敏度仅 65%～75%,且一般 6～7 日才能出结果;相比较而言,RT-PCR 技术具有灵敏、快速的特点,3～4h 即可得到结果。目前对大部分致病性肠道病毒均可进行 RT-PCR 检测,已开发了多种肠道病毒实时定量 PCR 诊断试剂盒。

(二)PCR 在细菌感染性疾病中的应用

细菌感染性疾病的基因诊断主要用于病原菌的鉴定和耐药菌株的筛选等。目前应用较多的为分枝杆菌、幽门螺杆菌感染等。临床检测结核杆菌最可靠的方法是培养法,但费时、昂贵;痰涂片或集菌后抗酸杆菌染色镜检是常规方法,但阳性率低且不能区分结核杆菌与其他分枝杆菌;检测抗体简便可行,但假阳性和假阴性率均高,实用价值不大;而 PCR 在检测敏感度可达 10 个结核杆菌体,其高度的特异性可直接诊断结核杆菌而无需进行进一步菌属鉴定,并可早期诊断。由于尚无完整的结核分枝杆菌基因图谱,因而目前文献报道的结核杆菌 PCR 检测引物均分别来自不同的基因片段,且一般均需要同时合成相应的探针来检测扩增产物。这些基因片段计有:36kD/165kD 抗原蛋白基因,染色体重复插入序列 IS986、IS960、IS6110、Ph1731 基因、PMTB4 基因、P36 基因等。其中最常用的是染色体重复插入序列 IS986 或 IS6110 重复序列,其特异最强、敏感性较高,被认为是设计人型结核杆菌 PCR 引物的首选基因区段。目前 PCR 法检测结核杆菌感染的阳性率不高,可能与引物设计不当、标本处理不当、病人不规律排菌(痰)等因素有关,有待于进一步的研究。

Hp 可引起胃炎、胃溃疡、胃癌等。我国 Hp 感染率约 50%,比 HBV 更严重。Hp 的常规检测是经胃镜以生化法检测胃内尿素酶,或用免疫法检测血清抗 Hp 特异性抗体,也可对胃液、胃黏膜标本进行细菌培养及菌种鉴定。用 PCR 法检测 Hp 不仅非常敏感而且特异性高,从患者唾液或口腔含漱液中即可检出 Hp 基因片段,是目前最理想的检测方法。

国内有学者建立了检测脑膜炎常见病原体的多重 PCR 诊断技术,可同时检测结核杆菌、脑膜炎双球菌、新型隐球菌。败血症病原菌多种多样,临床确诊有赖于血培养,但血培养不能用于早期诊断且有时难以获得阳性结果,对临床常见的败血症病原菌可尝试特异性多重 PCR 或基因芯片技术进行诊断。

抗菌药物的不合理应用使细菌耐药问题日益突出,细菌耐药的出现可以是质粒介导的耐药基因或细菌染色体出现了突变。设计针对耐药质粒保守序列的 PCR 引物可用于耐药性监测,与传统培养试验相比更简便、直接,并具有预测作用,已有学者建立了相应的 PCR 检测方法。结核杆菌耐药菌株与染色体基因位点突变相关,少见质粒介导,因而对结核杆菌耐药菌株的检测需采用序列分析技术。

目前尚无成熟的细菌基因定量诊断方法。有报道通过构建竞争性内参照菌,初步建立了铜绿假单胞菌的竞争 PCR 半定量检测方法,可用于鉴别致病菌与定植菌,结束了长期以来细菌定量必须依靠定量培养的状态。

(三)PCR 在其他感染性疾病中的应用

大多数致病真菌的培养鉴定需要较长时间,及时诊断有较大困难。随着对真菌各菌种基因组结构的逐步了解,目前已经建立了多种真菌 PCR 诊断技术。根据真菌共同序列设计的"全能引物"(pan-primer)可扩增出真菌所共有的 580 bp 的产物,以此引物检测血液标本即可明确体内有无真菌感染。基于白色念珠菌特异片段 EQ3 和细胞色素 P450 L1A1 基因的 PCR 诊断技术、新型隐球菌套式 PCR 诊断技术及基于曲霉菌 IgG 结合蛋白基因的曲霉菌病 PCR 诊断技术均有很高的灵敏度。

PCR 也已用于淋病、梅毒以及解脲支原体、沙眼衣原体引起的非淋菌性尿道炎等各种性传播疾病(sexually transmitted disease,STD)的诊断。以诊断沙眼衣原体感染为例,PCR 法的敏感性(95%)高于传统的培养法(85%),并可在数小时内得出结果。

三、基因序列分析技术在感染性疾病诊断中的应用

直接测序法无疑是获得基因序列结构最为精确的方法,获得的信息量也最大。以往由于其操作繁琐,不适宜于临床应用。现在 DNA 测序技术高度自动化,在临床实验室经 PCR 扩增得到的目的基因片段可直接送生物技术公司测序。通过对这些片段的序列分析可以了解病原体的基因类型、有无突变以及突变的类型等,从而为临床治疗提供更有价值的信息,如对 HIV、HCV、HBV 进行基因型鉴定和 HBV YMDD 变异的检测可为治疗方案的选择提供依据并预测疗效,基因测序的不足之处在于必须依赖商品化技术服务,成本较高。

DNA 指纹图谱技术是临床病原体基因分型鉴定的重要手段。目前已用于 HBV、HCV 等基因分型。另外,根据细菌基因外重复回文序列、肠杆菌属间基因保守序列建立的 REP-PCR 已广泛应用于多种细菌的基因分型,如假单胞绿脓杆菌、大肠埃希菌、鲍曼不动杆菌等。RAPD 适用于真菌的分类学研究,尤其适用于生物学特性知之甚少、基因组 DNA 序列不清楚的真菌。

基因突变研究是病原体基因序列分析的一项主要内容。PCR-SSCP、PCR-HDF 多用于

未知突变的筛选,SNuPE 用于检测已知基因突变。目前这些序列分析技术更多的是用于实验研究,相信随着检测数据的积累、检测技术的成熟,这些技术终将走向临床检验室。基因序列分析作为基因诊断的一项重要内容,在感染性疾病的诊断中也将具有越来越大的价值。

第五节 AIDS 的免疫重建和免疫治疗

AIDS 是人体感染 HIV 引起的一种严重危害人类健康的致死性传染病。HIV 主要破坏人体的免疫系统,使机体逐渐丧失免疫防卫能力而不能抵抗外界的各种病原体。高效抗逆转录病毒治疗(highlyactiveantiretroviral therapy,HAART)虽然在一定程度上能够实现免疫重建,延缓 HIV 感染的疾病进程,但仍存在局限性。随着人们对 HIV 感染的免疫致病机制的深入研究,一些新的免疫治疗策略和手段纷纷涌现,其最终目标是实现免疫重建。

一、免疫损伤和免疫重建的概念

1. 免疫损伤

HIV 感染对人体免疫系统造成的最重要的损伤包括免疫细胞功能缺陷和免疫系统过度活化两方面。其一表现为 HIV 慢性感染后人体 CD4$^+$ T 淋巴细胞逐渐丢失和抗病毒功能损伤,以及多种免疫细胞(包括树突状细胞、NK 细胞、B 细胞等)抗病毒免疫功能损伤;其二表现为持续的免疫系统活化,这是 HIV 慢性感染的又一重要特征。与其他病毒感染不同,HIV 感染造成非抗原特异性的免疫细胞被广泛激活,主要表现为:T 细胞表面的活化标记分子表达升高,T 细胞更新加速,同时伴随细胞凋亡数量增加;多克隆 B 细胞活化明显;血清和淋巴结中前炎症因子和趋化因子表达水平显著升高。在修复损伤细胞的同时,免疫系统过度活化产生了更多的破坏效应,例如,淋巴结纤维化、胸腺功能受损、细胞克隆衰竭、记忆性 T 细胞库耗竭、被 HIV 感染的靶细胞增多等。因此,HIV 感染者体内免疫活化与免疫损伤共存。

2. 免疫重建

免疫重建是相对于免疫损伤而言的,它的目标是逆转 HIV 感染造成的免疫损伤,即 HIV/AIDS 患者经抗病毒治疗或其他治疗后,HIV 感染引起的免疫异常得以恢复到正常水平或接近正常水平。国内外主要的监测指标是 CD4$^+$ T 淋巴细胞数量和功能的恢复、免疫活化状态的自稳以及淋巴结结构的修复。研究表明,只有长期控制病毒复制,才能获得有效的免疫重建。

二、HAART 介导的免疫重建的局限性

HAART 是当前治疗 HIV 慢性感染和 AIDS 最主要的临床手段,可持久抑制病毒复制,在一定程度上改善患者的免疫功能,部分实现免疫重建,明显改善 HIV/AIDS 患者的疾病进展和预后。但是,HAART 介导的免疫重建有其局限性。

1. HAART 不能帮助所有 HIV 感染者实现免疫功能重建

HIV 复制被抑制是 HAART 介导的免疫重建最主要的因素。虽然 HAART 可以使患者血浆中检测不到病毒,但患者体内仍然存在低水平的病毒复制。HIV 可以巧妙地储藏在

不明的细胞场所或解剖学场所,此场所被称之为 HIV 储藏库。一旦停止药物治疗,储藏库内的病毒会迅速反弹。HIV 难以在体内被完全清除的一个重要原因就是 HIV 储藏库的长期存在。最近的研究显示:接受 HAART 后血浆 HIV 载量长期检测不到的患者,外周 CD4$^+$T 淋巴细胞仍可检测到整合的病毒。经进一步鉴定,HIV 储藏库主要存在于中枢记忆性 T 细胞和短期记忆性 T 细胞内,前者依赖低水平的抗原刺激,随着时间逐渐消失,而后者依赖白细胞介素(interleukin,IL)-7 介导的稳态而长期存活。不仅如此,HIV 储藏库还存在于巨噬细胞、树突状细胞和 NK 细胞等细胞内,作为解剖学位置的 HIV 储藏库还存在于中枢神经系统、骨髓以及淋巴结、生殖道等器官。HIV 储藏库衰减缓慢,以至于期望在个体生存期内仅靠 HAART 将其彻底清除是不可能的。因此,HIV 储藏库的存在已成为目前 HAART 实现免疫重建和根治 AIDS 的最大障碍。此外,HAART 介导的免疫重建受治疗过程中多种因素的影响。临床研究发现,有些接受 HAART 的患者 CD4$^+$T 淋巴细胞计数上升与病毒抑制并不完全一致。其他因素如既往治疗史、治疗开始时间、是否合并重叠感染以及年龄和种族等也与免疫重建相关。近期的大规模临床研究已经证实 HAART 的开始时间与疾病进展密切相关,该研究在 CD4$^+$T 淋巴细胞计数＞500/mm^3 和 350～500/mm^3 的 2 组患者中均发现,延迟抗病毒治疗开始时间比早期治疗显著增加了患者的病死率。而另一项大规模临床研究则比较了 CD4$^+$T 淋巴细胞计数为 251～350/mm^3 和 351～450/mm^3 的 2 组患者接受抗病毒治疗后的疾病进展情况。前者 AIDS 的发生率和病死率更高,不良反应的发生与开始治疗时 CD4$^+$T 淋巴细胞数量呈明显负相关。该研究建议,开始抗病毒治疗的最佳时机是 CD4$^+$T 淋巴细胞计数至少＞350/mm^3。然而,由于药物的不良反应、病毒的耐药以及治疗费用等多种因素的影响,专家推荐在 CD4$^+$T 淋巴细胞计数＜350/mm^3 时才开始进行 HAART。因此,从这个角度来看,HAART 不能完全恢复患者的免疫功能。从免疫重建角度来讲,在 CD4$^+$T 淋巴细胞计数＞500/mm^3 时开始治疗可以恢复机体对 HIV p24 的免疫反应,错过了这个时期就失去了恢复 HIV 特异性免疫反应的机会,甚至不能使 CD4$^+$ 和 CD8$^+$T 淋巴细胞的活化恢复到正常水平。因此,HAART 不能根除 HIV 储藏库,而且现在的 HAART 策略也不能使所有 AIDS 患者的免疫功能得到重建。

2.免疫重建炎性综合征(immune reconstitution in-flammation syndrome,IRIS)

IRIS 也是 HAART 实现免疫重建过程中面临的一个主要问题,常见于 HIV 感染者开始治疗的最初几个月中。并非所有的患者都会在免疫重建的过程中出现 IRIS,而无免疫重建者则不会发生该情况。出现 IRIS 的患者都是对 HAART 反应较好者,特别是机体原免疫功能相当低下且在短期内改善较明显者。IRIS 在世界范围内正逐渐被认识。我国 HBV 和 HCV 感染率较高,患者又多在 HIV 感染晚期才开始治疗,使患者发生 IRIS 的危险加大,这些应该引起足够的重视。

3.其他因素

HAART 在临床应用中有多种不足之处,比如:药物生物利用度较低,不良反应明显;具有广泛的耐药性,且单独使用效果不明显,须与其他抗 HIV 药物联合使用;抗 HIV 药物在血浆中血药浓度个体差异大,使得联合配药与用药过程相当复杂,直接导致患者依从性差,治疗达不到预期效果;由于专利和价格昂贵等方面的限制,部分患者无力承受 HAART 而任病情发展。这些不足之处经常导致患者不能科学地获得 HAART,使免疫重建难以持续进行,从而也迫使人们不断探索新的治疗靶点或新的治疗方案。

三、免疫治疗的主要进展

由于 HAART 的局限性，近年来，过继性细胞免疫治疗、细胞因子治疗以及减少负性调节因素和降低免疫活化等新型的抗 HIV 免疫治疗方法不断涌现，逐渐成为研究热点，并已呈现出良好的应用前景。

1. 过继性细胞免疫治疗

过继性细胞免疫治疗是在体外大量扩增 HIV/AIDS 患者自体的免疫细胞，经过一定的修饰或直接自体回输用于治疗疾病。近年来体外大量扩增免疫细胞技术日趋成熟，过继性回输自体免疫细胞的临床应用也日益增多。过继性免疫细胞治疗 HIV/AIDS 患者虽然具有较高的安全性，无明显不良反应发生，并且可在一定程度上恢复患者 $CD4^+$ T 淋巴细胞数量，部分实现免疫重建，但该方法基本不能抑制病毒复制，并且从感染者体内获取的细胞本身具有缺陷，其长期疗效须通过严格的临床试验加以证实。

2. 细胞因子治疗

细胞因子对于调节细胞的存活和功能起到非常重要的作用。有些细胞因子需要 CD132 作为受体的共用 γ 链，它们被称为 γ 链类因子。目前发现的细胞因子主要有 IL-2、IL-4、IL-7、IL-9、IL-15 和 IL-21，它们对 T 淋巴细胞的存活、增殖、分化和功能起重要的调节作用。近期，这些 γ 链类因子已经被用于 HIV 感染的免疫重建治疗。

(1)IL-2 治疗 IL-2 是最早用于辅助 HAART 的细胞因子之一。早期研究已经发现，IL-2 治疗可明显恢复患者 $CD4^+$ T 淋巴细胞数量。大样本随机对照研究进一步证实，IL-2 联合 HAART 与单一 HAART 相比，可显著增加外周 $CD4^+$ T 淋巴细胞数量，并在一定程度上进一步降低血浆 HIV 载量。此外，IL-2 还能增加 HAART 无效患者的 $CD4^+$ T 淋巴细胞数量，降低 HIV 感染进展期患者发生 AIDS 的风险；IL-2 单独间歇性治疗具有良好的耐受性，也可显著增加 $CD4^+$ T 淋巴细胞数量，但不能降低血浆 HIV 载量。IL-2 治疗实现免疫重建可能的主要机制包括增加 $CD4^+$ T 细胞 bcl-2 表达和 IL-2 反应性，进而降低细胞凋亡易感性，增加纯真、记忆性和效应性 $CD4^+$ T 淋巴细胞数量以及提高调节性 T 细胞数量，恢复 HIV 诱导的免疫失衡等。作为生物应答调节剂，IL-2 配合 HAART 的疗效得到肯定，但 IL-2 治疗产生的不良反应较大，特别是高剂量、静脉给药可引起急性肺衰竭和静脉漏综合征(vascular leak syndrome，VLS)相关的低血压，在临床治疗中须密切加以关注。

(2)IL-7 治疗 IL-7 在维持细胞稳态方面发挥重要作用，已经作为抗 HIV 治疗实现免疫重建的重要候选靶标之一。临床前研究显示，IL-7 治疗可显著提高灵长类动物的 T 细胞免疫重建能力。对人体的研究进一步显示，IL-7 在体内可诱导 T 细胞循环，上调 bcl-2，明显拓宽了循环 TCR 受体库的多样性，致使 $CD4^+$ 和 $CD8^+$ 淋巴细胞数量持久性增加，特别是纯真 T 细胞数量显著增加，而调节性 T 细胞和效应 $CD8^+$ T 淋巴细胞数量减少。这样，IL-7 治疗显著改变了 T 细胞亚群的分布，成为 HIV 感染者和化疗患者潜在的治疗手段。

(3)IL-15 治疗 IL-15 能明显诱导天然和特异性免疫，因此也能帮助 HIV 感染者实现免疫重建。与 IL-2 相比，IL-15 治疗较少引起 VLS，它能通过增加 NK 细胞和单纯疱疹病毒特异性 $CD8^+$ T 细胞数量，降低 HSV-2 诱导的小鼠的死亡。事实上，IL-15 作为佐剂用于 HIV 感染者的安全性和免疫原性已经得到证实，显示出更为优越的治疗前景。

3. 阻断抑制性分子信号

近期研究表明,共刺激分子介导的抑制信号对 T 细胞的活化、分化和效应功能起决定性的调控作用,尤其是新近鉴定的共刺激分子如程序性死亡分子 1(Programmed death-1, PD-1)、细胞毒性 T 淋巴细胞抗原-4(cytotoxic T-lymphocyteantigen-4,CTLA-4)以及 B 和 T 淋巴细胞衰减单元,对 T 细胞免疫耐受和免疫反应具有极其重要的调节作用。2006 年 Rafi Ahmed 研究小组发现,淋巴细胞性脉络丛脑膜炎病毒慢性感染小鼠 PD-1 持续高表达是导致 T 细胞功能衰竭的重要原因,而阻断 PD-1 介导的抑制途径可以恢复损伤的 T 细胞功能,从而进一步清除病毒。之后的研究进一步发现,HIV 慢性感染过程中病毒特异性 $CD4^+$ 或 $CD8^+$ T 淋巴细胞功能耗竭与 PD-1 和 CTLA-4 高水平表达密切相关,而体外阻断 PD-1 或 CTLA-4 信号能够提高病毒特异性 T 细胞的增殖和效应能力。这些研究不仅阐明了病毒慢性感染导致 T 细胞功能损伤的分子机制,还提示阻断共抑制分子通路可能成为今后治疗慢性感染的新靶点。最新研究表明,应用抗 PD-1 抗体治疗猿猴免疫缺陷病毒(simian immunodeficiency virus,SIV)感染的猴子可快速增加 HIV 特异性 T 细胞数量以及 IL-2 和 IFN-γ 的分泌。这种增加不仅发生在外周血,还发生在肠黏膜(HIV 复制的主要场所);同时还能大量扩增记忆性 B 细胞数量,增加其分泌中和抗体的能力。伴随着 T 和 B 细胞免疫功能的恢复,病毒载量显著降低,SIV 感染猴子的生存时间也得到了有效的延长。此外,在感染早期和晚期给予抗 PD-1 抗体治疗,均能达到有效的治疗效果。该研究提示,阻断共抑制信号能有效提高机体抗病毒免疫反应,可成为治疗 HIV 慢性感染的有效治疗方法之一。

4. 降低免疫活化的策略

如前所述,过度的免疫激活和相关的炎症反应在 HIV 感染的发病过程中扮演着重要的角色。目前,机体的免疫激活状态已经作为直接评价 HIV 感染者病情进展情况的主要指标。一系列抑制免疫激活状态的治疗方法开始尝试性应用于 HIV 感染者。IL-2 被广泛地用做促进 $CD4^+$ T 淋巴细胞增殖的药物,但研究表明其作用机制主要是长期抑制 T 细胞活化和凋亡。泼尼松、羟基脲、吗替麦考酚酯和环孢素等免疫抑制剂都被用于 HIV 感染者的治疗,虽然最终的疗效有待进一步的确认,但是这些尝试为抗 HIV 治疗提供了一个全新的思路。

近年来,由于相对容易分离和培养、体外可大量扩增、遗传背景相对稳定、体内植入反应弱、易于接受外源基因的导入和表达等优势,间充质干细胞(mesenchymal stem cell,MSC)已广泛应用于临床多种疾病的治疗。更重要的是,MSC 还具有广泛的免疫抑制功能(涉及到 T 细胞、NK 细胞和 B 细胞等),这一特点使得 MSC 在器官移植、自身免疫性疾病、肿瘤侵袭及转移中发挥重要的治疗作用。结合上述 HIV 免疫激活的特点,MSC 也能在抗 HIV 治疗中发挥类似作用。

5. 其他方案

一项最近的研究报道,研究者幸运地找到 1 例 CCR5Δ32 片段缺失的供者,并将其骨髓造血干细胞移植给 1 位合并 HIV 感染的急性髓样白血病患者。该研究发现,给予 2 次细胞移植后,HIV 被抑制长达 20 个月,$CD4^+$ T 淋巴细胞数量显著增加。因此,一些阻断 HIV 感染共受体的治疗策略,包括针对 CCR5 的小 RNA 干扰、反义 RNA 以及核酶等可下调 CCR5 的表达,这些策略可能具有潜在的治疗价值。

综上所述,HIV 感染可引起多层次的免疫损伤和免疫异常,而现在的抗病毒治疗只是在抑制病毒复制的基础上,部分实现免疫重建。因此,必须针对 HIV 感染的各种病理特征,进行多角度、多层次的治疗,包括抑制过度免疫活化、改善各器官微环境等,才有可能最终实现免疫重建,彻底清除 HIV。对新发展的过继性免疫细胞治疗、细胞因子治疗以及阻断免疫抑制途径等的研究已经初步显示,免疫治疗策略可直接补充丢失的免疫成分或削弱异常的免疫反应,在一定程度上弥补了 HAART 的不足,进一步增强了机体的免疫重建能力。然而,这些治疗最终的疗效还有待于严格的临床队列研究的进一步确认。此外,目前还没有直接针对免疫系统过度活化的有效治疗方法,希望将来研发出一种可直接降低 HIV 感染引起的过度免疫活化的新型治疗方法,从而为根除 HIV 储藏库提供一个全新的思路。

第六节　感染性疾病的免疫治疗进展

针对机体免疫功能低下或亢进的免疫状态,应用免疫调节剂,人为的增强或抑制机体的免疫功能,达到治疗疾病的治疗方法,称为免疫治疗(immunotherapy)。将正常动物的造血干细胞或淋巴干细胞移植给免疫功的患者,使其恢复正常免疫功能的措施,则称为免疫重建(immune reconstitution)。包括免疫细胞的治疗和药物的治疗。免疫细胞的治疗是指把病人的细胞从血里面分离出来,在体外用一些细胞因子,使它变成一种杀伤细胞,再回输到血液中去,这种杀伤细胞可以识别并杀伤肿瘤细胞。另外,给病人直接用一些免疫制剂,像干扰素以及白介素-2 等,都叫免疫治疗。因此,免疫疗法也叫做生物反应修正剂(biologic response modifiers)或生物疗法。

免疫治疗可按三种方式分类:

1. 对机体免疫应答的影响

分为免疫增强疗法和免疫抑制疗法。前者主要用于治疗感染、肿瘤、免疫缺陷病等免疫功能低下的疾病;后者主要用于治疗超敏反应、自身免疫性疾病、移植排斥等免疫功能亢进性疾病。

2. 治疗特异性

分为特异性免疫治疗和非特异性免疫治疗。前者主要有三种方式:接种疫苗、输注特异性免疫应答产物、利用抗体特异性剔除免疫细胞亚群或进行导向治疗,具有抗原特异性;后者包括非特异性免疫增强剂和免疫抑制剂的应用,没有抗原特异性。

3. 治疗所用制剂

分为主动免疫和被动免疫。前者人为提供免疫原性的制剂,使机体主动产生特异性免疫力。后者人为提供免疫应答的效应物质,直接发挥免疫效应。

免疫调节剂

在感染过程中,免疫应答的类型和强度受到各种因素的影响,其中机体的免疫调节起着重要的作用。免疫调节(immune regulation)是指在免疫应答过程中,各种免疫细胞和免疫分子相互作用,并构成复杂的网络结构,在基因控制下实现免疫系统对抗原的特定识别和应答。免疫调节机制的失控或异常,可以导致病理过程的形成和疾病的发生。免疫调节剂

(immunamodulators)是指能直接影响机体特定免疫功能,或通过影响机体免疫调节网络中的一种或多种成分而间接影响特定免疫功能的生物性或非生物性物质。使用免疫调节剂的目的是试图调整失控的免疫应答,达到治疗疾病和挽救生命的目的。

早在20世纪初,人们就已经应用抗血清(含高效价特异性免疫球蛋白)治疗传染病,并取得很好的疗效。随后,由于抗病原微生物药物的兴起,人们把大部分的兴趣集中到寻找新型抗病原微生物药物上。20世纪80年代以后,随着严重感染综合征的出现、高抗药性微生物的大量产生,以及对感染与免疫的病理生理学了解的不断加深,人们对免疫调节的价值有了新的认识,认为有可能通过某种途径来调节机体的免疫应答。若干免疫调节剂在临床上也取到了一定的疗效。随着对免疫网络系统越来越深入的了解,可以预见在不久的将来,有可能联合应用抗病原微生物药物和某种细胞因子或某种合成成分来"微调"免疫反应,从而使抗感染治疗的水平达到新的高度。

根据免疫调节剂的功能可以将其分为两类,一类具有提高免疫功能的作用,称为免疫增强剂(immunoenhancer);另一类具有抑制机体免疫功能的作用,称为免疫抑制剂(immuno-suppressiant)。按此分类有两点不便之处:其一,难以将免疫调节剂尽数分类。免疫系统是一个极其复杂的网络结构,对其描述和理解已进入分子水平。每一种调控因子都有可能具有双向的性质。如IL-6,可以将其归类在促炎细胞因子(pro-inflammatory cytnkine)类,也可归在抗炎细胞因子(anti-proinflammatory cytakine)类。其二,体内免疫紊乱并非总是可以简单地判定为"免疫低下"或"免疫过强"。如大部分传染病的急性阶段,用目前通行的方法测定"非特异性免疫"时,常常是"免疫低下";而测定"特异性免疫"时,常常是"免疫过强"。从治疗学角度而论,难以简单地给予"免疫增强药物"或"免疫抑制药物"。

免疫调节剂按其来源可分为五类,它们分别是:① 自然形成的细胞因子,如集落刺激因子、干扰素等;② 单克隆抗体和炎性细胞因子受体阻断剂;③ 免疫球蛋白;④ 肾上腺皮质醇类药物;⑤ 具有免疫调节功能的合成物质等。这里对临床工作者早已熟知的肾上腺皮质醇类药物不再赘述。

一、促炎细胞因子及其阻断剂

(一)促炎细胞因子(proinflammatory cytokines)

应用某些微生物或微生物产物可以促进机体的非特异性抵抗力,如卡介苗(BCG)、短小棒状杆菌及白色念珠菌等。其作用是诱导促炎细胞因子,如IL-1,IL-2,IL-6,IL-12,IFN-α和TNF-α等,促进机体的细胞免疫应答。

应用低剂量的促炎细胞因子在动物实验性感染中能产生一定的保护作用,但大多数的促炎细胞因子具有致炎症效应。它们促进炎症反应,使临床表现加重。因此除了有明确的临床适应证之外,一般不用细胞因子治疗。

(二)抗TNF-α单克隆抗体

TNF-α是病原微生物及其代谢产物所诱导产生的早期促炎细胞因子,主要由单核—巨噬细胞产生。目前认为TNF-α是决定机体免疫反应类型和反应强度的最主要的因素。TNF-α水平高低与感染性疾病病死率直接相关,因此可应用中和TNF-α的方法作为辅助治疗手段。在动物实验中,应用致死剂量的活大肠杆菌后,多克隆抗TNF-α抗血清或抗TNF-α单克隆抗体可以使动物免于死亡。临床研究表明,败血症患者中具有较高TNF-α

水平的患者应用抗 TNF-α 单克隆抗体后有一定的效果,表现为接受抗 TNF-α 治疗的患者几乎没有出现多器官功能衰竭,病死率大幅下降。

(三)可溶性 TNF 受体

TNF-α 的致炎症效应是由细胞表面 55kD(Ⅰ型)和 75 kD(Ⅱ型)受体介导。这些受体的细胞外部分(可溶性 TNF 受体)在体内脱落,与循环中的 TNF-α 结合,并阻断其生物学功能。因此可以应用基因重组可溶性 TNF 受体治疗败血症。早期应用可溶性 TNF 受体干预治疗可阻止败血症患者发展为感染性休克。研究表明,在 TNF-α 毒性作用出现之前存在抑制 TNF-α 活性的机会,否则 TNF-α 出现可以迅速导致靶细胞的明显改变,可溶性 TNF 受体将失去作用。临床应用可溶性 TNF 受体时,应注意完全阻断 TNF-α 可能使机体易于感染。

(四)IL-1 和 IL-1 受体阻断剂

1. IL-1

IL-1 与 TNF-α 一样,是病原微生物及其代谢产物所诱导产生的早期促炎细胞因子,由单核-巨噬细胞产生。对 IL-1 的研究主要集中在通过阻断 IL-1 的作用,如何缓解败血症患者炎症效应。IL-1 受体阻断剂是人体自然产生的一种蛋白,它可以和 IL-1 受体结合,阻止 IL-1 发挥作用。在动物实验中注射细菌前或注射细菌 2h 之内,应用 IL-1 受体阻断剂可以提高动物的生存率。在败血症和感染性休克患者中应用不同剂量的 IL-1 受体阻断剂可以降低病死率,其效果与 IL-1 受体阻断剂所用的剂量成正相关。

2. IL-2

IL-2 同 IFN-α 具有许多相似的功能,因此与 IFN-α 有相似的治疗适应证。在皮肤利什曼病患者的皮损处注射重组 IL-2(10 g,48h 1 次,连用 14 日),可以看到利什曼原虫数量明显下降,部分患者皮损消失。对麻风患者注射重组 IL-2(10g),可以促进细胞免疫,皮损处病原体数量减少。在 HIV 感染者,注射重组 IL-2(每日 1800 万 U,连用 5 日,每 2 月 1 次,持续一年)治疗,显著升高 CD4+ 细胞数量。

IL-2 应用后,与葡萄球菌感染率的上升有一定的关系。这种葡萄球菌感染率上升的原因,可能与 IL-2 诱导 TNF 水平上升有关,进而引起中性粒细胞趋化性的缺陷。地塞米松可以降低 TNF 水平并防止这种感染的发生。

3. IL-12

IL-12 主要由巨噬细胞和 B 淋巴细胞产生,调节细胞毒性 T 细胞和自然杀伤细胞的活性。它在预防细胞内病原体感染中具有非常关键的作用,可应用 IL-12 作为分枝杆菌和利什曼原虫感染的辅助治疗,AIDS 临床研究组正在探索将 IL-12 联合抗病毒药物治疗 HIV 感染。

二、集落刺激因子

集落刺激因子(CSFs)是一组天然糖蛋白,对髓系细胞的产生、分化、存活以及活性均有一定的作用。目前有 7 种 CSFs、可供临床使用。它们分别是:粒细胞集落刺激因子(G-CSF),粒细胞—巨噬细胞集落刺激因子(GM-CSF)、巨噬细胞集落刺激因子(M-CSF)、IL-3、IL-5、血小板生成素以及红细胞生成素。IL-3 是多集落刺激因子,是多细胞系的刺激剂。IL-5 刺激嗜酸性和嗜碱性粒细胞的生长,血小板生成素刺激巨核细胞的生长,红细胞生成素刺激红细胞的生长。以粒细胞集落刺激因子和粒细胞—巨噬细胞集落刺激因子为例,做一简要阐述。

(一)粒细胞集落刺激因子(G-CSF)

G-CSF 为 174 个氨基酸的糖蛋白,主要作用于中性粒细胞系。注射 G-CSF 后 5～60min 有一过性的中性粒细胞减少,尔后表现为稳定的、剂量依赖性的中性粒细胞数升高,其作用可持续 5～6 日。继续用药,中性粒细胞不再继续升高,或反而轻度下降。但停药后 7 日内细胞数量恢复到用药前水平。G-CSF 刺激粒细胞增加的主要原因是缩短粒细胞成熟时间,增加产率,而对中性粒细胞的半衰期无影响。当剂量超过 10g/(kg·d)时,G-GSF 可轻微增加单核细胞和淋巴细胞数量;当剂量超过 30g/(kg·d),并持续 2 周,血小板数量会轻度下降。

G-CSF 的主要适应证是癌症化疗后的粒细胞减少症以及防止由此产生的感染。应用 G-CSF 后,可以降低粒细胞减少的严重性和持续时间,减少感染的发生率、减少抗菌药物的使用时间,减少住院日数。由于 G-CSF 的费用昂贵,癌症患者应用 G-CSF 后,并不能最终降低病死率,因此 G-CSF 的应用颇多争议。白血病患者在化疗后是否可以使用 G-CSF,也是争论的问题。目前没有临床证据表明 G-CSF 可以增加白血病患者的复发。同种异体的骨髓移植患者使用 G-CSF 后可以促进粒细胞减少症的康复,缩短抗菌药的使用时间和减少住院日数。G-CSF 不影响移植物抗宿主反应的发生率。药物经济学分析表明,G-CSF 的应用可降低自身骨髓移植患者费用的 3%。

在 HIV 感染患者中,中性粒细胞减少症也相当常见,特别是应用更昔洛韦和齐多无定的患者。在没有其他药可供选择时,G-CSF 可以升高粒细胞数,以便此两药得以继续使用。使用 G-CSF 的 HIV 感染者可能发生顽固性的口腔溃疡。

此外,G-CSF 还适用于周期性粒细胞减少症,特发性粒细胞减少症和先天性粒细胞减少症。G-CSF 与抗真菌药物合用治疗真菌感染有较好的疗效。对于严重感染不伴有粒细胞减少的患者,是否要使用 G-CSF,目前尚有争议。有报告认为,肝移植的患者应用 G-CSF 后,其败血症的发生率、病死率及急性排斥反应均明显降低。

(二)巨噬细胞集落刺激因子(M-CSF)

M-CSF 是一种糖蛋白,能刺激单核细胞的产生,在体外实验中促进单核细胞和巨噬细胞的活性。重组人 M-CSF 应用于因骨髓移植而导致的真菌广泛感染的患者,患者的生存率有明显的提高。M-CSF 可以应用于同种异体骨髓移植、急性髓性白血病及卵巢肿瘤的化疗。应用重组人 M-CSF 后,移植物抗宿主病的发生率以及中性粒细胞、单核细胞和淋巴细胞的数量没有发生明显变化。其重要的毒性反应是一过性剂量相关的血小板减少。

三、干扰素 IFN

IFN 是一类糖蛋白细胞因子,在细胞受到病毒、细菌或细菌毒素等刺激而诱导产生,平时组织和细胞内 IFN 含量很低。IFN 在免疫应答中起着非常复杂的作用。IFN 与细胞受体结合可以诱导或激活机体产生三种抗病毒蛋白,即 RNA 依赖性蛋白激酶,2'5'寡腺苷酸合成酶以及磷酸二脂酶。它阻止病毒蛋白的合成,抑制病毒复制。IFN 还具有免疫调节作用,能激活巨噬细胞的吞噬功能,增强 NK 细胞的细胞毒性及 ADCC 活性。IFN 可以刺激 NK 细胞活化为淋巴因子激活性杀伤(LAK)细胞。IFN 可以增强 MHC 和某些受体的表达,增强 T 细胞识别病毒。IFN 对免疫应答的总效应,随应用的剂量与时间不同而异,小剂量增加免疫(包括细胞免疫与体液免疫),大剂量则有抑制作用。IFN 对免疫的自稳功能亦有调节作用。

供药用的人 IFN,依其抗原性,可分为人白细胞 IFN(IFN-α),人成纤维细胞 TFN(IFN-β),人免疫 IFN(IFN-α)。IFN 的来源有两类,一类是用 DNA 重组技术生产的"重组干扰素"(r-IFN),而另一类为"天然干扰素"(n-IFN)。IFN-α、IFN-β 的主要适应证是抗病毒,IFN-β 还可应用于多发性硬化症恢复期的复发。

(一)人白细胞干扰素

IFN-α 不是一单分子物质,目前已知至少有 25 种不同亚型,它们的活性以及作用仍有待于进一步的研究。现在已有 5 种 IFN-α 亚型应用于临床。分别是重组 IFN-α 2a(Roferon-A,公司产品);重组 IFN-α 2b(Intron A,Schering 公司产品),它与 IFN-α 2a 只有一个氨基酸的差异;天然 IFN-α n3(Alferon-N,Purdue Frederick 公司产品),是从人白细胞中提取纯化出来的(于复津,Infergen,consensus IFN,Arngen 公司产品)。天然 IFN-α n3,非天然产生,它采用目前已知的多种 IFN-α 亚型氨基酸序列中每一活性位置上最具有代表性的氨基酸序列,以生物工程技术合成。

IFN-α 是治疗 HBV 感染的标准药物。足够剂量、足够长时间的非口服 IFN-α,治疗慢性 HBV 感染有肯定的疗效。研究发现,应用 IFN-α 500 万 U/d(16 周),可以使 40% 的患者血清 HBe Ag、HBV DNA 消失,组织学和生化学指标有明显改善,缓解时间也保持较长。在接受上述方案治疗而产生应答的 23 例患者中,在一年内有 3 例复发,其余 20 例在 4.3 年中期追踪观察中,无明显的肝炎症状,HBV DNA 斑点实验阴性,20 例中 13 例 HBs Ag 转为阴性。IFN 治疗在感染时间较长、男性患者、合并病毒感染(如 HIV、HDV 或 HCV 等)、组织学活检和酶学指标证实没有炎性活动的患者效果较差。IFN 治疗能否减少肝纤维化、减少肝细胞癌发生率以及能否改善生存质量还需长期的观察。

IFN-α 在治疗 HCV 感染中也具有肯定的效果。给予 HCV 患者 IFN-α 200 万～300 万 U(每周 3 次,6 个月),50% 的患者可见酶学指标、肝组织学指标有明显的改善。在治疗结束后 6 个月,复发率是 51%～90%。应用更大剂量的 IFN-α 或进行更长的治疗时间来治疗 HCV 感染,IFN 待续应答率小于 30%。IFN-α 联合利巴韦林治疗慢性 HCV 感染更为有效。

IFN-α 用于治疗人乳头状瘤病毒感染所致的尖锐湿疣有效。应用 IFN-α 2b 100 万～500 万 U,每周 3 次,连用 3 周对于 60%～70% 应用其他治疗方案后复发的患者是有效的。IFN-α 是治疗呼吸道乳头状瘤的有效手段。也有研究应用 IFN-α 治疗普通感冒。预防性应用 IFN-α 鼻腔喷雾制剂可以减少鼻病毒所导致的上呼吸道感染,但对于导致上呼吸道感染的其他原因,如冠状病毒、流感病毒、副流感病毒则无效。

(二)人免疫干扰素

应用 IFN-α 能加强机体单核细胞对金黄色葡萄球菌的杀菌能力。由于没有发现吞噬细胞产生的超氧化物有改变,因此 IFN-α 的这种作用机制目前还不清楚。IFN-α(剂量 100～400g/m² 体表面积/日,肌注,10～14 日)联合五价锑治疗黑热病患者,可获得 75%～88% 的疗效,经过一年的追踪观察,总的应答率仍在 70% 以上。IFN-α 联合锑酸葡胺治疗皮肤利什曼病也是有效的。瘤型麻风是一种慢性无痛性感染,可伴有 IFN-α 产生下降和巨噬细胞活性下降,而 IFN-α 可以提高巨噬细胞对麻风分枝杆菌的活性,促进清除皮肤麻风分枝杆菌。鸟分枝杆菌复合群(MAC)是细胞内寄生的细菌,它可以导致慢性播散性感染,特别是在 AIDS 患者中。虽然 AIDS 患者体内 T 细胞产生 IFN-α 的功能有缺陷,但单核—巨噬细胞产生 IFN-α 功能正常,因此可以应用 IFN-α 来治疗 MAC。IFN-α50g/m² 体表面积(每周 3 次,皮下注射),能明显改善 AIDS 患者的临床症状。

四、免疫球蛋白

(一)丙种球蛋白

丙种球蛋白是从健康人血中提取的免疫球蛋白制剂。制剂中 95% 以上为 IgG,少量为 IgA 和 IgM。丙种球蛋白主要用于补充抗体,纠正体液免疫缺陷。如用于治疗先天性无丙种球蛋白血症、先天性低丙种球蛋白血症、婴儿暂时性低丙种球蛋白血症等。先天性高 IgM 综合征为性联遗传性疾病,患者常反复发生化脓性感染。实验室检查表现为 IgM 增高,而 IgG 及 IgA 极度低下,丙种球蛋白治疗有效。IgG 亚型缺陷症为先天性遗传性疾病,患者血清中有一种或几种 IgG 亚型缺陷,临床表现为对多糖荚膜细菌如流感嗜血杆菌和肺炎链球菌易感。这些患者血清的总 IgG 可以正常。所以,当临床疑有 IgG 亚型缺陷症,而血清 IgG 水平正常者,应测定 IgG 亚型。本病应用丙种球蛋白治疗有效。

丙种球蛋白因含有健康人群血清所具有的多种抗体,因而有预防某些传染病的作用。临床上用丙种球蛋白预防的传染病有甲型病毒性肝炎、麻疹、水痘及流行性腮腺炎等。

(二)高效价特异性免疫球蛋白

高效价特异性免疫球蛋白可以从某种感染恢复期患者血清或最近接种和重新接种某种疫苗人血清制备。这种高效价特异性免疫球蛋白,可以分别用于治疗和预防相应的传染病。如乙型肝炎高效价免疫球蛋白(HBIG),用于 HBV 意外感染者以及阻断 HIV 的母婴传播。对于 HBsAg 阳性、HBeAg 阳性的孕妇,其新生儿联合接种 HBIG 及乙肝疫苗,母婴传播阻断率可达 90% 左右。麻疹免疫球蛋白(MIg)用于未经免疫的幼儿或体弱有慢性疾病的儿童,可以预防发病和减轻。破伤风免疫球蛋白(TIg)用于预防破伤风。当创伤皮肤伤口有污染破伤风杆菌芽胞可能时,应注射此制剂。高效价特异性免疫球蛋白的其他临床应用包括狂犬病、流行性腮腺炎、流行性乙型脑炎等。

(三)抗内毒素抗体

革兰阴性细菌是严重感染,特别是医院感染的主要病因。其治疗不仅费用昂贵,效果也不理想。革兰阴性细菌分泌的内毒素是引起一系列临床症状的主要原因,这也为抗内毒素抗体治疗革兰阴性细菌感染提供一定的依据。由于在不同革兰阴性细菌中,内毒素脂质 A 的毒性是高度保守的,在大约 20 世纪 70 年代,人们设想中和脂质 A 可能对革兰阴性细菌感染产生治疗作用。动物实验显示,脂质 A 特异性抗体治疗革兰氏阴性细菌感染有一定的疗效,但临床试用的结果仍不明确。

人们应用多种方法来治疗细菌感染所导致的败血症和多器官功能衰竭。这些方法包括:抑制或消灭感染细菌或中和其毒性产物,限制机体的炎症反应以减轻组织损伤等。至今还没有理想的免疫调节剂能够产生确切的治疗效果,相反的是,应用其中的一些免疫调节剂还会导致病死率的升高。研究新型免疫调节剂临床效果应注意,败血症以及被感染对象的情况是千差万别的。在选择研究对象时,不仅要注意患者的诊断,更要注意患者当时所处的免疫状态。一些免疫调节剂的疗效可能被忽视了,原因是选错了研究对象。因此在对新的免疫调节剂进行临床研究时,必须对研究对象做明确的规定,这样做是非常有益的。对免疫状态的确定应注意细胞因子相互之间的关系。如高水平的 IL-6 或 ILL-10/TNF 高比值均与预后不佳有关。研究新的免疫调节剂对高水平 IL-6 或 ILL-10/TNF 高比值组的疗效,就可能得出正确的结论。当然,改进诊断系统(如快速测定细胞因子)也显得很有必要。

免疫血清的临床应用

1890 年德国细菌学家贝林(Emilven Behring)和日本学者百里柴三郎(Shibasabur Kitasato)共同研制白喉与破伤风免疫血清,并将其应用于临床治疗取得显著疗效,揭示了血清疗法的原理,当时震动了整个医学界,为此他们获得了首次诺贝尔生理学或医学奖。1598 年法国微生物学家巴斯德(Louis Pasteur)等研制了抗狂犬病血清,以后相继又出现肉毒抗毒素等多种抗毒、抗菌或抗病毒血清,为治疗和预防某些传染病起到极为重要的作用。我国在 20 世纪 30 年代开始引进应用,最早的免疫血清制剂名为"万克醒"(vaccine),40 年代中期后开始自行研究、生产和使用,并一直沿用至今。面对现代医学迅猛发展的今日,各种抗菌特效药物不断涌现,然而,免疫血清仍不失为某些传染病的特效疗法,而且是其他治疗所不能完全替代的。

免疫血清(immune serum)是抗毒、抗菌、抗病毒血清的总称。凡用细菌的类毒素或毒素作为抗原,免疫马或其他大动物所取得的免疫血清称抗毒素(antitoxin),或称抗毒血清(抗血清,antiserum),如白喉抗毒素破伤风抗毒素、肉毒抗毒素等;凡用细菌或病毒本身免疫马或其他大动物获得的免疫血清称抗菌或抗病毒血清,如抗炭疽血清、抗狂犬病血清、抗腺病毒血清(FAA)等。由于这些免疫血清中含有大量特异性抗体,进入病体内,直接对抗和中和该病原体及其毒素,阻止其对机体组织细胞的损害,减轻毒血症状,达到控制或治愈疾病的目的,同时大量抗体进入机体,亦可起被动免疫的作用,故有的免疫血清可直接作为预防之用。

一、免疫血清的种类和剂型

传染病的治疗和预防中,常用的免疫血清有白喉抗毒素、肉毒抗毒素、破伤风抗毒素、抗狂犬病血清、多价气性坏疽抗毒素(MFGGA)、抗炭疽血清及抗腺病毒血清等,从血清来源上分不外两大类:

(一)动物源性

临床常用的免疫血清几乎都来自马或其他大动物的血清。通常选择 4～12 岁健壮的马,经过长期多次接种相关抗原(类毒素、毒素、细菌或病毒),使其产生对该抗原特异性高效价的抗体,待其达到规程要求时,开始对动物分 2～3 次部分或 1 次采取全部血,将血浆或血清应用胃蛋白酶消化、硫酸钱盐析、浓缩、纯化及精制而成注射用液体剂或冻干粉剂。制品的效价滴度、蛋白含量、以及无菌、热原、安全试验等各项指标均须通过严格检测,符合国家药典规定标准。制品应尽量提纯精制,其精制度愈纯,不良反应愈少。

(二)人源性

由于马血清为异体蛋白,可对人体产生过敏反应等副作用,故对某些传染病尚可采用人源性的血液制品,如由健康人血液制成的普通丙种球蛋白,或以某些抗原免疫人体待其产生抗体后,采血制备特异性免疫球蛋白,也可自恢复期病人血中提取免疫球蛋白或直接应用恢复期血清等。因免疫球蛋白或恢复期血清主要含有特异的 IgG 抗体和一定量 IgA、IgM 等,用以预防和治疗某些疾病有一定疗效。如森林脑炎、狂犬病、乙型肝炎、麻疹、肾综合征出血热、破伤风,以及丙种球蛋白缺乏症等,临床上应用或试用人源免疫球蛋白或恢复期血清后,可显著提高机体免疫力,在清除病原体及其毒素方面,取得较好的疗效。使用人源性免疫血清剂时,一定要注意其来源、质量,并经严格的相关检测,以避免导致某些经血或血制品传播疾病。来自胎盘血的丙种球蛋白制剂,国内近已淘汰。

近年来鉴于人被毒蛇咬伤后,蛇毒中的神经毒、心脏毒及其他毒素,毒性剧烈、作用迅速,可在短时间内致人于死命,目前尚无特殊有效的抢救治疗措施,病死率极高。现已仿照细菌抗毒素中和毒素的机制,将自毒蛇提取的蛇毒免疫马、骡等大动物,然后制备具有特异抗体的抗蛇毒血清(如抗蝮蛇、抗五步蛇、抗眼镜蛇、抗银环蛇等的蛇毒血清),用以治疗相应的毒蛇咬伤,中和其剧烈毒素,为抢救治疗毒蛇和毒蜘蛛咬伤,收到良好的疗效。

动物源免疫血清的剂型一般为两种,都是供肌肉或静脉注射应用,两种剂型为:① 精制注射液剂型,外观为无色或淡黄色的澄明液体,不含有渣粒或异物,除血清本身及防腐剂的特有气味外,不得有其他气味;② 冻干粉剂型,为白色或乳白色的疏松体,使用时加入规定量注射用水后轻轻摇动,应于 15min 内完全溶解,溶解均匀后的外观与液体剂型相同。两种剂型各有其优越性,液体制剂的制作规程较简单,使用方便,不需配制,置 2～8℃暗处保存,自效价测定合格之日起,有效期一般为 3～4 年,25℃以下暗处保存,有效期 2～3 年;而冻干制品效价较稳定,有效期较长,一般为 5 年,有时可长达 7 年,且便于运输、保存和使用。

二、免疫血清的作用机制

免疫血清中含有大量特异性抗体,进入机体后,其作用机制的核心主要是抗体与抗原的特异性结合,以对抗病原及其毒素,如抗毒素中和相应毒素,或特异性抗体对抗抗原(病原体),使其失去致病性。当某一种病原体或其所产生的毒素致病时,及时使用该病原或毒素的特异性免疫血清,在血液循环中起中和作用,以去除毒素对机体的损害,达到阻止其发病或减轻毒血症状,为治疗提供了最直接最有效的手段。目前临床应用较广泛的白喉抗毒素、肉毒抗毒素等都属于治疗该病最直接、最有效的疗法之一。白喉杆菌、肉毒杆菌、破伤风杆菌等均能产生毒力极强的外毒素,感染后作为该病的主要致病因子,引起组织和/或细胞损伤,当体内毒素尚未与组织细胞结合造成严重损伤时,若及早应用特异性抗毒血清,迅速中和伤口局部或血液循环中游离的毒素,避免毒素造成组织细胞的损伤,减轻症状并阻止病情发展,最终达到治愈疾病的目的。抗毒素只能中和游离毒素,一旦毒素与人体组织细胞结合,造成病变,此时,再使用抗毒素治疗就不再起作用。

免疫血清除主要用于治疗外,由于血清中含有现成的大量特异性抗体,注射进入人体后,不用通过复杂的免疫应答就可迅速获得对某些疾病的免疫力(被动免疫),因此,可用于预防相对应的疾病。如对与白喉患者密切接触,过去无白喉类毒素免疫注射史或免疫史不清者,可注射白喉抗毒素紧急免疫。这类制剂注入人体后,迅速获得免疫,立即有效,但制剂也很快会失效,预防时间短暂(1～3 周),故只能作为一种临时性应急措施。对过去未进行预防接种、感染后尚未发病应用,以期减少发病或减轻症状,或与白喉类毒素同时应用,以获得自动免疫。从健康人血液获得的丙种球蛋白,或恢复期血清对某些疾病的预防效果亦较好,临床上较常用,且一般过敏反应很少。

免疫血清只能中和毒素,提供特异性抗体,增加机体抗病能力,不能直接作用于病原体,没有杀菌、抑菌或去除病原的作用,故不能替代抗菌或抗病毒药物的治疗,也不如各种疫(菌)苗所起自动免疫的预防效果,这可能是近年来血清制剂在治疗和预防上不能进一步发展的原因。随着分子生物学和基因技术的进展,单克隆抗体或基因治疗能够中和游离病毒及毒素、抑制病毒增殖以及减轻/消除毒血症状,在治疗某些传染病中具有一定效果,为治疗传染病开辟了新的途径。

三、免疫血清的使用原则和注意事项

使用免疫血清时总的原则有以下几点:

(一)准确选择制剂

应根据不同病种、病期和病情,准确选用相应血清制剂。免疫血清种类虽不多,但针对性极强,每一种血清制剂只能对相应的毒素或病原体起作用。如肉毒抗毒素,目前常用的有肉毒杆菌 A、B、E 三种类型,每种抗毒素只能中和相应的毒素,对其他毒素无效,故应根据诊断有针对性地选用,若治疗时诊断尚不明确毒素的类型,则可采用多价抗毒血清或几种血清联合应用。

(二)掌握时机

抗毒血清以中和循环血中毒素为目的,因此,使用抗毒血清的时机必须要"早",在诊断明确或高度怀疑该病后的第一时间内,毒素尚在伤口局部或血液循环中即将其中和,不让其进入组织或与组织细胞结合造成病变,否则就达不到治疗的效果。有些病毒性疾病如肾综合征出血热、森林脑炎等毒血症症状严重,应用恢复期血清治疗,亦应在早期使用。但早期应用并不排除以后必要时的再用药,可能因为毒素一次未结合完或者病原体有继续产毒的可能性,故有时需要第 2,3 次或多次给药,但重复注射血清时更易发生过敏反应。

(三)使用足量

毒素在人体血液中,必然进入组织造成损害,早期足量使用抗毒血清,以达到完全结合血液循环中游离毒素的目的,消除致病因子。若用抗毒素剂量不足,未能完全结合游离毒素,则有继续对组织造成损伤的可能。足量是根据病情轻重、病变部位、范围大小及治疗早晚等条件,确定应给予的剂量,一次给足。如咽白喉起病在 48h 内、有明显中毒症状、假膜局限于扁桃体,属普通型咽白喉,用白喉抗毒素 2 万～4 万 U,肌肉或静脉注射;若起病时间较长、假膜扩展到悬雍垂、咽后壁等其他部位,临床上诊断为中型,则应用白喉抗毒素 5 万～6 万 U;严重型白喉则可用至 10 万～12 万 U。足量也不能过量,因为血清制剂的用量越大,使用次数越多,发生不良反应的机会亦多。

(四)联合用药,综合治疗

抗毒血清的作用只能中和毒素或部分病原体,对彻底控制病原体或发病机制不起作用,故抗毒血清决不能代替特效抗菌药物。因而,在用抗毒血清的同时,必须与去因治疗联合用药,既及时、足量使用免疫血清,又要选择有效抗菌药物抑制或杀灭病原体,以尽快去除病因或减少病原体继续产生新的毒素。临床症状明显病情较重时,相应的支持、对症治疗更是必不可少的综合疗法。

(五)密切观察,严防不良反应

抗毒血清一般为马血清,属异源性蛋白,进入人体后可能产生过敏反应,严重者可发生过敏性休克或血清病,故在注射血清前应仔细阅读说明书,询问病人过去有无过敏史,且必须先做皮肤过敏试验,若皮肤试验阳性,病情又需要使用抗血清时,可采取脱敏法注射。同时在做皮试和注射抗血清过程中应密切观察,作好应急抢救准备,以防严重不良反应。喉白喉在应用白喉抗毒素见效后,假膜松动、脱落可能导致阻塞气道而引起窒息,必须严密防范。

四、免疫血清的使用方法

免疫血清的临床应用,不外治疗与预防两个目的。治疗时使用免疫血清的剂型、剂量及用法各不相同,应依据临床诊断、病情轻重、病人个体状态及免疫血清的剂型等决定。给药途径一般取决于制品的种类、性质、用量大小、给药途径和速度,以及病人的耐受性等因素,一般制剂都采用肌肉或静脉注射,1次或分次注入。狂犬病、破伤风等感染途径都是通过局部伤口,为达到预防发病或早期治疗的目的,可将部分免疫血清采用局部浸润注射。抗腺病毒血清也可用雾化吸入法。

目前国内外学者认为免疫血清静脉注射优于肌注,因为前者注射后 30min 即可使血清中抗毒素水平达到最高峰,能迅速中和毒素,减少毒素吸收和致病。但肌注吸收虽较慢,约需 24h 才达血药高峰,但却有一个作用缓慢持续的机会,抗毒素通过吸收,逐步进入血液循环,不断地对继续产生的毒素起中和作用,故临床上常采取两种途径相结合或各用应注射剂量的一半。被狂犬咬伤严重或靠近头颈部位的伤口,以及可能感染破伤风杆菌的伤口周围,采用部分抗毒血清局部浸润注射,比单用肌肉或静脉注射为优,使药物在病原体或毒素侵入机体的局部即能早期、迅速发挥中和作用,消除或阻断病原体侵入致病。

鉴于免疫血清的特异疗效,在某些疾病治疗中必须使用,但马血清对人体又极易产生过敏反应,故在应用免疫血清前,必须常规作过敏试验。皮试阳性而又必须用免疫血清治疗时则应采用脱敏法注射。

疫(菌)苗的现状及研究进展

应用普通技术或以基因工程、细胞工程、蛋白质工程及发酵工程等生物技术获得的微生物、细胞及各种动物和人源组织和体液等生物材料制品,以及用于人类疾病预防、治疗和诊断的药品,称为生物制品。生物制品按其用途分为预防用、治疗用及诊断用生物制品。预防用生物制品即疫(菌)苗(vaccine),包括细菌类菌(疫)苗、病毒类疫苗、类毒素、亚单位疫苗、基因工程疫苗以及核酸疫苗等。治疗用生物制品包括各种抗毒素、特异性免疫球蛋白、各种细胞因子、干扰素、某些血液制剂以及核酸疫苗等,在某些感染性疾病的急救和治疗中发挥重要作用。由细菌或病毒特异性抗原、抗体及有关生物物质制备的体外诊断制品,和由变应原或有关抗原材料制备的体内诊断制品,则在感染性疾病和变态反应性疾病的特异性诊断,尤其是疾病的早期诊断中发挥重要作用。

一、疫(菌)苗种类及其应用

(一)细菌类菌(疫)苗

1. 冻干皮内注射用卡介苗(bacillus Calrnette-Guerirt vaccine,BCG)

全世界预防结核病所用的卡介苗即减毒牛型结核菌种均来自法国巴斯德研究院,为纪念两位研究并发现减毒牛型结核菌株的科学家 Calmette 和 Guerin,故命名为 BCG。我国 BCG 菌种曾是 1948 年取自丹麦血清研究所"丹麦亚株 823"菌种,1993 年上海生物制品研究所选育出 PCG D2-PB302S 甲 10 株,成为我国生产 BCG 的菌种,该菌株免疫原性较强,接种后淋巴结反应较轻。BCG 菌株经 Souton 培养基培养后,加入保护液配成细菌浓度为 1.0mg/ml,分装 0.5mg(10 人分量)并冻干。接种对象为 3 个月龄婴幼儿以及旧结核菌素(old tuberculin,OT)或结核菌素纯化蛋白衍生物(purified protein-derivativetuberculin,PPD)试验阴性的儿童,于上臂外侧三角肌中部略下处皮内注射 0.1ml BCG 稀释菌苗。在接种后 2 周左右,注射局部会出现红肿浸润,经 8~12 周后形成结痂。如发现异常不良反应(side reaction),应及时就医。接种的禁忌证为现患结核病、急性传染病、肾炎、心脏病、湿疹、免疫缺陷症或其他皮肤病患者。BCG 预防结核病效果肯定,其保护率为 80%~90%。

2. 冻干皮上划痕用鼠疫活菌(疫)苗(plague attenuated live vaccine)

经多年反复培育和试验证明,我国使用鼠疫杆菌 EV 株菌种是毒力弱和免疫原性强的菌种。选育株菌种经系统检定后并冻干保存,菌种取出后在厚金戈尔(Hottinger)琼脂培养基上传 2 代,将菌苔刮入保护剂中,稀释成含菌数为 7 亿~9 亿个菌/一份并冻干备用。接种对象为疫源地或进入疫区人员,在上臂外侧上部皮肤表面滴上疫苗 2 滴,用专用划痕针呈"‡"形划痕接种(皮肤划痕间距 3~4cm,长 1~1.5cm,呈"‡"形,),用划痕针反复涂压,使菌苗渗入划痕皮内,严禁注射。接种不良反应较轻,免疫效果良好。鼠疫患者若先前接种过该疫苗,则 90% 以上患者可治愈。

3. 冻干皮上划痕用布鲁氏杆菌病活菌(疫)苗(hrucellosis atternuated live vaccine)

该菌苗系用布鲁氏杆菌弱毒株 104M 菌种接种于肝浸液琼脂斜面培养基,37℃培养 44~48h 为第一代。挑取光滑型菌落再传一代后,方可大量增殖,将菌苔刮入保护液中分装并冻干,每毫升含菌量为 1800 亿~2000 亿个,每人份含菌量为 90 亿~100 亿个。接种对象为与布鲁氏杆菌病传染源密切接触者、畜牧人员尤其是接羔员和挤奶员、皮毛和乳制品加工人员以及兽医等。每年接种 1 次,于上臂外侧上部皮肤表面滴上菌苗 2 滴,同上用专用划痕针呈"‡"形划痕接种(严禁注射)。对于布鲁氏杆菌素反应阳性者,不予接种。接种后局部反应轻微,个别人可有低热反应。

4. 皮上划痕人用炭疽活菌(疫)苗(anthrax attenuated live vaccine)

本品系用炭疽菌弱毒株 A16R 株芽孢,经牛肉消化液琼脂培养基培养,加入甘油蒸馏水制成容量比 50% 悬液,约含 0.5 亿个活菌/ml。接种对象为食草动物炭疽病高发地区的农牧人群,皮毛加工与制革工人及牲畜屠宰人员。每半年或一年接种 1 次。接种方法同上,在上臂外侧上部皮肤上滴菌苗 2 滴,"‡"形划痕接种(严禁注射)。

5. 钩端螺旋体灭活菌(疫)苗(leptospirosis inactivated vaccine)

钩端螺旋体(简称钩体)血清型十分复杂,我国迄今已发现 18 个血清群 75 个血清型,流行于全国 28 个省市自治区,不同血清型之间交叉保护免疫不明显,因此必须选用钩体流行血清型 1～3 株来制备疫苗。生产菌种应选用繁殖力强，免疫原性好，并通过豚鼠传 2～3 代后，应用无蛋白综合培养基培养菌种，收获的培养物中经加入 0.25～0.35％(g/ml)苯酚灭菌，即制备成灭活菌(疫)苗。在钩体灭活菌苗中，每一菌型的死菌数每毫升应含 1～1.5 亿条。疫苗接种对象为流行区 7～60 岁高危人群，以及可能与疫水和患病动物接触者。于流行季节前，全程皮下注射疫苗 2 针，成人剂量为第一针 0.5ml，第二针 1ml，间隔 7～10 天；7～13 岁儿童剂量减半，必要时 7 周岁以下儿童酌情注射 1/4 成人剂量。疫苗接种不良反应轻微，免疫效果明显，使我国多年来已基本控制了钩体病的流行。

6.吸附纯化无细胞百日咳疫苗(pertussis vaccine，)

我国采用含有百日咳杆菌 1,2 和 3 血清型的 CS 疫苗株作为生产百日咳纯化疫苗的菌种。CS 菌种接种于活性炭半综合培养基中，用发酵罐深层培养法制备疫苗原液，其有效抗原释放至培养基上清液内，以化学和物理方法提纯并经甲醛液和戊二醛液解毒，然后去除解毒剂制成纯化成分疫苗。该疫苗含有丰富的丝状血凝集素(FHA)和毒素两种保护性抗原，每毫升含有效抗原成分 15～18μg 总蛋白氮。接种对象为 3 个月龄～6 岁儿童，皮下注射接种，每次注射剂量为 0.5ml，3～12 个月龄内共接种 3 次，每次间隔 6 周，在 18～24 月龄时再注射第 4 针加强。纯化疫苗较全菌体菌苗不良反应明显下降，其接种后发热率仅为后者的十分之一，而两者的接种保护率均达到 85％～90％。

7.A 群脑膜炎球菌多糖疫苗(meningococcus polysaccharide vaccine)

A 群脑膜炎球菌菌种为 A4 株，或其他经中国药品生物制品检定所认同的菌株。菌种在发酵罐半综合培养基中通气搅拌培养，培养物立即加入甲醛液灭菌并去除菌体，以免释放内毒素，亦可采用超速离心法除去内毒素，在上清液中加入阳离子去污剂沉淀球菌荚膜多糖，收集沉淀物提取多糖即为多糖疫苗。接种对象为 6 个月龄～15 岁儿童，3 岁以下儿童于疾病流行前接种 2 针，间隔 3 个月，每 3 年复种 1 次。多糖疫苗接种反应轻微。根据流行病学调查结果表明，接种后 1～3 年持续保护率分别为 96.47％、92.62％和 82.8％。多糖抗原是 B 细胞依赖性抗原，因此对 1 岁以下儿童免疫效果差，如将多糖抗原与其他蛋白抗原(如破伤风类毒素)偶联而成为结合疫苗，则可提高免疫原性。

8.伤寒 Vi 多糖疫苗(typhoid Vi polysaccharide vaccine)

伤寒沙门菌灭活菌(疫)苗，其保护效果肯定，但接种不良反应大。伤寒 Ty2 菌株含有丰富的微荚膜 Vi 抗原，经在发酵罐半综合培养基中培养 8～12h，将收获物加入甲醛液灭菌并取上清液，以脑膜炎球菌多糖疫苗相似的程序提取制成伤寒 Vi 多糖疫苗。接种对象为高发人群和军人，于上臂外侧三角肌处皮下或肌内注射，1 次 0.5ml。接种反应轻，仅有个别人有轻度且短暂低热。经现场调查表明，我国伤寒 Vi 多糖疫苗的保护率为 70％，免疫持久性不少于 2 年。

9.精制白喉类毒素(diphtheria toxoid)

制备白喉外毒素的菌种为罗马尼亚白喉棒状杆菌 PW8 株，经国内培育筛选出产毒率高的亚株，每隔 5 年需进行 1 次产毒菌筛选。菌种接种于 Pope 或林氏培养基，应用深层通气培养，每毫升外毒素效价不低于 150 絮状反应量(LF)，经加入 0.5％～0.6％甲醛液脱毒成为类毒素，再经硫酸按沉淀法纯化精制成类毒素疫苗。疫苗要求纯度≥1500Lf/mg PN 白喉外毒素可先脱毒后精制，亦可先精制后脱毒，前者脱毒需时长并应不断地检查脱毒效果，后者需添加赖氨酸以防脱毒后毒性逆转。接种对象为 6 月龄～12 岁儿童，初次免疫皮下注射 2 针各 0.25ml,间隔 4~6 周。接种不良反应轻微,但在成人接种时,易引起变态反应或称超敏反应(hypersensitivity),故成人接种宜用低剂量(2~5 Lf),其免疫效果亦佳。

10. 精制破伤风类毒素(tetanus toxaid)

破伤风芽孢梭菌菌种自罗马尼亚引进,经中国药品生物制品检定所培育筛选出产毒量高的 L58 株。蛋白水解液加入适量的氨基酸和维生素为破伤风菌种的培养基,在 34℃厌氧条件下培养 6 日,除去菌体并加入 0.3%~0.4%甲醛液脱毒后,以硫酸按沉淀法纯化为精制破伤风类毒素疫苗,类毒素纯度应≥1000Lf/mg PN。破伤风外毒素亦可先行精制后再脱毒。接种对象为儿童、发生创伤机会较多的人群(如军人、警察及地下施工人员等)和孕妇。WHO 主张破伤风类毒素与白喉类毒素、百日咳疫苗混合成为联合疫苗,给予儿童接种。对于已有基础免疫者,外伤后应再注射 1 针类毒素,可不必接种破伤风抗毒素,以防发生过敏反应。在第二次世界大战中,英、美、德等国参战军人接种破伤风类毒素证明,预防效果良好。

此外,细菌性痢疾口服双价联合疫苗的预防效果有待于提高。国外进口的肺炎球菌多糖疫苗,因价格昂贵难于推广。

(二)病毒类疫苗

1. 减毒活疫苗(attenuated live vaccine)

(1)口服脊髓灰质炎活疫苗(oral polio attenuated live vaccine,OPV 或称 Sabin 活疫苗) 我国一直仅使用口服脊髓灰质炎活疫苗 OPV 即 Sabin 活疫苗,毒种为 Sabin Ⅰ、Ⅱ、Ⅲ型株(或Ⅲ2 株或Ⅲ型 Pfizer 株),亦可使用经人胎二倍体细胞培育纯化的 3 个型 Sabin 毒株。制备生产种子所用的细胞为胎猴肾、清洁级猴肾或人胎二倍体细胞(2BS)。每人份0.1ml 三价联合疫苗中,病毒含量(滴度)为Ⅰ型为 6.0,Ⅱ型为 5.0,Ⅲ型为 5.5 logCCID50/ml(每毫升含 50%细胞感染量)。服用接种对象为≥2 个月龄儿童,从 2 个月龄开始,口服糖丸 1 粒或 2 滴液体疫苗,连续 3 次,每次间隔 4~6 周,4 岁时再加强免疫 1 次。由于推广口服脊髓灰质炎活疫苗,使我国早在 1992 年便基本消灭了脊髓灰质炎,发病率已降至 0.01/10 万以下,并最终在我国境内彻底消灭了脊髓灰质炎。Sabin 活疫苗制备成本低,口服接种方便,易于推广使用。其主要缺点:①疫苗需低温保存,且有效期短;②有免疫缺陷或免疫低下者忌用;③可受其他肠道病毒干扰而影响免疫效果;④近年来发现 Sabin 疫苗株均可在肠道内发生疫苗株之间或与其他肠道病毒基因重组,而使神经毒力返祖成为疫苗相关脊髓灰质炎病毒(vaccine associated poliovirus,VAPV)或疫苗衍生脊髓灰质炎病毒(vaccine derived polio-virus,VDPV),引起急性弛缓性麻痹 Cacute flaccid paralysis,AFP),VDPV 感染甚至可遗留永久性麻痹。我国自 1994 年以来,每年 AFP 发病逾 4 000 例,从其粪便中分离到 VDPV 250 余株。

(2)麻疹活疫苗(measles attenuated live vaccine) 以前无麻疹活疫苗时,麻疹发病率很高,且流行强度大年小年周期交替出现。自推广麻疹活疫苗接种免疫以来,麻疹发病率大大下降,且周期性流行高峰被削平。麻疹疫苗株毒种为我国自行研制的沪 191 株和长春的长 47 株,经在人胎肾细胞、人羊膜原代细胞上传代后,转种鸡胚细胞培养适应使毒力减弱和保持良好的免疫原性。毒种在 9~10 日龄 SPF 鸡胚细胞中,于 31~33℃静止或旋转培养,病毒滴度≥4.51ogCCID50/ml,添加适宜保护剂并冻干制成麻疹活疫苗。接种对象为≥8个月龄麻疹易感儿童进行初次免疫,7 岁时再复种 1 次。于上臂外侧三角肌附着处皮下注射 0.5ml。接种不良反应一般轻微,少数人在接种后 6～10 日可有一过性低热,偶有散在性皮疹。自 1978 年麻疹活疫苗被纳入计划免疫以来,我国每年麻疹病例数显著下降,近年全国每年麻疹发病数少于 10 万例,仅为使用疫苗的 1%。

(3)甲型肝炎活疫苗(viral hepatitis A attenuated live vaccine)　1978 年以来我国自行研制并被国家批准上市的甲型肝炎减毒活疫苗(attenuated live vaccine)有 2 种:①毛江森等研制的 H2 株减毒活疫苗,毒株分离自杭州市郊 12 岁男性患者粪便标本,分离的 HAV 株在幼猴肾原代细胞中 35～32℃传 20 代,再经人胚肺二倍体细胞(2BS KMB17 株)于 32℃传 5 代,获得丧失口服感染性而保持抗原性的 H2 弱毒株。接种剂量为 1ml,于上臂外侧三角肌附着处皮下注射,需间隔几年后复种待定。减毒 H2 株 cDNA 克隆和序列分析与野毒株比较,发现 H2 株编码区有 33 个核苷酸被替换,其中 9 个氨基酸改变,5'非编码区(NCR)有 5 个核苷酸缺失,从而可使 H2 株丧失致病性。②胡孟冬等研制的 LA-1 株减毒活疫苗,毒株分离自黑龙江省一位甲型肝炎患者粪便标本,经人二倍体细胞传代减毒制成,亦为皮下接种疫苗。甲型肝炎活疫苗接种后可产生病毒血症和特异性抗体,并从粪便排出少量病毒,但未发现实验动物之间或人与人之间相互传染。接种对象为 1～16 岁易感儿童,以及高危人群诸如饮食服务行业和托儿所幼儿园工作人员。接种 1 针疫苗后,可使 95%以上接种者产生抗体,接种保护率达 95%以上。经过多次人群血清流行病学调查表明,甲型肝炎活疫苗均具有良好的安全性和显著的免疫学效果和预防效果,接种保护率达 95%以上。由于接种甲型肝炎减毒活疫苗可使机体产生更完全的细胞免疫及体液免疫,加之成本低廉,仅需注射接种 1 次,故用来降低甲型肝炎发病率,更适合我国及其他发展中国家的国情。在甲型肝炎暴发疫情早期,应急接种甲型肝炎疫苗,亦可有效地控制疫情。

(4)风疹冻干活疫苗(rubella attenuated live vaccine)　风疹病毒野毒株在人二倍体细胞(2BS)30℃连续传代培养 12 代,得到 BRDⅡ减毒活疫苗毒株。用人 2BS 培养疫苗毒种,用 RK-13 细胞或其他敏感细胞滴定病毒,1 人份疫苗剂量(0.5ml)病毒含量≥4.51ogCCID50/ml。加入人白蛋白作保护剂,并冷冻干燥制成风疹疫苗。接种对象为 8 个月龄以上的易感者,重点对象为 10～14 岁女性,于上臂外则三角肌附着处皮下注射 0.5ml,在注射后 6～11 日,少数人可有一过性的低热反应。成人接种后 2～4 周内可能出现轻度关节炎反应,孕妇禁止使用,而育龄妇女注射疫苗后 3 个月内应避免怀孕。本疫苗主要用于预防孕妇患风疹,继而引起胎儿和新生儿的先天性风疹综合征,即先天性耳聋、白内障、心脏病及死胎和其他先天性畸形等。我国医务人员和群众对于接种风疹疫苗的重要性,目前尚有待于提高认识。

(5)流行性腮腺炎活疫苗(mumps attenuated live vaccine)　我国使用的流行性腮腺炎活疫苗是上海 S79 减毒株,为从患者体内分离后,在三级(SPF)鸡胚细胞上连续传代,收获病毒并冻干制成疫苗,其病毒含量≥4.751ogCCID50/ml,1 人份为 0.5ml,于上臂三角肌附着处皮下注射。本疫苗一般与麻疹、风疹疫苗制成联合疫苗(MMR)使用。

(6)黄热病活疫苗(arElvax)　我国采用国际通用的 17 kD 减毒株,在三级 SPF 鸡胚卵黄囊中接种培养,取全胚研磨制成悬液,经离心后取上清液,加入保护剂并冻干制成黄热病活疫苗。接种对象为进入或途经黄热病流行区人员,皮下注射 0.5ml,接种者几乎 100%产生中和抗体并持续较久。

(7)冻干乙型脑炎活疫苗(Japanese encephalitis attenuated live vaccine)　乙型脑炎活

疫苗是由我国独创的减毒株 SA14-14-2 株制成的。本疫苗可提高免疫效果和减少接种次数，便于推广使用。SA14-14-2 株是强毒株 SA14 经地鼠肾单层细胞传 100 代后，用蚀斑筛选出无致病性的毒株，再通过动物神经外途径传代以稳定残余毒力，使之毒力不再返祖和提高免疫原性。经各种动物实验证明，SA14-14-2 株适合于制成活疫苗，该毒株除具有致病性和免疫原性外，在地鼠肾单层细胞上培养时可形成界线清晰的小蚀斑，无明显的 TS 特征。基因序列分析表明，减毒株与原强毒株核酸序列比较有 57 个核苷酸改变，发生 2 个氨基酸改变。用地鼠肾细胞接种 SA14-14-2 株，当出现明显细胞病变时收取病毒原液，加适当的保护剂并冻干制成疫苗，其病毒滴度≥7.0logLD50/ml 为合格。接种对象为 1 周岁以上儿童，于上臂外侧三角肌处皮下注射 0.5ml，1 岁儿童注射 1 针，于 2 岁和 7 岁时分别各再加强免疫 1 次。经大量临床试验和流行病学效果考核证明，乙型脑炎活疫苗的不良反应轻微而免疫原性良好，其保护率达 80%～90%。

此外，国外进口的水痘减毒活疫苗预防效果好，但售价太贵。

2. 灭活疫苗（inactivated vaccine）

（1）乙型脑炎灭活疫苗（Japanese encephalitis inactivated vaccine） 用乙型脑炎病毒 F3 株是抗原谱较广和免疫原性较好的弱毒种。P3 株经地鼠肾单层细胞旋转培养，病毒滴度达到≥7.0logLD50/ml，加入甲醛液制成灭活疫苗。接种对象主要为 6 个月龄～7 周岁儿童和由非疫区进入疫区的易感者，初次接种 2 针，于上臂外侧三角肌附着处皮下注射 0.5ml，间隔 7～10 日，于初次免疫后 1 年、4 岁及 7 岁时各再接种 0.5ml。注射时加入适量亚硫酸氢钠液中和可减轻甲醛刺激引起的疼痛。多次注射后，有时机体可产生过敏反应（低热、皮疹等），经一般对症处理即可缓解。

（2）人用提纯狂犬病灭活疫苗（ralaies inactsvated vaccine） 狂犬病灭活疫苗的毒种为狂犬病固定毒适应于细胞培养的 aG 株或其他经批准的毒株。我国用地鼠肾细胞或 Ver。传代细胞在静置或旋转瓶中培养毒种，病毒滴度≥5.5logLD50/ml，加入甲醛或丙内脂灭活，经过物理化学方法提纯后制成冻干制品，以适于应急备用。疫苗效价以 NIH 法检测≥2.5IU/安瓶。接种对象为被疯犬或其他可疑动物咬伤、抓伤者。对被咬伤者应于第 0、3、7、14 日及 30 日各注射 1 安瓶量疫苗。此外，要及时消毒处理伤口，对于严重被咬伤的部位（头、脸、颈、手指及多部位）或深部伤口的受伤者，除全程疫苗注射外，需再增加注射 2～3 针疫苗，并在伤口周围注射特异性抗狂犬病血清或特异免疫球蛋白。儿童和成人用量相同，成人在上臂三角肌处肌内注射，儿童则在大腿前内侧区肌内注射。狂犬病疫苗是唯一急救性制品，其预防效果与注射疫苗的早晚、咬伤部位及咬伤程度有关。提纯疫苗的不良反应一般较轻。

（3）肾综合征出血热灭活疫苗（hemorrhagic fever with renal syndrome inativated vaccine） 肾综合征出血热灭活疫苗是我国率先由汉坦病毒Ⅰ型（汉滩型）和Ⅱ型（汉城型）毒株，应用单层细胞培养后制成的灭活疫苗。毒种为经过筛选具有抗原谱广、免疫原性好和产率高的毒株，经灭活处理和添加吸附剂，制备成单型疫苗或双型联合疫苗。疫苗接种对象为疫区各年龄组人员，若为Ⅰ型流行区，应重点对野外接触野鼠的高危人群接种Ⅰ型或双型联合疫苗。接种部位为上臂三角肌肌内注射，于第 0、7 日和 28 日全程接种 3 针，每次 1.0ml，一年后再加强免疫 1 次。经实验室研究和流行病学考核表明，接种后不良反应轻微且能诱发产生中和抗体，其保护率可达 90% 左右。目前在研究改进提纯疫苗工艺，以进一步减轻副作用、减少接种次数及提高免疫效果。

（4）森林脑炎灭活疫苗（forest enceghalztis inactivated vaccine）　1952 年我国应用森林脑炎病毒"森张株"，以地鼠肾细胞培养病毒株并以甲醛灭活制成灭活疫苗，一直沿用至今，其生产工艺与乙型脑炎灭活疫苗相同。注射疫苗后，预防效果较好，不良反应轻。

（5）脊髓灰质炎灭活疫苗（polio inactivated vaccine 或称 Salk 疫苗）　Salk 灭活疫苗系1954 年应用脊髓灰质炎病毒Ⅰ、Ⅱ和Ⅲ型强毒株分别在猴肾细胞中增殖，收获病毒加入甲醛液在一定温度下灭活而成的三价联合疫苗。Salk 灭活疫苗为皮下注射制剂，初次免疫需注射 3 针，每针间隔 4～6 周，第 3 针后间隔 6～12 个月加强注射第 4 针，此后每隔数年需再加强注射 1 针。Salk 灭活疫苗经在北美及西欧等地区多年使用，证明安全有效，虽然注射接种后免疫持续时间较短，但也能控制脊髓灰质炎传播，尤其是对免疫缺陷或免疫抑制者使用灭活疫苗较为安全。因为它的制备工艺较复杂，因而成本较高。目前我国已经消灭了脊髓灰质炎，而我国周边一些国家（如印度、巴基斯坦、尼泊尔及朝鲜等）仍存在本病，故我国仍需对高危的易感儿童接种脊髓灰质炎疫苗。鉴于脊髓灰质炎活疫苗株可基因重组变异为衍生脊髓灰质炎病毒（VDPV），使神经毒力返祖而致急性弛缓性麻痹（AFP），我国有可能以 Salk 灭活疫苗替代 Sabin 括疫苗，并重新制定预防策略和接种程序。

（6）甲型肝炎灭活疫苗（viral hepatitis A inactivated vaccine）　目前国外有 4 种被批准的甲型肝炎灭活疫苗，均为细胞培养甲型肝炎病毒（HAV）经甲醛灭活的制剂中我国已批准进口的甲型肝炎灭活疫苗有 2 种：① 源于澳大利亚 HAV HM I75 株，由比利时 smithKline Beecham 公司应用人 2BS 细胞培养适应并传接 4 代获得减毒株，从细胞培养液中收获病毒，经甲醛灭活后加入铝盐吸附而制成，称为 Havrix™（贺福立适）甲型肝炎灭活疫苗。成人初次接种剂量为 1ml，儿童剂量减半，于上臂三角肌处肌内注射，间隔 6～12 个月后再加强 1 针；② 源于拉丁美洲哥斯达黎加 CR326-F 株，由美国 Merck 公司生产的 VAQTA™灭活疫苗，1ml 含 5U 抗原单位即 50ng 抗原，接种方法同上。两种疫苗接种对象同甲型肝炎活疫苗，均于 10 年后需复种 1 次。虽然甲型肝炎灭活疫苗免疫学效果和流行病学预防效果均较肯定，但因其价格昂贵，不适合我国推广使用。中国药品生物制品检定所和唐山怡安公司共同研制的国产甲型肝炎灭活疫苗，于 2002 年已通过国家鉴定，待批量化生产后，可用于特定适应人群（如免疫功能低下的易感者等）的预防接种。

此外，国产流行性感冒灭活疫苗，其预防效果有待于提高。

病毒类及细菌类减毒活（菌）疫苗与灭活疫（菌）苗相比，各有其优缺点，一般前者免疫效果和预防效果更好，但灭活疫（菌）苗的安全性相对更好一些。

3. 基因重组疫苗（gene-recombinant vaccine）

在 20 世纪 90 年代，我国生物制品研究机构应用中国地鼠卵巢细胞（CHO）传代细胞中转染 HBV S 重组基因并表达 HBsAg 成功，投入试生产后，其产量有限。其后从美国 MSD 公司引进的酵母重组乙型肝炎疫苗生产线，于 1998 年正式投产。自 2000 年起，基因重组乙型肝炎疫苗已完全替代乙型肝炎血源性亚单位疫苗。

基因重组乙型肝炎疫苗接种对象，主要用于新生儿，其次为幼儿和高危人群（医务人员、托幼机构工作人员、职业献血员等）。注射程序称为 0、1、6 个月程序，即第 1 针后，间隔 1 个月及 6 个月注射第 2 及第 3 针疫苗。新生儿接种乙型肝炎疫苗越早越好，要求于出生 24h 内接种，因为年龄越小，受乙型肝炎病毒（HBV）感染后越易成为慢性 HBV 携带者，且可能至青壮年时发病。接种方法：在婴幼儿为大腿内侧肌内接种，儿童和成人在上臂三角肌处肌内注射。接种剂量：新生儿及儿童接种酵母重组乙型肝炎疫苗为 $5\mu g$（0.5ml），成人为 $10\mu g$（1ml）。接种 CHO 重组乙型肝炎疫苗，则不分年龄大小，均注射 $10\mu g$（1ml）。由于 HBsAg 和 HReAg 双阳性母亲的新生儿受感染几率大，可双倍量接种疫苗，并加用乙肝高价免疫球蛋白（HBIg），重组乙型肝炎疫苗不良反应轻微，其免疫学和预防效果均较理想，保护率可达 $80\%\sim90\%$。

（三）联合疫苗（combined vaccine）

由 2 种或 2 种以上安全有效的疫苗按一定搭配比例组成的疫苗称为联合疫苗。在目前新疫苗日益增加的情况下，应用联合疫苗接种可预防多种传染病，因此，可减少接种次数、降低疫苗成本及有利于推广使用。不同的疫苗在组成联合疫苗时，必须证明机体对各个疫苗及其抗原的免疫应答互不干扰和不增加不良反应。研制联合疫苗是生物制品研究的重要课题之一。

1. 联合灭活疫苗（combined and inactivated vaccine）

包括伤寒、副伤寒甲和副伤寒乙三联疫苗，以及伤寒、副伤寒甲、副伤寒乙和霍乱四联疫苗。联合疫苗在二次世界大战时，已证明其预防效果较满意，但接种后不良反应大，难于在平时推广应用。百日咳、白喉、破伤风联合疫苗（简称 DPT），在儿童免疫中已使用多年，各成分均要纯化，否则不良反应大。此外，使用中的联合疫苗还有钩端螺旋体多价灭活菌（疫）苗、出血热双价灭活疫苗及脊髓灰质炎 3 价灭活疫苗（Salk 疫苗）等。联合疫苗中各成分应按比例合理组合，否则强抗原可能干扰弱抗原。经实验证明，百日咳灭活疫苗可以提高白喉与破伤风类毒素的免疫原性，故 WHO 主张将百日咳与白喉、破伤风类毒素混合制成 DPT 联合疫苗并纳入世界儿童扩大免疫接种规划。

2. 联合活疫苗（combined and attenuated live vaccine）

较成功的联合活疫苗有：① 麻疹、腮腺炎、风疹联合活疫苗（简称 MMR）；② 脊髓灰质炎Ⅰ、Ⅱ、Ⅲ型联合活疫苗。影响联合活疫苗免疫学效果的因素，除了各病毒疫苗株含量以外，疫苗毒株的残余毒力强者可能干扰残余毒力弱者，使后者降低其诱导免疫应答作用。例如，MMR 加入水痘活疫苗联合接种，会干扰水痘活疫苗的免疫原性。

3. 灭活疫苗与基因重组联合疫苗（gene-recombinant combined vaccine with inactivated agent）

1996 年以来，含甲型肝炎灭活疫苗和重组乙型肝炎疫苗组成的联合疫苗，已被批准并在一些国家 1 岁以上儿童中接种注射。此联合疫苗的全程 3 针免疫采用 0、1 和 6 个月间隔程序，我国尚未使用此种联合疫苗。

（四）用于预防的其他生物制品

1. 抗毒素（antitoxin）及抗血清（antiserurn）

抗毒素及抗血清系指用细菌外毒素疫动物（马）后，取得免疫血清并精制成的蛋白制剂。用于被动免疫，预防各种传染病。用马血清制备的抗毒素注射人体无疑易产生某些不良反应，包括过敏性休克、血清病及局部过敏性反应等。因此，在使用时应先仔细阅读使用说明书，要询问过敏史，务必做皮肤过敏试验。如皮肤试验阳性，应采用脱敏注射法以避免过敏反应。一旦发生过敏反应，应及时采取相应的抢救措施。

（1）精制白喉抗毒素（diphtheria antitoxin）　与白喉患者接触而未接种白喉类毒素的易

感儿童,可1次皮下注射抗毒素1000~2000IU,并立即全程接种白喉类毒素,以预防发病。

(2)精制破伤风抗毒素(tetanus antitoxin,TAT)　对于未预防接种过破伤风类毒素的外伤者,在进行外科扩创处理的同时,应皮下或肌内注射破伤风抗毒素1500~3000IU,使之在2~3日内血中抗毒素能保持10.3±0.61IU/ml水平,随后再全程接种破伤风类毒素。

(3)精制肉毒抗毒素(botuline antitoxin)　肉毒外毒素有不同型别,人的肉毒食物中毒主要由A型、B型或E型外毒素引起。我国肉毒抗毒素制剂为单型抗毒素,注射时需予以混和。可疑肉毒中毒者,应皮下或肌内注射相应型或混和型抗毒素每型1000~2000IU,预防效果显著。

(4)抗狂犬病血清(rabies antiserum)　抗狂犬病血清系由狂犬病毒免疫马,采其血浆,经胃酶消化后,用硫酸盐析法制成液体或冻干的免疫球蛋白制剂,制造工艺基本上与其他抗血清相同。当马血浆的中和效价≥80IU/ml时,采马血并精制后的成品效价应≥200 IU/ml。人被疯动物咬伤后注射抗狂犬病血清越早越好,咬伤后48h之内注射,可减少发病,特别是对于严重咬伤如头、脸、颈部、手指或多部位咬伤者更应注射抗血清。在对受伤部位做外科处理的同时,在伤口部位浸润注射抗血清,然后把余下抗血清注射肌肉内。注射剂量按体重计40IU/kg,重伤者可酌量增加至80~100IU/kg,在1~2日内分数次注射。注射完毕后或同时开始全程接种狂犬病疫苗。

2.用于预防的血液制品(blood agent)

人用血液制品取材于人血,分为血细胞制剂和血浆蛋白制剂,注射后均罕有过敏反应,人血浆中共有百余种蛋白质,现简述血浆蛋白制剂中常用于预防的制品。

(1)人血丙种球蛋白(human serum γ-globulin)　人血丙种球蛋白含有甲型肝炎、麻疹、脊髓灰质炎和白喉抗体,主要为IgG和一定量的IgA、IgM。本品中丙种球蛋白含量≥血浆蛋白总量的90%,其中IgG含量占丙球的90%以上。人血丙种球蛋白按0.1~0.4ml/kg体重肌内注射,或≤5岁肌注5ml,≥6岁肌注10ml,主要用于早期预防甲型肝炎、麻疹及脊髓灰质炎以及应急接种。接种后的被动免疫可持续6个月。我国已淘汰胎盘血丙种球蛋白制剂。

(2)特异性丙种球蛋白(specific γ-glabulin)　经特异性疫苗免疫的人,取其血浆制成提纯的特异性丙种球蛋白液体或冻干制品,可用于预防相应疾病。乙型肝炎特异性丙种球蛋白(HBIg),效价≥100IU/ml,每安瓿装量分别为100IU、200IU和400IU,HBsAg和HBeAg双阳性母亲的新生儿,最好于出生24h内肌内注射100IU HBIg,尔后隔1~2周,再按上述程序全程接种乙型肝炎疫苗。当不慎被带有HBV阳性血的针头刺伤皮肤等暴露于HBV时,立即肌内注射HBIg 200~400IU,可预防HBV感染。此外,我国还制成抗狂犬病特异性丙种球蛋白,当被可疑狂犬咬伤时,尽快按20IU/kg体重肌内注射。抗破伤风特异性丙种球蛋白,当人体受深部外伤时,尽早肌内注射250IU,均有一定预防作用,但仍需全程接种狂犬病疫苗或破伤风类毒素。

在预防疾病方面,血液制品是不可缺少的重要生物制剂。近年来经血液制品传染肝炎病毒(HCV、HBV)及AIDS病毒等屡见不鲜,应加强落实对献血员的筛选,以及在采血与生产过程中各项监督管理措施的实施,以确保各种血液制品的安全。

二、疫(菌)苗研究进展

(一)基因重组活疫苗(gene-recombinant live vaccine)

由于使用传统方法筛选弱毒菌株或弱毒病毒株均十分困难,近年来采用基因重组新技术,在活的载体上插入目的基因以表达病原微生物特异性抗原的疫苗称为基因重组活疫苗。研制基因重组活疫苗常用的载体有脊髓灰质炎病毒 Sabin 株、黄热病毒 17D、痘苗病毒、金丝鸟痘病毒、腺病毒等和卡介苗(13CG)菌株等;研制表达特异性抗原的目的基因有 AIDS病毒(HIV 基因)、脊髓灰质炎、乙型脑炎病毒以及原虫、血吸虫等抗原的基因。尤其是采用HIV 组合 gag、pol、ev、nef、tat 等基因插入到各种活载体上,构建的候选 AIDS 基因重组活疫苗,已在巴西、泰国、南非、肯尼亚等国进行了严格的临床实验,并取得可喜的苗头。基因重组活疫(菌)苗的研制,为研制新型活疫苗开辟了道路。

(二)基因重组多肽疫苗(polypeptide vaccine)

20 世纪 70 年代以来,国内外研究成功的基因重组多肽疫苗当属第二代乙型肝炎疫苗。经筛选较为理想的细胞表达 HBsAg 系统主要有酿酒酵母、甲基营养型酵母、CHO 细胞系统。在不同表达系统表达的基因重组 HBsAg 多肽有一定差别:① 酵母系统比 CHO 细胞系表达 HBsAg 高 20 倍以上,而甲基营养型酵母系统又比酿酒酵母系统表达 HBSAg 量高10 倍;② 酵母发酵培养基简单,尤其甲基营养型酵母培养基成分简单,较细胞培养成本低;③ CHO 细胞表达抗原为糖基化抗原,酵母表达的抗原为非糖基化抗原,后者在新生儿中免疫原性较强。戊型肝炎病毒(HEV)有效抗原基因(ORF2 基因),在大肠埃希菌中表达的抗原具有免疫原性,戊型肝炎基因重组多肽疫苗可能是下一个近期问世的疫苗。研究基因重组多肽疫苗需解决的关键问题有:①克隆并表达微生物目的多肽抗原的立体结构发生改变,从而影响免疫原性;②微生物膜蛋白基因发生变异;③优选合适载体,有的载体能使目的基因正常表达,有的则不能。基因工程技术已在细胞因子、活性多肽、诊断用抗原的生产上,发挥出非常重要的作用。随着人类及微生物染色体全基因测序工程和后基因组工作的进展,必将大大促进基因重组多肽疫苗的研制。

(三)亚单位纯化抗原疫苗(subunit antigen vaccine)

接种以微生物全颗粒为原料的灭活疫苗,存在不良反应大或免疫原性不理想等缺点。采用提纯技术从微生物中提取有效成分—即有效保护性抗原—所制备的疫苗,称为亚单位纯化抗原疫苗。例如,目前已被基因重组疫苗取代的血源性乙型肝炎疫苗,是从慢性 HBV携带者血浆内纯化提取的 HBsAg 成分。目前对 EB 病毒、疱疹病毒及幽门螺杆菌等,仍在进行去除潜在危险成分提纯保护性抗原的研究,以期研制成亚单位纯化抗原疫苗。

(四)核酸疫苗(nucleic acid vaccine)

核酸疫苗亦称为 DNA 疫苗(DNA vacine),被称为第三代疫苗,它不仅具备减毒活疫苗的优点,即诱导体液免疫和细胞免疫应答用于预防疾病,还有希望用于治疗疾病。因此,开展乙型肝炎病毒、丙型肝炎病毒及艾滋病病毒等核酸疫苗研究,是目前国内外的研究热点。例如,研制乙型肝炎 DNA 疫苗是将含有 HBV 抗原表位的 DNA 片段和必要表达调控元件,即合适的启动子、增强子及 3'端多聚腺苷酸链(poly-A),共同构建成重组质粒,即为乙型肝炎 DNA 疫苗。直接将乙型肝炎 DNA 疫苗注入实验动物体内,通过宿主细胞的转译系统进行表达目的抗原,进而刺激机体产生免疫应答,包括体液免疫产生中和抗体和激活特异性细胞毒性 T 细胞(CTL)活性等细胞免疫应答。构建乙型肝炎 DNA 疫苗可选用编码 HB-sAg 基因(表面基因 DNA 疫苗)或 HBcAg 和 HBeAg 基因(核心 DNA 疫苗)。目的基因可以是全基因,也可以是含限制性多肽表位基因,所插入的载体可以是真核表达质粒,也可以是逆转录病毒载体。核酸疫苗制备工艺相对较简单,不需要复杂的抗原蛋白提纯工艺,成本较低。因此,许多学者对核酸疫苗的应用前景寄予厚望,但是对于人体接种质粒 DNA 的安全性问题,在 WHO 专家会议上曾提出质疑:① DNA 结合宿主细胞后可整合到宿主染色体中,导致插入性诱变;② 宿主细胞长期表达外源性抗原蛋白可导致机体异常免疫病理反应;③ 用编码细胞因子或其他共刺激分子基因也许会增加风险;④ 注射的 DNA 可能产生自身抗体,并可导致异常的自身免疫应答;⑤ 表达抗原的自身也许存在生物活性。DNA 疫苗是一种新的科学技术产物,当首次注入人体时必然会引起人们的各种疑虑,要通过大量动物实验和科学研究论证它的安全性及其有效性,尚需时日。目前应用 DNA 疫苗已开始对家畜疾病及人类少数疑难疾病,如某些肿瘤、原虫病及艾滋病等,进行小样本人群的临床治疗和预防效果评价,预计不久的将来会得出初步结论。

(本章编写人员:吕铁锋)

第六章　移植与免疫

第一节　概　述

"移植"是一个古老的概念，指将身体某一部分迁移到同一个体的不同部位或另外个体的特定部位，使其继续存活并且具备相应生理功能的过程。在欧洲文艺复兴时代就有想象移植肢体的油画，自18世纪开始，陆续有先驱者开始器官移植的尝试实验。最早的临床移植是肾移植，1936年俄国Voronov首次为一位尿毒症患者进行尸体肾移植，供肾来自于一个脑炎死亡者的供肾，但受者在术后48h死亡。

20世纪50年代是肾移植变为现实的年代，美国和欧洲的先行者，主要在波士顿和法国，开始尝试获得长期生存的肾移植。虽然移植了"新鲜"肾脏，起初的肾功能良好，但移植肾存活很难超过几个星期。Carrel在1914年就认识到人体免疫系统反应在移植中的重要地位，当时认为抑制机体对外来组织的反应是移植需要攻克的主要难题。真正成功的临床移植发生于1954年12月23日，由波士顿的Joseph Murray医生及其合作者在一对同卵双生的兄弟间成功实施了同种异体肾移植。因完全避免了免疫反应而获得长期的移植肾生存，移植肾的受体，在移植后生存了8年。这是现代移植医学史上具有里程碑意义的开创性工作。该项重大成功之后，英国爱丁堡的Woodruff医生在1960年施行了英国首例临床肾移植。

临床移植的发展历史和免疫抑制药物的发展密不可分。首例在同卵双胞胎之间施行的肾移植的成功促使人们开始寻求实现在非双胞胎之间移植的可能。早期的尝试集中在对受体的全身照射，但因其毒副作用太大并且长期效果不理想而未得到广泛开展。Calne等发现抗肿瘤药物6-巯基嘌呤在狗的移植模型中有免疫抑制作用，但毒性太大，因此促发了对其衍生物硫唑嘌呤在移植中作用的进一步研究。1960年，硫唑嘌呤开始应用于临床肾移植，其与糖皮质激素的联合应用成为经典的抗排斥方案，直到1980年代环孢素的引入。Jean Borel曾经最早观察到环孢素对小鼠之间的皮肤移植有保护作用，但其后未有进一步深入的研究。后来，Calne领导的研究团队证实了环孢素在鼠类、狗类和人类的免疫抑制效应，同时开始大规模应用于临床移植。自此，人们有了第一个免疫抑制作用强效而毒副作用相对有限的药物，保证了肾脏以外其他的器官移植成为可能。

肾脏以外的其他器官移植需要克服的难度要远远大于肾移植，因为患者原有的肝脏、心脏和肺必须在移植手术前移除，而肾移植则可以保留原肾在原有的位置，新的移植肾可以安置在髂窝。人类第一例肝移植由美国丹佛的TomStarzl医生在1963年成功实施。1967

年,南非的 Christiaan Barnard 医生成功施行了第一例心脏移植。1968 年,Donald Ross 施行了英国第一例心脏和肝脏联合移植。同年,DentonCooley 施行了第一例心肺联合移植。在环孢素诞生之前,心脏、肝脏和肺移植仅能获得短期存活,在环孢素出现之后,器官移植才成为真正可能实施的临床治疗手段。在小肠移植中,因为排斥反应非常强烈,一直到他克莫司的诞生才获得成功。必须强调的是,在早期的临床移植尝试阶段,并没有立法确定供体的脑死亡诊断标准,所以器官在摘取之前血供已经停止一段时间了,这对移植后的排斥发生和长期存活都是有负面影响的。

根据供受体之间的种类不同,移植可分为以下不同类型:①同质移植(isotransplantation):供受体有完全相同的抗原结构,如自体移植和同卵双生子之间的移植;②同种异体移植(allotransplantation):供受体属于同一种属,但不是同一个体,如不同人之间的移植;③异种移植(xenotransplantation):不同种属之间的移植,如从猪到人、从狗到猪。目前临床医学界开展最多的是同种异体移植,简称同种移植。"移植"的英文单词"transplantation"是由"plantation"即"种植"加上词头"trans"衍生而来,"tran"有"跨越"的含义,因为除了自体移植,异体间或异种间移植必须要"跨越"种属和各体间差异才能达到移植物存活并且承担正常生理功能的目的。在本章以下内容中将主要讨论同种移植中的移植免疫概况。

第二节 移植免疫的基本概念及主要机制类型

一、获得性和先天性免疫反应

免疫反应在传统上被分为两种反应模式:获得性(或称特异性)和先天性(或称非特异性)免疫反应。获得性免疫反应仅在脊椎动物中才有,可识别特异性外源大分子抗原并启动炎症反应,这些抗原主要是蛋白质、多肽和碳水化合物,获得性免疫的效应机制主要通过抗体、B 淋巴细胞、T 淋巴细胞和抗原递呈细胞实现。先天性免疫反应是机体更为保守更为古老的生理功能,不同于获得性免疫的特异性识别,先天性免疫主要识别潜在致病原的共同分子标志。通过这两种途径发生的免疫反应导致的效应机制包括系统作用的可溶性介质(体液介导免疫)或者需要直接细胞间接触或通过细胞因子和趋化因子作用于细胞间微环境(细胞介导免疫)。大部分免疫反应都会涉及这两种反应模式,在移植免疫应答中也是如此。

二、先天性免疫系统与移植免疫

人类免疫系统的主要功能是确定并去除入侵的外来微生物以防止它们引起对机体的各种损害。这可以通过快速非特异的先天性免疫反应或精细调控、有明确靶向和特异性的获得性免疫反应完成。先天性免疫反应主要由直接识别并破坏病原的成分构成,如补体系统以及调理素分子(如 C-反应蛋白、C3b、自然 IgM 抗体)等,使病原体容易被免疫细胞(如中性粒细胞和巨噬细胞)吞噬并杀死。

(一)补体系统

补体系统由一组蛋白酶组成,其组成部分先后被激活并最终形成一个膜攻击复合物(membraneattack complex,MAC)。MAC 可以在靶细胞膜上形成一个孔洞,破坏靶细胞的完整性然后导致细胞溶解。补体系统可以通过三种途径被激活:经典途径、旁路途径和甘露醇结合途径。IgM 或含有 IgG 的免疫复合物可以通过经典途径激活补体,而甘露醇结合途径则由病原体的碳水化合物激活。不管通过哪种途径,补体系统激活后首先产生 C3 转换酶,水解 C3,得到 C3b,再裂解 C5,并激活后续的共同通道导致 MAC 的形成。在补体系统激活的过程中,也会产生过敏毒素(C3a 和 C5a),可以激活中性粒细胞和肥大细胞,促进炎症。另外,C3b 可以对抗原进行调理,以促进表达有补体受体 CR1 和 CR3 的吞噬细胞吞噬和进一步处理抗原。

(二)正五聚蛋白素

这组蛋白具有正五聚体结构,包括 C-反应蛋白(CRP)和血清淀粉样蛋白(serum amyloid protein,SAP)。在炎症反应时,CRP 和 SAP 被肝脏合成并快速释放到血液中,因此被称为急性期蛋白。正五聚蛋白素和病原体表面的磷酸胆碱相结合并继续通过经典途径激活补体,调理抗原、促进吞噬细胞通过表面的 Fc-γ 受体与抗原结合进而吞噬抗原。正五聚蛋白素也可以和凋亡细胞相结合,协助机体清除凋亡细胞。

(三)吞噬细胞

机体内主要有两大类吞噬细胞:中性粒细胞和巨噬细胞。在静息/正常状态下,中性粒细胞主要在血循环中,而巨噬细胞则主要在组织中,起到免疫监视的作用,循环中的单核细胞是巨噬细胞的前体。中性粒细胞是循环中最丰富的白细胞,胞浆含有丰富的颗粒,这些颗粒中含有蛋白酶以及其他的杀菌物质。在炎症情况下,中性粒细胞通过表面的整合素与炎症局部内皮细胞上调的粘附分子相结合,从血循环进入组织内。病原体被吞噬细胞内吞后,在吞噬体内被蛋白酶和活性氧破坏和杀灭。组织内的巨噬细胞分泌促炎因子如 TNF-α 和白介素-6 等,导致血管通透性增加以及内皮细胞表达分子谱的改变。巨噬细胞也会产生趋化因子,吸引更多的中性粒细胞和巨噬细胞从血循环进入到感染的炎症局部。除此之外,巨噬细胞还具有处理和递呈抗原的功能。

三、获得性免疫系统与移植免疫

获得性免疫系统主要由抗原递呈细胞、B 淋巴细胞和 T 淋巴细胞组成。获得性免疫系统由两个主要体系组成:体液免疫(抗体介导)和细胞免疫。两个体系的核心细胞是 T 辅助细胞(T helper cells,Th),表达 CD4。表达 CD4 的 T 细胞与嵌合在 MHC Ⅱ类分沟槽内的抗原分子相遇后即可被激活,通过分泌细胞因子(主要是 IL-4)和细胞间直接接触依赖的信号协助 B 细胞启动体液反应。具体各类细胞的作用机制阐述如下:

(一)抗原递呈细胞(antigen-presenting cells,APCs)

APCs 包括树突状细胞(Dendritic cells,DCs)白细胞如单核细胞、巨噬细胞和 B 淋巴细胞。另外,经过细胞因子作用并上调 MHC Ⅱ 分子的血管内皮细胞和上皮细胞也可以获得抗原递呈特性。APC 主要存在于实体淋巴器官和皮肤,其比例占整个细胞群的 $0.1\%\sim1.0\%$,其主要功能是摄取、加工处理抗原,并将抗原递呈给淋巴细胞产生免疫应答。此类细胞能辅助和调节 T 细胞、B 细胞识别抗原并对抗原产生应答,还可介导炎症反应。在移植免疫中,APC 通过直接识别或间接识别途径将供体抗原递呈给受体的反应性 T 细胞,诱导移植免疫应答过程。

(二)主要组织相容性抗原(major histocompatibility complex,MHC)

因主要表达在白细胞上,MHC 又称为人类白细胞抗原(human leukocyte antigen, HLA),是一组高度多态性的糖蛋白。MHC 在器官移植免疫中非常重要,是决定移植物存活的关键因素。MHC 分为 I 类和 II 类分子,在结构、功能和组织分布上都完全不同。每个单独的个体至少表达三个不同的 MHC I 类蛋白分子(HLA-A,HLA-B 和 HLA-C)和三个 MHC II 类蛋白分子(HLA-DR,HLA-DP 和 HLA-DQ)。MHC 分子的主要功能是与经过细胞处理的蛋白短肽相结合。外源性抗原在内涵体和溶酶体内被降解成小分子肽段,而内源性(细胞性)抗原则被蛋白体处理,经过处理后的肽段与 MHC 分子在高尔基体内通过特殊的转运蛋白被组装在一起。肽段-MHC 复合体被转运到细胞膜表面,然后该复合体即可被机体免疫系统监测到。由 APC 表达的非自身抗原肽段-MHC 复合体与 T 细胞受体结合后可刺激 T 细胞活化,因此 MHC 确保非自身抗原能刺激机体产生特异的免疫反应。MHC I 类分子的基因区域位于染色体的端粒端,和 CD8 T 细胞多肽识别以及 NK 细胞识别有关。MHC II 类分子的基因位于着丝端,和 CD4 T 细胞多肽识别有关。插在 MHC I 类和 II 类区域中间的是 MHC III 类分子区域,其含有的一系列基因也在免疫反应中起一定作用,与补体成分的活化及肿瘤坏死因子有关。

(三)次要组织相容性抗原(minor histocompatibility complex,mHC)

mHC 主要在 HLA 相配的器官移植排斥和骨髓移植后的 GVHD 中起重要作用。临床上能作为代表说明 mHC 作用的一个例子就是在鼠类和人类中的 H-Y 抗原,即雄性的 Y 染色体抗原。1955 年,Eichward 和 Silmser 发现在某些近交系小鼠从雄鼠到雌鼠的同系移植物被排斥,而从雄鼠到雄鼠或雌鼠到雌鼠的同系移植物却总被接受,此后又被证实这种性别相关的不相容性也适用于大鼠,在近交系的雄性和雌性之间的唯一遗传学差别是,雄性有 Y 染色体而雌性则有与之相对等的染色体,所以对这种不相容性最简单的解释就是有一种或一类由 Y 染色体上的基因所编码的组织相容性抗原,这种与性别相关的 mH 抗原称为 H-Y 抗原。

在小鼠中,将雄性皮肤移植给同种雌鼠会发生排斥。最近有许多研究报道了 H-Y 抗原和其他 mHC 在实体器官移植中的作用。Gratwohl 在回顾性研究中发现女性患者接受男性供肾导致移植肾功能丢失的风险增加,说明了 H-Y 抗原在肾移植中的作用。性别错配的骨髓移植(女性供体,男性受体)导致的 GVHD 已有较多报道。自从认识同种异体器官移植发生排斥反应取决于个体 MHC 抗原是否相符以来,大量基础实验及临床验证发现即使 MHC 完全配合时,仍然会发生排斥反应,但这种排斥反应的强度轻,速度慢,提示个体间仍存在着一些 MHC 以外的抗原参与了排斥反应,这类抗原称为次要组织相容性抗原。次要组织相容性抗原(minor histocompatibility antigen,mH 抗原)不符,在某些组织移植的排斥反应中甚至起到更重要的作用,用 MHC 同基因而 mHC 不同的品系的实验证实了这点,排斥反应的强弱决定于编码的 mH 抗原的强弱。若 MHC 与 mHC 均不同时,排斥反应显然更强。抗移植物反应主要由 T 淋巴细胞介导,B 细胞也产生针对 MHC 抗原的排斥反应。早期针对 MHC 遗传学特征和其抗原化学结构(晶体结构)特点的血清学研究具有重要意义,在体外也能观察到 T 细胞对组织相容性抗原的免疫反应,为研究 MHC 常用的一个方法是混合淋巴细胞反应(MLR)。但只有通过 T 细胞效应细胞才能用 MLR 测定 mHC。这些 T 效应细胞是在体内被移植物和表达相应抗原的脾细胞免疫致敏的,它们的增生情况即可反应 mHC 的相容性。

mH 抗原特异性 T 细胞也有 MHC 限制性,识别 mH 抗原与识别自身 MHC 分子相联系,无论是 CD8T 细胞对与Ⅰ类抗原相联系的 mH 抗原,还是 CD4T 细胞对与Ⅱ类抗原相联系的 mH 抗原都是这样,这些 T 细胞可以用于确定染色体上编码次要组织相容性抗原基因的位置。

mH 抗原与主要组织相容性抗原是相对而言的,究竟是哪些基因编码的抗原,至今仍没有肯定,从小鼠实验证明,这类抗原不与 MHC 连锁,这是用近交系同基因小鼠重组纯系小鼠染色体上的位置来确定的。即与母系小鼠反交繁殖后的 mH 抗原同基因的品系,每个品系均有一个不同于母系的基因,然后来鉴定与排斥反应的相关性。

mH 抗原表位由紧密连锁的基因复合物组成,例如由不同小鼠 H-Y、H-2、H-3、H-4 的皮肤和脾细胞,可以分别被 MHC-Ⅱ类和Ⅰ类分子限制的 CD4 和 CD8T 细胞克隆所识别,这些 T 细胞克隆可用于纯系,重组纯系和回交系小鼠的相关 mH 抗原的定型。Roopenian 和 Davis 定型了起源于 H-3 的不同基因品系,并用 CD4T 细胞克隆鉴定了一个不同于 CD8T 细胞克隆的由 mH 基因编码的表型。对 H-4 区的研究也得到相似的结果。同样的方法适合于 H-Y 基因。基因突变后的小鼠只表达由 CD8T 细胞识别的 mH 抗原,但其移植物不被无基因突变的小鼠排斥,这表明,分别由 CD4 和 CD8T 细胞克隆识别的不同表型是诱发同基因型小鼠之间因 mH 抗原不合而引起的排斥所必需的。

(四)其他移植抗原

红细胞 ABO 血型抗原在移植排斥中也非常重要,ABO 不配合的供受体之间移植会引起超急性排斥反应。ABO 抗原表达在红细胞表面,因为不引起 T 细胞反应,因此不列入组织相容性抗原。因为未经术前去敏治疗的 ABO 不配合的供受体之间移植会引起超急性排斥反应,因此移植术前选择供受体时需要进行 ABO 血型相配。

(五)移植中的抗体

人体在怀孕、输血或接受移植过程中,会因致敏产生针对人群抗原的抗体,称为群体反应抗体(panel reactive antibodies,PRA)。这些供体抗原包括 MHC Ⅰ和Ⅱ类抗原,mH 抗原以及表达在内皮细胞和上皮细胞的非 HLA 抗原。产生供体特异性 HLA 抗体的几率波动较大,一般在 4%~50%之间。2012 年 3 月器官分配和移植网络的登记数据显示,18.7%的肾移植患者有移植前抗体存在,估计其 PRA 阳性率大于 10%,其中 5%的患者为高度致敏(估计 PRA 阳性率>80%)。Everly 等发现约 30%抗体阳性的肾移植患者有供体特异性 HLA 抗体。二次移植的患者致敏比例明显升高,仅 19.3%的患者没有针对 HLA Ⅰ类抗原的抗体,55%的患者有针对 HLA Ⅱ类抗原的抗体,而 14.5%的患者 PRA 阳性率大于 60%。供体特异性抗体的产生与移植不良预后存在一定的相关性。PRA 阳性或供体特异性抗体阳性的肾移植受者,3 年和 5 年存活率均明显降低。另外,诊断为抗体介导排斥的患者更易有供体特异性 HLA 抗体。在一项超过 1000 例患者的研究中发现移植物失功的患者中一半的人有抗 HLA 抗体,21%的人有供体特异性抗 HLA 抗体,如果通过各种措施进行去敏治疗或者降低供体特异性抗体的浓度,移植物的长期存活将明显优于那些仍有供体特异性抗体的患者。供体特异性抗体对移植物的影响不仅体现在肾移植患者中,同样影响到心脏移植、小肠移植的存活与预后。另外,供体特异性抗体以及抗体介导的排斥发生率和慢性排斥之间密切相关。即使是无临床症状的抗体存在状态,也会增加慢性移植物血管病变的发生率。除了针对 HLA 的抗体,针对 MHC Ⅰ类抗原相关链 A(MHC class I-related chain A,MICA)的供体特异性抗体或其他抗非供体来源内皮细胞抗原的抗体也在心脏移植中与慢性排斥有关。在小肠移植中,供体特异性抗体也是排斥发生的危险因素,最近有一项研究显示在移植后 6 月或更晚形成的抗 HLA 抗体的临床意义和危险因素。Wiebe 等发现 15%的低危肾移植患者在移植术后较晚期形成的供体特异性抗体使 10 年生存率下降。还有研究者发现不管患者术后应用何种免疫抑制,HLA-DRB1 位点的不匹配是新产生供体特异性抗体的独立预测因子。上述这些研究结果以及 Smith 等的发现都指向一个理论,即"新产生的供体特异性抗体的自然病程意义",描述了这些抗体介导的排斥引起最终移植物失功的几率增加。提出该理论的研究者认为移植后产生增加的细胞因子促进了移植物表达 HLA 抗原,从而刺激受者 B 细胞进行抗原识别和产生供体特异性抗体。病理活检可能发现伴或不伴 C4d 沉积的毛细血管炎,但临床上移植物功能可能保持稳定,任何损害只表现为亚临床状态。随着供体特异性 HLA 抗体持续存在的时间延长,移植物慢慢发展进入临床状态的功能不良并最终进入功能丢失,主要由持续的微血管病变和细胞浸润引起的组织损伤导致最后的移植脏器功能衰竭。

(六)同种异体免疫反应(allogeneic immune responses)

MHC 不相容的供受体之间的细胞、组织或器官移植都会引起同种异体免疫反应,即受体免疫系统对外来组织不相容抗原的识别以及后续一系列的免疫反应,可以是体液性的(抗体介导),也可以是细胞性的(T 细胞介导)。

1. 排斥反应

排斥是导致移植物不能长期存活并执行其生理功能的主要障碍,由于受体免疫系统受到激活,开始启动并涉及放大下游多个免疫机制和途径。在细胞介导的排斥中,T 细胞至少需要两个刺激信号,即抗原分子和共刺激分子;而大部分 B 细胞则需要 T 细胞的辅助作用才能产生抗体,这些抗体可以结合供体的 HLA 分子、次要组织相容性抗原,血管内皮细胞以及红细胞等,进而诱导急性或慢性排斥。

(1)超急性排斥—抗体与内皮细胞的反应　体内预存的针对血型抗原以及 MHC 多态性抗原的抗体可以诱导产生快速免疫排斥,往往在移植后数分钟之内发生。大部分临床移植的器官都是血管化器官,开放血供后受体血循环即刻进入移植器官;在受体血循环中早已存在供体特异性抗体的情况下,可诱导产生非常快速的排斥反应,因为这些抗体与移植器官内皮细胞上表达的抗原相互作用,激活补体和凝血途径,致使移植器官的血管堵塞和器官坏死。为了避免超急性排斥反应的发生,移植前需要进行血型配型检验以及交叉配型(cross matching),以检测受体体内是否存在针对供体白细胞抗原的抗体。如果交叉配型阳性,则是移植的禁忌证,因为这不可避免地会诱发超急性排斥反应。因术前供受体筛选和交叉配型技术的普及,现在临床已很少发生超急性排斥。

(2)急性细胞性排斥　器官移植进入受体体内后,由天然免疫系统启动的炎症反应会诱发后续的获得性免疫反应。APC 首先将供体抗原递呈给受体 CD4T 细胞,激活细胞毒 T 细胞,迁移进入移植器官,识别 MHC Ⅰ类分子,释放颗粒酶和穿孔素,上调表面 Fas 配体并释放可溶性介质如 TNF-a。穿孔素可嵌入移植器官靶细胞的细胞膜,形成孔状结构导致细胞溶解和后续瀑布样反应。同样,Fas 配体也可和靶细胞表面的 Fas 结合,启动瀑布样炎症反应。这些过程可引起靶细胞凋亡和急性细胞性排斥,常在移植后 1 周~3 月内发生。总体来说,仅 MHC I 类分子错配引起排斥发生的几率低于 MHC II 类分子错配或两者均错配,MHC 全配的双胞胎之间进行移植仍有可能发生排斥,因为 T 细胞仍可识别次要组织相容性抗原引发免疫反应和损伤。

急性细胞性排斥常起始于非免疫相关的组织损伤,然后经由一系列免疫识别和应答,最终形成供体抗原特异的免疫损伤和脏器功能受损,主要由以下环节构成。

①组织损伤在组织器官的获取、手术植入和开放血供再灌注的过程中,都不可避免地造成组织损伤并改变基因和蛋白表达,从而影响其免疫原性,并表达相应的损伤相关蛋白(damage associated molecular patterns,DAMPS),可被受体天然免疫系统保守表达的病原识别受体(pathogen associated pattern recognition receptors,PRRs)识别,几种较常见的 DAMPS 包括活性氧自由基、热休克蛋白、硫酸肝素等。当 DAMPS 和 PRRs 结合后会导致炎性体的强烈激活,基因转录的上调以及炎症介质产生增加,激活了获得性免疫系统。组织损伤和炎症反应将激活供体的抗原递呈细胞,其中主要是树突状细胞,从移植物进入受体淋巴组织,在那儿,树突状细胞将与受体 T 细胞相遇并完成抗原递呈以及激活 T 细胞的历史使命。

②抗原识别和 T 细胞激活静息状态的同种异体反应性 T 细胞(alloreactive T cell)被激活才能参与排斥反应,而 T 细胞必须被同时载有 MHC 分子和共刺激分子的 APC 激活,这个过程称为抗原识别。受体 T 细胞可通过三种途径识别供体抗原,第一种是直接识别(direct allorecognition):受体的 T 细胞受体(T cell receptor,TCR)与由供体 APC 递呈的供体抗原分子相作用;第二种是间接识别(indirect allorecognition):受体的 TCR 与由受体 APC 递呈的供体抗原分子相作用;第三种是半直接识别(semi-direct allorecognition):供体 MHC 被传递到受体 APC 表面,然后再递呈与受体的 TCR 相互作用。这种 MHC 的传递过程是短暂并且耗能的,要求近距离的细胞间接触,虽然 MHC I 和 II 分子均可被传递,但 MHC II 分子更易被高效传递而激活 T 细胞。在第一种直接识别中,移植物所携带的含有供体抗原的 APC 也称为"过客白细胞(passenger leukocyte)",其主要通过淋巴循环归巢到移植物的引流淋巴结,在那儿激活具有相应 TCR 的受体 T 细胞,激活的 T 细胞进入移植物并直接攻击破坏移植物。因此,如果将移植物内的 APC 用抗体去除,排斥并不会完全阻断,但其发生会被推迟较长时间,如果移植物缺乏相应的淋巴引流,则排斥将不会发生。直接识别是急性排斥启动阶段的主要识别方式,而动物实验的数据发现只要移植物作为异体抗原一直在体内存在,间接识别在排斥中起到更重要更持久的作用。

③共刺激信号 T 淋巴细胞的激活不仅需要依赖 TCR/CD3 复合体与 MHC 复合体的接触和相互作用,还需要共刺激受体与其配体间的相互作用,这被称为 T 细胞激活的第二信号。T 细胞激活时,TCR/CD3 复合体以及共刺激信号分子在细胞膜之间形成"免疫触突",其中第一信号是抗原特异性的,而共刺激信号分子则是非抗原特异性。

共刺激分子可以分为两大类,第一类是 B7 家族(如 CD28 和 CD152);第二类是肿瘤坏死因子(tumour necrosis factor,TNF)家族(如 CD40)。CD28 和 CD40 是目前研究最清楚的两个共刺激信号体系。DC 表面的 CD80 和 CD86 可与 T 细胞表面的 CD28 结合,引起 T 细胞内一系列的信号转导,其生理效应有:降低 T 细胞的激活阈值;增加葡萄糖代谢;细胞因子和趋化因子的表达和释放,促进 T 细胞增殖。

T 细胞上另一个共刺激分子 CD152,也可竞争性地与 CD80 和 CD86 相结合,发挥抑制

T 细胞激活的作用。T 细胞激活后 CD152 出现快速上调表达,并且 CD152 与 CD80 和 CD86 的受体亲和力比 CD28 高 10 倍,可与激活信号抗衡。同时,CD152 可激活 DC 的色氨酸代谢,抑制 T 细胞增殖和促进凋亡。B7 家族的其他成员还有 ICOS/B7h、PD1/PD-L1/PD-L2 和 B7-H3,均在 T 细胞共刺激途径中起一定作用,但在免疫应答的早期阶段还是 B7-CD28 途径占主导作用。CD40 是 TNF 受体家族的主要成员,在所有 APC 表面均有表达,可与激活的 CD4 阳性 T 细胞、部分 CD8 阳性 T 细胞和 NK 细胞表面的 CD40L 相结合。CD40 与 CD40L 的结合可为抗体产生提供刺激信号,并可通过诱导 APC 表达 CD28 和 MHC 分子增加抗原递呈效应。在临床上,应用钙调神经蛋白抑制剂阻断 T 细胞激活的第一信号或 T 细胞清除药物能有效预防和逆转排斥,而最近有研究显示阻断共刺激信号也能取得上述效果,详细内容将在免疫制治疗的章节中进行讨论。

④T 细胞增殖和分化为效应细胞抗原识别和共刺激途径激活后,一系列的信号分子发生磷酸化,导致细胞内的生化过程并引发以下三条信号转导途径的激活:钙—钙调神经蛋白通路、Ras- 和 Rac-丝裂原激活蛋白激酶通路和蛋白激酶 C 核因子 kappaB(NF-kB)通路。这些通路与三磷酸肌醇(inositoltriphosphate,IP3)以及甘油二酯(diacylglycerol,DAG)相互作用进而分别激活多种转录因子,如活化 T 细胞核因子(nuclear factor of activated T cells,NFAT)、激活蛋白-1(activating protein 1,AP-1)和核因子-kB(NF-kB)。这些转录因子的激活引起多种基因表达以及生长因子和细胞因子的上调,其中具有代表性的细胞因子是 IL-2 及其受体 CD25(IL2Ra),通过 phosphoinositide-3-kinase(PI-3 K)和 moleculartarget-of-rapamycin(mTOR)途径传递的生长信号促进细胞周期进展并启动克隆增殖和分化为效应细胞。

不同信号通道的刺激以及不同细胞因子的产生决定了移植免疫反应的不同。部分 T 细胞亚群促进细胞介导的反应,被称为 Th1 细胞,该群 T 细胞主要分泌 IFN-γ,促进体液反应的 T 细胞亚群被称为 Th2 细胞,主要分泌 IL-4、IL-5 和 IL-6。新近,一个新的 T 细胞亚群被发现,称为 Th17 细胞,其主要的生理功能是分泌 IL-17 并促进中性粒细胞的浸润。

移植物抗原识别后,另一组 CD4 阳性的 T 细胞亚群也会被诱发,称为调节性 T 细胞,该亚群细胞主要分泌 IL-10 或 TGF-β,对免疫反应中的 APC 和效应 T 细胞有抑制或调节作用。上述这些激活和抑制机制之间的平衡或失衡将导致耐受或排斥。

⑤细胞迁移移植后炎症局部释放的趋化因子会吸引已经在受体次级淋巴器官激活的白细胞浸润进入移植器官。激活的白细胞在其细胞表面上调趋化因子受体,以引导自身循着趋化因子浓度梯度进行迁移,同时,移植器官内的血管扩张使血流量增加,内皮细胞激活,激活的内皮细胞可分泌选择素和趋化因子如 IL-8、RANTES 和 MCP-1,内皮细胞分泌的这些趋化因子将局部组织的炎症信号传递给血流中的白细胞,并吸引白细胞接近内皮细胞与之接触,内皮细胞分泌的趋化因子可诱导白细胞表面的整合素分子构型发生变化,亲和力提高,易于和内皮细胞表面的粘附分子如 ICAM-1 结合,进而跨越穿过细胞壁进入移植器官,发挥进一步的器官损伤功能。

⑥效应阶段反应和移植器官损伤器官移植的效应阶段反应根据移植器官的组织类型、移植部位和受体的免疫状态有所不同。在非致敏的受体中,排斥的启动阶段是 T 细胞依赖的,后续器官损伤则是由多种免疫系统细胞亚群和体液因子参与完成的。移植器官的损伤可以是抗原特异性的,也可以是非抗原特异性损伤,器官损伤的特点和速度可以反映免疫

细胞的本质。

⑦记忆性 T 细胞接触抗原后,机体免疫系统会产生抗原特异性的 T 和 B 淋巴细胞,这些记忆细胞的激活阈值降低,对共刺激信号的依赖性也减弱,当他们再次接触到同一抗原时,会产生快速并强烈的免疫反应。曾经接受过器官移植、输血和妊娠是最常见的接触异体抗原的机会,会导致受者体内存在供体特异性的记忆性 T 细胞,在接受移植后非常容易发生排斥。

(3)急性抗体介导的排斥 在 T 辅助细胞的帮助下,抗原激活的 B 细胞可分泌同种异体抗原特异性抗体(或称为同种异体抗体)。同种异体抗体在移植和输血的情况下都可产生,有时感染后也可产生。除了 DC,B 细胞自身也可以充当 APC。B 细胞表面的 MHC II分子,使 B 细胞可以内吞抗原并在细胞内处理抗原,并再次将其表达到细胞表面,并递呈给T 细胞。激活的 T 细胞转而激活 B 细胞,使之分化成为分泌抗体的浆细胞。当抗体遇到其相应的抗原时,抗体介导的排斥就会发生。抗体与激活的内皮细胞相结合促进粘附分子、细胞因子和趋化因子的表达;同时也会激活补体系统,进而直接或间接募集 NK 细胞,巨噬细胞和中性粒细胞。另外,募集的这些炎症细胞,与抗体的 FC 片段进行非抗原特异性的结合,可直接杀伤任何表面表达有该种抗体的细胞,这个非抗原特异性过程称为抗体依赖细胞介导的细胞毒作用,也在移植器官的组织损伤过程中起一定作用。

(4)慢性排斥 随着免疫抑制剂的应用,急性排斥的发生率有了明显下降。但是,慢性排斥成了移植物后期失功的主要原因。一般慢性排斥都发生于移植术后 3 个月,持续 6 个月以上,是一种导致移植器官或组织功能逐渐性恶化的排斥反应,有特征性的组织学和影像学变化。在病理上,慢性排斥主要表现为移植物内的血管动脉硬化、间质慢性炎细胞浸润以及纤维化。慢性排斥的发生因素分为免疫因素相关和非免疫因素相关两大类,其中免疫因素占主导地位。免疫因素主要为移植前的预存抗体、移植后新产生的抗 HLA 抗体以及非HLA 抗体;而非免疫因素主要有钙调神经蛋白抑制剂应用、老龄供体、缺血损伤、高血压和感染等。目前认为慢性排斥的发生机制主要是:同种异体反应性 T 细胞分泌的趋化因子如CCL5(RANATES)吸引单核细胞进入移植物,并分化成熟转变为巨噬细胞,后者分泌的 IL-1、TNF-α、CCL2 等细胞介质,募集更多的巨噬细胞和其他炎症细胞(如嗜酸细胞、NK 细胞、T 细胞)进入移植物,继而引起更多的炎症反应,损伤移植物血管内皮细胞,导致血小板聚集以及生长因子的产生,促进血管内凝血、内膜纤维化和疤痕形成,最终导致移植器官功能丢失。另外,自身 IgG 抗体介导的血管硬化,也是导致慢性排斥的重要发病机制。

2. 调节性 T 细胞

正常的哺乳动物免疫系统在启动免疫应答对抗外来病原体损伤的同时,也有一系列机制避免对自身抗原的反应,即维持对自身抗原的免疫耐受。为了维持免疫系统不对自身抗原起反应,同时保持对非自身抗原的反应能力,我们的免疫系统进化出一种功能,即抑制潜在的针对自身抗原的 T 和 B 淋巴细胞的产生,或者在产生了这些自身反应性淋巴细胞后下调它们再次遭遇抗原时的活化和克隆扩增,称为外周耐受。对于 T 细胞,在胸腺中还有中枢耐受的机制,对自身抗原有反应的 T 细胞通过阴性选择被去除,导致释放入外周血的 T细胞大多数是对自身抗原耐受的。也有很多证据显示,一些自身反应性 T 细胞能逃避胸腺的阴性选择,存在于外周血中。即使如此,自身免疫性疾病的发生还是几率很低的,说明正常的机体存在控制外周血中自身反应性 T 细胞的机制。在这些机制中,调节性 T 细胞

(regulatory T cells，Tregs)起到重要作用，部分 Tregs 是自发产生的，而另一部分 Tregs 是在特定细胞因子环境下经过一定的抗原刺激静止状态 T 细胞发展而来。以下主要讨论自然发生的 $CD4^+CD25^+Foxp3^+Treg$。该群 Treg 是最近研究比较多的 Treg，因为它们自然存在于血循环内，因此也是器官移植诱导耐受的主要靶向目标之一。器官移植的终极目标是达成对移植器官的特异性耐受，停用免疫抑制剂，同时又保留对其他微生物和潜在肿瘤细胞的免疫反应能力。$CD25^+$ Tregs 是最早被显示在鼠类同种异体骨髓移植模型中有抑制 GVHD 作用的 Treg，同样的，裸鼠单纯输注 $CD4^+CD25^-$T 细胞会将移植的皮肤排斥，但同时给予输注 $CD4^+CD25^+$。Treg 则可保留皮肤移植而不排斥。在人类移植的临床试验中，输注纯化的 $CD25^+$Treg 在骨髓移植中预防 GVHD 和诱导移植物耐受。同时也有很多学者尝试通过体外扩增供体特异性 Treg 增加抑制作用并降低诱导耐受需要的 Treg 数量。其他在器官移植中尝试诱导耐受的方法还包括静脉输注单克隆抗体如抗 T 细胞表面分子的抗体：抗 CD4、抗 CD8 和抗 CD40L 抗体，以及抗 APC 表面分子：抗 CD40 和抗 CD80/86 抗体。这些单抗对效应 T 细胞的影响大于对自然发生的 $CD25^+$Treg，因此有利于 Treg 的增生并发挥对移植耐受的诱导作用。这些单抗还能诱导胸腺外来源的 Tregs 发生，例如 $CD8^+$Treg 被发现对移植耐受有贡献。另一个在器官移植中促进诱导 Tregs 产生的方法是调整免疫抑制方案以调整对 Tregs 和效应细胞的不同影响。不同的免疫抑制药物作用于细胞代谢的不同途径，因此对不同细胞亚群的作用会有较大差异。调整药物的剂量和使用时间，以及不同的药物配伍方案，是抑制排斥、诱导耐受的免疫治疗措施。有研究显示 Tregs 可以归巢并持续存在于移植物内，如形成稳定状态则可促进移植物被受体接受而不发生排斥反应，Treg 介导的免疫耐受不是一个系统性改变，而主要局限于移植物本身，这样就不会导致全身性非特异性的免疫抑制。

3. 免疫耐受

移植后耐受的概念最早由 Brent 和 Medawar 在 1953 年提出，他们在研究皮肤移植时发现，给胎鼠接种异体成年小鼠的淋巴细胞，可使来自同一供体的皮肤移植物长期存活而不被排斥。Medawar 进行的开创性工作使其在 1960 年获得了诺贝尔奖。Murray 及其合作者在 1954 年为一对双胞胎施行肾移植术，由于供受体之间基因背景完全一致，受体在术后没有接受任何免疫抑制剂而未发生排斥，成为实体器官移植史上临床耐受的第一例。

在未应用免疫抑制剂的情况下，实体器官移植后 1 年功能良好，病理组织学上无排斥表现，即可认为是临床耐受。这种免疫耐受，不同于免疫无能，因为免疫功能完全的受者仍能对其他刺激如病原体感染产生免疫应答。近几年，在实验动物中已经能够成熟诱导异体抗原的耐受。对移植后患者的最理想状态是通过各种机制诱导其对移植物特异性的耐受，而避免服用免疫抑制剂相关的副作用。经过 50 多年的临床实践和努力，诱导人类实体移植器官的临床耐受仍然是非常困难的工作。很多在啮齿类动物实验中能成功诱导耐受的方案，在大型动物和临床验证中几乎很难得到一样的结果。另外，缺乏明确的实验室指标来检测耐受状态也是导致临床上实施耐受进展较慢的另一因素。还有，临床耐受建立也存在一定的器官特异性。与其他器官移植相比，肝脏移植更易诱导临床耐受，这与肝脏特有的免疫特惠性质相关。临床上因为非免疫相关肝病而需要肝移植的受者较易诱导永久性无免疫抑制剂维持的耐受状态。但仅有两例肺移植和心脏移植报道了耐受，而在小肠移植、胰岛移植或胰腺移植则从未有过临床耐受的报道。肾移植也是一样，除了 61 年前在同卵双生子之间的首例耐受肾移植,在遗传基因不匹配的供受体之间诱导耐受仅有零星的散发病例报道。移植耐受的机制有以下几种:①细胞清除:清除同种异体反应T细胞可以通过胸腺内中枢清除或外周清除达成。先对受体进行放射线照射或免疫治疗,再输入供体骨髓细胞,可以使APC进入胸腺并清除成熟中的胸腺细胞,该过程是中枢清除;外周清除可发生于非最佳状态的异体抗原识别,例如通过共刺激信号阻断、激活细胞的凋亡程序和细胞溶解来实现。②无能:T细胞再次被异体抗原刺激后的功能性失活称为无能,在体外实验和体内实验均被发现。某些T细胞无能也被认为来自于免疫调节细胞的作用,共刺激通道阻断以及下游增生途径的抑制也可以刺激T细胞进入无能状态。③免疫调节:此过程是通过某个细胞亚群的活性调节另一细胞亚群的功能,在天然免疫和适应性免疫反应中均有部分白细胞亚群具有调控异体抗原引起的免疫反应的作用。该机制主要在动物实验中被证实,在临床中的稳定应用尚需进一步的研究证实。④克隆耗竭:在慢性抗原刺激或非最佳状态抗原刺激情况下该机制可能诱发移植耐受,其结果可能是对抗原有反应的细胞的清除或功能性灭活,这种情况在肝移植中可发生,大量的供体来源APC从肝脏迁徙到引流淋巴组织然后激发克隆耗竭。⑤免疫忽视:该机制在器官移植耐受中不太常见,异体抗原的进入很难不引起受体免疫系统的"警报",而在循环中存在自身反应性CD4阳性T细胞却不发生组织损伤时有该机制的参与。另外,诱导移植耐受也存在许多障碍(见表2-6-1)。

表 2-6-1　诱导移植耐受的主要障碍

障碍分类	具体机制和结果
存在记忆性T细胞	致敏——因为妊娠或输血直接接触抗原。 异质性免疫—对病毒、细菌、环境因素,移植物抗原产生免疫应答导致的T细胞受体的交叉反应。 反应性增生——清除性抗体应用,如 alemtuzumab。 通过上述机制产生的记忆性T细胞在第二次接触抗原后可以导致快速的免疫应答,这些T细胞对细胞清除抗体和共刺激信号阻断剂相对不敏感,因此造成对某些耐受诱导方案的抵抗。
B细胞反应	受体经过免疫细胞清除抗体治疗后普遍出现静止性B细胞亚群的增加。 受体经过免疫细胞清除抗体治疗后普遍出现同种异体反应性抗体的产生。 很多诱导耐受的方案都是基于对T细胞的处理,而最近的研究结果显示体液免疫系统在耐受中所起的作用可能超过以前的设想,尤其对远期效应影响更大。
急性排斥	
缺乏可靠的预测耐受或排斥的生物学指标	临床上很难判断是否该应用诱导耐受的方案,因为这些方案往往是高风险的,受者很可能在接受标准免疫抑制治疗后获得不错的存活时间和生存质量。

第三节　不同器官移植的免疫反应特点

尽管免疫排斥使器官移植变得困难,但随着以下三大方面障碍的排除,已使部分器官移植在临床上得以常态、大规模地开展。这三大方面的障碍排除是：①施行器官移植的外科手术技术已被多数外科医生熟练掌握；②供体器官分配网络的建立使数量有限的器官与大量等待移植的受体之间可进行术前 HLA 交叉配型，以选择最适合的供受体配对；③强效的免疫抑制剂，尤其是环孢素 A 和 FK-506 的应用大大降低了排斥发生率。目前临床开展的器官移植中，最常规开展、成功率最高的是肾脏移植。

一、肾脏移植

（一）HLA 配型

在目前临床开展的实体器官移植中，肾移植最为成熟稳定。在肾移植免疫中，供受体红细胞 ABO 血型系统和 MHC 系统的匹配程度非常重要。血管内皮细胞上天然表达有抗 A 和抗 B 抗体，在血型不合的供受体之间进行肾脏移植将会引起超急性排斥反应；而 MHC 系统中，MHCⅡ类抗原的匹配程度比 MHCⅠ类抗原对移植肾存活的影响要大得多。肾移植的供体来源分为尸体供肾和活体供肾这两大类。在获取尸体供肾的同时，也往往获取其脾脏，取得脾脏淋巴细胞后，通过混合淋巴细胞反应（mixed lymphocyte reaction，MLR）用于检测受体体内是否存在供体特异性抗体。如果 MLR 反应呈阳性，也就是说受体体内存在供体特异性抗体，则不适合接受该供体肾脏。

活体供肾有以下主要来源：①终末期肾病患者的亲属，当然这需要经过一系列的临床检测和伦理学审查；②在同一对父母所生的兄弟姐妹之间，MHC 全配的几率会有 1/4，是理想的供体来源；③如果没有兄弟姐妹，也可在其他亲属中寻找在 HLA-A 和 HLA-DR 位点错配最少的那位，因为这是决定肾移植排斥的两个主要位点。肾脏从供体切除下来后，需用生理盐水进行灌注和冲洗，这个过程称为热缺血过程，尽量控制在 30min 以内。肾脏从供体切除下来，到植入受体体内开放血供的时间称为冷缺血时间，应控制在 48h 内，这样才能保证后续的移植肾功能良好。很多研究已经证实了缺血时间过长与排斥的发生以及移植肾功能不良之间有密切的关系。和冷缺血时间小于 15h 的对照组相比，研究发现冷缺血时间大于 15h，移植后体内产生抗 MHCⅠ类抗原的抗体明显增加。

（二）肾移植术后的排斥反应

相对于肝移植、小肠移植等其他实体器官移植，肾移植的手术难度相对比较低，肾移植术后需要克服的主要问题是排斥反应，根据发生时间和免疫机制可分为以下几个类型：

1. 超急性排斥反应（hyperacute rejection）

超急性排斥反应常发生在术后 24h 内，表现为突发无尿和移植肾功能的快速丢失。有时甚至在手术台上开放血供后即刻发生超急性排斥，此时，外科医生会看到刚刚移植上去的肾脏因为血管凝血导致的花斑样青紫和张力减低。移植肾脏发生超急性排斥后，典型的病理表现为肾间质出血、微血管血栓和炎症浸润，病理免疫荧光检测常见肾小球和管周毛细血管 IgG 而非 IgM 沉积。超急性反应被认为是通过体液因素介导的，由抗 HLA 抗体与血管壁结合并激活补体途径（经典途径、旁路途径以及凝集素途径）而触发。对体内预存有细胞毒抗体的受体进行肾移植，会有 80% 的患者出现超急性排斥，比率甚至高于 ABO 血型不合。部分超急性排斥在没有供体特异性抗体的情况下也会发生，可能由旁路或凝集素途径，或由缺血性损伤导致。部分发生超急性排斥的受体并不能检测到针对供体的抗体，可能由于这些抗体虽然可以与供肾抗原结合并发挥免疫破坏作用，却不能被现有的化验手段所检测到。

由于超急性排斥导致的后果很严重,常因移植肾功能丢失和出血不得不切除移植肾,因此预防比治疗更为重要。超急性排斥的预防需要注意:①术前监测受体是否存在抗 HLA 抗体;②移植后即刻将受体血清和供体脾细胞进行混合淋巴细胞反应,观察是否有细胞溶解。发生超急性排斥的风险由抗体针对的抗原不同以及抗体滴度决定。如发现高致敏的受体,应让其继续等待,直到经过"脱敏"治疗后才能考虑进行移植手术。"脱敏"方法包括血浆置换或免疫吸附去除体内抗体,或给予免疫抑制剂如 rituximab(美罗华)清除体内 B 细胞。

2. 急性排斥(acute rejection)

急性排斥可发生于移植后的任何时间,根据病理表现可分为急性间质性和急性血管性排斥这两大类。急性排斥的典型临床表现是其他原因难以解释的肌酐上升(超过基础值的25%),新型强效免疫抑制剂的出现已使急性排斥的发生率有了明显下降,但仍然是早期和晚期移植肾功能丢失的主要病因。在尸体肾移植患者中,急性排斥的发生率仍有 10%~20%,并可导致移植后一年内高达 6% 的患者出现移植肾功能丢失。急性间质性排斥又称为急性细胞性排斥或可逆性排斥,典型的病理表现是间质炎细胞的浸润(主要为 CD8 阳性的 T 淋巴细胞)以及肾小管上皮细胞的炎细胞浸润(称为小管炎)。小管炎被认为是急性排斥可靠的病理指标,炎细胞浸润在皮质部比髓质部更为密集,这种细胞性排斥经过治疗后相对容易逆转。急性血管性排斥又称为急性体液性排斥,病理表现为小动脉和小静脉的炎症性改变,抗体可直接引起器官损伤,也可以与免疫细胞协同作用引起组织损伤。

体液性排斥反应发生的时间很重要,移植后早期发生的体液性排斥比晚期发生的排斥对移植肾的长期存活影响更大。而后期发生的体液性排斥并不会非常显著地影响移植肾存活。在发生急性体液性排斥的受体中,供体特异性抗体的敏感性和特异性比例高达 95% 和96%。在一项包含 232 例肾移植病人的研究中,Crespo 等发现急性排斥的发生率是 6.3%,其中 2/3 的病人是激素抵抗性排斥。对激素和单克隆抗体治疗无反应的急性体液性排斥的病人,其移植肾功能丢失率达到了 70%~80%。急性体液性排斥最早的病理表现是内皮细胞的肿胀和空泡变性,伴随细胞的片状坏死。未经治疗的急性体液性排斥的移植肾预后很差,但免疫抑制治疗挽救了很多的移植肾功能。抗急性体液性排斥的治疗手段不同于急性细胞性排斥,需采用血浆置换或免疫吸附去除循环中的抗体以及通过药物抑制 B 细胞的增殖。Péfaur J. 等分析了 113 例肾移植受体,接受大剂量球蛋白(2g/kg,共 5 个剂量),其中 2例患者还接受了血浆置换或胸腺球蛋白的治疗,同时以霉酚酸酯、他克莫司和激素作为维持治疗,结果发现人、肾存活率可达到 100%。急性排斥的诊断主要是临床上出现移植肾功能的突然恶化,但病理诊断依然是确诊的金标准。目前临床广泛采用的病理分级系统是 Banff 标准,对肾移植的排斥进行了半定量分级,是目前临床评估和决定治疗方案选择的基础。

3. 抗体介导的排斥

新型强效免疫抑制剂对细胞介导的排斥治疗效果很好,但对抗体介导的排斥效果一般。抗体介导的排斥仍然是导致移植后肾功能丢失的重要原因。经典途径激活的补体系统在抗体介导的排斥中起核心作用,其典型的病理表现是局灶缺血、内皮细胞的严重损伤和弥漫性血管内凝血。急性抗体介导排斥的诊断标准见表 2-6-2。

表 2-6-2　急性抗体介导排斥的诊断标准

诊断标准
1. 急性组织损伤的表现 急性肾小管损伤,中性粒细胞和(或)单个核细胞在管周毛细血管和(或)肾小球浸润;和(或)毛细血管血栓形成;和(或)毛细血管纤维素样坏死;动脉内膜炎或透壁炎
2. 管周毛细血管 C4d 和(或)免疫球蛋白沉积 动脉纤维素样坏死中免疫球蛋白和补体沉积
3. 血清学检测发现有抗供体 HLA 或供体内皮细胞抗体存在

* 符合上述 3 条中的任何 2 条,及可考虑急性体液性排斥,同时可有急性细胞性排斥存在。

4.延迟复功(delayed graft function,DGF)

急性排斥和 DGF 是肾移植术后早期出现的两个主要并发症。肾移植术后 DGF 一般被定义为术后 7 天内,肾功能没有改善或需要透析治疗。不同的移植中心 DGF 的发生率有所不同,一般在 20%～40% 之间,而活体供肾的受体 DGF 发生率要低得多,大概是 6%。Ghods 等研究了 689 例 MHC 错配的活体肾移植,发现 DGF 发生率为 7.7,高于 MHC 相配的活体肾移植。DGF 的病理表现多样,最常见的是急性肾小管坏死,管腔扩张,刷状缘脱落,上皮细胞的坏死/凋亡以及细胞管型的形成。DGF 对移植肾功能的长期影响一直存在争议。有证据认为 DGF 可通过增加急性排斥的发生率而降低长期存活。而 Troppmann 等认为只有和急性排斥共同存在时,DGF 才是影响移植肾长期存活的危险因素之一。缺血再灌注损伤可以诱发早期的炎症反应、天然免疫系统的激活以及后续的获得性免疫应答。DGF 会上调 MHC Ⅱ类抗原表达,增加急性排斥的发生几率。也有研究认为 DGF 在 MHC 错配的肾移植中对移植肾长期存活的影响大于急性排斥,通过增加急、慢性排斥的发生率而降低长期存活,是一个独立的危险因素。对于明确诊断的 DGF 患者,主要的治疗手段是透析支持,同时给予"程序性活检"以监测排斥的发生。

移植肾血供开放后,缺血再灌注损伤可激活天然免疫系统的 Toll 样受体以及后续的细胞因子释放,介导肾小管上皮细胞分泌趋化因子,进而吸引中性粒细胞和 T 细胞的浸润。天然免疫系统的激活会诱导树突状细胞的成熟,进而诱发获得性免疫系统的活化和移植免疫的抗原特异性反应。抗原识别后会诱导内皮细胞释放细胞因子,激活免疫系统和凝血系统,进而促进排斥的发生以及内皮细胞和血管壁肌层的慢性改变,导致最终的移植肾血管病变。

二、肝脏移植

与其他器官(心、肾、胰腺)相比较,脏脏具有"免疫特惠"特性,其临床特点见表 2-6-3。在许多动物实验中,肝移植是天然免疫耐受的模型。人类肝移植术后的排斥反应明显较其他器官移植轻,且容易逆转,约有 25% 的肝移植受者最后能完全撤停免疫抑制剂而维持免疫耐受的状态。另外,在肝肾、肝胰等多器官联合移植中,移植肝脏可以有效诱导受体对肾、胰免疫耐受的形成,从而对其他移植脏器产生一定的保护作用。这种肝移植免疫特惠现象又叫"天然免疫耐受现象",由 20 世纪 60 年代英国剑桥大学 Calne 等发现,其机制还不十分清楚。

表 2-6-3 肝移植的临床特点

交叉配型阳性或血型不合对移植肝存活影响很小
HLA 匹配不是肝移植的必需条件
和其他实体器官移植相比超急性排斥发生率很低
严重排斥后常可自发逆转
急性排斥对移植肝和受体的长期存活影响甚微
移植肝可保护来自同一供体的其他移植器官免除排斥反应
慢性排斥发生率低且其中 30％的患者可以经过治疗逆转
临床耐受已经稳定可靠的在肝移植诱导成功

原位肝移植是治疗终末期肝病、爆发性肝衰竭、先天性肝代谢缺陷和局限于肝内手术无法切除肿瘤的有效的治疗手段。1963 年美国丹佛科罗拉多大学的 Starzl 等人施行了首例临床肝移植，但这个病人和随后的几个肝移植病人的生存期均未超过 1 个月。在以后的几年内，随着手术技术和术后治疗的发展，肝移植的存活率有所提高。到 1976 年，成年人和儿童肝移植术后存活超过 1 年的百分率可达到 24％和 33％。自 1980 年以来，肝移植存活率和存活时间又进一步明显提高，术后生活质量明显改善，这主要是因为器官保存技术和免疫治疗方法得到较大的发展，尤其得益于环孢素的发现和广泛使用。

同种肝移植术后不可避免地会发生一系列的移植免疫反应。但是，肝移植术后排斥反应的发生率及程度远比其他实质性器官移植低。当受体体内存在有针对供体的预存特异性抗体时，移植的肾或心脏将会发生超急性排斥反应，而肝移植则不会发生超急性排斥反应。迄今为止，临床同种肝移植极少有发生典型超急性排斥反应的报告，在紧急情况下甚至 ABO 血型不相容时，也可施行肝移植。这主要与肝脏的"免疫特惠"特性相关，因此这种特殊现象引起众多学者的研究兴趣。

肝脏能耐受细胞毒抗体引起的超急性排斥反应的机理并不完全清楚。目前认为可能与以下几个因素有关：①可能与肝脏的解剖组织结构特点有关，肝脏是双重血供，60％来自门静脉，40％来自肝动脉，且代偿功能强大。它们之间的小叶间分支进入肝小叶，最后汇集成肝血窦，肝血窦直径比普通毛细血管大。双重血供可以缓解和弥补由其中一支血管栓塞造成的缺血性损害。另外，从肝动脉分出的毛细血管微循环仅供应肝门组织和胆管分支（主要是胆管），有限的损害发生时不会造成整个肝脏血供的衰竭。相反，其他器官如心脏和肾只靠动脉末端供血，如果发生免疫排斥反应，损害的毛细血管一旦栓塞，就会造成无法逆转和代偿的缺血性损害。②人和大鼠的肝脏可分泌 MHC Ⅰ类可溶性抗原，推测这些抗原能够结合并中和循环中的抗体。在已致敏的大鼠肝移植后，体内循环中细胞毒抗体很快减少，而在心脏移植后却相反。Fung 发现 3 例肝肾联合移植患者术后 1 周，在病人体内未见供者特异性抗体。因为人的肝脏能分泌 MHCⅠ类可溶性抗原，这些抗原能通过与抗体结合或中和形成免疫复合物，降低循环中供体特异抗体的浓度从而保护移植物。③肝脏 Kupffer 细胞和内皮细胞能够使免疫复合物失活和清除。动物实验发现，给大鼠大量输入供者特异性Ⅰ类抗原并不能保护移植的心脏。推测，这种循环抗体的减少可能与 Kupffer 细胞和内皮细胞能够使免疫复合物失活和清除相关。Kupffer 细胞形成了一道封锁线，起到了保护作用。在人体，Kupffer 细胞直接或间接通过结合免疫复合物起到中和淋巴毒抗体的作用。肝脏可能成为使淋巴细胞毒性抗体、免疫复合物和辅助 CTL 沉积的"沉淀池"。肝脏的这种免疫耐受也是有一定限度的,可能与抗体种类、滴度以及 Kupffer 细胞的活性有关。用皮肤移植使鼠、猪和猴致敏,肝移植后发生了超急性排斥可能与细胞毒抗体的滴度有关。另外,大量的循环免疫复合物可能降低 Kupffer 细胞清除循环中免疫复合物的能力,导致抗体介导的排斥反应的发生。

由于肝移植临床极少发生超急性排斥反应,且供肝的保存时间有限,所以临床上不排除细胞毒阳性者接受肝移植,以免浪费来之不易的供肝。然而,Takaya 1992 年报告细胞毒阳性对临床肝移植有明显的不利影响,1 年存活率下降 22%,丧失功能的移植肝病理学改变是急性胆管炎、中央小叶肝细胞水肿和胆管胆汁淤积,这可能是动脉分支免疫损害造成的缺血性病变,因胆道的血供仅来自于肝动脉。因此,淋巴细胞毒阳性与胆管并发症即胆管消失的排斥反应之间有一定的关系。Ogura 报道流式细胞仪检测淋巴毒阳性者,肝移植后 1 月和 6 月的存活率分别比阴性组下降 28%和 25%。加州大学洛杉矶分校的研究人员总结了 192 例肝移植病人术后 1 个月的失败率,发现淋巴毒阳性组显著高于阴性组。长期存活率阳性组也比阴性组低 20%。Karuppan 等发现预存抗 HLA 特异性抗体与移植肝存活率有关,但与超急性排斥反应无关;非 HLA 特异性抗体与移植存活无关。相反地,Lobo 等发现患者预存有供体特异性抗体,术后并未发生超急性排斥,也未发现 1 年存活率有差异,他们认为 Hussin 和 Fung 两人早期观察到供体特异性抗体在血循环中 24h 内就消失了,但非 HLA 特异性抗体却持续存在。

移植肝不仅能耐受超急性排斥反应,而且能清除供者特异性抗原抗体复合物,正因为肝脏的这个功能,所以它能保护来自同一供体的其他移植器官。大鼠肝移植实验发现移植肝术后受者对供者特异无反应,受者因此能接受来自同一供者的皮肤、心脏或肾移植,并能防止非肝移植物的排斥反应。已知肝脏的免疫调节作用主要来自非实质细胞,如 Kupffer 细胞,而肝细胞几乎无免疫调节作用。但是,也有报道发现肝移植对其他器官保护作用的不确定性。Saidman 等报道当淋巴毒试验阳性时,肝肾联合移植术后肾和人的存活率明显低于阴性对照组。对高敏病人做肝肾联合移植前,还是需要采取一些预防措施才能获得良好预后,如血浆置换降低抗体滴度、使用大剂量糖皮质激素、缩短供肝保存时间、提高手术质量等。有学者报道经过上述预处理,淋巴毒试验阳性组的移植肝 6 个月存活率可基本接近阴性组。虽然短期存活率得到改善,但长期存活结果尚不知。亚临床排斥和细胞毒阳性有一定关联,往往会影响长期存活。

综上所述,应尽可能选择淋巴毒阴性的作为肝移植供者,紧急情况也可以酌情放宽标准。在紧急需要时虽然可以取 ABO 血型不相容者作为供者,但增加了危险性。在 ABO 不相容的肝移植受者肝出血性梗死的发病率比 ABO 相容的高 5 倍,所以尽可能选择血型相配的作为供者。

临床结果分析表明,HLA 匹配程度与肝移植存活并无明显相关,尤其在应用环孢素以后,所以有人认为无需根据 HLA 配型来选择供、受者。但英国剑桥大学的研究者认为 MHC I 类抗原错配与慢性排斥反应有一定关系。

综合来讲,肝移植免疫反应的特点是:①肝脏移植往往能耐受抗体介导的排斥反应,即使跨血型或淋巴毒交叉试验阳性肝移植后也很少发生超急性排斥反应。尚不清楚耐受是否是因肝脏体积大,结合的抗体达不到有效浓度,与抗体结合的抗原很快被调整或者是肝脏的其他作用。②肝移植 HLA 配型的作用是双重的,即益处不明显,甚至可能有害,这可能反映肝移植后肝功能丧失和病毒感染起了重要作用。③肝移植术后有可能发生 GVHD。④虽然肝移植因手术困难,受者病情较重导致近期后果比其他器官移植差,但存活 1 年的患者长期结果就明显要好,极少数患者因慢性排斥反应丧失移植肝功能,即使术后发生数次排斥反应,一般都不会造成移植肝的长期损害。这是因为肝脏有很强的修复和代偿功能,且比其他器官更易引起免疫耐受。其他器官如果与肝一起移植,可取得比单个器官移植更好的结果,移植肝可减轻对同时移植其他器官的排斥反应。

三、小肠移植

小肠移植的发展历程一直比较艰辛,当其他脏器移植已经成功应用于临床时,小肠移植一直处于动物实验和临床探索阶段。早在 1959 年,Lillehei 施行首例犬自体全小肠移植,获得长期存活,但随后其他学者进行的异体小肠移植均未获得长期存活。1964 年 Detterling 施行首例人类小肠移植,至 1985 年临床共进行 7 例小肠移植,术后最长存活时间 76 天,均因排斥反应、血管栓塞、败血症而失败。进入 90 年代后,他克莫司也开始应用于临床小肠移植,这种新型强效免疫抑制剂使临床小肠移植的结果大为改善,临床开展小肠移植的例数大量增加,存活率也得到很大提高。

小肠移植后一个重要问题是对术后排斥反应的临床监测。

(一)内窥镜和病理组织学检查

使用内窥镜可经回肠末端造篓口直接观察移植肠管的形态学改变。急性排斥反应早期的小肠黏膜的表现特点为:水肿、脆性增加及易碎、糜烂和溃疡形成,出现溃疡意味着排斥已开始。可经内窥镜进行活检,光镜病理学组织检查可很好地显示排斥反应及其程度。诊断急性排斥的病理表现有:肠壁单个核细胞浸润、微绒毛变钝、腺管炎等。严重排斥时出现伴有腺管破坏的小肠黏膜脱落。术后第一个月内急性排斥的发生率最高(87.5%),1 年后仍有 42.9% 的病人会发生急性排斥。还可以通过免疫组化应用单克隆抗体检测组织浸润的细胞类型进行预测和诊断排斥类型。急性排斥反应的诊断一旦确立就应及时处理,治疗措施包括增加基础免疫抑制药物或加用硫唑嘌呤、OKT3、ALG 等。急性排斥反应不能控制时需切除移植物以保全患者的生命。早期的小肠移植因为无长期存活,极少见到慢性排斥反应。即使在应用强效免疫抑制剂后小肠移植长期存活的病例也很少见慢性排斥。Todo 等报道的 59 例小肠移植中,只出现了 2 例慢性排斥。小肠移植慢性排斥的临床表现常为难以处理的腹泻和腹痛、间歇发作的败血症、进行性体重下降和肠道间断出血。内窥镜检查可见肠壁假膜形成、黏膜皱襞增厚和慢性溃疡。显微镜下见少量炎细胞浸润、黏膜溃疡、脓肿、绒毛萎缩和纤维化形成以及黏膜下及肌层动脉炎或动脉闭塞。慢性排斥最终导致移植小肠被切除,治疗方法只能是二次移植。

(二)GVHD

早期根据动物实验结果得出的结论是:小肠移植物由于含有大量的淋巴组织,移植物中异基因淋巴细胞引起 GVHD 是导致小肠移植不易成功的主要原因。其发生率约占 10% 左右。主要临床表现为:皮肤,胃肠及肝脏损伤,发生 GVHD 时应加大免疫抑制剂用量以减轻症状。如病情严重,持续不缓解,受体最终常因感染合并多器官衰竭而死亡。

(三)淋巴细胞增殖病(lymphoproliferative disease,LPD)

使用环孢素和他克莫司的器官移植术后 LPD 的发生率在 0.5% 到 7% 之间,但小肠移植术后 LPD 的发生率却特别高,约可高达 14.8%,死亡率达 37%。小肠移植术后 LPD 高发的原因有:①小肠移植物淋巴组织含量高;②强效免疫抑制药物的作用。LPD 的临床表现无特异性,如发热、体重下降、全身不适、脱水和腹泻等,部分病人可出现局部或全身淋巴结肿大。移植物受累时病理表现为肠道病损区黏膜和黏膜下以及系膜淋巴结 T 细胞区免疫母细胞浸润,增生及有丝分裂现象,细胞分析呈单克隆,同时还可观察到 EB 病毒基因表达,血清学检查 EB 病毒阳性。一旦发病,应减少免疫抑制药物用量,小肠移植后 LPD 死亡率高,但存活病人经积极治疗也可痊愈。

四、心脏移植

晚期或终末期心脏疾病患者常规治疗无效时,心脏移植是唯一有效的疗法。经过 90 多年的艰辛尝试和临床实践,同种异体心脏移植术已经日益成熟。

1905 年 Carrel 和 Guthrie 在芝加哥大学发表了同种异体心脏移植实验的研究结果,他们将小狗的心脏吻合在大狗的颈部,术后移植心脏搏动良好,血循环有效恢复,但发现 2h 后心腔内有血栓形成。1933 年 Mann 采用全身抗凝及向供心冠状动脉灌注氧合血,使同种异体颈部心脏移植物存活期延长至 8 天。临床上,因为排斥反应处理不当、术后感染、心肌保护不善等原因,术后死亡率较高,心脏移植工作进展缓慢,1979 年环孢素被发现并应用于临床后,强效抑制 T 淋巴细胞和 B 淋巴细胞的活性以及后续的排斥反应,使心脏移植的存活率显著提高。

(一)移植心脏的排斥反应

(1)超急性排斥反应多在移植后 3h 内发生,因受者血液中存在供体特异性细胞毒抗体引起,导致受者微循环受到严重破坏,心肌成片坏死,唯一有效的治疗是心脏再次移植。

(2)急性排斥反应多在心脏移植后 1 周左右出现,多为细胞性排斥反应。轻度或中度排斥时,临床上多无症状。重度排斥反应则表现为全心功能衰竭。

(3)慢性排斥反应多在心脏移植 2~3 年后才出现慢性排斥反应,由于持续的免疫损害所造成的心肌血管内膜损伤,使脂质沉积加重或小动脉出现增生性狭窄及单核细胞炎性反应。移植后的慢性排斥可加速供心的冠状动脉粥样硬化,但供心因为已去神经,临床无心绞痛症状,多表现为现心律失常、心力衰竭等症状。

五、骨髓移植

骨髓干细胞移植是治疗骨髓前体细胞来源肿瘤如白血病和淋巴瘤的有效手段,也可治疗某些原发性免疫缺陷疾病,以正常的供体细胞取代遗传缺陷的干细胞。对于白血病受体,在接受骨髓移植前必须以化疗清除骨髓中的肿瘤细胞。MHC 错配的骨髓移植不可避免地会导致移植物抗宿主病(graft-versus-hostdisease,GVHD),骨髓干细胞中混杂的成熟供体 T 细胞会识别受体抗原并导致严重的炎症反应,临床表现为皮疹、腹泻以及肝脏损害,因此骨髓移植往往在同卵双胞胎或 MHC 全配合的供受体之间进行,MHC 错配的供受体之间发生的 GCHD 将非常强烈,因此往往需要免疫抑制治疗。混合淋巴细胞反应(mixed lymphocyte reaction,MLR)可以检测是否存在潜在攻击受体组织的反应性 T 细胞:将接受过放射线处理的受体淋巴细胞和供体淋巴细胞混合培养,如有反应性 T 细胞,则供体淋巴细胞会发生细胞分裂和增殖,因此 MLR 可用于在多个潜在供体中进行选择。

(一)骨髓移植的干细胞来源

造血干细胞可来自于骨髓、外周血和脐血。骨髓干细胞最易获得,常需要 500ml 到 1L 骨髓以获取干细胞,所需干细胞数量取决于移植种类(HLA 全配或 T 细胞清除)以及受体的体重。ABO 血型并不要求相配,因为成熟的红细胞或抗 ABO 抗体可被术前准备过程的红细胞清除或血浆置换去掉,在 HLA 全配的移植中,骨髓干细胞只需通过静脉注射进入受者体内,无需其他处理,对于有 HLA 错配的移植,骨髓细胞必须在输注之前体外去除 T 细胞,进行计数,然后进行静脉注射。造血干细胞也可以从外周血获得,在应用粒细胞集落刺激因子后,可以将骨髓中的干细胞动员进入外周血,然后通过阳性选择获取干细胞并注射。第三种获得造血干细胞的来源是脐血,将出生时收集的脐血保存在液氮中,并先期进行 HLA 配型,当找到合适配型的受体后,保存的脐血即可被解冻,无需进行其他处理就可进行静脉注射,移植的干细胞数量决定于其在脐血中的浓度和脐血的量,最近,人们通过体外扩增以获得足够数量的脐血干细胞进行骨髓移植。

(二)骨髓移植的并发症

供受体之间的不匹配可导致受体排斥移植进来的干细胞,或者通过相反方向的作用,骨髓中混杂的供体来源淋巴细胞产生针对受体抗原的移植物抗宿主病(GVHD),导致对多种受体细胞的免疫反应和破坏。另外,移植前的处理用药也会对部分脏器产生毒性作用,如清髓制剂可引起贫血、血小板减少和白细胞减少,需要输注红细胞和血小板进行支持治疗,白细胞减少增加了受体在移植后发生致死性细菌和真菌感染的几率。上述并发症的发生率和严重程度由多种因素决定,包括移植类型、术前处理方案和用药剂量以及受体移植前的基础疾病状态。

(三)骨髓移植排斥

移植排斥的发生说明受者体内有识别供体来源干细胞的特异抗原并进行免疫应答。有几个因素决定发生排斥的可能性:①受体免疫系统的应答能力;②供受体之间 HLA 错配的程度;③输注的供体干细胞数量;④术前处理方案;⑤受体可能存在对供体抗原的术前致敏;⑥移植物内存在供体 T 细胞。在严重联合免疫缺陷(severe combined immune deficiency, SCID)的婴儿的,不太可能发生移植排斥,因为受体的免疫缺陷无法支持针对供体抗原的免疫应答,而在其他的原发性免疫缺陷受体中,仍有可能发生针对供体干细胞的排斥反应,除非在移植前进行合适的处理方案,在儿童非恶性疾病中,最常用的是马利兰和环磷酰胺加或不加 ATG。在某些遗传性免疫缺陷疾病中,例如嗜血细胞综合征,需要更积极的预处理方案。另外,移植前存在脏器损害的婴儿和儿童可能对药物的毒副反应更敏感,建议应用非清髓和低强度制剂。

(四)急性移植物抗宿主病

急性 GVHD 是供体来源 T 淋巴细胞针对受体抗原产生免疫反应的结果,是骨髓抑制最严重的并发症之一。急性 GVHD 可在移植后一周时就发生,并且常威胁受体生存,急性 GVHD 的临床表现包括皮肤斑丘疹,可快速进展严重的剥脱性皮炎;腹泻,表现为腹痛、水泻或血便,蛋白丢失性肠病,最严重者出现血管内体液渗漏到组织间隙,引起全身性水肿;肝脏损伤(肝肿大,肝酶升高,结合胆红素升高),全血细胞减少;严重感染等。急性 GVHD 的严重程度主要由以下因素决定:供受体之间 HLA 的错配程度,老年受体或供体,供受体之间的性别错配,干细胞来源。少数情况下,HLA 匹配的骨髓移植也会发生急性 GVHD,尤其在术前应用了预处理方案的。最后，输血相关的 GVHD 是骨髓移植后非常严重的并发症，但通过术前放射线预处理（1500～3000 rads）和成分输血可以预防该并发症的发生。慢性 GVHD 在时间概念上指发生或持续到移植后 100 天的。因为供体类型，骨髓干细胞来源和预处理方案都在改变，现在发现急性 GVHD 也可以发生在移植 100 天之后，因此慢性 GVHD 主要由临床症状而非仅靠发生时间来界定，慢性 GVHD 的临床症状包括不同于急性 GVHD 的皮肤损害（硬皮病样皮损、色素沉着、过度角质化、皮肤萎缩），组织纤维化和关节活动受限，外分泌腺纤维化（如干燥综合征），肺和肝脏纤维化，易于感染，免疫调节障碍和自身免疫性疾病。慢性 GVHD 对患者的生活质量影响很大，有时甚至有致命的后果，虽然在儿童中慢性 GVHD 的发生率比成人低，临床表现和后果却是类似的。急性 GVHD 是发生慢性 GVHD 的重要危险因素，当然也可以在没有发生急性 GVHD 的基础上发生慢性 GVHD，同时，慢性 GVHD 的发生并不一定意味着急性 GVHD 的终止。慢性 GVHD 的其他危险因素包括：受体年龄大，供体为有多次生育的女性而受体为男性（对 Y 染色体相关抗原有反应的供体），次要组织相容性抗原不匹配。另外，和骨髓来源干细胞相比，应用外周血干细胞进行移植也增加了发生慢性 GVHD 的风险。

（五）GVHD 的预防和治疗

预防慢性 GVHD 是很重要的理念，筛选完全配合的供受体是最重要的预防手段，如果供体是 HLA 错配的亲属，重要的预防措施是严格去除移植骨髓中的 T 细胞。如果在移植前进行预处理，预防慢性 GVHD 的药物必须包括在内，即使供体是 HLA 相配的亲属。常用的预防药物是应用 6 个月的环抱霉素或氨甲蝶呤，或两者联用。新的方案也可以用他克莫司取代环孢素。ATG 和 alemtuzumab 也被广泛应用于临床预防 GVHD 的方案中。但到目前为止预防慢性 GVHD 的药物效果并不令人满意，尤其在移植后延长免疫抑制治疗并不能降低慢性 GVHD 的发生率。

一旦 GVHD 已经发生，就要开始基于免疫抑制药物的治疗过程。糖皮质激素是一线治疗药物，二线的治疗药物包括：ATG、霉酚酸酯、环孢素或他克莫司，以及其他一系列的针对人类 T 淋巴细胞抗原的单克隆抗体，如抗 CD3、抗 Th1 细胞因子（抗 TNF-a）、抗细胞因子受体（抗 CD25、daclizumab）。对于轻中度的急性 GVHD，糖皮质激素往往是有效的，但二线药物对于重度或激素抵抗的急性 GVHD 的疗效却并不显著。慢性 GVHD 的治疗也以免疫抑制为主，但疗效也不好。外用激素或钙调神经蛋白抑制剂可以缓解皮肤黏膜的症状，全身应用激素对延长生存有好处，但同时也带来很多药物相关的毒副作用。熊去氧胆酸可能对慢性 GVHD 有效，体外光照可用于尝试诱导耐受的治疗，但起效较慢，可能会延迟到用药后 2～3 月才开始显效。其他的治疗药物的临床效果，包括羟氯喹、霉酚酸酯、抗 TNF-a 单克隆抗体、etanercept（可溶性 TNF 受体的重组型抗体）以及 rituximab（抗 CD20 抗体）等的效果仍在研究之中而无法得出结论。

第四节 移植排斥的检测和诊断方法

一、细胞因子及可溶性分子的检测与移植排斥

(一)IL-1 及可溶性 IL1 受体(IL1R)

在移植排斥中 IL-1 是 APC 递呈抗原的重要信号之一。在排斥反应开始时中,大量 APC 以及其他细胞如单核细胞、内皮细胞、上皮细胞、平滑肌细胞以及成纤维细胞等都能产生 IL-1。另外,IL-1R 表达是 T 细胞以及 B 细胞活化所必需,所以 IL-1 和 IL-1R 在移植排斥反应中具有重要的监视作用。由于 IL-1 和 IL-1R 在感染或炎症等其他因素诱发的自身免疫性疾病或变态反应中均可上升,而移植病人往往应用免疫抑制剂,继发条件致病菌感染或病毒感染可能性也较常见,所以在检测 IL-1 和 IL-1R 的同时,需要注意排除病人有无病毒和细菌感染以及其他原因引发的免疫性疾病或免疫系统的激活状态。

(二)IL-2 及可溶性 IL2R

IL-2 在免疫应答中占有很重要的地位,因此检测 IL-2 及其受体也是人们观察移植排斥反应的重要指标之一。有文献报道,患者在肾移植前 IL-2 水平较低,IL-2R 表达增加,sIL-2R 明显高于正常人,移植后平稳期,常因应用免疫抑制剂使 IL-2、IL-2R 和 sIL-2R 水平迅速下降,但在急性排斥时含量急剧增加。Cornaby 曾对 95 名肾移植患者术前、术后和排斥反应发生时的血和尿 IL-2 进行检测,发现术前血 IL-2 小于 15ng/ml 的排斥率为 23%,大于 15ng/ml 的排斥率为 90%,尿液 IL-2 对排斥的预测更为敏感。另有学者报道外周血白细胞上 IL-2Ra 链表达大于 1.5% 的常在 7 天内发生排斥反应,但这种升高只能维持 24h,很难捕捉到合适的时机进行检测。Niguma 等报道 IL-2Rb 链在急性排斥反应时在 CD4 和 CD8 细胞上的表达明显增多,动态监测很有实用价值。Cohin 等首先提出采用 sIL-2R 诊断急性排斥反应。他们检测了 32 例肾移植患者血 sIL-2R,急性排斥组的量是正常对照组的约 10 倍。Forsythe 的报道指出血浆 sIL-2R 水平超过 1900μ/ml,总是与排斥反应相关联,24h 血浆 sIL-2R 水平超过 400 U/ml 时必然发生排斥反应。因此,IL-2、膜 IL-2R 和 sIL-2R 的监测对排斥反应的预测有重要价值,但必须与感染或免疫性疾病相鉴别。

(三)TNF 和 sTNFR

TNF 是免疫应答中重要的调节因子和效应因子,在移植排斥反应的监视中有相当重要的价值。实验表明在急性排斥反应发生时,血清 TNF-α 水平明显升高,且移植局部 TNF-α 变化更为明显。动物实验表明 TNF-α 在移植后 3~8 天达高峰,其峰值出现时间早于 IL-1 和 M-CSF,在排斥反应发生时上升更为明显。关于可溶性 TNF 受体(sTNFR),1992 年 Kranus 等报道在肝移植病人术后 sTNFR 均明显升高,在发生排斥时 sTNFR 在血清中达到很高水平。

(四)IL-6

近年越来越多的报道显示 IL-6 与移植排斥反应有密切关系。在对心脏移植病人 IL-6 基因表达状况分析时,Zhao 发现 IL-6 基因转录阳性的病人绝大多数发生排斥反应,而在稳定病人中未测出 IL-6mRNA。在肾移植病人中亦有类似的报道。

(五)其他因子

有报道认为 TGF-β 的表达与移植排斥反应有关,两者成正相关。血小板活化因子(PAF)在超急性排斥、急性排斥和慢性排斥反应中均升高,其水平在超急性和急性排斥反应时明显高于慢性排斥时。IL-10 为免疫抑制调节因子,抑制免疫应答,IL-10 是否能预测排斥反应和 GVHD 的发生和发展受到不少学者的关注。

二、粘附分子的检测与移植排斥

目前报道与移植排斥反应关系较为密切的粘附分子主要是 ELAM-1、VCAM-1、ICAM-1 和 HLA-Ⅱ 四类分子。在肾移植急性排斥反应时,ICAM-1 和 VCAM-1 不仅在原位表达增强(ICAM-1 主要在内皮细胞上,VCAM-1 在肾小球囊和近端肾小管原位表达),而且出现异位表达,如 ICAM-1 可在 45% 的近曲小管和 35% 的浸润细胞中表达,VCAM-1 还可在 80% 的肾组织毛细血管内皮细胞和 15% 的浸润细胞表达。本来在肾脏内不表达的 ELAM-1,在排斥发生后,50% 的毛细血管内出现表达。另外,浸润炎症细胞的 VLA-4 表达亦升高。

HLA-Ⅱ 类分子表达在移植排斥中往往受多种因子调控,在原位或异位表达增强。在众多Ⅱ类抗原中,HLA-DR 位点研究最热门。国内张景红等报道,在肾移植排斥中 DR 抗原的异位表达出现在急性排斥反应的早期,在临床症状出现前 2~12 天。在胰腺等其他器官移植排斥反应中,HLA-Ⅱ 类分子亦有很明显的异位表达。近年来,人们发现血清中 sHLA 与排斥反应之间有明显的相关性。在急性排斥反应开始前 10 天,sHLA 水平上升为正常人的 2~5 倍,但 sHLA 持续时间在不同的器官移植中是不同的,在应用免疫抑制剂治疗时 sHLA 水平可下降。

三、其他免疫学指标检测与移植排斥

应用单克隆抗体可粗略地将 T 细胞亚群分为 CD4 阳性 T 细胞(CD4T)和 CD8 阳性 T 细胞(CD8T)两大类。大多数报道认为,在临床排斥反应开始前 4~5 天,CD4T 细胞和 CD8T 细胞均升高,CD4/CD8 比值亦上升,该比值大于 1.2 时预示排斥反应即将发生,而小于 1.08 时感染可能性较大。由于 CD4T 细胞中分为 Th1 和 Th2,而 Ts/Tc 中亦存在 CD4T 细胞,因此对 T 细胞亚群及 CD4/CD8 在移植排斥反应中的诊断价值目前尚有争议。此外,最近有文献报道认为监测 CD45[+] RO 和 CD45[+] RA 两种细胞亚群的变化可能较 CD4 和 CD8 亚群更具意义。

四、细针病理活检

目前,最直接可靠诊断评估排斥反应的金标准还是病理活检,常采用细针抽吸活检法进行细胞组织学以及免疫组化等分析。

(一)超急性排斥反应

病理组织学可见移植物呈暗红色,质地松软,毛细血管与小血管壁多形核粒细胞浸润,血栓形成,管壁纤维素样坏死,器官实质内明显出血,水肿及大片出血性坏死。

(二)加速性排斥反应

病理形态改变以小血管炎症和管壁的纤维素样坏死为主要病变,实质出血或梗死。

(三)急性排斥反应

急性排斥反应依据发生机理及主要的病理形态表现分为急性细胞性和急性血管性排斥反应两类,在临床实际中,两种形态学表现常可同时存在。急性细胞性排斥反应急性细胞性排斥(acute cellular rejection)反应的病理形态学特征是明显的炎性细胞浸润,浸润的细胞有淋巴细胞、单核细胞、浆细胞,有时也可见中性粒细胞和嗜酸性粒细胞。急性血管性排斥反应的病理活检特点是移植物内以中、小血管尤其是以中、小动脉为主的血管内膜炎,内皮细胞空泡变性,管壁纤维素样坏死。在血管炎性病变的同时,也常合并有间质内以单个核细胞为主的炎症细胞浸润。

(四)慢性排斥反应

慢性排斥反应(chronic rejection)在临床上大多发生于术后数月至1年后。其主要病理特征为移植物血管内膜明显增生,血管平滑肌细胞和纤维母细胞亦增生而致管壁呈同心圆状明显增厚,典型时形成所谓"洋葱皮样"外观,最终导致管腔部分或完全阻塞,移植器官血供停止。实质因缺血而坏死,或呈萎缩及纤维化,因此逐渐丧失功能。同时,可有不同程度的单个核细胞浸润。

第五节 移植免疫疾患的治疗进展

一、免疫抑制剂作用阶段和机制

目前临床上免疫抑制方案主要针对T细胞介导的免疫应答的不同阶段。T细胞介导的免疫应答分为三个时相,即抗原识别,共刺激信号,细胞增殖/分化为效应T细胞。药物至少阻断三个时相中的一个。

急性排斥最易发生在移植后三个月,临床常用的免疫抑制方案由"诱导方案"和后续的"维持方案"组成。"诱导方案"是应用单克隆或多克隆抗体清除淋巴细胞,而"维持方案"由钙调神经蛋白抑制剂(环孢素或他克莫司)、抗细胞增殖制剂(霉酚酸酯,mycophenolate mofetil,MMF)和低剂量的糖皮质激素(强的松龙)组成,维持方案的药物剂量逐渐减少并需要维持终身。长期应用免疫抑制剂无法避免地给移植病人带来很多副作用,如增加肿瘤、感染和心血管死亡的风险,有时也会引起移植器官的损伤。

(一)免疫清除

抗胸腺细胞球蛋白(anti-thymocyte globulin,ATG)

兔来源的ATG(rabbit-derived ATG,rATG)是多克隆的淋巴细胞的清除抗体,主要针对人类胸腺细胞,通过和外周血循环中的淋巴细胞结合,其多克隆的性质决定了其可与T细胞、B细胞、NK细胞、DC和内皮细胞表面的多种抗原反应,这些抗原参与T细胞激活、增殖、凋亡信号的传导,细胞粘附和迁移。rATG对移植受体的具体作用机制尚不清楚,但认为和T细胞清除有关,rATG通过调节淋巴细胞表面多种抗原表达以及抗体依赖或补体依赖的的细胞溶解作用,而诱导T细胞凋亡/死亡。在多个肾移植临床随机对照研究中,rATG清除淋巴细胞的作用可持续到术后3个月之久。最近,基础和临床研究结果显示,rATG可能引起部分外周淋巴细胞或单个核细胞来源的调节性T细胞亚群(如CD4[+]

$CD25^+Foxp3^+$ Treg 以及 $CTLA-4^+$ 细胞)的扩增。在实际临床预防急性排斥的多中心随机开放研究中发现,rATG 诱导联合以他克莫司为基础的免疫抑制维持方案比单用基础维持方案更有效。抗 CD52 单克隆抗体(alemtuzumab)是人源化的大鼠 IgG2b 单克隆抗体,与之特异性结合的抗原为 CD52。外周淋巴细胞、NK 细胞、巨噬细胞和胸腺细胞均高表达CD52。抗 CD52 单抗应用 1~2 个剂量后,可引起强烈而持续的淋巴细胞缺乏。但是,CD4记忆性细胞对 CD52 单抗有抵抗作用,可能与该亚群细胞表面表达低水平的 CD52 所致。而粒细胞、血小板、红细胞和造血干细胞并不表达 CD52。

Alemtuzumab 与靶细胞表面 CD52 结合后,可导致靶细胞死亡或凋亡。Alemtuzumab的血浆半衰期大约为 12 天,但临床效应却相对更持久。单次剂量应用后 1h 内,即可清除>99% 的外周淋巴细胞,但清除淋巴结内的淋巴细胞需要 3~5 天时间。不同细胞恢复的时间也各不相同,NK 细胞仅表现为一过性的数量减少,单核细胞和 B 细胞在 3~12 个月后恢复,而 T 细胞在 36 个月后仅恢复到基础数量的 50%。在一组 13 例肾移植患者的研究中,经 alemtuzumab 诱导治疗,同时仅以低剂量环孢素作为维持治疗,在 6~12 个月的随访过程中,有 2 例次发生急性排斥,但人、肾移活率均为 100%。但也有研究发现应用 alemtuzumab 的患者,迟发的急性排斥比例升高。严重的淋巴细胞缺乏会导致静止 T 细胞和记忆T 细胞的强烈增生并分化为同种异体反应性 T 细胞,这种 T 细胞在动物实验中不可避免地会激发排斥反应。临床研究发现应用 alemtuzumab 后,对 CD4T 细胞和 CD8T 细胞的影响是不同的,CD8T 细胞在用药后 6 个月开始恢复,而 CD4T 细胞数量甚至在用药后 1 年持续保持低水平。有两个随机对照临床研究对肾移植患者的随访 15 个月,发现 alemtuzumab诱导组中 80% 的患者可实行"无激素的维持方案治疗",而急性排斥的发生率、移植肾功能、以及人和肾存活率等同于其他诱导方案。另外,其他的对照研究和大样本回顾性研究也支持 alemtuzumab 作为无激素或后期激素减撤方案的前期诱导用药。当然,和 ATG 一样,alemtuzumab 并不能单独应用于器官移植的免疫抑制治疗,必须配合后续的其他维持治疗。最近有研究显示交叉反应阴性但体内存在供体特异性抗体的移植受者,术后应用 alemtuzumab 诱导加小剂量免疫抑制维持方案,出现排斥以及远期不良后果的风险增大,这些体内有致敏抗体的病人可能需要更强化的免疫抑制方案。

(二)阻断共刺激信号 1:阻断抗原识别

用单克隆抗体阻断共刺激信号 1 已经被应用于移植和自身免疫性疾病的治疗。

1. CD3 单克隆抗体

小鼠来源抗 CD3 单克隆抗体(OKT3),由于其导致细胞因子释放综合征(激活 T 细胞释放 TNF-a 和 IL-2)这一严重副反应,限制了在临床上的广泛应用,目前临床医师更倾向于使用 rATG 和抗 CD52 单抗。另外,由于 OKT3 的小鼠源性,人体应用可产生抗小鼠球蛋白抗体并与之结合,中和/抵消了其生物学作用。为了克服上述的副作用,目前已经开发出新一代的低毒性人源化的抗 CD3 单抗,如 teplizumab 和 visilizumab。目前这些新型 CD3单抗正在进行相关的 I 期和 II 期临床试验。

2. 抗 CD20 单克隆抗体(rituximab)

Rituximab 是嵌合的抗 CD20 单抗,能去除循环中的大多数 B 细胞。最早被批准应用于非移植和器官移植后的 B 细胞来源性淋巴细胞增生性疾病,现在应用于治疗实体器官的抗体介导性排斥反应,也用于对因接受 ABO 血型不合的供体移植和二次移植患者的脱敏治疗。有理论认为 rituximab 在移植排斥中的作用，并不仅仅由于清除浆细胞，也可通过有效清除受体 APCs，通过该作用能降低间接识别激活的 T 细胞和后续的免疫应答。在某些临床方案中，Rituximab 联合和维持性免疫抑制方案如血浆置换、静脉丙球和脾切除应用等，以加强抗免疫排斥效果。最近，在灵长类动物实验中，rituximab 应用后通过对预先激活的 B 细胞的清除，发现能有效抑制心脏移植的急性细胞性排斥和急性抗体介导的排斥，血循环中的抗体不再产生，补体依赖的组织损伤也被避免。联合应用环孢素和 rituximab，不仅能消除 B 细胞反应，同时也抑制急性细胞性排斥也收到抑制，说明 B 细胞在急性细胞性排斥中也起到一定作用。另外，通过靶向抑制预先激活的 B 细胞来抑制器官移植的研究正在进行中，目前相对有确切作用的靶分子有 BAFF 及其受体，刺激信号分子如 CD28、CD154 和 CD40。

（三）阻断信号 2：阻断共刺激信号通道

缺乏适当共刺激信号的情况下，部分激活的 T 细胞对抗原特异的 TCR 刺激信号表现低反应性或发生凋亡。通过共刺激通道阻断抑制完整的 T 细胞激活过程，可能比完全清除 T 细胞更能选择性地作用于效应 T 细胞，而不影响调节性 T 细胞，可以避免非特异性免疫抑制带来的许多副作用。

CTLA-4 是 T 细胞表面可诱导的一个分子，与 APC 表面的 CD80/86 结合后对激活的 T 细胞传递抑制性信号。融合蛋白 belatacept 可通过 IgG1 的 Fc 片段与 CTLA-4 的细胞外部分结合，对 APC 表面的 CD80/86 有特异性结合作用。T 细胞表面的 CD28 与 APC 表面的 CD80/86 结合后，可以降低 T 细胞激活的阈值，和 CD28 相比，Belatacept 与 CD80/86 之间具有更高的亲和力和更低的解离率，而这就导致了对 T 细胞激活需要的共刺激信号的阻断。然而，人类免疫系统的复杂性却使共刺激信号阻断剂应用于临床并不顺利，体内研究显示记忆性淋巴细胞和细胞毒 CD8T 细胞的共刺激信号与静息 CD4T 细胞不同，可能对上述共刺激信号阻断分子的作用产生抵抗，同时这些共刺激信号阻断还有可能影响到 Treg 的作用而对诱导耐受产生不利影响，有研究显示 CD28：CD80 通道是 Tregs 存活和扩增非常重要的信号。然而，新近在肾移植受者进行的 II 期临床结果发现，Belatacept 并没有干扰 Treg 的稳定状态，与此前的一些小样本研究结果相反。因此，关于共刺激信号阻断分子的作用有待进一步的大样本随机对照临床研究确认。在动物模型的研究中，CTLA-4 融合蛋白明显延长移植胰岛细胞的存活，与 CD154：CD40 通道阻断联合应用后可诱导心脏移植和肾移植的长期存活。II 期临床报道了 belatacept 对移植后一年内的抗排斥效果和安全性令人满意，但对慢性排斥和耐受诱导的远期作用尚需进一步的研究。BENEFIT(belatacept evaluationof nephroprotection and efficacy as first line immunosuppressiontrial)是一项持续 3 年的 III 期临床试验，肾移植患者被随机分为三组，分别接受环孢素、低剂量 belatacept 和高剂量 belatacept 治疗，以 basiliximab 作为诱导方案，激素加 MMF 作为维持方案，结果发现 1 年和 2 年的人、肾存活在三组间无差异，但是 2 年末时应用 belatacept 组的肾功能更好；令人振奋的是，应用 belatacept 组的心血管疾病和代谢异常的风险小于环孢素组，这使其成为潜在可以取代 CNI 的无肾毒性免疫抑制剂。但是，Belatacept 对移植器官的长期影响(包括对慢性排斥和晚期移植器官功能丢失的抑制作用)尚需要长期的观察研究进一步确认。比较 Belatacept 与他克莫司(最近常用的钙调神经蛋白抑制剂代表)对排斥的长期移植器官功能的影响，将进一步确认 belatacept 是否可以作为取代钙调神经蛋白抑制剂的无肾毒性免疫抑制剂。

(四)阻断信号 3：阻断细胞增殖和分化

在静息状态的 T 细胞表面并不表达 IL-2 受体(IL-2Rs)，但激活的 T 细胞产生 IL-2 并与自身表达的 IL-2Rs 相结合。IL-2 受体(IL-2Rs)由 α-(CD25)，β(CD122)和 γ(CD132)这三个高亲和力的跨膜蛋白亚单位组成，三者之间靠共价键联结。其中，仅 α 亚单位是 IL-2R 所特有的，而 α 和 β 亚单位的结合对 IL-2 的信号传导至关重要，因其引起后续的针对异体抗原的 T 细胞和 B 细胞的增生和克隆扩增。这些激活的 T 细胞进一步释放更多的 IL-2，形成不断扩大的瀑布样免疫反应。

抗 IL-2R 单克隆抗体制剂有两种，Basiliximab 和 daclizumab。Basiliximab 是嵌合型抗体，daclizumab 是人源化抗体，两者目前广泛应用于排斥风险较低的肾移植受者，如首次移植、活体供肾以及无 DGF 者。因为这些药物特异性针对激活的 T 细胞而非静息状态 T 细胞，用药后并不会引起明显的淋巴细胞清除，因而和其他淋巴清除抗体相比副作用相对较少。当然，其他 T 细胞亚群，包括 Treg，也表达 CD25，因此抗 IL-2R 单抗的应用不可避免地会影响部分免疫调节功能。

Basiliximab 和 IL-2R 的亲和力与 IL-2 相似，因此能有效地和 IL-2 竞争其受体的结合，有效抑制 IL-2 激发的 T 细胞增殖。同时 basiliximab 的体内分布容积很大，应用单次剂量 2.5~25mg 后，在 24h 内几乎可以完全使外周淋巴细胞表面的 IL-2R 饱和。在成人体内该药的半衰期为 13.4 天，对 IL-2R 的饱和作用和 T 细胞的抑制作用可以持续 4~6 周。已有两个评价 basiliximab 在肾移植受者的疗效和安全性的 meta 分析研究，两者都显示和安慰剂相比，在降低术后 6 个月时急性排斥率方面 basiliximab 更有效，但在术后 1 年的人、肾存活率比较中并未显示差异。上述分析结果在其他的随机双盲安慰剂对照的临床研究中也得到证实，同时发现在副作用的类型、发生率和严重性方面与安慰剂对照并没有显著差异。Basiliximab 的异质抗原性较低，其他副作用，例如恶性肿瘤和感染与安慰剂相比无差异，与其他免疫抑制剂相比更低。但是，也有研究在不同排斥风险肾移植受者比较 rATG 和 IL-2R 单抗，在排斥高风险患者中，两者的急性排斥发生率无差异，而在低风险患者中，应用 IL-2R 单抗的排斥发生率有所升高。

Basiliximab 的高选择性和短半衰期，在肝移植相关研究中发现，其取代激素在激素减撤和无激素免疫抑制方案中的效果良好。几个在肾移植受者中应用 basiliximab 诱导治疗用以早期激素减撤或无激素治疗方案的回顾性研究发现该药物的安全性。当然，完全不含钙调神经蛋白抑制剂(CNIs)的免疫抑制方案在临床应用中必须十分谨慎，多个研究都发现，在足量 IL-2R 单抗，MMF 和激素的基础上，即使停用 CNIs 很短时间，和含有 CNIs 的方案比较，急性细胞性排斥的发生率仍有明显增加。因此，和 ATG 和 alemtuzumab 一样，应用的 basiliximab 的患者仍很难减撤 CNIs，需要长期暴露在维持性免疫抑制方案的治疗窗下。

二、常用免疫抑制药物

根据具体作用靶点的不同，目前临床常用的免疫抑制剂又可以主要分为糖皮质激素、抗增生药物、钙调神经蛋白抑制剂以及 mTOR 抑制剂这四大类，它们对细胞功能影响的时效也长短不一。总体来说，硫唑嘌呤和环磷酰胺对主要影响免疫细胞的成熟过程，而糖皮质激素和真菌类提取物则主要作用于成熟分化的细胞。

(一)糖皮质激素

主要有抑制炎症的作用,同时也会影响细胞游走。单次注射激素后 2h 内即可出现细胞游走的现象,其结果是一过性的外周血淋巴细胞减少症(lymphopenia),在用药后 4h 达到高峰,但作用持续时间小于 24h,其作用机制主要是 Th 细胞的再分布和 Tc 细胞在骨髓内静止化,同时淋巴细胞凋亡也增加。糖皮质激素主要作用于静息状态的巨噬细胞,激活的巨噬细胞对激素不敏感。激素应用以后抗体产生的减少,主要由巨噬细胞对抗原处理能力的减弱导致,而记忆淋巴细胞产生抗体的能力不受激素的影响。目前,激素主要用来预防和逆转移植排斥,其抗炎作用和抑制巨噬细胞活性的作用,导致移植物中浸润细胞数量减少。

糖皮质激素在 20 世纪 50 年代被开发并广泛应用于临床,在抗炎作用的同时也具有抑制免疫反应的作用。糖皮质激素主要作用于胞浆糖皮质激素受体,当然糖皮质激素在高浓度时具有非受体依赖性的作用。当激素与其受体结合后,该复合物可进入细胞核通过与 DNA 的结合调节多个转录因子的表达,如 AP-1 和 NF-kB。糖皮质激素可以降低免疫反应中包括 IL-1、-2、-3 和-6、TNF-a,IFN-γ,和趋化因子在内的多种分子的表达,通过抑制环氧合酶、糖皮质激素能降低炎症介质如白三烯和前列腺素的产生。多年来糖皮质激素一直是维持性免疫抑制方案的基础用药,但是由于其广泛的生物效应——不仅影响免疫反应,而且也引起其他脏器副作用如诱发糖尿病发生的可能,人们积极寻求避免应用激素或仅用低剂量激素的免疫抑制方案以减少对患者的不良影响。

(二)抗增生药物

硫唑嘌呤(azathioprine,AZA)和霉酚酸酯(mycopgenolate mofetil,MMF)是广泛应用于器官移植临床维持性免疫抑制治疗的药物,两者的作用机制都涉及干扰 DNA 合成和阻断细胞周期。在移植排斥中,上述机制可以抑制同种异体反应性 T 细胞的克隆增殖阶段。AZA 是 20 世纪 50 年代成功开发的又一个重要的免疫抑制剂,从 20 世纪 60 年代 AZA 联合糖皮质激素被应用于临床后,器官移植从动物实验转变为真正可以挽救脏器功能衰竭患者的临床治疗手段。AZA 的药物原型不具有活性,进入体内后在肝脏内被代谢为嘌呤类似物——6 硫基嘌呤并嵌入细胞 DNA,通过抑制嘌呤核苷酸的合成,进而抑制 DNA 和 RNA 的合成而抑制基因转录,并使细胞周期停滞。AZA 的作用并不只局限于淋巴细胞,同时对骨髓细胞具有广泛的抑制作用,因此应用 AZA 的患者需要定期监测骨髓增生的情况。

MMF 可被机体快速吸收,在肝脏内通过水解代谢为活性成分——霉酚酸才能在体内发挥作用,霉酚酸是肌苷酸脱氢酶(inosine monophosphatedehydrogenase,IMPDH)非竞争性可逆的抑制剂。细胞合成嘌呤有两种途径,第一种称为从头合成途径,第二种称为补救合成途径。和其他细胞相比,淋巴细胞的嘌呤合成主要依赖从头合成途径,而不是补救合成途径。因此,相对 AZA、MMF 的免疫抑制作用对淋巴细胞更有特异性,而对髓系来源的血细胞影响较小。MMF 主要抑制 T 淋巴细胞和 B 淋巴细胞,免疫抑制效果较强,除了对淋巴细胞增殖的抑制作用,MMF 还能通过影响单个核细胞减少细胞因子的产生,同时对迟发变态反应也有抑制作用。

MMF 的绝对禁忌证是对该药过敏和怀孕,相对禁忌证包括哺乳期妇女、肾脏疾病、肝脏疾病、心肺疾病和消化性溃疡。最常见的副作用有恶心、呕吐、胃肠道不适、腹泻、发热、头痛、皮肤红疹,但一般都不严重,无需停药。白细胞减少或其他细胞减少、肿瘤和胰腺炎的发生等副作用比较罕见。MMF 的中毒剂量尚未确定,心脏移植的剂量一般为 4 g/d,而肝移植的剂量可用到 5 g/d。

糖皮质激素对机体免疫系统的作用见表 2-6-4。

表 2-6-4　糖皮质激素对机体免疫系统的影响

抑制炎症
改变 NFkB 途径相关基因的转录
减少前列腺激素、细胞因子(IL-1、IL-6、TNF-α)、组胺的合成
抑制中性粒细胞活性以及巨噬细胞的成熟
抑制 T 细胞增殖
抑制组织修复
抑制内皮细胞功能
抑制自然杀伤细胞功能(降低 NO 合成)
抑制抗原处理(抑制单核细胞向巨噬细胞分化)
降低中性粒细胞粘附分子的表达(抑制中性粒细胞从血循环浸润入组织)
影响细胞游走
促进骨髓释放中性粒细胞进入血循环
降低血循环中单核细胞数量
降低血循环中淋巴细胞数量(促进 CD4 阳性细胞凋亡)
促使细胞毒 T 细胞静止在骨髓内

(三)钙调神经蛋白抑制剂(Calcineurin inhibitors,CNIs)

环孢素是第一个能特异性抑制 T 细胞激活的免疫抑制剂,在 20 世纪 80 年代早期应用于移植临床,对整个器官移植的进步起到了极大的推动作用。第二个被开发的 CNI 为他克莫司(tacrolimus),来自于真菌的提取物,和糖皮质激素一样,成为广泛应用的维持期免疫抑制药物。截止到 2007 年年底,几乎 99% 的肾移植受者出院时的维持方案中都包含有 CNIs。环孢素和他克莫司均需和胞浆内的亲免素(亲环素或 FK506-结合蛋白 12)结合形成复合物才能发挥对钙调神经蛋白的抑制作用。钙调神经蛋白是钙离子依赖的磷酸酶,是 TCR 信号传导途径中的限速酶。通过阻断转录因子 NFAT 进入细胞核,钙调神经蛋白抑制剂阻断了很多分子的上调,如 IL-2、IL-4、TNF-a 以及 IFN-g 等细胞因子和共刺激分子 CD154(CD40L),而这些细胞因子对 T 细胞增殖和免疫应答至关重要。在肾移植中,因为 CNIs 众所周知的肾毒性以及导致慢性移植肾功能不全的特性,很多研究者正在积极探索新型药物取代 CNIs,以避免其毒副作用。

环孢素和他克莫司的结构相似,环孢素对前炎症因子如 IL-2 的产生有强烈的抑制作用,这些细胞因子主要由活化的 T 淋巴细胞分泌。环孢素在体内需和亲环素,结合形成环孢素—亲环素复合体才能发挥作用。该复合体与钙调神经蛋白的丝氨酸/苏氨酸磷酸酶结合并干扰调节蛋白的磷酸化,其中转录因子 NFAT 是一个关键调节蛋白,可以阻断这些调节蛋白进入细胞核,从而影响关键细胞因子如 IL-2 的转录,IL-2 缺乏就会导致 T 细胞不能增殖和活化。其他受到影响的细胞因子还有 IL-3、IL-6、转化生长因子-β 以及干扰素等。他克莫司进入体内和另一个 T 细胞特异性亲免素(FK506-bindingprotein,FKBP)结合,形成他克莫司—FKBP 复合体,抑制钙调神经蛋白,产生于环孢素类似的作用机制。

CNIs 最常见的副作用是高血压、高血钾、高脂血症和低镁血症。环孢素对肾功能也有近期和远期的影响,数据主要来源于肾移植患者,应用 $15\sim25\text{mg}/(\text{kg}\cdot\text{d})$ 的起始剂量即可导致部分患者肾小球滤过率降低和血清肌酐升高,以及病理证实的肾病。其肾损伤机制主要包括以下两个时相:①由于血管收缩引起的部分缺血性损害,该作用是可逆性的,通过药物剂量减少或停药即可消失;②非可逆性损伤,造成肾小球慢性纤维化。其他的不良反应包括感染几率的增加、肿瘤发生、肝毒性、胃肠道不适、皮肤红疹、震颤、头痛、失眠等。

(四)mTOR 抑制剂

西罗莫司(雷帕霉素)和 everolimus 在胞浆内结合的是同一个蛋白,即 FK506-结合蛋白12,但其复合体不能干扰钙调神经蛋白的生理作用,而是与 mTOR(mammalian target of rapamycin)结合,mTOR 能激活核糖体酶——p70 S6 激酶,并阻断抑制性蛋白 4E-BP1,对细胞周期从 G1 期(生长期)进入 S 期(DNA 合成期)起到阻断作用。因此,对该通道的阻断能有效抑制 T 细胞激活和相关细胞因子的分泌,如 IL-2、IL-4 和 IL-15,以及细胞克隆的增殖。除了抑制效应 T 细胞的克隆增殖,越来越多的证据支持西罗莫司对 Treg 的产生有促进作用,在多个动物实验已得到证实其对移植排斥的抑制作用。有研究显示西罗莫司对抗原特异性的转化有促进作用,这一点使其优于 CNIs,因后者具有抑制 Treg 的效应,使西罗莫司成为有潜在促进耐受作用的免疫抑制剂。和环孢素以及他克莫司相比,西罗莫司的主要优势更体现在没有肾毒性方面。

各种免疫抑制剂的作用机制和副作用见表 2-6-5。

表 2-6-5　各种免疫抑制剂的作用机制和副作用

维持期药物	作用机制	副作用
AZA	抑制嘌呤和 DNA 合成,抑制细胞增生	骨髓抑制,机会性感染,肝毒性
CSA	与亲环素结合,抑制钙调神经蛋白磷酸酶,阻断 NFAT 去磷酸化,阻断 IL-2 转录和 T 细胞激活	高血压,高脂血症,肾毒性,肝毒性,胰腺炎,消化性溃疡,血栓性微血管病,机会性感染,神经毒性,肿瘤,震颤,牙龈增生,多毛症
MMF	抑制肌苷酸脱氢酶,抑制嘌呤合成并阻断细胞增生	胃肠道副作用,骨髓抑制,机会感染,BK 病毒肾病
雷帕霉素	与 FKBP12 结合,抑制 mTOR 并阻断 IL-2 驱动的细胞增生	延迟复功,疤痕愈合延迟,口腔溃疡,肺炎,蛋白尿增加,周围性水肿,高脂血症
糖皮质激素	诱导磷脂酶 A2 抑制蛋白,抑制花生四烯酸合成,抑制前列腺素和白三烯合成	糖尿病,伤口延迟愈合,消化性溃疡,精神疾病,骨病,感染,视力模糊,液体潴留,体重增加,痤疮,便秘
Tacrolimus	与 FKBP12 结合,抑制钙调神经蛋白磷酸酶,抑制 T 细胞激活	糖尿病,肾毒性,血栓性微血管病,神经毒性
诱导期药物		
抗胸腺球蛋白	凋亡,抗体和补体依赖的细胞溶解引起的 T 细胞清除	细胞因子释放综合征,白细胞缺乏,血小板缺乏,肿瘤,机会性感染

续表

维持期药物	作用机制	副作用
Alemtuzumab	和 CD52 结合,(表达在在 95% 的外周血淋巴细胞,NK 细胞,巨噬细胞和胸腺细胞)导致的严重淋巴细胞缺乏	机会性感染
Basiliximab	和 IL-2R 结合,抑制 IL-2 驱动的 T 细胞增生	偶有超敏反应,对高敏移植受者的免疫抑制强度较弱

三、诱导耐受方案

下面主要介绍临床常用的诱导耐受的方案,另外需要更多研究探索以短效、抗原特异性抗体为基础的诱导耐受方案。

(一)以分子为基础的诱导耐受方案

应用耐受方案加后续低剂量免疫抑制剂维持是目前正在研究的一种策略。Calne 等最早应用低剂量环孢素联合 alemtuzumab,并开发了一个新的概念,有别于完全停用一切免疫抑制剂的耐受概念——宽泛耐受:低剂量免疫抑制剂维持的移植器官耐受。另有研究团队正在关注应用非肾毒性 CNI 制剂联合 alemtuzumab 诱导在耐受中的意义,然而,前期实验的结果令人沮丧,急性排斥发生率较高,在一个研究中达到了 36%。另有一个研究尝试单用 alemtuzumab 诱导而无免疫抑制剂维持治疗,结果 100% 的患者在移植后 1 月内发生了急性排斥。令人鼓舞的是,美国威斯康星大学的研究人员发现仅用低剂量的雷帕霉素可以在 90% 的患者中取得良好的长期效果,这些患者此前应用 alemtuzumab 进行诱导治疗并在术后应用了 60 天的 CNI 治疗,尽管没有出现临床排斥,但值得注意的是 50% 的患者体内产生了抗 HLA class I 或 II 抗体,40% 的患者移植物活检病理显示有 C4d 阳性沉积,提示存在对移植物的亚临床体液性免疫反应。2003 年,匹兹堡大学的研究者发表了他们的研究结果,在 82 例成人肾移植、肝移植、胰腺移植和小肠移植患者中,免疫抑制方案似乎可以诱导免疫耐受的,他们的理论假设是移植后持续用高剂量的免疫抑制剂以抑制排斥,可以在移植前给予强烈的淋巴细胞清除抗体,之后给予低剂量的他克莫司维持治疗。该方案中诱导治疗的目的是在接触抗原之前非特异性去除参与排斥反应的免疫细胞克隆,以减少移植后免疫抑制剂的维持用量。经过平均 18 个月的随访,总体一年人和移植器官存活率分别为 95% 和 82%,免疫制剂相关的副作用几乎都没出现,72 例患者中有 48 例接受了间隔剂量的他克莫司单独用药。该研究意义非凡,因为 64% 的肾移植,70% 的肝移植,42% 的胰腺移植和 54% 的小肠移植依靠间隔剂量即可维持不发生排斥的状态。除了没有达到完全停用免疫抑制剂的状态,能够减低维持性药物剂量本身就具有两个重大意义:①这是在高免疫反应性器官移植中实现的首个报道,如胰腺移植和小肠移植;②该方案显著降低了免疫抑制相关的副作用。值得注意的是,和上述类似的方案在其他的移植中心却难以被复制成功,即使在肝移植中也难以获得临床耐受,大多数情况下,白细胞清除似乎并不能获得永久和完全的供体特异性反应细胞清除,还需要其他免疫系统调整以维持免疫耐受。

(二)完全嵌合

在动物模型中常用的诱导耐受的方法之一是中枢性清除,使对异体抗原有反应性的 T

细胞在进入外周之前就被清除。可以通过骨髓移植达到血细胞嵌合的目的,稳定的供体骨髓干细胞植入导致受体胸腺内供体抗原特异的树突状细胞的重新分布,进而可以导致正在形成中的特异性抗供体抗原 T 细胞被阴性选择机制清除。供体骨髓细胞在受体体内的完全嵌合可以在经过大剂量放疗和(或)化疗的清髓过程的受体中快速建立,也可以在非清髓受体中缓慢建立,完全嵌合为来自同一供体的实体器官移植免疫耐受开辟了道路。有报道发现成功进行骨髓移植的患者接受了同一供体来源的肾移植后并不需要增加免疫抑制剂。必须强调,在这些病例中,进行骨髓移植的原发目的均是为了治疗血液系统肿瘤,为了诱导耐受进行完全嵌合的处理不合适在没有血液系统恶性疾病的单纯肾移植的患者中应用,因为清髓方案的毒性反应和高风险,以及致死性 GVHD 的发生可能,和终身维持应用免疫抑制剂的风险相比是不能接受的。

(三)混合嵌合

在实验动物中,应用低毒性方案可以成功诱导另一种嵌合状态:混合嵌合。而在临床上,非清髓方案也被应用于多发性骨髓瘤发展而来的慢性肾衰竭患者。在动物实验中,多种方案被不断改善,以诱导混合嵌合体的产生,具体方案有:抗 CD4 抗体以及抗 CD8 抗体联合非清髓全身性放射,和(或)共刺激信号阻断(抗 CD154 抗体和(或)CTLA-4 融合蛋白),再进行骨髓抑制,即可产生混合嵌合状态,也就是受体骨髓中同时存在自身和供体来源的血液系统前体细胞。混合嵌合状态的受体显示出对同一供体来源其他实体器官移植的持久耐受,同时 GVHD 的发生率也低于完全嵌合的移植受体。美国麻省总医院的移植团队在研究小鼠器官移植中发现非清髓方案可以导致短暂性混合嵌合并伴随长期的移植耐受,该团队近期又报道了在人肾移植受体中的研究进展,这些受者因为多发性骨髓瘤累及肾脏而需要进行肾脏移植治疗,同时进行了 HLA 匹配的骨髓移植,并随访了 12 年,移植之前的准备治疗包括大剂量环磷酰胺、ATG 和胸腺放射线照射,移植后单用环孢素并逐渐减量直至停药,最早的在术后 72 天就停用环孢素,所有患者出现了混合嵌合,超所 70% 的患者不需要系统免疫抑制剂就达到了正常或接近正常的肾功能,接近 50% 的患者没有出现多发性骨髓瘤复发的迹象,该项长达 12 年随访的临床验证传递出令人鼓舞的信息,说明持续的移植肾耐受、抗骨髓瘤作用以及混合嵌合在 HLA 匹配的肾和骨髓联合移植后在临床上是可以诱导成功的。近期,又有一项 2 期临床试验首次报道了在 HLA 错配的非亲属供受体之间实现持久巨嵌合现象,在这些干细胞移植联合肾移植的患者中,既保持了肾移植的耐受状态,又避免了 GVHD 的发生。在上述临床研究中,8 例 HLA 错配的肾移植受者在术前接受了 FC 输注联合非清髓治疗,这些 FC 细胞是经过生物医学工程改造的促进耐受细胞(facilitating cell,FC),表达 CD8,但不表达 TCR,这些 FC 主要由类浆细胞的树突状细胞亚群构成,可在体外和体内诱导抗原特异性 Treg 的产生,在小鼠动物模型中已被证实有抑制 GVHD 的作用。1 年后,8 例中有 5 例受者在未接受免疫抑制剂治疗的情况下出现了巨嵌合而没有 GVHD 或植入综合征表现,因此,可认为这些患者达到了临床耐受的标准。进一步的体外验证实验显示,嵌合的供体淋巴细胞可被受体耐受,并且和没有形成嵌合体的受者相比,这些患者的体内出现了 CD4 阳性 Treg/T 效应细胞比例的明显增加。在 HLA 半合和完全错配的供受体之间诱导高水平的嵌合体形成,从而能导致无 GVHD 的移植物耐受是令人兴奋的治疗手段,在针对非遗传性代谢异常综合征、血红蛋白病、自身免疫性疾病和实体器官移植的治疗中大有前途。

目前还有其他几类免疫调节细胞的潜在耐受特性正在研究之中,例如间充质干细胞(mesenchymal stromal cells,MSCs)和抑制耐受诱导细胞(transplant-acceptanceinducing cells,TAICs)。早期 MSCs 必须从骨髓中分离得到,现在可以从任何的身体组织中分离得到,该种细胞有促进组织修复愈合和免疫调节的特性,临床前期的动物模型研究结果显示 MSCs 能促进受体接受同种异体移植组织和器官并且能预防排斥的发生,尽管目前缺乏临床证据支持这些细胞在实体器官移植中的诱导耐受作用,但我们很有信心相信未来的研究会得到有力的证据。TAICs 最初被认为是大鼠胚囊干细胞系来源的衍生细胞,在动物实验中可诱导心脏移植的耐受。因为 TAICs 对受体的具体作用机制不详,因此进行了两个安全性研究(命名为 TAIC Ⅰ 和 TAIC Ⅱ研究),总体上,这两个研究证实了输注 TAIC 是现实可行的,主要关心其疗效和安全性,进一步的研究需要探讨这些以细胞为基础的治疗方案是否能真正减少移植后的免疫抑制剂用量和诱导耐受的最终实现。

(四)调节性 T 细胞(Treg)输注

目前已有充足的证据证明人体内存在一组调节性淋巴细胞,它们具有抑制由其他白细胞引起的免疫应答的作用。Treg 可以根据不同的来源和细胞表面标志分为两大类亚群:①胸腺来源,自发产生的天然性 $CD25^+CD4^+$ 细胞(nTreg);②诱导性或适应性 Treg(iTreg),可由 $CD25^-CD4$ 非调节性细胞分化而来,或由对异体抗原反应的 $CD25^+CD4^+$ 细胞扩增而来。转录因子 Foxp3 的表达对 Treg 的产生和功能至关重要。虽然 nTreg 和 iTreg 在起源、抗原应答、Foxp3 的甲基化方式和对排斥的抑制机制方面都不尽相同,两者都被报道在移植耐受中起了重要作用。nTreg 在 Foxp3 的引导下在胸腺内发展而来,对限制自身抗原引起的免疫反应起关键作用。在小鼠模型中,去除 $CD25^+CD4^+$ 细胞后小鼠即发生炎症性肠病以及广泛的自身免疫性疾病表现。而人类 Foxp3 基因的突变则与免疫系统调节异常、多发性内分泌疾病、炎症性肠病、X-连锁综合征密切相关。也有证据表明 Treg 参与下调对肿瘤和慢性感染的免疫应答,当然也下调对移植器官的免疫应答。目前促使体内或体外产生和(或)扩增 Treg 的方法中,常用的方法是扩增 nTreg 或诱导非调节性 T 细胞分化为 iTreg。对小鼠模型的研究发现,在移植之前或移植当时联合给予供体抗原刺激(如供体特异性输血)和利用单克隆抗体进行 CD4 或 CD8 阻断或共刺激信号阻断即可诱导 Treg 的生成,Treg 在这些小鼠模型中对移植耐受的诱导和维持都起到了核心作用。另一个在体内富集 Treg 的方法是创造利于 Treg 的微环境。在器官移植后,受者往往接受不同免疫抑制剂的联合方案,可能对 Treg 的影响各不相同。在此前的章节中已经提到,CNIs,特别是环孢素对 Treg 的产生不利,而 mTOR 抑制剂雷帕霉素则对体外产生 Treg 以及其在小鼠模型体内的功能均有促进作用,在临床上,雷帕霉素对人类 Treg 的体外培养也有促进作用。最近有研究显示应用低剂量雷帕霉素的情况下输注少量抗原特异性 Treg 在未经处理的受体中可以诱导胰脏移植物的长期存活,这种情况在未输注 Treg 的受体中是很难达到的。和小鼠相比,我们对人类 Treg 的特性和功能了解并不是很完全,因此限制了对人类 Treg 的临床应用,在 Foxp3 的表达方面,人类 Treg 就异于小鼠 Treg,人类 Foxp3 不仅在 Treg 上表达,在非调节性激活 T 细胞上也有表达,同时非调节性激活 T 细胞也会上调 CD25 的表达,因此,并非所有 $CD25^+Foxp3^+CD4^+$ 细胞都是天然 Treg,也就是说,基于 $CD25hiCD4^+$ 的细胞分离技术以获取人类 Treg 是不合适的。需要寻找其他表面标志用于从外周单个核细胞中分离人类,近期有研究显示 $CD127^{lo}CD25^+CD4^+$ T 细胞 Foxp3 阳性的比例很高,具有强烈的抑制作用,进过扩增反应后,该亚群细胞产生了维持性高表达 Foxp3 的 Treg,更为重要的是,在人类移植相关动脉硬化的临床研究中,体外扩增的 $CD25^{hi}CD4^+$ 和 $CD127^{lo}CD25^+$ $CD4^+$ Treg 在移植血管疾病方面均卓有成效,其中 $CD127^{lo}CD25^+CD4^+$ Treg 的移植效果比传统 Treg 强 5 倍。虽然文献中也提及了其他分离获取人类 Treg 的方法,但对于何种方法能产生最佳的用于细胞治疗的 Treg 在学术界并没有取得一致认同。目前最常用的扩增方法是基于在高浓度 IL-2 作用下对 CD3/CD28 的刺激,有些方法还加用了雷帕霉素。尽管这种方法能扩增得到足够大量的 Treg 用于细胞治疗,但其获得的 Treg 是非抗原特异性非细胞针对性的 Treg,临床应用中需要产生或扩增异体抗原特异性 Treg,另外,也需要进一步研究如何增加 Treg 在体内的长期稳定性和可塑性,以及其潜在的干扰机体抗肿瘤和抗病毒的免疫机能,因为从理论上讲,输注大量具有抑制作用的细胞可能会对机体抗感染和抗肿瘤的防御性免疫反应起到抑制作用。目前有几项进行中的针对 Treg 细胞治疗的临床研究,主要目的是在预防 GVHD,进一步的研究 Treg 在实体器官移植中的作用的临床研究也正在酝酿之中。

四、其他调节移植免疫反应的措施

除了上述化学和生物移植免疫反应的方法外,还可以采取以下几种措施抑制免疫反应,在一定程度上能控制排斥反应的发生和发展。

(一)脾切除

脾脏是人体内最大的免疫器官,占全身淋巴组织的大约 25%。长期以来就推测脾切除可以改变免疫应答,有利于移植物的存活。1963 年 Starzl 首先报道脾切除在临床移植的应用,基础实验研究工作开展得更早,但脾切除作为改变受体免疫应答的措施仍有争议。

1. 脾切除对免疫系统的影响

脾脏除了影响免疫系统外,还有一些重要的功能。脾脏具有清除受损红细胞和衰老细胞以及胸腺细胞和白细胞的功能。无脾的患者,常出现白细胞和胸腺细胞增多。所以有时施行脾切除治疗因免疫抑制药物引起的骨髓抑制。脾脏也是清除血中外来抗原如细菌和同种移植物中过客白细胞的重要场所。所以脾脏具有双重作用。脾脏网状内皮系统有细胞过滤作用,此外脾脏还有抗原早期识别,产生某些免疫应答细胞和参与体液免疫的作用。在后者中,脾脏最重要的作用是产生调理素和嗜细胞抗体,从而破坏细菌的包膜,促进吞噬细胞的吞噬功能,增强抗感染能力。

在实验和临床研究中都已证实脾切除会引起免疫损害。1975 年,Claret 报道脾切除后,与正常人相比,IgM 水平减少,IgA 增加而 IgG 只轻度增加。脾切除后,调理素活性和吞噬素水平下降,从而降低了吞噬细胞的吞噬作用。这可能是脾切除后感染发生率较高的原因。

2. 脾切除在临床移植中的应用

1963 年,Starzl 等首先报道脾切除在临床活体亲属肾移植中的应用,5 例中 4 例获得成功,但由于同时还进行了胸腺切除、全身照射和服用免疫抑制剂,所以很难评价脾切除的单独作用。然而这却推动了其他人对脾切除的研究。但早期的结果却互相矛盾,可能与供肾来自活体亲属或尸体有关。1968 年,Pierce 和 Hume 报道脾切除无论对亲属供肾移植还是尸体第一次肾移植均未见明显影响作用,但他们首次发现脾切除对第二次肾移植的效果显著,明显好于保留脾脏的受者。

随后,大量的病例资料也未能解决对脾切除的争论。1973年,Opelz和Terasaki统计了51个移植中心1618例肾移植受者的资料,其中487例在肾移植前行脾切除,其余1131例未切除,发现尸体肾移植脾切除组移植物1年和2年存活率仅比未行脾切除组稍好,无统计学差异。对第二次肾移植也未见明显作用。但是由于这种比较是在不同中心、不同条件下做出的,也不完有说服力。1977年肾移植登记处多个中心统计报告,脾切除能改善尸体肾移植的结果。在上述研究中有一个条件并不一致,即脾切除的时间,所以也很难得出明确的结论。Kauffmann的研究结果显示在实体肾移植前脾切除的移植物1年和2年存活率要比在移植同时或移植以后脾切除组明显要好。

自1980年以后,有4个中心独立的肾移植报告都认为脾切除组效果明显。Stuart报告脾切除组肾移植4年存活率53%,未切除组23%。1983年,Mozes报告脾切除或部分脾栓塞都能明显改善移植肾存活率,但是否有利于长期存活仍不清楚。有人观察到移植后,虽然3年移植物存活率较高,但5~6年的存活率与未切脾对照组比较并无差异。但是,在ABO血型不相容的肾移植患者中,脾切除与血浆置换和供者特异性血小板输注一起联用,可以使跨血型的亲属肾移植获得成功。

脾切除对于同时又接受免疫抑制剂治疗的器官移植患者最大的危险时增加了感染的发病率。脾切除组术后1~2年死亡率高于未切除者,死亡原因主要是感染,也有产生红细胞增多症和血栓形成的报告,且对临床移植的效果也有争议。总结来讲,目前缺乏足够的实验资料证明脾切除的作用,所以并不推荐脾切除作为移植病人减少免疫排斥反应的常规措施。但可以选择性使用,如受者合并脾功能亢进或服用硫唑嘌呤后持续白细胞减少或者需要再移植而又不能使用环孢素者,可以考虑进行脾切除。

(二)放射线照射

1.移植物放射线照射

临床器官移植的早期就采用了移植物放射线照射,其目的是改变免疫应答,放射治疗有三种不同的方法:①移植后短期内移植物照射作为预防性免疫治疗;②更常用的是移植物放射线照射作为抗排斥反应的辅助措施;③移植前移植物体外放射线照射,改变移植器官的免疫原性。前两种方法已应用于实验和临床,第三种方法只是一种研究方向。

(1)预防性放射线照射　1963年,Hume报告小剂量放射线照射移植物,但病例少,效果也不明显。随后,Kauffmann和Wolf在实验研究中分别证实放射线照射移植物可以在一定程度上改善狗移植肾的存活,减少被放射线照射的移植肾内淋巴细胞浸润。移植肾放射线照射的作用相对较弱,效果不明确,未获得长期存活。1971年,Birtch观察到肾移植后,用600rad放射线分次照射移植肾,其6个月和12个月存活率均高于未照射组,但该组病例较少,并不能作为严格的对照研究结果进行推广。

(2)治疗性放射线照射　在肾移植早期也已用放射线局部照射移植肾治疗急性排斥反应,但仅有几组对照研究。1976年,Godfrey报告放射线照射与肾上腺皮质激素治疗组逆转急性排斥反应的效果比单用激素好,但差异无显著意义。然而不可思议的是,经照射的移植肾1年存活率(26%)明显比未照射组(50%)差。其他学者开展的随机、前瞻性及双盲研究也说明加用放射线照射逆转急性排斥反应作用不明显,对长期存活反而起有害的作用。但是,1985年Johnson的报告结果却相反,用小剂量局部照射加抗淋巴细胞血清逆转肾急性排斥反应作用明显,虽然差异无显著性,但明显改善长期存活率(64%比34%)。上述三种矛盾的结果目前尚无法明确解释。但是,在前两者长期存活率低可能是非免疫反应的原因使移植物丧失功能,因为有报告小剂量放射线照射对移植肾有非免疫相关的损害作用。

2. 供者照射

在切取供体器官前或移植前进行供体器官照射,改变移植器官的免疫原性,虽然尚未在临床常规中应用,但有继续研究的意义。在移植前作供者照射可以破坏移植器官内的过客白细胞,因此减少对受者免疫系统的激活能力。在小肠或胰腺和脾脏联合移植的动物模型中,供者照射也能减少和预防GVHD的发生。

另外还有人用紫外线照射代替放射线照射。移植前用紫外线照射大鼠胰岛细胞,亦可改变其免疫原性,其作用推测可能是使树突状细胞上的MHCⅡ类抗原的活性减低。

3. 受者淋巴组织照射

最初是全身放射线照射用于抑制临床肾移植排斥反应。但是,要达到免疫抑制所需的剂量,往往造成骨髓抑制和胃肠道毒性,使受者的发病率和死亡率增加。随后,全身放射线照射被废弃,而采用高选择性放射治疗。

Kaplan首先报道选择性照射淋巴组织,其并发症较小,即称全身淋巴组织照射(total lymphocytic tissue irradiation,TLI)。实验和临床研究都已证实TLI有免疫抑制作用。TLI可使周围淋巴细胞计数减少,而且治疗作用可持续1～2年。淋巴细胞较长期的减少,抑制了淋巴细胞的功能,混合淋巴细胞培养时无反应,减少了迟发型超敏反应,不同的分裂素刺激淋巴细胞增殖能力减少。此外,经TLI预处理的同种移植受者可出现正常辅助T细胞与抑制T细胞之比倒置。上述结果提示TLI可用于临床移植。尽管实验已就有不少经验,但尚未在临床广泛开展。1982年,Najarian报告了最大一组临床应用TLI的病例,他们是由于第一次移植肾被排斥,需二次肾移植的患者。经过TLI预处理,每天照射剂量为100～125rad,总剂量为1050～4050rad,在40天内行第二次肾移植。有不少患者并发白细胞减少、恶心呕吐和感染,需暂时停止TLI治疗。所有病人还同时接受脾切除和服用硫唑嘌呤及强的松。这些免疫高危患者1年存活率是74%,而对照组仅为35%。不幸的是,22例中有2例发生多发性淋巴瘤,其他受者存活率与未行TLI组无差异。经照射后,血循环中T淋巴细胞减少,对抗原的反应性减弱。该作者观察到很有意义的现象,即体外检测如果维持这种低免疫状态,则不发生慢性排斥;反之,免疫功能恢复,有可能发生慢性排斥反应。其他一些学者也在临床上试用TLI,得到类似结果。1985年,Cortesini报告小剂量TLI(1500～2000rad)与环孢素联用的效果比常规免疫抑制(ALG+激素+硫唑嘌呤)联用组要好,且副作用小,未见淋巴瘤发生。总之,实验和临床结果都说明TLI是减低受者免疫反应的一种方法。使用TLI后,免疫抑制剂可以减量,即使是高危的病人。TLI的临床应用主要困难是,经放射治疗后,必须在短期内获得淋巴毒阴性的合适供者。由于受到这个限制,所以活体亲属供肾比尸体供肾移植更适合进行TLI预处理。然而,要在临床广泛开展TLI,还须进一步研究放射治疗和免疫抑制治疗的最佳方案以及更为长期的副作用。

(本章编写人员:陈楚,田炯)

第七章　肿瘤与免疫

恶性肿瘤、感染性疾病和心血管疾病是全球三大致死性疾病。随着感染性疾病和心血管疾病疗效的不断改善，人类平均寿命的延长，肿瘤正逐渐成为全球首位致死疾病。机体的正常细胞受到各种物理因素（如辐射）、化学因素（如各种化学致癌物），以及生物因素（如病毒）刺激后，导致细胞基因组产生改变，如染色体缺失或易位、癌基因突变、抑癌基因失活等一系列遗传学改变，使之从一个正常的"自己"成分转变成异常的"非己"成分，发生了癌变，形成了肿瘤源性的单个细胞（肿瘤干细胞学说）。肿瘤源性的单个细胞和正常细胞比较，前者基因组发生了改变，从而导致了一系列表型变化，表达一些正常细胞所没有的肿瘤抗原，从而具有了肿瘤免疫原性。

机体免疫系统具有鉴别"自己"和"非己"的功能，监视机体内发生突变的细胞，并给予清除。如果肿瘤源性的单个细胞逃避机体免疫系统的监视，进行克隆性异常增生，形成肿瘤。因此，机体免疫系统在肿瘤的发生、发展过程中起着关键性的作用。肿瘤免疫研究是肿瘤防治的一个重要组成部分，也是肿瘤免疫治疗的坚实基础。

肿瘤免疫研究已经有了一百多年的历史，逐步形成了相对完整的研究体系，形成了免疫学重要的分支——肿瘤免疫学（tumor immunology）。当前，肿瘤免疫学是免疫学中发展最快的一个分支，它主要研究肿瘤的抗原性、机体免疫与肿瘤发生发展的关系、肿瘤免疫应答、肿瘤免疫诊断、肿瘤免疫治疗和免疫预防。肿瘤免疫学涵盖了肿瘤抗原、肿瘤免疫监视（cancer immunosurveillance）或者肿瘤免疫编辑（cancer immunoediting）、肿瘤免疫治疗等方面。本章就上述肿瘤免疫研究的内容进行阐述。

第一节　肿瘤抗原

肿瘤抗原（tumor antigen）即肿瘤细胞表面新出现或过度表达的抗原。肿瘤抗原不仅出现在肿瘤发生时，也可出现在肿瘤发展过程中。20 世纪中期，研究发现采用化学因素或者物理因素能诱发近交系小鼠产生肿瘤。这种化学或者物理因素诱导产生的肿瘤能在同系小鼠之间移植并得以存活、生长。采用辐射技术能够损伤肿瘤细胞活性，但保存了其完整的肿瘤抗原成分。将此辐射损伤的肿瘤细胞接种宿主，对宿主进行免疫刺激。随后再次接种有生物活性的同种肿瘤细胞，此时，宿主将对再次接种的同种肿瘤细胞产生免疫排斥，肿瘤细胞将被宿主清除。但是，如果宿主再次接种的是来源于近交系动物的另外一种肿瘤细胞，宿主则不能产生免疫排斥反应，无法清除此肿瘤细胞，肿瘤细胞将在宿主体内增殖，最终导致宿主死亡。本现象提示宿主对再次接种来源于近交系动物的另一肿瘤没有免疫排斥，从而表明宿主对肿瘤的免疫也和其他免疫反应相似,具有抗原专一性。本实验也首次表明机体能够对肿瘤细胞产生免疫应答,证实了肿瘤能表达特异性的肿瘤抗原。由于肿瘤抗原特异性是通过肿瘤在近交系动物间的移植而被证实,故肿瘤抗原有时候也称为肿瘤特异性移植抗原(tumor specific transplantation antigen)或者肿瘤排斥抗原(tumor rejection antigen)。

当前研究认为,肿瘤抗原产生的可能机制主要有以下几个:①基因突变;②原本不表达的基因被激活;③抗原合成过程中发生异常;④胚胎抗原或分化抗原的异常、异位表达;⑤一些基因产物(特别是信号转导分子)过度表达;⑥外源性基因(如病毒基因)的表达。已经发现的肿瘤抗原名目繁多,这些肿瘤抗原有多种分类方法,其中普遍接受的分类方法有以下两种。

一、抗原特异性的存在与否

肿瘤抗原分为肿瘤特异性抗原(tumor specific antigen)和肿瘤相关性抗原(tumor associated antigen)。肿瘤特异性抗原是肿瘤细胞特有的不存在于正常细胞的抗原,与上文所说的肿瘤特异性移植抗原(tumor specific transplantation antigen,TSTA)或肿瘤排斥抗原(tumor rejection antigen,TRA)属于同一个概念。物理或化学因素诱导的肿瘤抗原、病毒诱导的肿瘤抗原和自发肿瘤抗原等多属此类。肿瘤相关抗原是指非肿瘤细胞所特有,在正常细胞也能微量合成的抗原,其特点是缺乏特异性,只是其含量在细胞癌变时明显增高,因此称为"相关抗原"。胚胎性抗原是肿瘤相关抗原的典型代表,如癌胚抗原(CEA)、甲胎蛋白(AFP)、卵巢癌抗原(CA125)等。同样细胞类型的肿瘤,在不同个体中具有相同的肿瘤相关抗原。

二、根据诱发肿瘤的病理因素

据此肿瘤抗原分为以下几种:①化学或物理因素诱发的肿瘤抗原。其特点:特异性高而抗原性弱,表现出明显的个体特异性。同一种化学致癌剂或物理辐射诱发的肿瘤,在不同种系、同种系的不同个体、甚至是同一个体的不同部位,其免疫原性各异。由于突变的肿瘤抗原间很少有交叉成分,故应用免疫学技术诊断和治疗此类肿瘤有一定困难。②病毒诱发的肿瘤抗原。某些肿瘤是由病毒(包括 DNA 病毒和 RNA 病毒)引起的。如原发性肝癌(HBV、HCV)、鼻咽癌和 Burkitt 淋巴瘤(EBV)、子宫颈癌(人乳头状瘤病毒/HPV、单纯疱疹病毒/HSV)、成人 T 细胞白血病(人类嗜 T 细胞白血病病毒/HTLV-1,人 T 细胞白血病Ⅰ、Ⅱ型病毒)、卡波西肉瘤(人疱疹病毒-8)等。其特点:具有较强的抗原性。此类抗原是由病毒基因编码、又不同于病毒本身的抗原,因此称为病毒肿瘤相关抗原。③自发性肿瘤抗原,是指一种无明确诱发因素的肿瘤抗原。其特点:某些类似于化学诱发,具有各自独特的抗原性;另一些则类似于病毒诱发,具有共同的抗原性。④胚胎抗原。这类肿瘤抗原在胚胎发育阶段由胚胎组织产生的正常成分,在胚胎后期减少,出生后逐渐消失,或仅存留极微量,但当细胞癌变时,此类抗原可重新合成。分为两种:甲胎蛋白和癌胚抗原分化抗原。分化抗原是机体器官和细胞在发育过程中表达的正常分子。恶性肿瘤细胞通常停留在细胞发育的某个幼稚阶段,其形态和功能均类似于未分化的胚胎细胞,称为肿瘤细胞的去分化(dedifferentiation)或逆分化(retro-differentiation),故肿瘤细胞可表达其他正常组织的分化抗原,如胃癌细胞可表达 ABO 血型抗原,或表达该组织自身的胚胎期分化抗原。Melan-A、gp100

和 tyrosinase 等属于此类抗原。⑤过度表达的抗原。组织细胞发生癌变后,多种信号转导分子的表达量远高于正常细胞。这些信号分子可以是正常蛋白,也可以是突变蛋白。这些信号分子本身还具有抗凋亡作用,其过度表达可使瘤细胞长期存活。这类抗原包括 ras、c-myc 等基因产物。

第二节　肿瘤免疫编辑和逃逸

机体存在多种肿瘤免疫监视机制,但肿瘤依然有可能发生和发展,这是因为肿瘤具有逃避免疫监视的功能。早在上世纪 50 年代,Burnet FM 和 Thomas L 提出"免疫监视(Immune surveillance)"假说。该假说认为免疫系统能够监测并破坏肿瘤细胞。但是,随后的研究发现免疫系统和肿瘤细胞的关系远比该假说要复杂。2002 年,美国肿瘤学家 R. D. Schreiber 提出了"肿瘤免疫编辑"(cancer immunoediting)假说。该假说将免疫系统与肿瘤的相互作用可以分为三个阶段(phase)。首先是"清除阶段"(elimination phase)阶段。机体内潜在的肿瘤细胞(亦可称为新生肿瘤细胞)具有较强的抗原性,较易被免疫系统识别并清除。这种机体清除肿瘤细胞的现象称为免疫监视。如果肿瘤细胞没有被完全清除,它们就进入了"平衡阶段"(equilibration phase)。在这一阶段,肿瘤细胞在免疫系统选择性清除压力下继续发生改变或者突变,肿瘤细胞的抗原性减弱,不易被免疫系统识别和清除。但这些肿瘤细胞又一直处于免疫系统的清除压力下,肿瘤细胞不断地塑造自身特性从而得以生存,这个过程叫做肿瘤的免疫编辑(cancer immunoediting)。此时,肿瘤细胞依然处于机体免疫系统压力之下,而不能过度生长,表现为检测不出的亚临床肿瘤。免疫系统和肿瘤细胞的这种平衡状态可以维持几年、十几年甚至一生。但是,肿瘤细胞在免疫系统的压力下,肿瘤免疫编辑可能持续变化着,当肿瘤细胞突变积累到一定程度时,平衡就会被打破,进入"逃逸阶段(escape phase)"。此时,肿瘤能够被临床检测出来。肿瘤逃避免疫监视的机制如下:免疫细胞能够识别肿瘤细胞并给予清除,如果免疫系统不能够完全清除肿瘤细胞,残留的肿瘤细胞将逃避免疫监视,细胞表型发生改变并增殖,形成肿瘤。

基因敲除小鼠能够特异性剔除小鼠体内固有免疫(innate immunity)和获得性免疫系统(adaptive immunity)的特定组分,是当前研究肿瘤免疫编辑的理想工具。一些肿瘤发生过程如免疫监视和免疫编辑的证据,就是通过小鼠模型研究而获得。例如,穿孔素是 NK 细胞核 CD8 细胞毒性 T 细胞发挥杀伤机制的重要成分,穿孔素缺失小鼠非常容易患各种淋巴瘤——即淋巴系统肿瘤。缺乏 RAG 和 STAT1 蛋白小鼠,同时缺乏相应的固有免疫和获得性免疫的功能,有非常高的消化道及乳腺肿瘤患病率。γ:δT 细胞是执行固有免疫功能的 T 细胞,TCR 由 γ 和 δ 链组成,其 TCR 缺乏多样性,可直接识别某些完整的多肽抗原。此类 T 细胞主要分布于肠道、呼吸道以及泌尿生殖道等黏膜和皮下组织。缺乏 γ:δT 细胞受体小鼠易患皮肤肿瘤,也佐证了 γ:δT 细胞具有监视及杀伤异常上皮细胞的能力。INF-γ 和 INF-α 能够通过直接和间接调控其他免疫细胞,从而达到了清除肿瘤细胞的目的。研究发现 γ:δT 细胞是体内 INF-γ 和 INF-α 的主要来源之一,因此 γ:δT 细胞清除体内肿瘤细胞的机制与其分泌的 INF-γ 和 INF-α 有关。

免疫编辑假说认为,肿瘤细胞如果能够从"平衡阶段"幸存下来,此时这些肿瘤细胞均已获得额外的突变,具有阻止免疫系统对其免疫消除的能力。大量的实验研究和临床实践都证明,"平衡阶段"有时候会长时间持续存在,延缓肿瘤生长。在"平衡阶段",一旦机体免疫系统受到损害,"平衡阶段"将迅速滑向"逃逸阶段"。下面的临床案例是这种观点的有力支持证据,两名患者接受了同一供者的肾,他们在肾移植后第一年和第二年都患上了皮肤黑色素瘤,癌细胞都是供体来源。对这两位移植受体病历回顾发现,肾脏移植的供体在 16 年前曾患过恶性黑色素瘤,后来肿瘤被治愈。事实上,恶性黑色素瘤是一种高度恶性肿瘤,肿瘤细胞非常容易从原发灶转移到身体其他器官。因此,这种临床治愈并不表示肿瘤细胞已经完全被清除,它们仍有可能潜伏在身体各处,即处于"平衡"阶段。在这个供肾者体内,免疫系统与肿瘤细胞之间的"平衡"持续了十多年。一旦其肾脏被移植到免疫功能低下的患者体内时,平衡被打破,并迅速发展到"免疫逃逸"阶段,恶性黑色素瘤从供肾扩散到受体的其他器官。此外,对高龄死亡人群进行尸体解剖,发现在他们的甲状腺或前列腺中,常常找到癌细胞,而他们生前并没有表现出肿瘤引起的临床症状。这说明,免疫系统与癌细胞能够长期处于"免疫平衡"阶段。

移植后淋巴增生性疾病(post-transplant lymphoproliferative disorder,PTLD)是另一个免疫监视突破后导致肿瘤发生发展的佐证。PTLD 是发生于实质器官和干细胞移植受体的一组疾病,常发生于移植后免疫抑制治疗 1 年内,但也可发生于移植后的 5~10 年。常常继发于 EBV 感染导致的 B 细胞扩增和随后的恶变,在长期免疫抑制及 EBV 感染的情况下发生,淋巴细胞可继发多种基因变异,这些基因变异的淋巴细胞逃避了免疫监视,从而形成肿瘤。因此,免疫监视似乎在控制病毒相关性肿瘤过程中起着关键性的作用。

肿瘤能够避免刺激免疫反应或者能够逃避免疫系统的攻击,其中的免疫学机制错综复杂。自发性肿瘤在发生初期缺乏突变,此时其肿瘤抗原性弱,不足于诱导 T 细胞免疫反应。此外,在共刺激信号缺失的条件下,即使肿瘤特异性抗原能够被抗原呈递细胞识别加工,并呈递给机体处女型 T 细胞(naïve T cells),此时亦不能激活处女型 T 细胞,导致处女型 T 细胞的免疫失能,从而导致了免疫耐受。此时,这些肿瘤细胞被免疫系统视为"自己",但是维持多长时间目前依然未明。肿瘤基因组测序结果显示,大约需要 10~15 个独立的抗原肽突变才能让机体 T 细胞将肿瘤细胞视为"非己"成分。此外,细胞转化(cellular transformation)经常和 MHC-1b(MIC-A 和 MIC-B)蛋白的诱导密切相关。MHI-1b 是 NKG2D 的配体,因此使得肿瘤细胞能够被 NK 细胞所识别。由于肿瘤细胞具有基因不稳定性的趋势,因此,肿瘤细胞克隆不可能被单一的免疫反应所识别,不可能被彻底消除,从而导致了肿瘤的免疫逃逸。

一些肿瘤,诸如结肠癌和宫颈癌缺失特定的 MHC-1 分子的表达。在实验研究中,当肿瘤细胞缺失表达所有的 MHC-1 分子后,虽然 NK 细胞对其依然易感,但这些肿瘤细胞将不再被机体细胞毒性 T 细胞所识别。当肿瘤缺失 MHC-1 分子后,此时肿瘤细胞有可能逃避细胞毒性 T 细胞的识别,同时这些肿瘤细胞也能够抵抗 NK 细胞的杀伤作用,具有体内选择性优势。

肿瘤也能够营造肿瘤周围的免疫抑制环境,如许多肿瘤产生免疫抑制因子,从而逃避免疫系统的攻击。转化生长因子 β(TGF-β)首次在肿瘤细胞培养上清液内发现,TGF-β 具有抑制炎症性 T 细胞免疫反应和细胞介导的免疫反应能力。而这些免疫反应正是机体抑制肿瘤生长所必需的。TGF-β 在诱导性调节性 T 细胞(Treg 细胞)发生发展过程中扮演重要的角色。在许多肿瘤组织内均存在 Treg 细胞,其对肿瘤抗原具有特异性的免疫抑制作用。在小鼠肿瘤模型中,剔除机体内的 Treg 细胞能够增加机体对肿瘤的抵抗能力;反之,如果将 Treg 细胞输注给缺失 Treg 细胞的小鼠体内,将导致肿瘤的进展。IL-2 常常用于临床肿瘤的免疫抑制治疗,但以往临床使用过程中却发现 IL-2 治疗后,机体对黑色素瘤的免疫反应效能反而低下。IL-2 是导致 Treg 细胞扩增的细胞因子之一,因此也解释了为什么 IL-2 不能有效增加机体肿瘤免疫反应的原因。当前,IL-2 依然用于临床抗肿瘤免疫治疗,但其仅能让极少数恶性肿瘤患者长期获益。因此,IL-2 联合剔除或者失活 Treg 细胞治疗是否会提高其肿瘤免疫治疗效果? 此方案有待于进一步的研究。髓系抑制性细胞(myeloid-derived suppressor cells,MDSC)是髓系来源的一群异质细胞,具有强大的免疫抑制功能,常常聚集在肿瘤组织内。MDSC 具有高效抑制 T 细胞活性的功能,促进肿瘤免疫逃避,但肿瘤组织内的 MDSC,其功能还远未完全明了。不同组织来源的肿瘤(诸如黑色素瘤、卵巢癌及 B 细胞淋巴瘤)能够产生免疫抑制性细胞因子 IL-10,IL-10 能够降低树突状细胞及 T 细胞的免疫活性。

除此之外,一些肿瘤细胞表达的细胞表面蛋白能够直接抑制免疫反应。例如,许多肿瘤细胞表达程序性死亡配体-1(PDL-1)。PDL-1 是 B7 家族中非常重要的共刺激分子成员,它是活化 T 细胞表面抑制性受体 PD-1(程序性细胞死亡因子-1)的配体,能够负性调控 T 细胞免疫。此外,肿瘤能够产生各种具有局部免疫抑制反应的酶,如吲哚胺 2,3 双加氧酶(Indoleamine 2,3 dioxygenase,IDO)。IDO 是肝脏以外唯一可催化色氨酸沿犬尿氨酸途径分解代谢的限速酶。色氨酸是细胞维持活化和增殖所必需的氨基酸。IDO 通过降解局部组织中的色氨酸,产生免疫抑制性代谢产物犬尿氨酸。IDO 主要功能是维持感染性免疫反应和免疫耐受之间的平衡。但是,在肿瘤免疫"平衡阶段",IDO 能够促使肿瘤的进展。肿瘤细胞也能产生胶原蛋白等物质,从而在肿瘤细胞和免疫细胞之间建立物理屏障,用于逃避免疫系统的攻击。

总之,肿瘤的免疫逃逸主要有:肿瘤抗原的免疫编辑、肿瘤细胞 MHC-1 类分子表达下降或缺如、细胞因子的免疫负性调节、共刺激分子缺陷、抑制性免疫细胞亚群等免疫机制。这些免疫学机制往往协同作用,导致了肿瘤的发生和发展。肿瘤免疫是肿瘤免疫治疗的基石。根据当前人们对肿瘤免疫及肿瘤免疫逃逸的理解,肿瘤免疫治疗主要有肿瘤主动免疫治疗、肿瘤被动免疫治疗及肿瘤过继免疫治疗。下文将对这些肿瘤免疫治疗进行阐述。

第三节 肿瘤主动免疫治疗

肿瘤主动免疫治疗是肿瘤排斥抗原刺激机体免疫系统产生特异性抗肿瘤细胞免疫治疗,肿瘤疫苗是肿瘤排斥抗原的主要来源。

一、肿瘤排斥抗原形成途径

当前,已经发现了多种类型的肿瘤排斥抗原。根据肿瘤排斥抗原形成的途径可以分为以下几类:①点突变和基因重排形成的肿瘤排斥抗原。这类肿瘤排斥抗原多见于来自单个淋巴细胞克隆的 B 细胞和 T 细胞肿瘤。但是,并非所有的点突变和基因重排编码的肽段均可被相应的 MHC 分子所呈递,从而不能保证这些肿瘤抗原能够引起抗肿瘤免疫反应。②肿瘤—睾丸抗原。编码这些蛋白的基因通常表达在雄性睾丸的生殖细胞。雄性生殖细胞不表达 MHC 分子,因此来源于这些基因编码的肽段通常不会被呈递给机体 T 淋巴细胞。此类肿瘤细胞显示为广泛的基因表达异常,诸如黑色素瘤表面的 MAGE 抗原。当肿瘤细胞表达了这些肿瘤—睾丸抗原,来源于这些生殖细胞蛋白的肽段能够被肿瘤—细胞 MHC-1 类分子呈递给 T 细胞;这些蛋白因而能够成为高效的肿瘤特异性抗原。当前,NY-ESO-1 (New York,esophageal squamous cell carcinoma-1,纽约-食管鳞状细胞癌-1)是免疫特性研究最透彻的肿瘤—睾丸抗原,它的免疫原性很强,并在包括黑色素瘤在内的许多人类肿瘤细胞中均有表达。③肿瘤分化抗原,这些抗原主要由机体特定组织表达,如黑色素细胞和黑色素瘤细胞的分化抗原。④在肿瘤组织内过度表达的抗原,如 HER-2/neu(也称为 c-Erb-2)。HER-2/neu 是结合在细胞膜表面的受体酪氨酸激酶,与表皮生长因子受体同源。HER-2/neu 参与导致细胞生长和分化的信号传导。在许多腺癌组织,诸如乳腺癌、卵巢癌及胃癌组织中,均存在 HER-2/neu 的过度表达。HER-2/neu 过度表达常常和不良预后密切相关。在 HER-2/neu 过度表达的肿瘤组织内有 MHC-I 限制性 CD8[+] 细胞毒性 T 细胞浸润。体内研究发现这些浸润的 CD8[+] 细胞毒性 T 细胞对 HER-2/neu 阳性肿瘤细胞并没有杀伤能力。⑤为转录后修饰过程异常产生,如高糖基化粘蛋白(underglycosylated mucin,MUC-1),在乳腺癌和胰腺癌等肿瘤组织中表达。⑥新型蛋白分子,这些新型蛋白源自保留于 mRNA 的一个或者数个内含子。这些内含子和外显子同时被翻译,从而产生新的蛋白分子,如黑色素瘤。⑦病毒源性癌基因编码的蛋白分子,这些病毒癌蛋白在癌变过程中扮演关键的角色,由于这些蛋白是外源性蛋白,能够唤起 T 细胞反应,诸如表达在宫颈癌的人类乳头状病毒 16 蛋白、E6 和 E7 蛋白。

二、肿瘤主动免疫治疗的机制及优缺点

肿瘤疫苗中含有肿瘤排斥抗原有效呈递给 T 细胞,导致 T 细胞的增殖和分化,产生抗肿瘤效应。目前,肿瘤疫苗有肿瘤细胞疫苗、抗原疫苗、树突状细胞疫苗、核酸疫苗等等。上述肿瘤疫苗各有优缺点。①肿瘤细胞疫苗是将肿瘤细胞作为疫苗刺激机体产生抗肿瘤免疫。肿瘤细胞疫苗的优点是细胞表面所有的抗原(包括一些未知的抗原)均暴露于机体免疫系统,从而诱发针对多个肿瘤抗原的免疫应答;其缺点是抗原成分复杂,从而特异性差、免疫原性低、制备复杂、疗效差。②肿瘤抗原疫苗是以肿瘤抗原作为疫苗刺激机体产生抗肿瘤免疫。肿瘤抗原疫苗的特点是免疫原性强,特异性高。缺点是目前缺乏肿瘤特异性抗原。因此,发现新的肿瘤特异性抗原是研制肿瘤抗原疫苗的关键。③树突状细胞疫苗。树突状细胞疫苗主要有两种方式:一种是树突状细胞瘤苗,即用肿瘤抗原体外刺激树突状细胞,树突状细胞识别并摄取肿瘤抗原,回输这些树突状细胞,诱导机体抗肿瘤免疫。此种树突状细胞疫苗的优点是容易制备,缺点是缺乏特异性,容易诱发自身免疫性疾病。另一种树突状疫苗是采用转基因技术,将肿瘤抗原、细胞因子等基因转染树突状细胞,然后回输这些改造过的树突状细胞,期望这些树突状细胞能够表达这些转染过的基因,从而为机体 T 细胞提供高效特异性的肿瘤抗原和第二信号,从而大大增强肿瘤的免疫原性。此种转基因技术制备的树突状疫苗优点是能够在体内高效稳定表达肿瘤抗原和第二信号分子,免疫原性强,但目前制备的方法不成熟,是肿瘤疫苗的研究热点。④核酸疫苗是将编码某种肿瘤抗原的基因片

段克隆到真核表达质粒,将该质粒通过脂质体包裹、肌肉注射、基因枪等技术注射到生物体内,使得外源性肿瘤基因在体内持续表达,产生的肿瘤抗原激活机体免疫系统,产生抗肿瘤免疫。目前这种技术处于实验阶段。⑤亚细胞结构疫苗。肿瘤细胞来源的外泌体(exosome)是由肿瘤细胞分泌至细胞外的膜性小囊泡,表面含有大量与肿瘤来源的蛋白质和脂质成分,具有诱发和增强机体抗肿瘤免疫反应的特性,具有良好的潜在应用前景,目前处于实验阶段。

三、肿瘤主动免疫治疗展望

目前肿瘤主动免疫治疗的研究大多数仍处于实验室或者 I/II 期临床研究阶段。在不同的肿瘤模型中,其效果差异很大,临床实验效果不佳。目前,缺乏理想的肿瘤特异性抗原也是阻碍肿瘤主动免疫效果的主要因素,发现新的肿瘤特异性抗原是肿瘤主动免疫治疗的关键。树突状细胞疫苗是当前肿瘤疫苗的研究热点,有多项研究表明基因修饰的树突状细胞疫苗对恶性黑色素瘤、肺癌等肿瘤具有较好的疗效。因此,发现新的肿瘤特异性抗原,并将其通过树突状细胞有效呈递给机体免疫系统,诱导高效、特异、安全的抗肿瘤免疫应答是当前正在努力的方向。

四、肿瘤疫苗预防肿瘤

2005 年,由 12167 名女性参与的抗人类乳头状病毒(HPV)疫苗测试的临床实验完成,标志着肿瘤疫苗预防肿瘤所取得了突破。此临床实验表明利用重组的抗 HPV 疫苗具有100%的预防由 HPV-16 和 HPV-18 诱发的宫颈癌的作用。而 HPV-16 和 HPV-18 和临床70%的宫颈癌有关。疫苗能够预防肿瘤原因可能和疫苗诱导产生抗 HPV 抗体,阻止了病毒对宫颈上皮的感染有关。虽然,此临床实验表明疫苗具有潜质的预防肿瘤的作用,但是试图用疫苗治理肿瘤确实疗效不佳。

第四节　肿瘤被动免疫治疗

肿瘤的被动免疫治疗也常常称为单克隆抗体治疗。利用单克隆抗体歼灭肿瘤的前提是肿瘤细胞表面表达肿瘤特异性抗原。

一、肿瘤被动免疫治疗原理

肿瘤被动免疫治疗的原理主要分为以下几种:①抗体直接作用,如通过与抗原结合抑制或者阻断细胞信号通路,诱导细胞凋亡;②免疫系统介导的细胞毒性作用,如抗体依赖的细胞介导的细胞毒性作用(antibody-dependent cell-mediated cytotoxicity,ADCC),补体依赖的细胞毒性作用(complement dependent cytotoxicity,CDC),从而诱导细胞毒性 T 细胞、NK 细胞、细胞毒素甚至肿瘤特异性的放射性核苷酸的活化,杀灭肿瘤;③抗体与化疗药物分子或者放射性小分子偶联,通过抗原抗体特异性结合,将药物小分子靶向结合肿瘤细胞。

一些针对肿瘤表面抗原的临床实验、治疗措施已经被批准应用于临床。曲妥珠单抗(赫赛汀,Herceptin),是肿瘤细胞表面受体 HER/neu 的抗体。大约有四分之一的乳腺癌细胞表达 HER/neu，此受体阳性表达和乳腺癌较差的预后密切相关。目前认为曲妥珠单抗通过阻止体内天然配体(natural ligand)和 HER/neu 的结合或者下调 HER/neu 的表达而发挥药理作用。曲妥珠单抗能够提高传统化疗对乳腺的疗效。曲妥珠单抗不仅仅能阻止肿瘤的生长，在小鼠实验中发现其还有其他的抗肿瘤效应，包括固有免疫和继发免疫，例如抗体依赖的细胞介导的细胞毒性作用(antibody-dependent cell-mediated cytotoxicity，ADCC)或者抗肿瘤 T 细胞反应。利妥昔单抗(rituximab，美罗华)是治疗非霍奇金淋巴瘤的单克隆抗体，能够和 B 淋巴细胞表面的 CD20 结合，导致 B 淋巴细胞的凋亡。

　　单克隆抗体和一些化疗药物相结合，诸如阿霉素或放射性同位素。药物和抗体结合后，抗体和细胞表面的抗原结合从而使得化疗药物在肿瘤组织内富聚。化疗药物以内涵体的形式被内吞，化学药物在内涵体释放后并且发挥其细胞抑制或者细胞毒效应。肿瘤单抗—酶/抗癌前药(antibody-directed enzyme/pro-drug，ADEPT)治疗是一种非常有前景的肿瘤免疫治疗方法，此治疗方法即将抗体和酶结合，使得酶能够在肿瘤组织内将药物前体分解为有活性的细胞毒性药物。采用 ADEPT 技术，少量的酶由抗体定位在肿瘤组织内，从而能够直接在肿瘤细胞附近产生大量具有细胞毒性的药物。单克隆抗体和放射性同位素结合已经成功用于某些肿瘤，例如钇-90 和单克隆抗体抗 CD20 抗体结合(替伊莫单抗)治疗难治性 B 细胞淋巴瘤。这些药物不仅能够杀灭和其结合的肿瘤细胞，其有放射活性的辐射物也能够杀灭附近的肿瘤细胞。

　　此外，单克隆抗体和 γ 射线的同位素结合后，也能够作为肿瘤影像学诊断和监测肿瘤进展的工具。

二、肿瘤被动免疫治疗的优缺点

　　正如上文所述，采用单克隆抗体进行肿瘤被动免疫治疗，能够靶向结合肿瘤细胞，特异性强，效率高，在肿瘤治疗中发挥着重要的作用。但是也存在明显的缺陷：肿瘤细胞表面抗原存在异质性，如有些乳腺癌细胞及大多数胃癌细胞不表达 HER/neu，从而无法进行被动免疫治疗。此外当前的单克隆抗体多为小鼠来源，能诱导产生人抗鼠抗体反应，使得抗体失活，也导致超敏反应等药物副作用。而且单克隆抗体治疗肿瘤存在如下技术难题：①治疗剂量的抗体不能有效杀灭肿瘤细胞；②这些抗原难以穿透肿瘤瘤体(可通过采用小的抗体片段改善这些抗体的穿透性)；③机体内可溶性抗原清除体内的抗体。通过在单克隆抗体连接生物毒素，制作免疫毒素(immunotoxin)，从而改善抗体的疗效。蓖麻毒蛋白 A 链(ricin A)和绿脓杆菌毒素是两个有临床价值的生物毒素。抗体必须被内吞进入细胞内质网，在内质网内，生物毒素与抗体分离，生物毒素穿透细胞器并杀死细胞。生物毒素与未加工的天然抗体连接影响了其抗肿瘤治疗的效果。但当抗体的单链 Fv 分子片段与生物毒素结合后，能发挥有效的抗肿瘤作用。重组 Fv 抗 CD22 抗体和绿脓杆菌毒素粘合形成的免疫生物毒素抗体是一个成功的例子。化疗对毛细胞白血病细胞无效，采用这种免疫毒素能够消除三分之二的毛细胞白血病细胞(一种 B 细胞淋巴瘤)。

三、单克隆抗体治疗的展望

　　随着对肿瘤免疫研究的深入，对肿瘤抗原、信号通路等肿瘤免疫机制进一步认识，单克隆抗原研究目标是向全人源化方向发展，寻求更多的分子靶点，开放特异性强、毒副作用小、分子小型化、价格低廉的单克隆抗体,使广大患者受益。

第五节　肿瘤过继免疫治疗

肿瘤过继免疫治疗是指向肿瘤患者输注具有抗肿瘤活性的自身或同种异体的免疫分子或者免疫细胞来治疗肿瘤。肿瘤过继免疫疗法的关键问题是寻找合适的肿瘤杀伤细胞。当前,肿瘤过继免疫治疗有下列几种:①淋巴因子激活的杀伤细胞(lymphokine activated killer cells,LAK)。采集肿瘤患者外周血淋巴细胞,体外给予 IL-2、IL-7、IL-15 等细胞因子激活后,回输患者体内。LAK 细胞来源患者自体外周血、同种异体外周血、脐带血等。②肿瘤浸润性淋巴细胞(Tumor infiltrating lymphocyte,TIL)。采集肿瘤组织,分离其中浸润的淋巴细胞,体外给予 IL-2、IL-4、IL-6 等细胞因子激活后,回输患者体内。③抗 CD3 MCAb 激活的杀伤细胞(anti-CD3 McAb activated killer cells,CD3AK)。采集自体或者同种异体外周血淋巴细胞,体外加入 CD3 McAb 及 IL-2,得到 CD3AK 细胞,回输患者体内。④多种细胞因子诱导的杀伤细胞(cytokines induced killers,CIK)。外周血或者骨髓分离单核细胞,体外细胞因子诱导活化并高效扩增后,回输患者。⑤细胞毒性 T 淋巴细胞(cytotoxic T lymphocyte,CTL)。采用生物学工具在体外对肿瘤细胞进行基因修饰,增强其免疫原性,随后和第二信号通路协同作用,体外激活 T 淋巴细胞,增强 T 细胞的抗肿瘤免疫活性并回输。

肿瘤过继免疫疗法的优点是:向肿瘤患者输注特异性强的抗肿瘤活性的免疫细胞,直接杀灭肿瘤或者激活机体抗肿瘤免疫活性,达到治疗肿瘤的目的。其缺点是:肿瘤存在异质性导致了疗效不确定、缺乏体外大量扩增过继免疫细胞技术、免疫细胞肿瘤靶向性弱、过继免疫机制有待进一步明确、缺乏统一的疗效评价指标。

第六节　检查点阻断用于肿瘤的免疫治疗

检查点阻断(checkpoint blockade)是众多激活抗肿瘤免疫的有效策略之一,检查点阻断主要通过干扰调节淋巴细胞的正常抑制信号达到肿瘤免疫治疗的目的。众所周知,免疫反应受到很多正向及负向的免疫检查点所控制。专职 APCs 表达的 B7 共刺激受体是 T 细胞的正向检查点之一,如上一节讨论的 DCs 抗肿瘤免疫治疗。负向的免疫检查点由免疫抑制受体组成,如 CTLA-4 和 PD-1。CTLA-4 是 T 细胞上的一种跨膜受体,与 CD28 共同享有 B7 分子配体,而 CTLA-4 与 B7 分子结合后诱导 T 细胞无反应性,参与免疫反应的负调节。如果缺失 CTLA-4 这个检查点,正常情况下被抑制的自身反应性 T 细胞将被激活,并且会产生多系统的自身免疫反应。在针对 CTLA-4 检测卡控点的阻断中,抗 CTLA-4 抗体破坏了其与 B7 的相互作用,从而阻止了免疫抑制信号的传递。利用 CTLA-4 抗体对黑色素瘤进行免疫治疗过程,辅助 T 细胞和 CTLs 的免疫效能得到了增强,从而达到了一定的疗效。在 III 期临床试验中,采用易普利姆玛(ipilimumab)——CTLA-4 单克隆抗体治疗转移性黑色素瘤病人,此时患者体内识别 NY-ESO-1 肿瘤抗原的 T 细胞数量增加,细胞抗肿瘤活性增强。然而,接受易普利姆玛治疗的患者也存在风险——导致了自身免疫性疾病。

　　未来用检查点阻断的治疗方法将依靠激活肿瘤细胞初始免疫反应来实现。但是，在设计及评估这些药物的临床试验时有一个潜在的问题，因为现有的评价指南是基于化疗药物或放疗的效果方面，放疗和化疗能够"即时"杀灭肿瘤细胞。而检查点阻断治疗过程中，免疫抑制的逆转、肿瘤特异性 T 细胞的激活和增殖都需要一定的时间；此外，这些免疫细胞要发挥抗肿瘤作用必须迁移到肿瘤组织内。因此，在检测卡控点阻断联合传统抗癌治疗的临床试验中，应该全面考虑上述问题。

　　在考虑检查点阻断时，单单考虑某一个抑制性受体是不够的，淋巴细胞上的其他抑制受体也需要考虑到，包括 PD-1 及其配体 PD-L1 和 PD-L2。很多人类肿瘤中都表达 PD-L1。在肾细胞癌中，PD-L1 的表达与不良预后密切相关。在小鼠实验中，转染编码 PD-L1 基因的肿瘤细胞可以增加体内肿瘤细胞的增长，也可以降低 CTLs 对肿瘤细胞裂解的易感性。这些作用可以被抗 PD-L1 抗体所逆转。

　　DCs 激活 T 细胞反应的潜能提供了另一种抗肿瘤疫苗策略。使用加载肿瘤抗原的 DCs 能刺激 CTL 产生有效的抗肿瘤反应，这种方法在动物体内已经开展实验，也在肿瘤患者进行了初步试验。另一些仍在试验的方法：包括体外在 DCs 中加载编码肿瘤抗原的 DNA 或者从肿瘤细胞中产生的 mRNA、使用凋亡或坏死的肿瘤细胞作为抗原来源。DC 抗肿瘤疫苗是一个非常活跃的研究领域，有待进一步发掘。

总　结

　　肿瘤诱导机体产生抑制或调节其生长的特异性免疫反应。抗肿瘤免疫反应的缺失导致了肿瘤的发生和发展，因此免疫系统在肿瘤发生发展过程中具有重要作用。肿瘤细胞利用各种免疫机制侵入或抑制机体免疫系统。在肿瘤免疫治疗领域，调节性 T 细胞应该得到重视。当前，单克隆抗体也成功用于一些肿瘤的免疫治疗，如针对 B 细胞淋巴瘤的抗 CD20 抗体。人们也尝试研发可以诱导有效的 CTL 和辅助 T 细胞反应的多肽疫苗。检查点阻断策略采用抗体或者其他生物试剂来刺激特异性的抗肿瘤免疫反应，或者干扰肿瘤免疫抑制机制——这些抑制机制可以抑制肿瘤的免疫反应。在体外，基因修饰的肿瘤细胞或者肿瘤抗原刺激机体 DCs，并能够代替体内的 DCs，行使抗原呈递功能，从而提高 DCs 呈递肿瘤抗原的效率。现阶段肿瘤免疫治疗的趋势是：尝试将免疫疗法跟其他传统的抗肿瘤治疗结合，从而充分利用免疫系统的特异性抗肿瘤的能力。

（本章编写人员：刘小孙）

第八章　免疫缺陷性疾病

第一节　概　述

免疫缺陷病(immunodeficiency diseases,ID)是指构成免疫系统的免疫器官(如胸腺、骨髓、扁桃体、肝、脾、淋巴结等)、免疫活性细胞(如 T、B 淋巴细胞、巨噬细胞和中性粒细胞等)及免疫活性分子(如 Ig、细胞因子、补体分子和细胞膜表面分子等)存在缺陷而致某种免疫反应能力缺失或降低,导致机体防御能力普遍或部分下降的一组临床综合征。如果由于免疫系统基因突变、缺失等导致的免疫功能不全,临床上称为原发性免疫缺陷病(primary immunodeficiency diseases,PID)。如系后天因素造成的所致的免疫系统障碍即被临床称为继发性免疫缺陷病(secondary immunodeficiency,SID),其中后天因素常见的原因为感染某些病原体(如人类免疫缺陷病毒、EB 病毒、麻疹病毒、结核杆菌等)、恶性肿瘤、营养不良和医源性免疫缺陷(免疫抑制药和放射性损伤等)。本章节主要以介绍原发性免疫缺陷病为主,对继发性的免疫缺陷病在文后作一简述。

一、原发性免疫缺陷病的发病率

自 1952 年首例先天性无丙种球蛋白血症被 Bruton 首次描述至今,目前全世界已证实多达 120 种基因因变异所致不少于 150 种临床形式的原发性免疫缺陷病。大部分 PID 往往遵循一个基因——一个酶/蛋白质缺陷(结构异常)——一种免疫缺陷病的单基因病因学临床模式;然而一些 PID 却是多基因作用的结果。至今 PID 的全球发病率尚无确切统计资料,以活产婴儿发病数计,估计总发病率为 1：10000(未包括无症状的选择性 IgA 缺乏症和甘露聚糖结合蛋白缺陷病)。中国香港地区约为 1：8 000。

根据日本和瑞士的资料(1988 年),PID 中以抗体缺陷为主的病例占 50%(不包括一些 T 细胞辅助功能缺乏而致 B 细胞产生抗体能力下降);细胞免疫缺陷占 10%;联合免疫缺陷(SCID)占 20%;吞噬细胞、中性粒细胞缺陷占 18%;补体缺陷占 2%。由于包括 T 细胞在内的多种免疫细胞在免疫网络中的重要作用,当其功能损伤时,常不能提供辅助 B 细胞合成、分泌 lg 的相关信息(包括由多种细胞因子和细胞表面分子介导的信息传递),此时即便 B 细胞正常,也同样会发生不同程度的抗体产生减少,因而在全部 PID 患者中,约 80% 存在 Ig 和(或)抗体缺陷。

二、原发性免疫缺陷病的分类

1971 年，WHO 国际免疫学会联合会（The International Union of Immunological Societies，IUIS）PID 专家委员会制定了按疾病的发病机制、病理生理改变和遗传学特征来命名的原则。以后每 2～3 年进行审订和修改并增加新疾病的类型。2013 年，IUIS 对 PID 分类进行更新在对原有一些 PID 命名进行修改的基础上还加入部分新疾病。经过此次调整后，PID 被分为 9 个大类：T 细胞和 B 细胞联合免疫缺陷、伴有其他症状的免疫缺陷、以抗体缺陷为主的体液免疫缺陷、免疫失调性疾病、吞噬细胞数目或功能先天性缺陷、固有免疫缺陷、自身炎性反应性疾病、补体缺陷和类 PID 表型。

第二节　免疫缺陷病的致病机理

一、以抗体缺陷为主的原发性缺陷病

（一）先天性无丙种球蛋白血症（X-linked agammaglobulinemia，XLA）

XLA 是由于 Btk 基因突变引起的是一种 X 连锁隐性遗传病。Btk 基因的位于 Xq21.3-22，基因全长 37.5kb，编码 659 个氨基酸，包括 19 个外显子。Btk 基因包括 5 个结构域，pH 结构域、TH 结构域、SH3 结构域、SH2 结构域和催化结构域。这些结构域突变均可导致 Btk 蛋白缺乏，不能产生激活磷脂酶 Cγ 和钙离子内流的信号，导致 B 淋巴细胞的分化成熟受阻。病人外周血 B 淋巴细胞减少，各种类型的免疫球蛋白极少。

近年来发现一类临床表现和 XLA 极像但不是由 Btk 基因缺陷引起的非 X 性联无丙种球蛋白血症。研究证实：此类疾病是由前 B 细胞受体复合物（μ 重链、替代轻链成分、Igα）异常、B 细胞连接蛋白（B-cell linker protein，BLNK）基因突变导致的 B 淋巴细胞发育障碍引起的。

（二）高 IgM 血症（hyper-IgM syndrome，HIM）

高 IgM 血症根据遗传方式不同，可分为 X-连锁和非 X-连锁。非 X-连锁的 HIM 包括常染色体隐性和显性遗传。部分常染色体隐性遗传是由于 CD40 基因突变引起。CD40 基因主要表达于成熟的 B 淋巴细胞。CD40 基因突变会导致纯合子沉寂突变，外显子的跳转和转录提前终止等。部分是由于活化诱导的胞苷脱氨酶突变造成的，活化诱导的胞苷脱氨酶基因定位于 12p13，由 198 个氨基酸残基组成的蛋白质，其突变会造成 Ig 类别重组缺陷和体细胞高频突变缺陷等。X-连锁高 IgM 血症具体见联合免疫缺陷章节。

（三）选择性 IgA 缺乏症

选择性 IgA 缺乏症（SIgAD）是 PID 中发病率最高的一种，占 PID 的 60% 以上。可为常染色体隐性或常染色体显性遗传。第 6 号染色体 HLAII 的 DR、DQ 基因缺陷使 B 细胞终末分化产生障碍；第 14 号染色体 IgA 重链编码基因无 α_1 和 α_2 mRNA 的表达或 αl 基因缺失，使 IgA1 或 IgA2 亚类缺失。目前多数认为本病除与遗传因素有关外，环境因素亦很重要。

（四）普通变异型免疫缺陷病（common variable immunodefciency disease，CVID）

CVID 是一组以 B 细胞成熟和抗体形成缺陷为主要特征的疾病，其可以通过常染色体遗传，也可通过 x 性联遗传。人穿膜蛋白活化物（transmembrane activator and CAML interactor，TAC1）的编码基因 TNFRSFl3b 位于 17 号染色体短臂，含 5 个外显子，存在于 B 细胞和活化的 T 细胞表面。TACl 分子含 293 个氨基酸，为开放性阅读框架，由胞膜外区、跨膜区和胞质区组成。胞膜外区含两个富半胱氨酸的结构域，近 N-氨基末端的 CRDl 可能与其功能无关，CRD2 则对其与配体（人 B 细胞激活因子）的结合起着重要作用，广泛参与调节淋巴细胞活化、增生与成熟。此外，研究证实 CD 19、CD81、CD20、CD21、CD28 等淋巴细胞重要的表面分子的突变和缺失也可引起 CVID。

（五）选择性 IgG 亚类缺陷

选择性 IgG 亚类缺陷指一种或多种 IgG 亚类测定值低于同龄正常均值 2SD 以下的患者。目前对选择性 IgG 亚类缺陷的基因研究较少，可能与 IgG 重链稳定区（CH）基因的缺失、突变或转录后的调节异常造成 T 细胞对 B 细胞的调节障碍有关。

（六）婴儿暂时性低丙种球蛋白血症（transient hypogammaglobulinemia of infancy）

指婴儿免疫球蛋白合成低下的状况一直持续到 18～36 月，随着年龄增长可达到或接近正常范围的自限性疾病。病因和致病机理尚不清楚，可能与一些细胞因子产生障碍或 B 细胞对细胞因子（如 TNF-α，β）反应异常。

二、联合免疫缺陷（combined immuno deficiency，CID）

联合免疫缺陷是指 T 细胞和 B 细胞功能均有明显缺陷，以 T 细胞缺如尤为著。

（一）严重联合免疫缺陷（severe combined immunodeficiency，SCID）

SCID 是以 T 淋巴细胞生长和（或）功能缺陷，伴或不伴 B 淋巴细胞和自然杀伤（NK）细胞功能异常为共同特征的一组疾病，可由多种基因缺陷所致，如 IL-2 受体 γ 链（IL2RG）、ARTEMIS、RAG1、RAG2、ADA、CD45、JAK3 和 IL7R。遗传方式为性连锁及常染色体隐性遗传。

1. T 细胞缺陷、B 细胞正常严重联合免疫缺陷病（T⁻B⁺ SCID）

最常见的 T⁻B⁺ SCID 类型为由 IL-2RG（γC）基因缺陷导致的 X 连锁隐性遗传 SCID（X-SCID），约占所有 SCID 的 50%。

IL-2RG 基因定位于 X 染色体长臂 1 区 3 带（Xq1,3），有 8 个外显子，全长 4145 个碱基对，其编码的蛋白质为多种细胞因子受体包括 IL-2、IL-4、IL-7、IL-9、IL-15 和 IL-21 受体所共有，即共同 γ 链（commonγchain，γc）。γ 链为膜蛋白的基本成分之一，在 T 细胞活化的信号转导过程中起重要作用。γ 链被激活后，通过 Janus 激酶（JAK3）和转录激活因子（signal transducers and activators，STATs）刺激下游信号，最终导致刺激作用于靶基因，参与 T 淋巴细胞、B 淋巴细胞、NK 细胞的增殖分化。目前发现 IL-2RG 基因有 264 种突变，分布在 8 个外显子和转录翻译的调控序列，其中外显子 5 和外显子 3 为主要的突变区域，包括有错义突变、无义突变、插入突变、缺失突变等。每种突变均会导致不同程度的 γ 链缺乏，从而导致 T 淋巴细胞数量和（或）质量的缺乏，继而造成 B 淋巴细胞功能障碍，并常伴有 NK 细胞缺乏。

JAK3 缺陷为常染色体隐性遗传 T⁻B⁺ SCID。JAK3 是唯一的与 γc 相关的信号分子，是调控淋巴细胞发育信号重要的连接单元。γc-JAK3-STAT 磷酸化后,可活化经 Ras 活化丝裂原激活蛋白激酶(mitogen activated protein kinase,MAPK)级联反应,活化转录因子 c-fos 和 c-jun 进核,结合靶基因调控区。因此,JAK3 基因突变的纯合子引起的 SCID 临床表现事实上与 XL-SCID 相同。

2. T 和 B 细胞均缺如 SCID(T⁻B⁻SCID)

T⁻B⁻SCID 均为常染色体隐性遗传。①最常见的是腺苷脱氨酶(ADA)缺陷症,约占 SCID 的 10%~15%。编码 ADA 的基因定位于染色体 20q13,cDNA 长 1533 bp,编码 362 个氨基酸。多数患者为 ADA 基因的点突变(CpG 突变为 TpG)。ADA 是一种嘌呤降解酶,使腺嘌呤核苷脱氨基产生次黄嘌呤核苷。次黄嘌呤核苷在嘌呤腺苷磷酸化酶(PNP)的作用下转化为次黄嘌呤,次黄嘌呤在次黄嘌呤鸟嘌呤磷酸核糖转化酶作用下转化为一磷酸次黄嘌呤或转化为尿酸排泄。ADA 缺乏可导致体内脱氧腺苷水平升高,脱氧腺苷逐渐磷酸化形成三磷酸脱氧腺苷。细胞内大量脱氧腺苷及其代谢产物的蓄积,对细胞具有毒性,细胞内大量脱氧 ATP 的存在将干扰 DNA 合成中所必需的核糖核酸还原酶的作用。ADA 存在于所有组织细胞内,但是 ADA 缺陷引起明显病理改变的仅涉及少数组织,主要是淋巴细胞,还有骨生长停滞和神经功能损害、肾脏、肾上腺损害等,这可能是不同组织对毒性代谢产物易感性不同所致。②Rag1/Rag2 基因缺陷:Rag1/Rag2 基因定位于 11p13,该基因突变导致功能丧失,将阻断免疫活性细胞抗原受体(TCR 或 Ig)可变区域基因重组(即 VDJ 基因重组),导致成熟 B 细胞和 T 细胞部分或完全缺失。其中成熟 B 细胞和 T 细胞部分缺失,称为 Omenn 综合征。③网状组织发育不全:为淋巴系和髓系前体细胞成熟障碍,外周血淋巴细胞、中性粒细胞和血小板均严重减少,患儿常出生不久便死亡。

(二)X-连锁高 IgM 血症

尽管 X-HIM 主要表现为抗体缺陷,但其基础缺陷是由于 T 细胞异常而导致的 B 细胞功能缺陷,故有人认为 X-HIM 应属于联合免疫缺陷的一种。70% 的 HIM 通过 X 性联隐性遗传,是由于 CD40 配体(CD40L)突变引起的,其定位在 xq26.3~27,长 13kb,包括 5 个外显子。CD40L 为 Ⅱ 型膜糖蛋白,属于 TNF 受体超家族成员,主要表达于活化 CD4⁺ T 淋巴细胞,该基因与 T 淋巴细胞活化后基因表达有关。由于活化 T 细胞上的 CD40L 缺陷,B 细胞上的 CD40 不能与其结合,B 细胞不能完成同种型转变,生发中心不能形成,免疫球蛋白不能由 IgM 正常的向合成 IgG、IgA、IgE 类别转换。此外有研究发现,定位在 xq28 的 NF-κB 必须调节基因的突变也可以引起高 IgM 血症。NF-κB 调节蛋白属于丝氨酸激酶,在核转录因子的活化过程中起重要作用。而 NF-κB 能够参与调控 B 淋巴细胞的类别转换。

(三)嘌呤腺苷磷酸化酶缺陷

嘌呤腺苷磷酸化酶(purine nucleoside phosphorylase,PNP)缺陷主要表现为 T 细胞免疫功能缺陷而 B 细胞可能正常。编码 PNP 的基因位于 14q13,由 6 个外显子组成,DNA 长 9kb。PNP 缺陷的基因突变方式是点突变引起的氨基酸取代。与 ADA 类似,PNP 参与嘌呤代谢途径,ADA 使腺嘌呤核苷脱氨基产生次黄嘌呤核苷,次黄嘌呤核苷在嘌呤腺苷磷酸化酶(PNP)的作用下转化为次黄嘌呤,次黄嘌呤在次黄嘌呤鸟嘌呤磷酸核糖转化酶作用下转化为一磷酸次黄嘌呤或转化为尿酸排泄。PNP 缺乏使细胞内毒性代谢产物堆积和脱氧腺嘌呤与脱氧鸟嘌呤对不同组织的选择性毒性作用。

(四)CD3γ链和ε链缺陷

抗原递呈细胞将抗原肽-MHC复合物递呈给T细胞,TCR特异性识别结合MHC分子槽中的抗原肽,启动抗原识别信号(即第一信号),促使CD3分子(CD3ε、CD3γ、CD3δ和CD3ζ)胞浆区中的酪氨酸磷酸化,启动激酶活化的级联反应,最终通过转录因子,进入核内,结合于靶基因,调控细胞增殖及分化相关基因。

研究证明,CD3γ基因的点突变将甲硫氨酸起始密码子(ATG)转变为缬氨酸密码(GTG)及CD3ε链点突变均可导致TCR-CD3复合物表达异常,从而使辅助T细胞和细胞毒性T细胞的功能缺陷。

(五)主要组织相容性Ⅰ类抗原(MHCI)和主要组织相容性Ⅱ类抗原(MHCⅡ)缺陷

MHCⅠ类分子是由重链(α链)和β_2-m链组成,分布于所有有核细胞表面,参与识别和递呈内源性抗原肽,与辅助受体CD8结合,对CTL的识别起限制作用。其缺陷是由于TAPl或TAP2突变引起,为常染色体隐性遗传。TAPl和TAP2是转运用于装配MHCⅠ类分子多肽的蛋白。

MHCⅡ类分子是由α链和β链组成,仅表达于淋巴样组织中的各种细胞表面,如专职递呈抗原(包括B细胞、巨噬细胞、树突状细胞)等,参与识别和递呈外源性抗原肽,与辅助受体CD4结合,对Th的识别起限制作用。MHCⅡ类分子缺陷为常染色体隐性遗传。患者所有骨髓来源的细胞不表达MHCⅡ类抗原(DR、DP、DQ)和HLA-DM。体外研究发现在一些病人,蛋白复合体RFX和MHCⅡ类启动子的高度保守区的X连接处有一特异性缺陷,进一步研究发现了四个基因互补作用群(A、B、C、D)的存在,反映了四个MHCⅡ类调节子的存在。其中三个互补作用群的RFX复合体亚单位被发现有突变,RFX5在C群,RFX-AD在D群,RFX-B在B群。A群病人没有这种缺陷,但在另一个蛋白CIITA发现有突变。它充当MHC的一个转录激活因子,对组织型和诱导MHCⅡ类基因的表达是必需的。

(六)ZAP-70激酶缺陷症

ZAP-70激酶基因位于2q12,已确定有几个点突变(如G-T,C-A),是一种少见的常染色体隐性遗传病。

参与T细胞活化早期的蛋白酪氨酸激酶(protein tyrosine kinase,PTK)主要有p56[lck]、p59[fyn]和ZAP-70等。ZAP-70结合CD3分子磷酸化后的免疫受体酪氨酸活化基序(ITAMs)后,CD4携带的p56[lck]促使ZAP-70磷酸化而活化,活化后的ZAP-70使接头蛋白(LAT,SLP-760)磷酸化,它们激活磷脂酶C-γ(PLC-γ)或生长因子受体结合蛋白-2(Grb-2)和鸟苷酸置换因子(Sos),从而完成T活化信号传至细胞核。ZAP-70的缺陷或点突变使CD4[+]CD8[+]双阳性前T细胞不能分化为成熟的CD8[+]单阳性T细胞,而仅有成熟的CD4[+]T细胞。

(七)网状组织发育不全(reticular dysgenesis)

此病的遗传学基础尚不清楚,是一种少见的常染色体隐性遗传病,造成淋巴系和髓系前体细胞成熟障碍,患儿往往出生不久后就死亡。

三、伴有其他症状的原发性免疫缺陷综合征

(一)湿疹血小板减少伴免疫缺陷综合征(Wiskott-Aldtich syndrome,WAS)

WAS是一种严重的X-连锁隐性遗传性疾病。包括典型WAS、X-连锁血小板减少症

(X-linked thrombocytopenia，XLT)、间歇性 X-连锁血小板减少症(intermittent x-linked thrombocytopenia，IXLT)和 X-连锁粒细胞减少症(X-linked neutrapenia，XLN)。WAS 蛋白(WASp)一种由 502 个氨基酸组成的，造血系统特异的细胞内信号传导分子，负责将胞膜信号传导至细胞核内，影响细胞骨架及免疫突触形成。WASp 由 5 个功能区构成：Pleckstrin 同源区位于 WASp 的 N 端，在与细胞膜结合和其他蛋白质或脂质相互作用时蛋白质间的排列过程中起重要作用；其后排列的是 Ena/VASP 同源 1 区(EVHl)、GTP 酶结合区(GBD)、脯氨酸富集区和 C 端的 verprolin 同源酸性中央区(VCA)。EVHl 区与 WASp 相互作用蛋白(WIP)的脯氨酸富集区相互作用。在失活状态下，GBD 区与 VCA 区结合形成发夹状结构，抑制肌动蛋白相关蛋白(Arp2/3)复合物活化及肌动蛋白多聚化。WIP 和 EVHl 区的结合也能起到稳定作用。多种信号可以活化 WASp，解除自体抑制，包括 GTP 酶结合的 Cdc42(活化状态的 Cdc42)与 GBD 区的 CRIB 主序结合，WASp 酪氨酸 291 位点(Y291)的磷酸化及含有 Src 同源 3(SH3)结构域的蛋白(如 Nck,Btk)与脯氨酸富集区结合，通过酪氨酸磷酸化直接激活 WASp。WASp 活化后，WASp 的发夹结构打开，Arp2/3 复合物与 VcA 区结合，促进肌动蛋白的多聚化和细胞骨架重塑。

目前已报道 300 多种 WAS 基因突变，分布于整个 WAS 基因，较集中于第 1～4 外显子与外显子 7 和 10。现已明确 6 个 WAS 基因的突变热点，约占所有突变的 25%，包括 3 个剪接位点突变及编码区的 3 个点突变。WASp 的表达与 WAS 的临床表型关系密切。发生于第 1—3 外显子的错义突变多为 WASp 阳性，常为 XLT 表型。而淋巴细胞不表达 WASp 或表达截短型 WASp 常是典型 WAS。WASp 阴性者更容易发生自身免疫性疾病，往往预后较差。近年发现 3 个位于 GBD 区的错义突变(L270P、S272P、1294T)导致 XLN。推测上述突变影响 VCA 区与 CRIB 结合，WASp 的自身抑制解除，导致活化型 WASp 增多，诱发粒细胞过度凋亡而产生特殊疾病类型。

(二)胸腺发育不全

由 DiGeorge 氏在 1965 年首先提出的一种伴有甲状旁腺功能低下的胸腺发育不良的免疫缺陷病，故名 DiGeorge 综合征(DGS)。DiGeorge 综合征有以下 4 类症状：先天性心脏病、异常面容、胸腺发育不良、上颚畸形及新生儿低血钙和手足搐搦症。根据各组织发育异常的程度在临床又可分为完全型 DiGeorge 综合征、部分型 DiGeorge 综合征、Ⅲ-Ⅳ咽囊综合征和 DiGeorge 异型等四个型。

本病的发生是由于在胚胎第 6～8 周之间，第三、四咽囊受到遗传、药物或病毒等因素影响而导致胸腺发育障碍。胎儿第 6～8 周时胸腺和甲状旁腺从第三、第四咽囊的上皮外突发育出来，第 12 周时胸腺开始移位至纵隔。如在这阶段第三、第四咽囊发育障碍，就会出现胸腺和甲状旁腺发育不良。同时第三、第四咽囊又是面部口唇和耳廓结节以及主动脉弓分化的起源。因此第三、第四咽囊的发育障碍也可以造成异常面容和先天性心脏病的同时出现。关于第三、第四咽囊发育障碍的原因目前尚不清楚。目前研究表明：95% DiGeorge 综合征病例具有染色体 22q11 的微基因缺陷。

(三)毛细血管扩张性共济失调症(ataxia-telangiectasia，A-T)

A-T 是一种常染色体隐性遗传性疾病，临床表现为颜面部毛细血管扩张、胸腺过早退化、免疫缺陷、生长发育迟缓、过早衰老、对放射线极度敏感甚至易发生恶性病变等。该疾病最早在 1995 年由 Savitsky 等通过原位克隆技术发现为单基因突变所致，并把该基因命名为 ATM 基因。正常人表现为野生型 ATM 基因,属于一种 DNA 修复基因,定位于染色体 11q22 23,长度为 150 kb,含有 66 个外显子,编码一个 13 kb 长度的转录区。其编码产物为 ATM 蛋白,属于一种丝/苏氨酸蛋白激酶,含有 3056 个氨基酸残基,是一种大分子量蛋白,分子量为 370kD。ATM 蛋白激酶的羧基末端约含 400 个氨基酸,由于该结构域与磷脂酰肌 3-激酶(phosphatidylinositol 3-kinases,P13K)的催化亚基具有高度的相似性,因此又属于磷脂酰肌醇 3-激酶相关激酶家族(phosphatidylinositol 3-kinase related kinase family,PIKK)中的一员。ATM 蛋白激酶在细胞周期中作用底物如检测点激酶 2(checkpoint kinase 2,Chk2)、奈梅亨断裂综合征蛋白 1(Nijmegen breakage syndrome protein 1,Nbs1)和 p38 丝裂原活化蛋白激酶(p38 mitogen activated protein kinase,p38MAPK)等不同,形成了不同的 ATM 蛋白激酶依赖性信号转导通路。最近研究发现,ATM 蛋白激酶依赖性信号转导通路参与细胞周期多个检测点的调控,在 DNA 双链断裂(DNA double-strand break,DSB)损伤修复过程中发挥着至关重要的作用。ATM 基因突变使受损细胞持续处于分裂期,受损的 DNA 在细胞不断分裂过程中其 DNA 得不到修复并引起断裂。细胞端粒有缩短现象,导致细胞凋亡。此可解释 AT 患者对放射性高度敏感性及小脑 Purkinje 细胞凋亡诱发的进行性小脑共济失调。

(四)X-连锁淋巴细胞异常增生症(X-linked proliferative disease,XLP)

XLP 是一种少见的性连锁隐性联合免疫缺陷性疾病,于 1975 年由 Purtilo 等首先描述,又称 Duncan 病。本病患者对 EB 病毒(EBV)极其易感,感染后机体不能产生有效的免疫应答,与免疫功能正常人群 EBV 感染后发生的短暂自限性淋巴细胞增殖反应——传染性单核细胞增多症(IM)不同,常出现失控的淋巴组织和细胞增生,感染后症状重,缺乏有效的治疗方法,预后差。

遗传学连锁分析显示 XLP 的致病基因位于 X 染色体长臂(Xq25),命名为名 SH2-domain containing gene 1A(SH2D1A)。SH2D1A 基因突变类型占所有 XLP 患者的 83%～97%,基因序列含有 40000 碱基对,编码 SAP。SAP 为含有 128 个氨基酸的胞质蛋白,T 淋巴细胞及 NK 细胞内表达,而 B 淋巴细胞中无表达,通过与 SLAM、2B4、Ly-9、CD84 等细胞表面受体结合而在机体免疫过程中发挥作用。SAP 缺陷可导致 iNKT 细胞形成障碍,iNKT 细胞数量在 SAP 缺陷相关患者中明显下降或缺失。SAP 在 T、B 淋巴细胞相互作用维持合适的生发中心形成中发挥重要作用。SAP 参与 T 淋巴细胞再激活诱导的细胞凋亡。当 SH2D1A 发生突变时 SAP 缺乏,使 T/B 淋巴细胞间正常的相互作用改变,活化信号过度放大,导致 EBV 感染后机体没有能力控制 B 淋巴细胞的增生。淋巴细胞增殖失控并广泛浸润各种器官,致多脏器功能障碍,这是 XLP 合并暴发性传染性单核细胞增多症的可能发病机制之一。

四、其他原发性免疫缺陷病

(一)自身免疫性淋巴细胞增生征(autoimmune lymphoproliferactive syndrome,ALPS)

ALPS 是淋巴细胞表面受体 Fas 分子(CD95)及其配体 FasL(CD95L)所介导的凋亡缺陷导致 T 细胞凋亡不足,引起的自身免疫性疾病。Fas 确定为肿瘤坏死因子受体超家族成员(tumornecrosis factor receptor superfamily,TNFRSF)6,基因定位于 10q24.1,含 9 个外显子。外显子 1～2 编码引导 Fas 蛋白到细胞表面的信号序列;外显子 3～5 编码成熟型

Fas 蛋白中富含半胱氨酸的胞外段,是与 FasL 相结合的位点;外显子 6 编码贯穿细胞膜的膜内段;外显子 7~9 编码 Fas 蛋白的胞内段,其中外显子 9 编码死亡结构域。Fas 基因编码的 Fas 蛋白为分子量 45kD 的跨膜蛋白受体,由 317 个氨基酸残基组成,主要表达于胸腺内不成熟 T 细胞及外周血中激活的成熟 T 和 B 细胞表面。Fas 蛋白的胞膜外区有 3 个富含半胱氨酸的结构域(extracellular cysteinerich domain,CRDs),分别称为 CRD1、CRD2 和 CRD3。与 TNFR 超家族的其他成员有高度同源性。胞浆内区含一个由 Fas 外显子 9 编码的死亡结构域,它与细胞质内的 Fas 关联蛋白(FADD)结合。后者再结合、激活半胱天冬酶-8(caspase-8),三者组成诱导死亡信号复合物,再使半胱天冬酶家族成员以瀑布样形式被激活,最终将信号传递到细胞核。Fas 通常以同源三聚体的形式存在细胞表面,Fas 的配体 FasL 也以三聚体的形式与 Fas 结合。Fas 的三聚体形式是凋亡信号传导所必需的,也是 ALPS 患者发生优势干扰的分子基础。Fas 分子介导的细胞凋亡是调节体内 T 细胞动态平衡的中心环节,机体接受特异性抗原刺激后,伴随 T 细胞的增殖与活化,T 细胞表达高水平 Fas。Fas 与 FasL 结合后诱导与 Fas 相关蛋白的结合,导致 caspase-8 和 caspase-10 活化,并启动凋亡级联反应。

遗传学分析表明,60%~70%ALPS 患者含有 Fas 基因生殖细胞突变,其中多数呈常染色体显性遗传,少数呈常染色体隐性遗传。已发现 Fas 基因 60 种以上的突变,包括编码区或剪接位点内的替换、插入、小片段缺失等多种类型。多数突变集中在编码死亡结构域的外显子 9 上。突变的 Fas 蛋白干扰正常 Fas 蛋白的功能,导致 Fas-FasL 诱导的凋亡途径发生障碍,大量活化的淋巴细胞不能进入凋亡程序,产生淋巴细胞增生和自身免疫反应。

(二)自身免疫性多内分泌病和念珠菌病

自身免疫性多内分泌病伴念珠菌病和表皮萎缩(autoimmne polyendocrinopathy with candidiasis and ectodermal dystrophy,APECED)为一少见的常染色体隐性遗传性疾病,发病率为 1∶9000~25000。引起本病的突变 AIRE 基因定位于 21q22.3,其表达产物为 APECED 蛋白,能与核酸或蛋白质小分子结合调节免疫反应。APECED 蛋白质的功能及其缺陷导致自身免疫性疾病的机制还有待进一步研究。

(三)干扰素-γ 受体缺陷病

干扰素-γ 是机体发挥免疫功能,清除体内病原体不可缺少的成分,在机体内起着重要的作用。当机体感染胞内菌(结核杆菌、沙门菌等)之后,吞噬细胞产生 IL-12,从而刺激 NK 细胞和 T 细胞产生干扰素-γ,干扰素-γ 与吞噬细胞上的干扰素受体(IFN-γR1、IFN-γR2)结合,激活细胞增强其抗菌活性。INFGR2 基因突变,IFN-γR1 表达缺陷,使上述杀伤机制发生障碍,因而发生严重的分枝杆菌感染或卡介苗播种引起的播散性感染。

(四)高 IgE 综合征

高 IgE 综合征的确切病因尚未明了。目前认为,高 IgE 综合征与常染色体显性遗传有关,且外显率不完全。由于高 IgE 综合征患者血清 IgE 和外周血嗜酸性粒细胞增高,常常同时伴有变应性皮炎等疾病,Ⅰ型变态反应可能参与本病的发病机制。高 IgE 综合征患者的 IL-12 过度表达,而 ENAO78、MCP3 和嗜酸细胞趋化因子(eotain)等表达不足过多的炎症介质(如组胺)与 Ts 表面的 H2 受体结合,可使 Ts 被激活。对金黄色葡萄球菌反应的缺陷,可以解释其对金葡菌的易感性。由于 IgE 比 IgG 更具有抗原亲和性,抗金黄色葡萄菌的 IgE 优先与金葡菌结合,并使细胞增殖,形成脓肿。

五、原发性吞噬细胞缺陷病的发病机制

(一)慢性肉芽肿病

慢性肉芽肿病(chronic granulomatous disease,CGD)是常见吞噬细胞(中性粒细胞、单核细胞、巨噬细胞和嗜酸性粒细胞)功能障碍的原发性免疫缺陷病。健康人吞噬细胞表面的受体与微生物结合,或其他共刺激分子作用于吞噬细胞时,活化NADpH氧化酶,产生超氧化物质,以消灭细菌、真菌等,但至今NADpH氧化酶活化的机制仍不完全清楚。NADpH氧化酶复合物由5个phox亚基组成,其中gp91phox和p22phox系细胞膜上的细胞色素b558成分;而p47phox、p67phox和p40phox是胞质蛋白;能释放电子,产生超氧化物,如超氧根离子、过氧化氢、一氧化氮、次氯酸等,此过程反应迅速,又称"呼吸爆发"。

编码gp91phox,p22phox,p47phox和p67phox和p40phox的基因分别为CYBB、CYBA、NCF1、NCF2、NCF4。CGD患儿由于其中一个基因突变,使NADpH氧化酶复合物相应亚基缺陷或构象变化,造成NADpH氧化酶活性缺陷。由CYBB基因突变引起的CGD为X连锁CGD(X-CGD),约占CGD病例的70%,而常染色体隐性遗传CGD(AR-CGD)中,NCF2突变约占20%,CYBA、NCF1突变各约占5%,NCF4突变和常染色体显性遗传CGD(ADCGD)RAC2基因突变较为罕见。

中性粒细胞在炎症因子、活化补体、大单核细胞、T淋巴细胞和其他细胞分泌的可溶性分子(如趋化因子和调理素)的作用下,向抗原所在部位定向移动,并吞噬、消灭抗原物质,引起强烈的炎症反应及肉芽肿形成。CGD患者的高炎症反应也可能与中性粒细胞凋亡的减少、有免疫应答受体失衡、T淋巴细胞表面氧化还原水平改变、Th17细胞诱导、转录因子NRF-2活性受损及大单核、树突状细胞调节氧化还原反应异常,导致持续释放大量促炎因子等有关。吞噬细胞NADpH氧化酶活性的强弱亦对调节性T淋巴细胞产生很大影响。

(二)中性粒细胞减少症

中性粒细胞减少症是由于外周血中性粒细胞绝对值(ANC)减少而出现的一组综合征,其发病与多因素有关,分为先天性和后天获得性。先天性中性粒细胞减少症是一组异质性疾病,非常少见,多为常染色体遗传或性联遗传,相对常见的有Kostmann综合征、Sutten病,罕见的有网状组织发育不全伴有先天性白细胞缺乏症、中性粒细胞减少伴有免疫球蛋白异常血症、Shwachman病,预后不良,仅有少数可治愈。

1.重型先天性中性粒细胞减少症(SCN)

又称遗传性婴儿粒细胞缺乏症,也称为Kostmann综合征。SCN是与多个基因突变相关的异质性遗传综合征,可有常染色体隐性遗传、常染色体显性遗传、散发和X-连锁隐性遗传等多种遗传方式。大多数常染色体显性遗传的SCN患者存在中性粒细胞弹性蛋白酶基因(ELANE/ELA2)突变以及编码线粒体蛋白基因HAX1的纯合突变。有报道称原癌基因GFI1突变,17号染色体上的葡萄糖-6-磷酸催化亚基3(G6PC3)的双等位基因突变亦可导致SCN。

2.周期性中性粒细胞减少症(CN,Sutten病)

CN是以周期发作性中性粒细胞减少伴反复感染为特征的遗传病,本病的异常基因为19号染色体上的ELANE/ELA2基因。现在已确定,几乎所有的CN患者均存在ELA2基因突变。

3. Shwachman-Diamond 病

常染色体隐性遗传,中性粒细胞数量减少,伴功能缺陷,引起本病粒细胞异常的原因目前还不清楚。

4. 中性粒细胞减少伴有免疫球蛋白异常血症

性联遗传,伴或不伴 IgG 或 IgM 增高,有呈 X-连锁性遗传的家族发病或散发病例的报道。约半数以上有家族史,生后即发病,临床表现轻重不一,绝大多数病情重,预后不良,多于生后数年内死亡。

5. 网状组织发育不全伴有先天性白细胞缺乏症

其原因是先天胸腺发育不全、无淋巴结、脾脏中无淋巴细胞、浆细胞和滤泡。应用基因组连锁分析和基因测序的方法目前已发现其病因为腺苷酸激酶 2 的双等位基因突变。此病极为罕见,患儿出生后即发病,常在婴儿期死于严重的细菌或病毒感染。

6. 后天获得性中性粒细胞减少症

病因多而复杂,常见有放射线、药物、免疫、感染等因素,也可见假性中性粒细胞减少症及粒细胞留滞。这些原因造成中性粒细胞生成的减少、破坏的增加或(和)外周血中分布的异常,从而发生中性粒细胞绝对值的减少。近年来临床病毒感染后的中性粒细胞减少症以及化疗药物引起的中性粒细胞减少症尤为突出。病毒感染是引起后天性中性粒细胞减少症的重要原因,包括流感病毒、腺病毒、呼吸道合胞病毒、EB 病毒、B19 病毒、肠道病毒和人疱疹病毒 6 型等,而不同病毒感染与 ANC 减少的严重程度及持续时间没有关系。病毒感染导致 ANC 减少的原因可能是病毒的直接作用或者诱导粒细胞产生自身抗体导致粒细胞破坏,也可能由于粒细胞在血管壁上附着增多。

(三)白细胞粘附分子缺陷症

白细胞从血液循环通过血管内皮细胞向炎症部位定向移行和集中,为复杂的主动过程,涉及白细胞粘附分子的一系列连锁反应,包括整合素和选择素及其配体。Ig 超家族也参与白细胞粘附功能,包括细胞间粘附分子(ICAM)-1、-2 和-3,血管粘附分子(VCAM)-1 等。

LADⅠ是由于 β2 整合素家族 CD18 突变引起的常染色体隐性遗传疾病。整合素 β2 (CD18)亚单位为三种整合素即吞噬细胞相关抗原-1(Mac-1、cd11b)、白细胞功能相关功能-1(LFA-1、CD11a)和 p150、95 分子(CD11c)的共同组成部分,编码 CD18 的基因 ITGB2 定位于 21q22.3。CD18 由胞内区、转膜区和胞外区组成,胞外区包括单序列、高度保守区和半胱氨酸丰富区。CD18 缺陷的分子基础各不相同,在一些病例中,主要是因为 CD18 mRNA 缺如或者减少,在另外一些病例中 mRNA 或蛋白前体大小错误导致都是 CD18 大亚单位和小亚单位。很多点突变已被发现,一些点突变导致单一氨基酸改变的缺陷蛋白被合成,另外一些连接缺陷导致蛋白变短或者不稳定。相当高比例的 LADⅠ患者 CD18 突变在高度保守的细胞外区域 9 外显子处,该区域推测是前体连接和合成所必需,可能是 α 亚单位和 β 亚单位前体连接的关键点。多种不同的突变都可引起 LADⅠ,突变类型包括点突变、缺失、插入和拼接突变,这些突变均不能产生有功能的白细胞 β2 亚单位。

LADⅡ患者其他岩藻糖化的物质如选择素配体的 SLeX 抗原,血型抗原 Bombay、Lewis a 和 Lewis b 均缺如。白细胞表面 SLeX 抗原作为内皮细胞表面选择素的配体结合位点,参与白细胞与内皮细胞的相互粘附,促进白细胞向炎症区域游动,SLeX 抗原缺陷导致白细胞粘附功能障碍,出现 LADⅡ患者的临床表现。由于 LADⅡ患者有明显的生长和智力发育迟缓,而 Notch 蛋白在发育中起到重要作用,同时含有岩藻糖,通过观察 LADⅡ患者的岩藻糖基化过程,分段和多聚糖类别分析发现岩藻糖组成减少,且主要局限在糖基化岩藻糖 N末端,而蛋白的岩藻糖糖基化水平以及 Notch 蛋白没有受影响。新近研究发现岩藻糖糖基化过程发生在内质网,而不是高尔基体,因此 LADⅡ患者为什么会导致严重的发育延迟尚不清楚。

最近一种罕见常染色体隐性遗传的不同于 LADⅠ的新 LAD 综合征被报道。虽然这种患者白细胞整合素表达、与内皮整合素配体固有的粘附活性均正常,但从患者分离的淋巴细胞和白细胞的所有主要白细胞整合素包括 LFA-1、Mac-1 和 VLA-4 通过内皮化学因子或诱导物所进行的原位激活均严重受损。其白细胞虽能在内皮表面滚动,但它们不能捕获内皮上的整合素配体进而对内皮上的化学分子无反应。细胞上的 G 蛋白偶受体信号和白细胞向趋化剂的迁移均正常,主要的缺陷在于能被快速趋化刺激 G 蛋白偶联受体信号激活的整合素存在基因缺失。所有 LADⅢ病例除了受体介导的整合素激活缺陷,还常伴有不同程度的非受体介导整合素激活缺陷。

(四)Chediak-Higashi 综合征

Chediak-Higashi 综合征(Chediak-Higashi syndrome,CHS)又称为先天性白细胞颗粒异常综合征、异常白细胞包涵体综合征等。CHS 是一种较为罕见的常染色体隐性遗传病,其致病基因被称为溶酶体运输调节因子基因(lysosomal trafficking regulator gene,LYST),定位于常染色体 1q 42.1～42.2。LYST 基因的突变常导致异常 LYST 蛋白的生成。异常的蛋白质使囊泡转运调节异常,细胞内生成粗大溶酶体,异常溶酶体不能被转运到正常作用位点,从而引发各系统的临床症状。近期又发现 CHS 患者都有细胞膜修复缺陷,这可能是促进疾病恶化的一个重要因素。其他具体的分子机制仍不清楚。

(五)吞噬细胞的酶缺陷

吞噬细胞通过许多酶,特别是氧化—还原系统酶类,产生超氧根和卤化作用以杀灭已被吞噬的细菌。这些酶的缺陷导致吞噬细胞细胞内杀菌功能缺失。缺陷的酶主要有髓过氧化酶、嗜酸性细胞过氧化酶、葡萄糖-6-磷酸脱氢酶(G6PD)、谷胱甘肽还原酶、谷胱甘肽合成酶、白细胞丙酮酸激酶、白细胞碱性磷酸酶等。

(六)其他吞噬细胞缺陷病

1. 特异性颗粒缺陷

为一少见的常染色体隐性遗传性疾病。主要为中性粒细胞缺乏特异性颗粒。乳铁蛋白和维生素 B_{12}-结合蛋白缺乏,嗜酸性细胞特异性颗粒蛋白(碱性蛋白、嗜酸性细胞阳离子蛋白)和嗜酸性细胞分泌的神经毒素减少。中性粒细胞趋化、粘附和氧化代谢异常。

2. 转钴胺素Ⅱ缺陷病

转钴胺素缺乏时,维生素 B_{12} 的转运和转化为细胞内甲基化所需的辅酶受阻,引起贫血、免疫缺陷和全血细胞减少。粒细胞的杀菌功能缺乏,而吞噬功能和脱颗粒正常。

3. Griscelli 综合征

患儿定位于 15q21 的肌蛋白 Va(MYO5A)基因缺陷,从而影响黑色素体和其他细胞器在细胞浆中的转运。

4. 促吞噬因子缺陷病

脾脏中的亲细胞性球蛋白称为白细胞激肽,经白细胞激肽酶或胰蛋白酶裂解为促吞噬因子。促吞噬因子的功能为增强中性粒细胞吞噬功能。目前该病的遗传方式还不清楚。

5. 单核吞噬细胞功能缺陷

该病可能为多基因遗传。功能缺陷包括细胞数量增多或减少,抗原递呈和细胞因子分泌障碍等。

六、原发性补体缺陷病

补体系统是存在于血清、组织液和细胞膜表面的一组经活化后具有酶活性的蛋白质,包括 30 余种可溶性蛋白和膜结合蛋白。根据补体激活过程的起始顺序,补体激活可分为 3 条途径:①抗原—抗体复合物结合 C1q 启动激活的经典途径;②由甘露聚糖结合凝集素(mannan-binding lectin,MBL)结合至细菌启动激活的 MBL 途径;③由病原微生物等提供接触表面,而从 C3 开始激活的途径,称为旁路途经。这 3 种激活途径的共同之处在于 C3 激活 C5,进而引起补体激活的级联反应。不久前人们又发现一些不依赖补体的酶,如凝血酶、中性粒细胞弹性蛋白酶、巨噬细胞丝氨酸蛋白酶,也具有 C5 转化酶的活性。补体成分缺乏可导致经典和(或)旁路激活系统功能受损,或者免疫复合物(IC)和凋亡细胞的清除异常,相对应的会造成患者对病原微生物免疫防御能力降低以及大量 IC 长时间存在于循环系统。

补体经典激活途径的 11 种蛋白,旁路途径的 D 因子,以及 5 种调控蛋白缺陷都已报道,但大多是个例报道。绝大多数补体缺陷(C1q、C1rs、C4、C2、C3、C5、C6、C7、C8、C9)为常染色体共显性遗传:由于两个无功能性基因(等位基因)引起的蛋白合成减少所致,如果具有一个正常和一个无功能基因,其所编码的补体水平是正常的二分之一。调控蛋白因子 I、H、和 D 可能也为此种方式遗传。备解素为 X-连锁遗传。C1 抑制物(C1INH)缺陷为常染色体显性遗传。此外约 10% 先证者为自发性突变。

(一)血浆补体成分缺陷

C1q、C1rs、C4、C2、C3、C5、C6、C7、C8、C9 缺陷导致补体溶血活性缺失,膜攻击复合物(MAC)缺陷,免疫复合物和凋亡细胞清除障碍以及杀菌活性缺陷。

(二)血浆调控成分缺陷

C1 INH 功能缺陷使 C1 激活导致无控制的 C1s、C4 和 C2 活化,释放血管活性肽和激肽,缓激肽也增加。I 因子和 H 因子缺陷使补体旁路途径自发性激活伴 C3 消耗,血清 C3 水平降低。备解素缺陷时经典途径的补体滴度正常,但旁路途径功能包括调理素功能明显降低,可能是由于转换酶的产生和失活过于迅速而不能产生有效的功能。

(三)细胞膜调节蛋白缺陷

CR1 主要存在于红细胞表面,裂解血浆中或邻近细胞表面以 C4b 或 C3b 为中心的免疫复合物,CR1 数量减低,使清除免疫复合物的能力减低并促进组织损伤。CR1、膜余因子蛋白和衰减加速因子(DAF,CD55)是三种膜补体控制蛋白,可防止 C3b 沉积所触发的全 C3 裂解酶、C3bBb 形成。C8 结合蛋白(C8bp)和两种膜抑制物 MIRL、CD59 能防止膜攻击复合体产生。若 DAF、CD59 和 C8bp 缺陷导致阵发性睡眠性血红蛋白尿(PNH),从而发生溶血性贫血。

第三节 免疫缺陷疾病的临床特征

原发性免疫缺陷病的临床表现由于病因不同而极为复杂,但其共同的表现却非常一致,即反复感染、易患肿瘤和自身免疫性疾病。

免疫缺陷最常见的表现是感染,表现为反复、严重、持久的感染。不常见和致病力低下的细菌常为致病的感染源。以呼吸道最常见,如反复性或慢性中耳炎、鼻窦炎、结合膜炎、支气管炎或肺炎。其次为胃肠道,如慢性肠炎。皮肤感染可为脓疖、脓肿或肉芽肿。也可为全身性感染,如败血症、脓毒血症、脑膜炎和骨关节感染。T 细胞缺陷时易发生病毒、结核杆菌和沙门菌等细胞内病原体感染,也易发生霉菌和原虫感染。补体成分缺陷易发生奈瑟菌属感染。中性粒细胞功能缺陷时的病原体常为金黄色葡萄球菌。病原体的毒力可能并不强,常呈机会感染。感染的过程常反复发作或迁延不愈,治疗效果欠佳,尤其是抑菌剂疗效更差,必须使用杀菌剂,剂量偏大,疗程更长才能有一定疗效。

原发性免疫缺陷病患儿未因严重感染而致死者,随年龄增长易发生自身免疫性疾病和肿瘤,尤其是淋巴系统肿瘤。其发生率较正常人群高数十倍乃至 100 倍以上。淋巴瘤,尤其以 B 细胞淋巴瘤(50%)最常见,T 细胞瘤和霍奇金病(8.6%),淋巴细胞性白血病(2.6%),腺癌(9.2%),其他肿瘤(19.2%)也可发生。

此外,某些原发性免疫缺陷病尚有其他的临床特征。如胸腺发育不全常伴有低钙血症、先心病、面部畸形;白细胞粘附功能缺陷伴有脐带延迟脱落,白细胞增加,反复感染;X 连锁淋巴组织增生症伴有严重进行性传染性单核细胞增多症。

一、以抗体缺陷为主的原发性缺陷病的临床表现

(一)X-连锁无丙种球蛋白血症

该病仅见于男孩,病儿多于生后 4～12 月开始出现反复严重的细菌性感染,以荚膜化脓性细菌如溶血性链球菌、嗜血性流感杆菌、金黄色葡萄球菌和假单胞菌属感染最为常见。对革兰阴性杆菌如致病性大肠杆菌、绿脓杆菌、变形杆菌等的易感性也明显增高。

XLA 的病儿易发生过敏性和自身免疫性疾病,包括自身免疫溶血性贫血、类风湿关节炎、免疫性中性粒细胞减少、脱发、蛋白质丢失性肠病、吸收不良综合征和淀粉样变性。

体格检查可发现因反复感染引起的慢性消耗性体质,苍白、贫血、精神萎靡。扁桃体和腺样体很小或缺如,浅表淋巴结及脾脏均不能触及。

(二)高 IgM 血症(HIM)

原发性的高 IgM 血症因遗传方式不同,可分为 X-连锁 HIM 和非 X-连锁 HIM,两者临床表现相似。50%的高 IgM 血症患者会在 1 岁内出现临床症状,90%者会在 4 岁内出现,但也有迟至成年期发病者。

主要表现为反复上呼吸道感染,细菌性中耳炎和肺炎;胃肠道的并发症和吸收障碍,贾第鞭毛虫和隐孢子虫感染导致的迁延性腹泻;扁桃体、皮肤和软组织感染。粒细胞减少而致持续性口炎和复发性口腔溃疡。机会性致病微生物例如卡氏肺囊虫、弓形体、结核分枝杆菌的易感性明显增加。易发生扁桃体、脾、肝等淋巴组织的增生和肿大,自身抗体的出现与血

小板减少,溶血性贫血,甲状腺功能减退和关节炎等自身免疫性疾病有关。HIM 易发生肿瘤,以淋巴组织肿瘤最为常见,肝脏和胆道肿瘤也可发生。

(三)选择性 IgA 缺乏症

选择性 IgA 缺乏症(SIgAD)是原发性免疫缺陷病中发病率最高的一种,占原发性免疫缺陷病的 60%以上。多数 SIgAD 患者无临床症状,但是一些患者会表现为反复呼吸道感染、消化系统疾病、过敏反应、自身免疫疾病等。

由于分泌型 IgA(sIgA)是机体黏膜局部抗感染免疫的重要因素,血清 IgA 的缺乏导致 sIgA 的缺乏。反复发生的呼吸道感染是 SIgAD 患者最常出现的临床表现,常常表现为细菌感染,如流感嗜血杆菌和肺炎链球菌。部分患者因此可形成支气管扩张和肺气肿,而对于某些伴有 IgG2 亚型缺乏的患者更容易出现严重的感染和并发症。

消化道黏膜上的 IgA 缺乏,使得某些原虫在黏膜上皮繁殖,引起感染,导致一系列消化系统症状,如腹泻和吸收障碍。本症可伴发溃疡性结肠炎、节段性小肠炎、萎缩性胃炎、胃溃疡、肠淋巴管扩张症、肠道贾第鞭毛虫感染、胰腺炎和肝炎等。

SIgAD 患者血清 IgA 明显低于正常,血清中缺乏 IgA 抗体,使抗体与 IgE 类抗体结合的概率增高,同时肠道易吸收大分子食物蛋白,引起过敏性疾病,如哮喘、特应性皮炎、过敏性结膜炎、荨麻疹、药物过敏以及食物过敏等。

SIgAD 合并自身免疫性疾病在成人多见,有报道约 50%患者可伴发自身免疫病包括慢性活动性肝炎、系统性红斑狼疮、类风湿关节炎、皮肌炎、结节性动脉周围炎、特发性肾上腺皮质功能低下症、自身免疫性溶血性贫血、特发性血小板减少性紫癜、炎性肠病等,常有抗 IgA 抗体、抗 IgG 抗体、抗 IgM 抗体、类风湿因子抗核抗体、抗脱氧核蛋白抗体、抗平滑肌抗体、抗线粒体抗体、抗基底膜抗体等自身抗体阳性。

在老年组 SIgAD 患者恶性肿瘤的发病率明显升高,如肺癌、胃癌、结肠癌、直肠癌、乳腺癌、卵巢癌、子宫癌、胸腺瘤、白血病和淋巴瘤等。

输注含 IgA 的血浆、全血或 IVIG(含微量 IgA)可使病儿致敏,产生高浓度抗 IgA 抗体。当再次输注含 IgA 的血制品时,则可发生严重过敏反应,包括过敏性休克。既往并无输注史者也可发生过敏反应,这可能与母子胎盘输注和喝牛奶造成的对 IgA 致敏有关。

(四)普通变异性免疫缺陷病

普通变异性免疫缺陷病(CVID)的临床表现多样且因人而异,男女均可患病,发病年龄在 2 岁以后,更常发生于学龄期,甚或成人期。最主要的特点是反复感染,常见的有急、慢性鼻窦炎、肺炎、支气管炎和中耳炎。病原菌为嗜血流感杆菌、链球菌、葡萄球菌、肺炎球菌等。其他病原体如支原体、念珠菌、卡氏肺囊虫、单纯疱疹和带状疱疹病毒也可感染 CVID 患者。

此外还可能有消化道表现,包括慢性吸收不良综合征、脂肪泻、叶酸和维生素 B_{12} 缺乏、乳糖不耐受症、双糖酶缺乏症、蛋白质丢失性肠病等。肠梨形鞭毛虫是引起肠道症状的一个重要原因。

约 20%的患者伴有自身免疫病,最常见的是免疫性溶血性贫血和血小板减少,部分患者可有恶性贫血、中性粒细胞减少症、类风湿关节炎、系统性红斑狼疮、皮肌炎、硬皮病、慢性活动性肝炎、多发性神经根炎、克隆病和非特异性慢性溃疡性结肠炎等。8.5%~10%的患者还可继发恶性肿瘤,包括白血病、淋巴网状组织肿瘤、胃癌和结肠癌等。

(五)选择性 IgG 亚类缺陷

IgG 亚类缺陷病(ISD)是儿童时期反复、慢性呼吸道感染的原因之一,包括上呼吸道感染、副鼻窦炎、中耳炎、鼻炎和支气管炎、支气管扩张、肺炎。部分病人表现为反复性化脓性脑膜炎、皮肤感染及腹泻。该病儿童以男性为主,成人以女性为主。

(六)婴儿暂时性低丙种球蛋白血症

反复感染是低丙种球蛋白血症患儿多种临床表现中的一种,我国低丙种球蛋白血症患儿的感染谱不同于国外,在国外的研究中,78%患儿反复罹患中耳炎,但在我国,一旦患儿有上呼吸道感染的症状,绝大部分都早期给予抗生素治疗,因此中耳炎发病率较低。部分患儿可出现过敏性疾病,包括哮喘、过敏性鼻炎、湿疹、牛奶不耐受等。可能的机制为过敏导致的胃肠道炎症导致胃肠道 IgG 的丢失。婴儿暂时性低丙种球蛋白血症与过敏的关系目前还有待探讨研究。

二、联合免疫缺陷病的临床表现

(一)严重联合免疫缺陷

严重联合免疫缺陷病(SCID)为一组由不同基因异常所致严重 T 细胞缺乏或功能异常,并伴随 B 细胞功能异常的疾病。X-连锁严重联合免疫缺陷病(X-SCID)是最常见的 SCID 类型。X-SCID 以感染为主要临床表现,病原体为念珠菌、呼吸道合胞病毒、副流感病毒、腺病毒、卡氏肺囊虫、革兰阴性菌等。皮肤可有脂溢性皮炎,颊黏膜、舌和会阴部可发生慢性深部溃疡。

X-SCID 的患者可有消化道症状,包括巨细胞病毒或其他病原菌可引起慢性肝炎,当累及胆管可导致硬化性胆管炎和慢性肝硬化。并发轮状病毒、贾第鞭毛虫或隐孢子虫感染,而致严重消化不良和恶液质。

部分病人可有血液系统异常和神经系统异常,包括中性粒细胞减少、红细胞发育不全、耐维生素 B_{12} 和叶酸的大细胞贫血、Jamestown 和 Canyon 病毒引起的慢性进行性多灶性脑白质炎。

(二)X-连锁高 IgM 血症

X-连锁高 IgM 血症(XHIM)的临床表现与非 X-连锁高 IgM 血症相似(详见前),主要表现为反复上呼吸道感染、细菌性中耳炎和肺炎。部分患者有淋巴组织增生和自身免疫性疾病,并可发生肿瘤,包括淋巴组织肿瘤、肝脏和胆道肿瘤等。

(三)酶缺陷引起的免疫缺陷病

1. 腺苷脱氨酶缺陷

腺苷脱氨酶(ADA)完全缺陷者于新生儿期发病,与其他 SCID 的临床表现无法区别。但有 50% 出现骨骼异常,如肋软骨连接处凹陷、闭合不全,以及骨盆发育不全等。其他表现有智力发育迟缓、幽门狭窄和肝脏疾病。

ADA 活性保留 1%~5% 者表现为晚发性免疫缺陷,发病于 1~2 岁的婴儿,免疫球蛋白进行性下降为其突出表现。儿童期发病者发生反复感染、淋巴细胞减少、高 IgE 血症、嗜酸粒细胞增高、自身免疫病和发生肿瘤。也有部分性 ADA 缺陷或嵌合体者无任何临床表现。

2.嘌呤核苷酸磷酸化酶缺陷

嘌呤核苷酸磷酸化酶(PNP)缺陷最主要的临床表现常在出生后第一年发生,一些病人于2～3岁发生,主要是反复感染,感染类型与SCID相同,特殊病原体包括假单胞菌、巨细胞病毒、水痘、腺病毒、EB病毒、ECHO病毒、念珠菌和卡氏肺囊虫。PNP的患者神经系统病变十分常见,包括痉挛、轻偏瘫、发育迟缓、共济失调、震颤以及多动症等。多数PNP患者伴有生长障碍。部分患者伴有自身免疫性疾病,包括类风湿关节炎、系统性红斑狼疮、自身免疫性溶血性贫血、特发性血小板减少性紫癜、恶性贫血、中性粒细胞减少症、皮肌炎、多发性神经根炎和非特异性慢性溃疡性结肠炎等。

(四)其他联合免疫缺陷病

1.Jak-3 缺陷

不同部位突变可导致不同程度Jak-3蛋白表达以及激酶活性,相应的Jak-3缺陷患儿临床表现差异也较大,重者表现为反复、严重细菌和病毒感染等典型SCID表现,轻者免疫功能和临床表现可基本正常,仅有轻微呼吸道感染,生长发育良好,直至其兄弟姐妹被诊断Jak-3缺陷后筛查时发现为常染色体隐性遗传。

2.Rag-1/Rag-2 缺陷

RAG1和RAG2基因的无义突变会导致T细胞和B细胞均下降(T-B-)SCID,至少1个基因有错义突变会导致典型的Omenn综合征,为常染色体遗传。T-B-SCID的临床表现与其他类型SCID相似,而Omenn综合征的临床表现比较特殊,早期即可出现表皮剥脱的红皮病、长期腹泻、淋巴结病、肝脾肿大,以及反复严重的感染。Omenn综合征患儿外周血中的B淋巴细胞非常少甚至缺失,然而大量的活化和寡克隆的T细胞存在于外周血中,并且渗入皮肤、肝脏、脾脏、肠壁中,引起类似移植物—宿主反应疾病(GVHD)。

3.主要组织相容性Ⅰ类抗原(MHCⅠ)和主要组织相容性Ⅱ类抗原(MHCⅡ)缺陷

患儿在出生后头八个月就出现反复严重的系统性感染,贾地鞭毛虫和念珠菌引起的慢性腹泻和吸收不良为该病的特征性表现,常引起生长迟缓。呼吸道感染包括上呼吸道感染、副鼻窦炎、中耳炎、鼻炎和支气管炎、支气管扩张、肺炎,病原体为假单胞菌、巨细胞病毒、呼吸道合胞病毒、肠道病毒、葡萄球菌属、链球菌属、变形杆菌属、念珠菌和卡氏肺囊虫。部分患儿可出现肝脏肿大,10岁以上的儿童可出现硬化性胆管炎和严重的肝病和门静脉纤维化,肛周脓肿。

4.ZAP-70 激酶缺陷症

患儿在出生后两年就出现反复感染,主要为呼吸道感染,伴有慢性腹泻和吸收不良,常引起生长迟缓。部分患者伴有自身免疫性疾病,包括自身免疫性溶血性贫血、特发性血小板减少性紫癜、恶性贫血、中性粒细胞减少症、系统性红斑狼疮等。

5.网状组织发育不全

网状组织发育不全(RD)是由AK2突变所致的一种罕见常染色体隐性遗传病,其起病早,病情重,主要临床表现为反复严重的细菌和病毒感染,有呕吐、腹泻等症状,伴有生长障碍。RD患者多伴有胸腺发育不全,并常导致新生儿双侧感觉神经性耳聋。因该病病情进展快,患儿于生后3天～3月死亡。

三、伴有其他症状的原发性免疫缺陷综合征

(一)湿疹血小板减少伴免疫缺陷综合征

湿疹血小板减少伴免疫缺陷综合征(WAS)典型病例具有血小板减少、湿疹、反复感染表现,但仅有约25%的病例同时具有三联征表现。

血小板减少伴血小板体积减小是该病持续显著的特点。超过80%的WAS和XLT患儿有出血表现,包括血便、瘀斑、瘀点、咯血和血尿等出血倾向。约30%的WAS患者可出现威胁生命的消化道和颅内出血。造成血小板减少的原因尚不清楚,推测脾脏对血小板的破坏(非免疫介导)是主要原因。此外,患者血小板表面磷脂酰丝氨酸表达增加,导致血小板易被脾脏的巨噬细胞清除血小板生成障碍也可能是原因之一。

湿疹是WAS有别于特发性血小板减少性紫癜的重要特征之一。有研究发现,大约80%的WAS患儿病程中出现或轻或重,短暂或持续的湿疹。不同患儿湿疹范围和严重程度差异很大,家族成员中有过敏体质者,患儿湿疹往往更严重。此外,湿疹部位可发生包括传染性软疣、单纯疱疹病毒或细菌等多重感染。目前,WAS和XLT患儿发生湿疹的原因尚不清楚,推测可能与IgE升高和Th1/Th2失衡有关。

由于广泛的免疫功能缺陷,WAS患儿易感染各种病原,包括单纯疱疹病毒、肺炎链球菌、真菌等。

WAS患儿中约40%可发生自身免疫性疾病。以自身免疫性溶血性贫血、血管炎、关节炎和肾脏疾病最常见;其次包括炎症性肠病、中性粒细胞减少症、葡萄膜炎、血小板减少性紫癜。发生自身免疫性疾病是预后不良的高危因素。

WAS的肿瘤发生率为10%～20%,以青春期和成年期多见。北美的一项研究发现,WAS肿瘤发生率为13%,平均起病年龄为9.5岁,主要为淋巴网状恶性肿瘤,以EB病毒阳性的B淋巴瘤最常见,此外也有个别胶质瘤、听神经瘤、睾丸癌和视网膜母细胞瘤。WAS的肿瘤预后性极差,确诊后仅有5%的患儿生存期超过2年。

(二)胸腺发育不全

先天性胸腺发育不全综合征又称为DiGeorge综合征(DGS),其发病率在活产婴儿至少为1/4000,其中仅8%具有家族遗传,大部分病例都是散发,系基因突变所致,是最常见的染色体缺失综合征。患儿其最初的三联征包括先天性无胸腺、甲状旁腺缺如及心脏异常。基于此,临床诊断标准为符合下述4项中的3项:先天性心脏病,特征面容,甲状旁腺素低或新生儿低钙,缺失的或不正常的胸腺或T细胞缺陷。

心脏缺陷、语言延迟和免疫缺陷是DGS患者最常见特征;同时可伴有异常面容如小下颌、低耳位和耳廓异常;腭咽功能不全伴或不伴黏膜下或明显腭裂可导致喂养困难和鼻音;常见轻到中度学习障碍伴发育迟缓;行为和精神异常亦可见。其他非典型特征包括眼部、泌尿生殖道、内分泌、血管和肌肉骨骼异常。DGS发生自身免疫性疾病比正常儿童高,包括幼年型类风湿关节炎、自身免疫性溶血性贫血和甲状腺炎。

(三)共济失调毛细血管扩张综合征

共济失调毛细血管扩张综合征多在儿童期发病;神经系统症状表现为进行性小脑性共济失调,且多为本病首发症状;血管症状表现为毛细血管扩张,首先在球结膜暴露部位出现,进行性扩张至眼睑、鼻、耳等部位;皮肤粗糙、色素沉着,皮下脂肪减少,头发易变黄易脱发等

早老性改变；发育落后，身材矮小；易反复感染，多表现为上呼吸道和肺部感染。

(四)X-连锁淋巴细胞异常增生症

X-连锁淋巴细胞异常增生症(XLP)的突变基因位于X染色体上，属于伴性家族遗传病，男性患病，XLP可于任何年龄起病，目前报道的XLP发病年龄为<41岁，但以1岁以内小年龄儿童起病者最多见。XLP的临床表现多样，其中以致死性传染性单核细胞增多症(FIM)、低丙种免疫球蛋白血症和(或)淋巴瘤为最常见的临床表型。

FIM为XLP最常见的临床表型，可见于50%以上的XLP病例中，平均发病年龄为5岁。FIM典型临床表现为发热、淋巴结肿大、肝脾肿大以及实质脏器损害，其中肝脏、骨髓为最易受累器官，患者可表现有暴发性肝炎、肝坏死及骨髓功能衰竭，其中肝功能衰竭是导致患者死亡的主要原因。90%以上的FIM可发展为继发性噬血细胞淋巴组织细胞增生症(HLH)，即骨髓或外周淋巴组织病理检查可见噬血细胞。FIM/HLH是XLP最严重、预后最差的临床表型，患者多在起病后短期内死亡，生存率仅4%左右。

在临床一些以低免疫球蛋白血症的表现的XLP患者易被误诊为联合免疫缺陷病。免疫球蛋白血症为预后最好的临床表型，生存率约55%。

约1/3的XLP患者以淋巴瘤为临床表型起病，平均起病年龄6岁，病理类型多为典型的B细胞非霍奇金淋巴瘤。淋巴瘤发生部位以结外区为主，包括肠道、中枢神经系统、肝脏及肾脏，其中以肠道回盲部最多见，可占全部病例的75%。淋巴瘤表型的XLP患者生存率约为35%。

XLP患者也可出现再生障碍性贫血(发生率为3%左右)、血管炎及淋巴肉芽肿病、间质性肺炎等临床表型。作为原发性免疫缺陷性疾病XLP也可出现自身免疫性疾病的临床表型，如免疫性溶血、肠炎、银屑病等。同一患者可在病程的不同时期出现不同的临床表型，FIM后存活XLP患者易发生淋巴瘤或低丙种免疫球蛋白血症。

四、其他原发性免疫缺陷病

(一)自身免疫性淋巴细胞增生综合征

自身免疫性淋巴细胞增生综合征(ALPS)的发病无种族及性别差异，可见于任何年龄，多数患者2年内即可出现临床症状。临床表现主要分为淋巴细胞聚集相关的表现、自身免疫性症状以及高度并发恶性肿瘤三种，临床上同时具备这三种症状的典型病例并不多见且症状特异性不明显，增加了临床鉴别诊断的困难。

淋巴细胞增生是ALPS最常见的临床特征，表现为淋巴结肿大、肝肿大和脾肿大。肿大淋巴结常见于颈部、腋下，也可见于腹股沟、纵隔、腹腔、腹膜后等部位；脾大常伴脾功能亢进，造成贫血。约45%ALPS患者出现肝大。但临床表型的严重程度存在个体差异。淋巴结病通常发生在颈部和腋下，亦可发生于身体其他任何部位。ALPS患者淋巴结大多发生在儿童期，进入青少年期和成人期后可渐消退。

ALPS的自身免疫性反应的主要靶向细胞是血细胞。多数ALPS患者可分别出现自身免疫性溶血性贫血、自身免疫性血小板减少症及自身免疫性中性粒细胞减少症。此外还有皮疹、自身免疫性肝炎、肾炎、关节炎、结肠炎、自身免疫性小脑综合征、系统性红斑狼疮等亦为比较常见自身免疫紊乱表现。

ALPS患者患有恶性肿瘤的发病率很高，约为10%~20%，其中绝大多数由于凋亡缺陷改变了促凋亡因子和抗凋亡因子之间的动态平衡,并导致淋巴细胞的恶性转化,从而发展为霍奇金或非霍奇金淋巴瘤,少数患者亦可患有其他肿瘤,例如 T 细胞白血病、多发性骨髓瘤、黑色素瘤、乳腺癌、甲状腺癌、肝癌等。

(二)自身免疫性多内分泌病和念珠菌病

自身免疫性多内分泌病伴念珠菌病和表皮萎缩(APECED)常发生于儿童时期,一个或多个内分泌器官呈进行性自身免疫性损害。典型的表现为甲状旁腺功能低下、肾上腺皮质破坏、胰岛 β 细胞受损所致的胰岛素依赖性糖尿病、性腺功能不全、甲状腺功能低下、胃主细胞缺失所致的恶性贫血以及自身免疫性肝炎。

APECED 同时伴有皮肤黏膜念珠菌病和表皮萎缩,如秃发、网状青斑、牙齿和指甲釉质变性和角质病变。

(三)干扰素-γ 受体缺陷病

干扰素-γ 受体(IFN-γR1)缺陷为常染色体隐性遗传性疾病,以及严重的分歧杆菌、沙门菌感染以及卡介苗(BCG)接种引起传播性感染为特征。若出生 1 个月时接种 BCG,则 3 个月时可发生播散性 BCG 感染;分歧杆菌自然感染的发病年龄为生后 2 月~3 岁。也可发生毒性低的非伤寒沙门菌属感染。

该病临床表现为发热、盗汗、淋巴结肿大、肝脾肿大。感染可扩散到全身,包括皮肤、软组织、骨髓和脑膜。接种 BCG 所致者,开始时为附近淋巴结肿大和溃疡,继之发生全身性扩散,与自然非结核分歧杆菌感染过程相似。多数患儿于数年内死亡。

IFN-γR1 缺陷的患儿对病毒感染的敏感性并不增高,其他表现为过敏体质和哮喘,免疫复合物性肾小球肾炎和血管炎。

(四)高 IgE 综合征

高 IgE 综合征(HIES)是一种复杂的原发性免疫缺陷病,临床以顽固性湿疹样皮炎、反复细菌感染(尤其是葡萄球菌感染引起皮肤冷脓肿)、肺部感染致肺脓肿,并引起肺组织破坏、肺膨出形成及血嗜酸性粒细胞(EOS)、血清 IgE 水平显著增高为特征。

根据临床表现和遗传特点,HIES 可分为 2 型:Ⅰ型为经典的 HIES,占所有 HIES 的 60%~70%,除累及免疫系统外,还累及多个系统(多系统型);Ⅱ型为常染色体隐性遗传,仅累及免疫系统。

Ⅰ型 HIES 为经典型,约 90% 为散发病例,少数为常染色体显性遗传(ADHIES)。自新生儿时期就开始的顽固性湿疹样皮炎和皮肤脓疱疹常常是Ⅰ型 HIES 的首发症状,并有外周血 EOS 和血清 IgE 水平显著增高。与其他变应性疾病不同的是,患儿一般无其他过敏表现,如变应性鼻炎、荨麻疹、哮喘。感染是Ⅰ型 HIES 的显著特征。细胞外细菌感染通常在婴儿期或幼儿期开始,主要累及皮肤和呼吸道,表现为此起彼伏的皮肤冷脓肿和反复的肺部化脓性感染,主要致病菌为金黄色葡萄球菌,偶尔为肺炎链球菌、流感嗜血杆菌及肠道的革兰阴性菌如假单胞菌。真菌感染在 HIES 也很常见,表现为黏膜念珠菌病和肺部曲霉菌感染,后者与多重耐药铜绿假单胞菌的反复感染,成为引起 HIES 患者死亡的主要原因。除上述表现外,Ⅰ型患者还有骨骼、牙齿、头颅、口腔黏膜和结缔组织的受累,表现为骨质疏松、脊柱侧凸、轻微外伤即发生骨折,乳牙脱落延迟,颅缝早闭,大小关节的伸展过度及继后发生的退行性关节病;口腔黏膜和牙龈的病变累及硬腭、舌、颊黏膜,表现为腭裂或沿着硬腭中线的纤维带样增厚、舌头裂纹、颊黏膜龟裂及角化斑,鹅口疮也经常发生。多数患者约在 16 岁时就会出现 HIES 的特有面容:面部皮肤因反复感染及湿疹样皮疹而呈现粗糙面容、脸部不对称、鼻梁增宽、鼻翼及鼻尖肥大,血清 IgE 多显著增高。

Ⅱ型 HIES 也有反复、严重的金黄色葡萄球菌、肺炎球菌或流感嗜血杆菌肺部感染,以及显著增高的血 EOS 和血清 IgE 水平,且严重的湿疹样皮炎、皮肤脓肿也会在早期出现,但其与Ⅰ型 HIES 不同的是:呈常染色体隐性遗传,多见于近亲婚配者所生的子女;常合并严重的真菌、细胞内细菌(如分枝杆菌)和病毒感染(如水痘—带状疱疹及单纯疱疹病毒、皮肤传染性软疣等),并可引起严重的中枢神经系统(CNS)病变,如偏瘫、缺血性梗死、蛛网膜下腔出血等,病死率很高;此型患者尽管与Ⅰ型 HIES 型患者一样有反复的金黄色葡萄球菌感染,但无肺膨出和肺大泡形成;此型无骨骼、牙齿及结缔组织病变,病变仅限于免疫系统。

五、原发性吞噬细胞缺陷病

(一)慢性肉芽肿病

约 75% 的慢性肉芽肿病(CGD)患儿在 6 个月内起病,多数在 5 岁内诊断,平均诊断年龄 2.5 岁。最典型的临床表现有反复感染,尤其在生后第一年内明显,感染部位累及上皮表面如皮肤、肺和肠道,或网状内皮系统包括肝、脾和淋巴结。几乎 CGD 患儿均有肺部疾病,包括反复肺炎、肺门淋巴结病、脓胸及肺脓肿,其中 50% 的肺炎为烟曲霉菌肺炎。CGD 患者最主要的 5 种感染病原菌为:金黄色葡萄球菌、洋葱伯霍尔德杆菌、黏质沙雷菌、诺卡尔菌属和烟曲霉菌。皮肤、淋巴结的感染往往反复发生,经久不愈,出现组织坏死,形成瘢痕。35% 的 CGD 患者有肝脓肿,其中 90% 由金黄色葡萄球菌感染所致,非外科手术治疗很难治愈。

由于炎症不完全消散而导致肉芽肿形成,CGD 患者泌尿生殖系统肉芽肿,如膀胱肉芽肿可引起输尿管梗阻和尿路感染;胃肠道肉芽肿可出现于幽门起始段、食管下段、空肠、回肠、盲肠、直肠和肛周,大肉芽肿易引起消化道梗阻,患者顽固性呕吐易误诊为幽门狭窄、食物过敏。

CGD 患儿中较常见卡介苗感染和肺结核病。卡介苗(BCG)是来自于牛分枝杆菌亚株的减毒活疫苗,和环境非结核分枝杆菌(EM)共同属于人类弱致病力的分枝杆菌菌种。部分 CGD 患者可出现重症 BCG 淋巴结炎,CG 接种部位同侧腋下淋巴结钙化是本组患儿突出表现,出现频率高达 50%,大部分患儿无 BCG 接种局部结痂延迟或流脓病史。X-CGD 患儿结核感染发生率较健康人群高 170 倍。

约 20% 的 CGD 患儿有炎症性肠病表现,反复腹泻者应警惕炎症性肠病的可能。同时约 6%CGD 患者易出现自身免疫性疾病或自身炎症性疾病,主要为盘状红斑,其他包括类风湿关节炎、系统性红斑狼疮、皮肌炎、骶髂关节炎、特发性血小板减少、自身免疫性肝炎。

(二)中性粒细胞减少症

中性粒细胞减少症的临床表现多是非特异性的,也是相似的,主要是感染、发热等非特异症状,发热常常是首先并且唯一的表现。中性粒细胞减少症的患儿易感染,反复感染,感染难以控制。感染主要发生于呼吸道、皮肤、黏膜等,如蜂窝组织炎、乳突炎、中耳、咽炎和肺炎偶尔可发生脑膜炎和败血症。病原菌革兰阳性菌比例下降但仍占 60~70%,革兰阴性菌逐年增多并有多重耐药趋势。Shwachman 综合征还伴有胰腺外分泌功能缺陷和骨骺端发育不良三联症。先天性中性粒细胞减少症临床表现轻重不一,绝大多数病情重,预后不良,多于生后数年内死亡。死亡原因常为感染、出血、骨髓衰竭或恶性疾病。后天获得性感染引起的 ANC 减少多为良性过程,大部分患儿在短期内可恢复正常。

(三)白细胞粘附分子缺陷症

白细胞粘附分子缺陷(LAD)分为 3 型。Ⅰ型为整合素 B2(CD18)分子亚单位的基因缺陷,这些病人突出临床表现为皮肤黏膜的反复细菌感染,特点为无痛性坏死,可形成溃疡,进行性扩大范围或导致全身感染,新生儿常有脐带脱落延迟、脐带感染。常见的病原菌为金黄色葡萄球菌和肠道革兰阴性菌。其次为真菌感染,病毒感染不常见,感染部位无脓液形成为本病特点。严重的牙龈炎和牙周炎也是所有婴儿期患者的显著特点。

LADⅡ患者生后不久发生反复细菌感染,常见的有肺炎、牙周炎、中耳炎、局限性软组织炎和皮肤感染,感染部位亦无脓液形成。此类感染严重程度不及 LADⅠ,一般不会危及生命,也无脐带脱落延迟,但有严重的智力发育迟缓,身材矮小,特殊面容和罕见的孟买(H)血型。

最近第三种少见的 LAD 缺陷被发现,LADⅢ患者主要表现为严重反复感染、出血倾向和显著的白细胞增高,与 LADⅠ相似的。

(四)Chediak-Higashi 综合征

持续发热为 CHS 的临床特征之一,患者从婴儿或儿童期开始,长期反复感染,主要累及皮肤和呼吸系统。典型表现有眼周围蜂窝织炎、中耳炎、肺炎、脓皮病和鼻窦感染等。金黄色葡萄球菌和 β-溶血性链球菌是主要的致病菌,抗生素治疗效果差。

CHS 患者虹膜、脉络膜、睫状体上皮色素减低显著,视网膜上皮几乎没有色素沉着。这种眼底的色素缺失导致患者出现畏光、眼球震颤、进行性视野缩小、视力低下等表现。个别患者还会有双侧上睑下垂、外展神经麻痹、角膜混浊、瞳孔不等大、晶状体囊下呈点状混浊等表现。

该病患者的皮肤在出生时或出生后不久可表现色素缺乏,呈乳白色,有的描述为石板样白斑,可有广泛性皮疹。有些患者皮肤白化程度轻微,与其亲属对比才能判断其皮肤色浅。另一特点为受光照射的暴露部位皮肤呈黑褐色或灰色斑条状,境界清楚,以面、颈和手背部较为明显。毛发干燥,颜色由白色到棕黑色不等。大部分患者头发有银白色光泽,强光下和彻底清洗后更明显。正常人毛发镜下可见黑色素颗粒呈细砂样散在分布,CHS 患者毛发的黑色素颗粒变大,呈串珠状和块状异常凝集,而其他类型白化病患者的毛发由于缺乏黑色素,镜下显示一片无色折光。

大约 85% 的患者进入"快速发展期",表现为噬血细胞性淋巴组织细胞增生综合征(hemophagocytic lymphohistocytosis,HLH,简称噬血综合征)。HLH 是一种多器官、多系统受累并进行性加重伴免疫功能紊乱的巨噬细胞增生性疾病,血液系统障碍表现为出血倾向、贫血及各类血细胞减少症,导致 CHS 患者有严重胃肠道出血、全血细胞减少(尤以粒细胞和血小板减少为主)、溶血性贫血及低丙种球蛋白血症等。出血倾向是由于血小板功能方面的障碍,使胶原聚集反应障碍,而不是血小板数量减少或其他原因所致。

神经系统进行性受累在成人型 CHS 患者中常见,但在儿童型 CHS 患者中极少见。临床主要表现为中枢及周围神经病变,以外周神经病变为主,如末梢性神经炎、痴呆、共济失调、癫痫、昏迷以及类帕金森症的震颤麻痹等。少数患者出现心脏受累,偶见 CHS 合并先天性房间隔缺损及心力衰竭。

(五)吞噬细胞缺陷病

吞噬细胞缺陷病(包括酶的缺陷)的患者主要临床表现为皮肤黏膜和呼吸道的反复感染等,常见的病原菌为金黄色葡萄球菌、绿脓杆菌和念珠菌,而髓过氧化物酶缺陷和嗜酸性细胞过氧化氢酶也可不引起任何临床表现。此外,谷胱甘肽还原酶缺陷临床表现为蚕豆病和白内障。Griscelli 综合征的临床表现相似于 Chediak-Higashi 综合征,但无细胞浆内巨大颗粒,毛发干存在成簇的黑色素。Griscelli 综合征也有"快速发展期",如未进行骨髓移植,均于此期死亡。

六、原发性补体缺陷病

(一)血浆补体成分缺陷

C1q、C1rs、C4、C2 缺陷常发生风湿性疾病,以系统红斑性狼疮(SLE)最常见,但多数无SLE 血清学变化,少数患者有慢性肾小球肾炎(MPGN),偶尔发生反复细菌感染。C3 缺陷表现为反复严重的化脓性细菌感染,如肺炎球菌肺炎和脑膜炎球菌脑膜炎,部分患者可伴有MPGN、SLE 或血管皮肤炎。C5、C6、C7、C8、C9 缺陷易患风湿性疾病和反复奈瑟菌感染,前者包括盘形红斑狼疮、硬皮病、肾炎、类风湿关节炎、关节强硬性脊椎炎及 SLE,部分病人皮肤感染和皮下脓肿。D 因子缺陷患者易反复发生鼻窦炎和支气管炎,并易患奈瑟菌感染。

(二)血浆调控成分缺陷

C1 INH 缺陷以血管神经性水肿常见,主要表现为受影响的部位迅速肿胀,无荨麻疹、瘙痒、皮肤发红,一般无疼痛。I 因子、H 因子、备解素缺陷常见化脓性感染,多数为脑膜炎球菌感染。

(三)细胞膜调节蛋白缺陷

CR1、CD59、DAF、C8bp 缺陷导致反复溶血、阵发性睡眠性血红蛋白尿(PNH),部分患者可有 SLE、肾小球肾炎等。CR3 缺陷表现为皮下和口腔反复感染。

第四节 免疫缺陷病的诊断方法

原发性免疫缺陷病是一类与遗传密切相关的疾病。其病因尚未完全清楚,近年来随着分子生物学技术的发展,明确许多与该病有关的基因,为进一步评估原发性免疫缺陷病开辟了新的前景。已经阐明该类疾病的临床和实验室表现常与某一特定基因相关,而在同一种特殊的病种中可表现出不同的严重程度,并且还发现并非所有具有相同临床和实验室表现患者均在相同基因出现突变,这些新的发现提示需要对原发性免疫缺陷病诊断标准重新进行评估。

临床诊断是 PID 诊断过程中最为重要的环节,只有早期的临床拟诊才有可能启动后续的初筛检查、深入检查和基因诊断,防止输注未经辐照处理的血液制品或活疫苗接种等医疗操作,最终使患儿获得根治治疗和生存的机会。PID 的 4 步筛查法选用初筛试验:在大多数情况下主要是免疫球蛋白、流式细胞仪外周血细胞计数、四氮唑蓝染料试验(NBT)和补体活性/水平检测。例如,新生儿期如出现多种细菌病原学依据,如结核杆菌、革兰阳性或阴性菌、真菌等,应及时选作外周血淋巴细胞计数和 NBT。如外周血 T 细胞数量明显低下,则高度提示严重联合免疫缺陷;如 T 细胞正常,而 NBT 明显降低则应考虑慢性肉芽肿病。

随着部分 PID 致病基因及发病机制的逐渐明确,基于功能学或蛋白质水平的快速诊断手段已成为现实。部分患儿病情严重、进展迅速,大多不能等待繁琐、耗时的基因诊断。因此,在造血干细胞移植(HSCT)重建免疫功能前,采用快速诊断手段进一步确诊显得十分重要。如严重的湿疹、血小板减少伴 WAS,如遇危及生命的感染或出血,可不必等待基因诊断结果,而采用 WAS 蛋白检测,如阴性则既能确定 WAS 诊断,亦可帮助确定病情严重程度,尽快促成免疫莺建治疗 H 引。目前同内具备的快速诊断手段尚有限,但 X-连锁无丙种球蛋白血症、XLP 疾病已有部分应用经验。目前已明确约 150 种 PID 系由 120 余种基因突变所致,由于 PID 疾病的异质性和表现的复杂性,基因诊断在 PID 的诊断中显得十分重要,部分缺乏典型表现的 PID 仅能靠基因诊断确诊。基因型—表现型之间的相互关系亦为基础免疫学提供了极为重要的人类免疫系统工作机制。然而,不同个体间基因变异数量巨大,不仅包括单核苷酸多态性(SNP),也包含一些较小片段的插入或缺失。即便是 SNP,最新的全基因组比对分析也发现人类不同个体间的 SNP 可能为 1000～1500 个。因此,进行 PID 基因分析时应小心判断 SNP 在疾病发病中的价值,最好能有大样本健康人群的候选基因序列资料,并结合蛋白质结构、功能及在细胞发育过程中的作用综合判断。

一、以抗体缺陷为主的原发性缺陷病的诊断方法

(一)X-连锁无丙种球蛋白血症

在儿童或成人中,低水平 IgG、IgA 和 IgM 是 XLA 的典型表现。一般 XLA 患儿血清中 lgG 含量<200mg/dl,IgA 和 IgM<20mg/dl。XLA 患儿外周血中成熟 B 淋巴细胞减少或者缺乏,一般 CD19$^+$B 淋巴细胞<2%。流式细胞仪测定免疫荧光标记的 CD19$^+$B 淋巴细胞表达抗原,BTK 蛋白表达水平有助于 XLA 的诊断;而 BTK 基因突变分析是 XLA 确诊的有力证据。

检测 BTK 基因突变的方法有多种,可以利用 SSCP 技术、cDNA 测序或者全外显子测序来检测点突变和小片段的插入与缺失;可以用 FISH 等杂交技术检测大片段的缺失突变。目前世界范围内已经报道了 BTK 的 760 多种突变,且统计分析发现没有一种突变能在超过 3% 的患者中检测到,说明这些突变高度异质,没有突变热点。BTK 的主要突变类型为点突变,其次为碱基缺失突变和剪接突变。已经报道的大片段缺失突变有 50 多种,但多数是 BTK 基因内的 1 个或多个外显子缺失。也有少数患者同时存在 BTK 下游基因缺失的突变,缺失片段大小从 20kb 到 200kb 不等,涉及的下游基因包括 TIMM8A、TAF7L 以及 DRP2。

据泛美免疫缺陷病组(PAGID)和欧洲免疫缺陷病协会(ESID)1999 年制定的诊断标准:男性患者 CD19$^+$B 细胞<2%,并符合以下至少 1 项:①基因突变;②检测中性粒细胞或单核细胞发现缺乏 BTK mRNA;③单核细胞或血小板缺乏 BTK 蛋白;④母系的表兄、舅舅或侄子 CD19$^+$B 细胞<2%。

(二)高 IgM 血症

HIGM 的实验室检查主要表现为血清 IgG、IgA 和 IgE 明显降低,IgM 水平正常或升高。临床表现为反复感染,血清 IgG、IgA 和 IgE 明显降低,IgM 水平正常或升高的 PID 较多,需与 CVID、XLA 等疾病相鉴别,另外还需要考虑:①实验误差:若仅发现 IgM 升高,而

临床症状无 HIGM 的表现，则有可能为实验室操作误差，需重新检测。②某些肠道疾病或肾脏疾病，由于低分子量蛋白的丢失（IgG 和 IgA），可出现 IgG 和 IgA 降低，而 IgM 正常的类似 HIGM 表现。另外，需要指出的是并非所有 IgM 升高均为 HIGM，并且不同年龄段 IgM 水平存在差异。

基因检测是最终的确诊标准，但其应用因价格昂贵、检测周期较长，且在大部分医疗机构尚未开展等受到限制。

近年来，流式细胞术在诊断 HIGM 中的应用越来越广泛。CD40L(gp39 或 TRAP)为肿瘤坏死因子家族成员，主要表达于激活的 CD3$^+$CD8$^-$T 淋巴细胞表面，少量 CDsT 淋巴细胞亦有表达；目前已经有利用流式细胞术检测激活的 CD3$^+$CD8$^-$T 淋巴细胞表面 CD40L 的表达情况在临床上已广泛应用，此方法具有需血量小、简便快速、特异性高和易普及等特点，特别适用于辅助临床诊断和初步筛查，在 XHIGM 的早期诊断和治疗方面具有重要意义。

(三)选择性 IgA 缺乏症

SIgAD 的诊断标准为年龄在 4 岁以上，血清 IgA 含量持续小于 0.05 g/L，IgG 和 IgM 含量正常或增加，细胞免疫功能正常或减低，除外其他因素如药物、脾切除术等致继发性血清 IgA 低下。年龄之所以以 4 岁为界限，是因为部分婴幼儿在 4 岁后 IgA 可恢复正常，早期缺乏与儿童成熟延迟有关。

(四)普通变异性免疫缺陷病

CVID 患者血清中免疫球蛋白水平普遍降低，通常以 IgG 和 IgA 水平降低为特征，半数患者同时伴有 lgM 减少。但研究表明，2/3 患者血循环中 B 淋巴细胞数虽正常，只是在其分化为浆细胞的过程中出现障碍，表现为淋巴结、脾、消化道淋巴组织中 B 淋巴细胞增生明显，但缺乏浆细胞。部分病例还伴有 T 辅助细胞减少、T 抑制细胞过多。或出现抗 T、B 淋巴细胞的自身抗体，或巨噬细胞功能障碍。

CVID 的诊断主要靠排除法，所以要注意与其他疾病相鉴别，如 X-连锁无丙种球蛋白血症、常染色体隐性遗传无丙种球蛋白血症和高 IgM 血症等，因为这些疾病有其自身的疾病谱特点和免疫学特征，临床上不难鉴别，所以 CVID 最主要的是与暂时性低丙种球蛋白血症和选择性 IgA 缺陷相鉴别。前者血清 IgG 水平常在 2~3 岁恢复到正常水平，如果长期不恢复，要考虑到 CVID 的可能。后者临床症状一般较轻微，除非出现较重的感染，一般不容易被发现，需要注意的是部分选择性 IgA 缺陷的患者有转变为 CVID 的可能。

(五)选择性 IgG 亚类缺陷

各 IgG 亚类包括 IgG1 和 IgG3 为抗蛋白质抗原（如病毒、细菌菌体及其 A 毒素等）的主要抗体；IgG2 和 IgG4 是抗多糖抗原（如肺炎球菌、流感杆菌的荚膜多糖等）的主要抗体。因此实验室检查测血清 IgG 亚类水平，有条件者测定抗原特异性 IgG 亚类抗体。

选择性 IgG 患者血清中总的 IgG 水平一般均正常，而单个或多个 IgG 亚类的含量低于同龄儿正常值均数减 2SD（即 20%）。

(六)婴儿暂时性低丙种球蛋白血症

患儿血清一种或多种免疫球蛋白含量低于相同年龄组水平 2~3 个标准差或血清 IgG 少于 2.5/L，抗体的反应性降低，但循环中的 B 细胞数可正常。其他一些原因如严重感染、血清免疫球蛋白的额外丢失也可导致婴儿低丙种球蛋白血症。

二、联合免疫缺陷病的诊断方法

(一)严重联合免疫缺陷

SCID 患儿体内 T 细胞少于 0.2(正常婴儿为 0.55～0.75),体外丝裂原刺激活化反应或反应严重低下。B 细胞数量可能减少、正常或相对升高。SCID 患儿在感染或注射疫苗后均不产生特异性抗体。由于多种基因突变可导致 SCID,而且突变基因不同遗传方式和临床表现也存在一定差异。因此最终确诊有赖于基因诊断。

多数家族有产前诊断的要求,但由于 X-SCID 胎儿在孕期通常没有特殊表现,普通的染色体分析和生化检测不能用于该病产前诊断。IL2RG 基因的精确定位和克隆使 IL2RG 的基因诊断和产前诊断成为可能。对已明确基因突变型的 X-SCID 家系,可以对家族中可疑女性行携带者筛查,产前基因诊断可避免生育该病患儿。

(二)X-连锁高 IgM 血症

X-连锁高 IgM 血症由于 CD40L 变异导致的发病率约为 1/100 万;由于 T 淋巴细胞上的 CD40L 缺陷,B 淋巴细胞上的 CD40 不能与之结合,从而使得 IgM 向 IgA、IgG、IgE 的转化障碍。表现为血 IgA、IgG 显著降低,而 IgM 正常或升高。

目前已经有利用流式细胞术检测激活的 $CD3^+CD8^-$ T 淋巴细胞表面 CD40L 的表达情况,因该方法迅速准确、需血量小且普及比较容易,有可能成为 X-连锁高 IgM 血症的首选筛查手段。新生儿期 T 细胞 CD40L 分子呈生理性表达低下,应在 19～28 周后才进行此类检查。CD40L 基因突变的分析可明确诊断,也可用于产前诊断和发现女性疾病携带者。

(三)酶缺陷引起的免疫缺陷病

1.腺苷脱氨酶缺陷

ADA 缺陷 SCID 诊断依靠红细胞 ADA 值降低或者缺乏。dANP 浓度升高、S-腺苷同型半亮氨酸羟化酶(SAHH)活性下降、dAXP 浓度升高和尿液 dAdo 增加有助于证实诊断。

ADA 缺陷 SCID 特征性改变为胸腺发育不良,T、B 细胞减少,部分病例 NK 细胞减少。淋巴细胞功能缺陷导致反复感染和生长发育停滞。相对于其他类型 SCID,通常情况下其淋巴细胞减少更严重,绝对值常 $<500×10^6/L$。

通过测定培养羊水成纤维细胞或绒毛膜活检 ADA 酶可作产前诊断。基因分析可了解基因突变位点和类型,有助于家系调查。

2.嘌呤核苷酸磷酸化酶缺陷

白细胞数正常,但淋巴细胞百分率极低(<10%)。T 细胞功能在出生时可正常,随着年龄增长,T 细胞增殖反应明显下降。多数患者 B 细胞百分率、免疫球蛋白水平和特异性抗体正常。测定红细胞溶解液的 PNP 酶活性可确诊该病。检测羊水和羊毛膜细胞的 PNP 活性可作产前诊断。

(四)其他联合免疫缺陷病

1.Jak-3 缺陷

患者体内成熟 T 细胞减少甚至缺如,B 细胞数正常,为 $T-B^+$ 型 SCID。B 细胞功能异常,免疫球蛋白水平低下。免疫印迹分析证明,Jak3 蛋白缺如或极其低下可明确诊断该病。

Jak-3 缺陷诊断主要通过详细病史询问及体格检查,结合性别、血常规、淋巴细胞分类计数、免疫球蛋白测定等临床诊断,最后通过 Jak3 基因序列分析、蛋白表达水平及 STAT5 磷酸化分析综合确诊。

2.Rag-1/Rag-2 缺陷

完全性 RAG-1 和 RAG-2 缺陷性 T-B-SCID 患儿体内 T 细胞和 B 细胞完全缺如,NK 细胞数可正常,不能产生免疫球蛋白。

Omenn 综合征患儿胸腺完全缺乏 T 细胞,淋巴器官萎缩。外周血、淋巴组织 B 细胞缺如,大多数患儿皮肤、小肠和肝脾有不同程度的 T 细胞浸润。Omenn 综合征患儿 T 细胞数量增加,这种增殖为 T 细胞受体可变区主要的 β 链(TCRβV)寡克隆扩增的结果,但因 T 细胞受体缺陷致 T 细胞功能障碍。

TH2 细胞异常扩增,部分患儿体外淋巴细胞产生 IL-4、IL-5 增多,而 IL-2、IFN-γ 降低。此外,CD30 阳性细胞增多也表明 TH2 细胞增多。

3.主要组织相容性Ⅰ类抗原(MHCⅠ)和主要组织相容性Ⅱ类抗原(MHCⅡ)缺陷

大多数患者淋巴细胞计数正常,B 细胞数可降低淋巴活检发现淋巴滤泡发育差,生发中心缺如。循环 T 细胞数正常,但 MHCⅡ抗原缺陷,CD4$^+$ T 细胞减少,以未成熟的 CD4$^+$ CD45RA$^+$ T 细胞为主;T 细胞增殖反应正常或中等程度降低。由于 CD8$^+$ T 相对或绝对增高,CD4 : CD8 比率倒置。MHCⅡ抗原缺陷患者均有低 Ig 血症和特异性抗体反应低下。血液学检查发现中性粒细胞减少和溶血性贫血。单个核细胞如 B 细胞、单核细胞、活化 T 细胞以及巨噬细胞上 MHCⅠ或Ⅱ抗原缺陷可明确诊断。对该疾病患儿的产前诊断已取得成功。

4.ZAP-70 激酶缺陷症

患儿总淋巴细胞数 CD3 正常或升高,CD4$^+$ T 细胞百分率增高(占单个核细胞的 60%~ 80%),缺乏 CD8$^+$ T 细胞(0%~3%)。T 细胞增殖反应低下,抗 CD3 刺激 T 细胞不能诱导细胞浆酪氨酸磷酸化酶产生,Ca^{2+} 内流减少。NK 细胞数和功能正常。大多数患者 B 细胞数目正常,但血清丙种球蛋白血症低下。

5.网状组织发育不全

RD 突出的实验室发现是细胞显著减少,不仅淋巴细胞减少,粒细胞也显著减少。血小板正常或偏低。该病诊断主要通过详细的病史询问及体格检查,结合血常规、骨髓细胞学检查、淋巴细胞分类计数、免疫球蛋白测定、听觉诱发电位、胸部 X 线等检查临床诊断,最后通过 AK2 基因序列分析、AK2 蛋白表达水平测定综合确诊。

三、伴有其他症状的原发性免疫缺陷综合征

(一)湿疹血小板减少伴免疫缺陷综合征

根据 WAS 反复感染湿疹血小板减少和血小板体积减小的临床表现,典型的 WAS 病例诊断并不困难,但是由于 WAS 基因突变类型多样,临床表现差异很大。对先天性或早发血小板减少伴小血小板的男婴,需警惕 XLT 的可能。WASp 的流式检测和 WAS 基因分析是确诊手段。对于 WAS 的高危儿必须进行产前诊断以避免缺陷儿出生。产前诊断的方法包括基于 DNA 测序的羊水细胞分析和脐带血 WASp 流式检测。

(二)胸腺发育不全

完全性 DiGeorge 综合征,出生后严重 T 淋巴细胞减少(CD3$^+$ T<50/mm^3),B 细胞和 NK 细胞正常;针对丝裂原的增殖反应缺失或极度减低;IgG、IgA 和 IgM 减低(尽管生后数

周内母体残留影响 IgG)。不典型完全性 DiGeorge 综合征 T 细胞数可以是低的、正常的和高的。针对丝裂原的淋巴细胞增殖反应可以是低的和正常的。

DiGeorge 综合征最初的临床诊断标准过于严格,因为随着分子机制的发现,越来越多非典型病例被报道。一项完全性 DiGeorge 综合征大样本研究显示近一半的患者无心脏缺陷,又由于该病的高发生率,提示只要有所怀疑就应详细检查。由于是 3Mb 的染色体微缺失,用常规染色体核型分析方法无法分辨,即便是高分辨率的 G 显带也无法诊断,FISH 方法是诊断的金标准。由于探针设计大小为 100kb,与靶基因特异结合,敏感性和特异性均极高。近些年,array-CGH 方法逐渐在国内应用于临床,该方法可同时筛查全基因组热点缺失或重复序列,但还需 FISH 来证实。

(三)共济失调毛细血管扩张综合征

对于有共济失调表现的儿童,常规的血清 AFP 检查、染色体核型检查、细胞和体液免疫功能检查有助于早期诊断 AT。AFP 在 1 岁以上的儿童小于 10ng/mL。超过此水平的儿童且无其他部位病变可以解释(肝脏、睾丸、胰腺病变等),意味着异常,>95% 的 AT 患儿 AFP 升高。对于有慢性进展的共济失调的患儿,常规的 AFP 检查显得简便、经济和有效。

其次是染色体核型分析,AT 患儿可出现 14 号同源染色体易位,也有 14 号染色体与 7、8 号或 X 染色体易位。

再者是免疫功能缺陷,表现 T 细胞水平下降和 IgG2(占 66.6%)、IgA(占 68.3%)和 IgE(占 50%)下降,相反 IgM 升高。

AT 的确诊可以通过鉴定 ATM 基因突变来证实。但由于 A7rM 基因编码序列的庞大(包含 66 个外显子)和缺乏热点的突变(>400 个突变)使得直接测序来诊断 AT 变得漫长且不确定。AT 患儿的放射敏感性也被用于临床辅助诊断,所采用的集落存活测定法(CSA)被证实为一种有效的临床诊断试验。AT 患儿的淋巴样干细胞(LCLS)在 1Gy 放射强度下存活率<21%,而正常者>36%。AT 的诊断还可通过免疫印迹法检测细胞内 ATM 蛋白,淋巴细胞系 AT 患儿>95%缺乏。<1%的 AT 患儿 ATM 蛋白正常。但是由于细胞内 ATM 蛋白浓度低,需要 1~2 千万细胞数,除非建立细胞系,否则在婴儿无法实行。

(四)X-连锁淋巴细胞异常增生症

本病在 EBV 感染前无任何实验室异常,仅部分病儿呈现不同程度的免疫球蛋白异常,可出现高 IgA 或 IgM、低 IgG1 或 IgG3;此阶段确诊应依赖于限制性长段多态性分析以明确 XLP(LYP)基因缺陷。

EBV 感染后抗 EBV 核抗原(EBNA)抗体滴度下降或缺乏,抗 EBV 壳抗原(VCA)抗体滴度变化不一,PCR 技术检测 EBV 基因组或组织化学染色发现淋巴组织中存在 EBNA 可明确 EBV 感染(阳性率可达 100%)。外周血和骨髓在 EBV 感染后的不同时期表现不同:早期外周血白细胞增高,出现大量变异淋巴细胞,主要为活化的 T 细胞。多数患儿 CD8 细胞数量增多,CD4/CD8 细胞比率降低,低 Ig 血症和抗体反应低下。骨髓系增生活跃,伴核左移。中期:外周血全血象减少,骨髓淋巴样细胞广泛浸润,主要为活化的 T 细胞和浆细胞,伴有细胞坏死和组织细胞吞噬血细胞现象(VAHS)。晚期:骨髓大量坏死,VAHS 更为突出。

T 细胞分泌 IFN-γ 的能力下降,而合成 IL-2 的功能正常。NK 细胞功能在 EBV 感染前正常,感染时增高,而感染后降低。皮肤迟发反应呈阴性。FIM 急性期时肝功能包括血清转氨酶、乳酸脱氢酶和胆红素升高。嗜异凝集反应阳性。

XLP的诊断标准如下：①明确诊断：男性患者出现XLP的一种或多种临床表型，加上sH2D1A缺陷；②可以诊断：男性患者出现XLP的任何一种或多种临床表型，在其兄弟、姨表亲、叔叔或侄子中至少有一人出现XLP的临床表现（并不清楚sH2D1A基因的情况）；③可疑诊断：男性患者出现XLP的任何一种或多种临床表型，而家族中并没有其他人出现同样的症状（并不清楚SH2D1A基因的情况）。

四、其他原发性免疫缺陷病

(一)自身免疫性淋巴细胞增生综合征

根据ALPS的两个特征，即外周血中DNT细胞增加和体外FAS介导凋亡途径存在异常，实验室检查主要是通过检测DNT细胞、FAS介导凋亡通路异常，以及其他一些相关的辅助检查。

DNT细胞的检测：应用流式细胞仪检测$TCR\alpha\beta^+$ DNT细胞对实验室的要求较高，首先需设定正常值。由于设定方法不同，DNT所占百分比的正常值范围在不同实验室各有差异。在一些肿瘤、HIV感染、急性病毒感染以及某些炎症状态时，NK细胞，NK/T细胞，$TCR\gamma/\delta$双阴性T细胞也可以具有$CD3^+/CD4^-/CD8^-$免疫表型，因此除CD4、CD8和CD3之外，还需检测$TCR\alpha/\beta$。ALPS患者也可以出现其他淋巴细胞亚型的增高，如$CD5^+$B细胞、$CD8^+$T细胞、$CD57^+$T细胞和$HLA-DR^+$T细胞。外周血和淋巴组织中$TCR\alpha\beta^+CD3^+CD4^-CD8^-$T细胞增高是ALPS的特点。虽然一些自身免疫性疾病，如SLE和ITP也可出现该类细胞的轻度增高，但DNT细胞明显增高(>5%)，仅见于ALPS患者。

体外FAS介导凋亡通路缺陷的检测：从患者外周血中分离出单个核细胞，有丝分裂剂促进T细胞生长，在含有IL-2的培养基中培养近28天。对非ALPS患者来说，有丝分裂剂的促进和培养可促使并启动FAS凋亡通路。在体外实验中，正常T细胞和抗-Fas IgM单克隆抗体接触后，很快发生细胞死亡和细胞凋亡。由于ALPS患者该通路存在异常，其T细胞和抗-Fas IgM单克隆抗体接触后不会死亡。该实验花费时间长，且耗材昂贵，需要包括阳性和阴性在内的多种对照，并且必须进行多次重复实验以排除各种可变因素。因此，世界上仅少数实验室开展了此项研究。

组织病理学有助于ALPS与恶性疾病、感染以及其他淋巴细胞增殖综合征进行鉴别。ALPS患者的淋巴结中可以看到副皮质区T细胞表达增加。这些T细胞中多数是DNT，而且是典型的CD45RO阴性。许多副皮质区淋巴细胞表达穿孔蛋白、TIA-1和CD57，并且是CD25阴性。其他能够发现的共同特征包括滤泡增生、浆细胞增多和滤泡间血管明显增多。T细胞还常会出现增生指数增高，表现为大量有丝分裂和Ki-67。

ALPS患者可出现血清IL-10、维生素B_{12}和FASL增高。研究表明，$TCR\alpha\beta^+$-DNT细胞增高的同时，若伴有血清或血浆中IL-10、IL-18，可溶性FASL(sFASL)或维生素B_{12}增高，则可以明确提示FAS基因存在种系或体细胞突变。当缺乏先进的遗传学检测手段时，这些生物标志物的测定有助于疾病诊断。ALPS患者可出现B和T淋巴细胞增多、自身免疫性抗体(DAT、抗血小板抗体、抗中性粒细胞抗体和抗核抗体)阳性、多克隆高球蛋白血症。大部分患者IgG水平增高，但同时可有IgA或IgM增高。小于10%的患者出现低丙种球蛋白血症。

确诊 ALPS 需同时符合两个主要诊断依据加一个主要辅助诊断依据；疑似诊断标准则是符合两个主要诊断依据加一个次要辅助诊断依据。对于疑似病例建议采用与确诊病例相似的治疗和随诊方法，如有条件，仍建议行遗传学或凋亡途径异常的检测。

主要诊断依据：①慢性（>6 个月）、非恶性、非感染性淋巴结肿大和（或）脾肿大；②在细胞计数正常或淋巴细胞增高的外周血中，TCRαβ$^+$ CD3$^+$ CD4$^-$ CD8$^-$（DNT）细胞在总淋巴细胞中≥1.5%，在 CD3$^+$ 淋巴细胞中≥2.5%

主要辅助诊断依据：①应用两种不同方法检测到淋巴细胞凋亡异常；②FAS，FASLG或 CAPS10 的体细胞或种系病理突变。

次要辅助诊断依据：①血浆中 sFASL 增高（>200pg/ml），或血浆 IL-10 增高（>20pg/ml），或血清或血浆中维生素 B$_{12}$ 增高（>1500ng/l），或血浆 IL-8 增高（>500pg/ml）；②血液病理专家认可的典型免疫组化改变；③自身免疫性血细胞减少（溶血性贫血、血小板减少或中性粒细胞减少）和 IgG 增高（多克隆高丙种球蛋白血症）；④非恶性、非感染性淋巴细胞增生家族史，伴或不伴有自身免疫改变。

（二）干扰素-γ 受体缺陷病

该病患者一般免疫功能并无异常，进一步检查发现外源性 IFN-γ 诱导外周血单个核细胞产生 TNF-α 的能力下降。患者 T 细胞对 NTM 的增殖反应正常，但产生 IFN-γ 的量减少。

自然 NTM 感染的淋巴结和肝脏病变组织学常为非特异性炎症肉芽肿样改变，包括中性粒细胞、巨噬细胞和泡沫细胞浸润。多核巨细胞少见或缺如。病变组织中见到大量分枝杆菌者的预后差。

播散型 BCG 的组织病理学改变有两种类型：类结核性肉芽肿（Ⅰ型）和麻风瘤样肉芽肿（Ⅱ型）。Ⅰ型肉芽肿患儿的存活机会较大，而Ⅱ型肉芽肿预后极差。抗分枝杆菌药物治疗不能改变肉芽肿病变性质。

利用抗体检测细胞表面是否表达 IFN-γR1 分子，可初步诊断本病，但不能完全排除部分突变所致的 IFN-γR1 分子功能缺陷。基因测序以及患儿对 IFN-γ 刺激的反应可以明确诊断。

（三）高 IgE 综合征

血清 IgE 测定用酶联免疫吸附试验（ELISA）方法测定本病患者血清总 IgE，一般均超过 2000U/ml，个别患者可高达 50000U/ml。高 IgE 综合征患者血清总 IgE 呈持续增高状态，波动率一般不超过 50%。采用固相放免法（MSPRIA）测定本病患者血清特异性 IgE，常显示其中的特异性抗金葡菌和抗念珠菌抗体含量呈明显增高，而 IgA、IgD、IgM 和 IgG 含量大多正常。

高 IgE 综合征患者外周血白细胞总数和中性粒细胞比例虽然正常或偏高，吞噬功能也正常，但中性粒细胞的趋化能力却存在明显的缺陷。由于同一患者中性粒细胞的趋化性波动性较大，因此，必须进行动态性观察。外周血和痰液中嗜酸性粒细胞计数呈轻至中度增高，有时可高达 30%～50%。淋巴结、肺泡壁和脾脏等组织中可有嗜酸性粒细胞浸润。

本病患者用结核菌素纯化蛋白（PPD）、双链酶（SKOSD）等抗原所做皮肤迟发性超敏反应试验结果常为阴性或弱阳性，而对许多食物、吸入物、细菌和真菌抗原呈现速发性阳性反应。

高 IgE 综合征患者血常规大多正常,部分患者有轻度营养不良性贫血。血沉长期增加,常达 30~60mm/h,可能与其慢性炎症有关。循环血中 T 淋巴细胞数量减少,OKT3、OKT8 细胞数量减少,而 OKT4 细胞数量正常。高 IgE 综合征患者的 Th/Ts 比例增高,可能是为了代偿由于某种免疫缺陷引起的易感染性而表现出的继发现象。

幼儿期复发性皮肤、肺部感染和寒性脓肿;血清 IgE 显著增高(超过 2000IU/ml);嗜中性粒细胞趋化性障碍;并结合化脓灶中检出的金黄色葡萄球菌及其伴发的症状,可诊断为高 IgE 综合征。

五、原发性吞噬细胞缺陷病

(一)慢性肉芽肿病

对于生长发育落后,自幼反复出现严重肺部、淋巴结、肝脾、骨骼和皮肤细菌、真菌感染,有肉芽肿形成,结肠炎及伤口愈合延迟者,应高度怀疑本病;接种卡介苗后出现 BCG 感染或怀疑结核而抗结核治疗效果不好者,也应怀疑本病。

四氮唑蓝试验(NBT)为常用筛查方法(测定胞内超氧根释放),CGD 患者 NBT 检测阳性<5%(健康人>95%);而二羟罗丹明 123(DHR)试验(用流式细胞术分析中性粒细胞在佛波酯刺激后,细胞内产生的过氧化氢将无荧光的 DHR123 氧化为有荧光的罗丹明的程度)方法更敏感、准确,逐渐替代 NBT 成为确诊 CGD 的主要手段,并能发现轻症 CGD 患者和携带者。基因诊断的 CGD 患者中,常见白细胞升高,以中性粒细胞升高为主;血清 Ig 代偿性升高,部分患者 IgE 增高;胸部 CT 可见感染部位结节状致密影或团状影。

基因序列分析可从分子水平明确 CGD 诊断,并检测携带者及产前诊断 CGD 胎儿。为尽快准确明确致病基因,应首先分析 CGD 相关基因的 cDNA,以减少漏诊。对于患儿家族中携带者或高风险孕妇,可分析其胎儿羊水细胞相关致病基因 cDNA;而致病性基因突变及突变基因携带者不能确定时,取高风险孕妇的胎儿脐静脉血行中性粒细胞 DHR 试验进行产前诊断,可有效避免 CGD 患儿出生,提高人口素质。

(二)中性粒细胞减少症

中性粒细胞减少的绝对值(ANC)随年龄而异:足月新生儿<8×10⁹/L;早产儿<6×10⁹/L;生后 1~2 个月<2.5×10⁹/L;2 个月~1 岁<1.0×10⁹/L;1 岁至成人其正常<1.5×10⁹/L;任何年龄 ANC<0.5×10⁹/L 为中性粒细胞缺乏症。

外周血单核细胞和嗜酸细胞增高与粒细胞减少,常见轻度贫血和反应性血小板增高。

骨髓检查可无异常,也可发现髓样增生活跃和粒细胞系统早期发育成熟受阻,偶尔为晚期成熟障碍。

(三)白细胞粘附分子缺陷症

LAD I 患者外周血中性粒细胞显著增高,感染时尤为明显,可高达正常人 5~20 倍。患者的白细胞在体内和体外均观察到有迁移缺陷,体内白细胞趋化试验(Rebuck 皮窗法)显示中性粒细胞不能从血管向皮肤部位移动;体外趋化小室法提示中性粒细胞对各种趋化素的刺激反应减弱,移动功能受损。临床上有反复软组织感染、皮肤和黏膜慢性溃疡伴外周血白细胞计数很高的婴儿应考虑 LAD I 可能,特别是有脐炎和脐带脱落延迟病史的。可采用流式细胞仪检测测定中性粒细胞 CD18 阳性率来确诊该病,进一步采用基因序列分析确定 β2 亚单位的确切分子缺陷。

LAD Ⅱ患者外周血中性粒细胞异常增高,无感染情况下高达 $25\sim30\times10^9$/L,急性感染时可高达 150×10^9/L。如患儿有反复轻度感染、明显白细胞增多、孟买血型以及生长和智力低下,应考虑此病可能。采用 CD15s 单抗流式细胞仪检测外周血白细胞的 SLeX 表达。如果要确诊应进行 GDP-岩藻糖载体基因序列分析。

(四)Chediak-Higashi 综合征

血常规可表现为全血细胞减少,尤以粒细胞和血小板减少为著。

血涂片粒细胞、淋巴细胞、血小板内出现粗大溶酶体颗粒,颗粒明显,大小不等,呈现多形性,颜色为深浅不一的黄褐色,过氧化物酶染色阳性,瑞氏染色呈灰绿色、淡紫色不等。以上可作为本病的确诊依据。幼稚粒细胞、嗜酸和嗜碱性粒细胞中亦可见到这种颗粒。

骨髓象原始粒细胞及早幼粒细胞可无明显变化,有的含大而规则的嗜酸性颗粒呈串珠样排列。粒细胞除正常嗜天青颗粒外,还含有过氧化物酶阳性棕色颗粒,电镜观察可发现其胞浆内含许多大小不等的电子致密颗粒,多较正常颗粒大,其直径可为正常颗粒 10 倍以上。此颗粒系一种巨大的嗜天青颗粒,内含髓过氧化物酶、酸性磷酸酶等,属溶酶体性质,过氧化酶阳性,瑞氏染色为黄或浅棕褐色,偶见吞噬体、胞浆内细胞器变性及空泡状结构。杆状核细胞中的异常颗粒较晚幼粒细胞中的少且着色深,嗜酸、嗜碱粒细胞未见明显异常。红系增生活跃,中晚幼比例明显增加。细胞越成熟,颗粒越粗,颜色越深,而数目越少,可能是颗粒聚集或融合所致。电镜检查对该病的确诊亦有重要意义。

此病特征性诊断依靠在外周血涂片、骨髓片中有核细胞浆中找到紫红色、圆形或椭圆形巨大颗粒,结合典型的临床表现发和眼的白化病症状、严重免疫缺陷、出血倾向、外周神经病变等可确诊。产前诊断有三种方式:胎血可发现粒细胞胞浆中有增大的溶酶体及颗粒;胎儿毛发在光学及电子显微镜下可发现巨大黑素小体;羊水细胞及绒毛膜绒毛细胞培养可发现这些细胞中有增大的溶酶体。

六、原发性补体缺陷病

补体功能试验:①经典、替代和植物凝集素激活途径的总补体活性:传统的功能试验均用溶血试验,它可了解补体的整体激活过程,这对评价补体缺陷时较为有用。补体的功能也可测定血清与固化的补体活化物作用时生成的产物,如测定经典途径用 IgM,测替代途径用 LPS,测植物凝集素途径用甘露糖。②测某个补体成分的活性:定量某个补体蛋白必须满足其全部反应所需的各种成分。最常用的方法是应用明确缺乏某一功能蛋白的血清。用这种补体成分缺乏或缺失的血清来滴定标本中该补体蛋白较为容易。③C1 抑制物活性:15% HAE 患者(Ⅱ型 HAE)的 C1 抑制物抗原含量正常甚至增加。

单一补体成分的免疫化学分析:单一补体成分(不是功能活性)可用免疫沉淀反应,如单向免疫扩散、免疫光散射法、ELISA 法或免疫印迹法来测定。在常规工作中 C3,C4(有时 B 因子)最为常用,其次是测 C1 抑制物来诊断 Ⅰ 型 DAE。免疫缺陷患者应考虑测定 MBL 和备解素。有 CH50 或 AH50 减低者提示补体缺陷,可用免疫化学法定量某一补体成分,如确有减低,无需再作功能试验。反之,如免疫化学测定未发现减低,则可能有功能不良,作功能试验可明确诊断。

补体结合性自身抗体的检测:C3NeF 可用稳定的替代途径转换酶 C3bBb 的衰变试验来检测。

第五节　免疫缺陷疾病治疗及进展

免疫缺陷病的大体治疗原则主要如下：

1.一般治疗

加强宣传与护理，采取有效措施预防感染，合并感染时应用合适的抗生素治疗，针对各种情况进行对症治疗：如 WAS 患者发生血小板减少性严重出血，可输新鲜血小板及维生素 D 或甲状旁腺素。有 T 细胞缺陷患者应禁种活疫苗。同时应禁止输新鲜血制品，以防发生移植物抗宿主反应（GVHR），必须输血或新鲜血制品时，应先用射线（2000~3000rad）处理。血制品还要严格筛查巨细胞病毒（CMV），以防血源性 CMV 感染。有一定抗体反应者可考虑予死疫苗接种，细胞免疫缺陷患者不宜接种活疫苗，如口服灰髓炎疫苗，以免感染患儿。有些病例需长期予抗生素以预防感染。如用磺胺甲基异噁唑（TMP＋SMZ）可预防 CGD 患儿感染和减少严重感染发病率；抗生素和细菌疫苗结合免疫治疗可预防补体缺陷患者反复感染。PID 患儿一般不行扁桃体和淋巴结切除术，脾切除术视为禁忌，糖皮质激素类及免疫抑制剂等药物应慎用。

2.替代治疗

约 80％的 PID 患儿伴不同程度 IgG 或其他抗体缺乏，因此补充 lgG 是最常见的替代治疗措施。其他替代治疗包括特异性 Ig、输白细胞、细胞因子（如胸腺素等）。红细胞内有大量嘌呤核苷磷酸酶（PNP）和腺苷脱氨酶（ADA），因而用洗涤红细胞可治疗 PNP 及 ADA 缺陷症患者；输注白细胞可用于治疗中性粒细胞功能缺陷伴严重感染者。IL-2 可用于治疗 SCID，但仅可能对 IL-2 表达缺陷的 SCID 有效。γ-干扰素可用于治疗 CGD。

3.免疫重建

免疫重建是将正常细胞或基因片段植入患者体内，使之发挥其功能。以期能持久的纠正免疫缺陷状态。免疫重建的方法有干细胞移植、骨髓移植和基因治疗等类型。

4.干细胞移植

脐血富含造血干细胞，可作为免疫重建的干细胞重要来源，近年开展脐血干细胞移植成活率已达 75％。无关供体配型脐血干细胞移植后 GVHR 较无关供体配型骨髓移植为轻，这是优先选用该方法的原因。母体骨髓 CDM＋干细胞宫内移植（腹腔注射）也有成功报道。无关供体配型移植无论是脐带血或骨髓，均应进行移植前后免疫抑制治疗，其使免疫功能重建延迟和增大继发感染的机会。同胞纯合子脐血干细胞移植则可不必进行免疫抑制治疗，因此成功率明显增高。干细胞移植适于淋巴系和髓系免疫缺陷，其中报道成功最多的为 SCID 和 WAS。有学者认为造血干细胞移植对单纯抗体缺陷无明显作用。

骨髓移植的总成活率约 62％，其中同型合子骨髓移植达 79％。无关供体配型骨髓移植成功率也近 50％。年龄越小成功率越高，5 岁以内接受骨髓移植成活率可高达 85％。

5.免疫增强剂

种类繁多，主要药物是一些细菌裂解产物或人工合成的小分子多肽，这些物质进入机体后发挥无害抗原或免疫细胞增殖、分化的刺激原作用。主要效应是刺激淋巴细胞增殖、提升吞噬细胞活性，促进 B 细胞分泌 Ig，T 细胞分泌细胞因子从而改善免疫应答水平，增强 CTL

活性、吞噬指数、淋巴细胞转换率等一般免疫功能。多数免疫增强荆对 PID 几乎无效,因其不能纠正先天存在的基因缺陷。当然,如果能明确某种免疫增强剂的作用环节,同时在体内、外得到增强免疫应答某一环节作用的循证医学证据,有的放矢地应用某种免疫增强剂(如用 γ-干扰素治疗 CGD)于某种 ID,虽不可能改变其基因缺陷,但也许能改善其一般免疫状态,改善生活质量。但因缺乏足够的体外实验依据证明某种免疫增强剂作用于免疫应答某环节以及严重缺乏体内实验依据证明免疫增强剂在人体内的免疫学药效,目前应用免疫增强剂仍十分茫然。

6. 基因治疗

许多 PID 的突变基因已被克隆,其突变位置已确立,为基因治疗打下了基础。理论上讲,凡骨髓移植成功的疾病均是基因治疗的指针,但目前 PID 基因治疗仍在艰难探索中。

但不同类型的疾病仍需按照各自的特点作不同的治疗,具体如下:

一、抗体缺陷为主的原发性缺陷病

(一)X-连锁无丙种球蛋白血症

XLA 由于体液免疫缺陷,故患者主要以细菌感染为主,且多迁延难愈,治疗感染应用大环内酯类等抑菌性抗生素疗效极差,主要以 β-内酰胺类等杀菌为主的抗生素疗效较好。患儿常因体液免疫缺陷导致自身抗细菌感染能力下降,常易发生化脓性细菌感染,如肺炎链球菌或嗜血流感杆菌感染,且往往不能及时应用有效抗生素治疗而导致病情迁延不愈,并且容易发生耐药菌感染。

除及时和选择合适的抗生素抗感染外,目前 XLA 的主要治疗方法为静脉注射免疫球蛋白(intravenous immunoglobulin,IVIG)替代疗法,也是治疗该病的标准疗法,可控制大多数 XLA 患儿的感染症状,全身状况迅速改善,伴发症如关节疼痛、营养不良和贫血等也明显改善。早期开始大剂量 IVIG 治疗的患儿其肺炎、化脓性脑膜炎及胃肠道感染的发生率明显降低。但因人丙种球蛋白半衰期较短,需每月注射,其起始量一般为 400～600mg/kg,研究表明大剂量 IVIG(400mg/kg,每月 1 次)疗效明显优于小剂量(200mg/kg,每月 1 次)疗法,可减少感染机会。同时需根据患儿对治疗的反应来调整用药剂量及给药间隔时间,即用药的剂量和频率必须个体化,使免疫球蛋白维持在正常的上限水平。当血清 IgG 谷浓度维持在 5g/L 以上时,可明显减少感染机会并能改善肺功能,因此最好在婴儿期就开始 IVIG 治疗。但因 IVIG 价格昂贵,且患儿家庭对该病的普遍认识不足,故普遍治疗依从性不高。

虽然 IVIG 可明显降低患儿感染的频率和严重程度,却不能杜绝感染。对于病情严重的患者,可试行骨髓移植重建免疫治疗。但由于进行骨髓移植后可能短期内病死率增高,其风险较大,故未能在临床广泛开展。

(二)高 IgM 血症

急性感染期,可应用抗细菌、病毒及真菌药物,对于 CD40L 缺陷所导致的粒细胞缺乏,可用 G-CSF 升高粒细胞。

HIGM 一旦确诊,即应静脉注射 IVIG,IVIG 的推荐剂量为 400～600mg/kg,每 3、4 周 1 次,可纠正体液免疫缺陷,但对于机会性感染的预防作用尚存在争议。

目前,造血干细胞移植仍是治愈 HIGM 的最好方法。需要说明的是,早期诊断和及时对症治疗是十分重要的,在许多患者常常由于未及时诊治,骨髓移植前已发生严重并发症,严重影响移植效果。虽然移植前有肝脏疾病的成功率比无肝脏疾病高,但移植前是否存在肝脏疾病并不能作为移植是否成功的预测指标之一。移植前有肺部疾病和不匹配无关供者移植是导致移植存活率低的主要原因。全匹配无关供者与同胞供者移植存活率相近。在死亡的患儿中,感染是最主要致死原因,患者多数死于隐孢子虫感染。无证据显示移植条件(如供者类型、移植条件、隐孢子虫病的发生率)与移植存活率间存在必然联系。

由于绝大多数 HIGM 致病基因已明确,使得基因治疗有望成为治愈 HIGM 极有潜力的手段,但以病原微生物作为载体转入体内其致病性难以预料,故其安全性仍存在争议。在基因治疗的研究中,不仅需要传导该结构基因,也需要传导调节其表达的元素。因此,HIGM 基因疗法尚在试验阶段。

(三)选择性 IgA 缺乏症

主要治疗各种并发病,如伴 SLE,应用免疫抑制剂。如发生感染则以敏感抗生素或中药积极抗感染。对于腹泻患者可考虑口服含有丰富的分泌型 Ig 的人初乳。

对于可疑 SIgAD 患者或者没有任何临床症状的患者可以无需治疗,但对患者的指导很重要,比如 IgA 抗体在 SIgAD 患者中可引起输血反应,如果患者输入了含 IgA 的血液成分会导致过敏性休克。由于 IgA 引起输血免疫反应的严重性,对于有过敏性输血反应病史和实验室确诊 SIgAD 的患者输血须慎重,必须输注采自 IgA 缺乏者献血员的血浆或血小板。若在输血紧急,且无 IgA 血液制品时,可考虑采用去除 IgA($<1.2\mu g/ml$)的静注免疫球蛋白,极少数病人抗 IgA 效价异常高时需要输注经多次洗涤红细胞。

(四)普通变异性免疫缺陷病

CVID 目前尚无根治方法,主要治疗方法为免疫球蛋白替代治疗,需根据患者临床表现和反复感染情况调整免疫球蛋白的用法和用量,而不是血清免疫球蛋白水平。推荐用法用量为 $0.4\sim0.6g/kg$,每 3～4 周 1 次静脉注射或每 1～2 周 1 次皮下注射。有研究表明,应用较大剂量丙种球蛋白(每月 0.4g/kg)与低剂量丙种球蛋白(每月 0.1g/kg)相比可明显延长 10 年生存率(78% 和 37%)。丙种球蛋白的应用可降低感染发生率,减少抗生素应用时间,减少发热和住院治疗时间,明显改善患者生存率。

对于 CVID 合并自身免疫性疾病的患者,应在治疗 CVID 同时治疗自身免疫性疾病。目前,CVID 合并 ITP 或 AHA 无标准化治疗指南,合并轻型 ITP 或 AHA 无需治疗,大剂量静脉注射免疫球蛋白(1g/kg)和(或)糖皮质激素即有效;对于合并严重 ITP 或 AHA 的患者,研究表明应用利妥昔单抗有效且相对安全。CVID 合并风湿性疾病的治疗原则与非免疫缺陷者相同,但长期应用免疫抑制剂和糖皮质激素可降低血清免疫球蛋白水平,为诊断造成一定的困难并可能增加感染风险。

胸腺肽注射或胸腺移植(用于 T 细胞缺陷为主者)、PEG 交联的 IL-2 治疗(用于 IL-2 产生的低下者)、抗 T 细胞血清或糖皮质激素等疗效不理想。由于 CIVD 的分子遗传学基础还未明了,因此目前还不能进行基因治疗,也无干细胞移植成功的经验。

(五)选择性 IgG 亚类缺陷

目前对于选择性 IgG 亚类缺陷的治疗尚无定论,但绝大多数主张用丙种球蛋白行替代疗法,因为丙种球蛋中含 IgG 大约为 99%,而只含少量的 IgA 和 IgM,故对该病较有针对性。但 IVIG 的应用应限于有严重临床症状而对抗生素治疗无反应的患儿,其推荐量为每月 200～400mg/kg。

反复注射联合多糖和蛋白质疫苗(如 B 型嗜血流感杆菌荚膜多糖联合脑膜炎球菌外膜蛋白复合物疫苗)可提高机体抗体反应。继发性 IgG 亚类缺陷者,应针对原发病因进行治疗。

(六)婴儿暂时性低丙种球蛋白血症

一般而言,对伴有感染的低丙种球蛋白患儿予合理的抗生素治疗及支持治疗是非常必需的。但被动输注抗体会更进一步推迟自身免疫球蛋白的合成,免疫球蛋白替代治疗不作为常规的治疗手段。

二、联合免疫缺陷病的治疗

(一)严重联合免疫缺陷

对疑似 SCID 的患儿严禁使用活疫苗和未经特殊处理的血制品。除中国香港地区外,我国尚未有 SCID 患儿接受造血干细胞移植并最终治愈的病例报告,多数患儿都在诊断未明确前因严重的感染而病死。因此对于这一疾病,治疗的重点在于结合病原学合理运用抗生素,隔离患儿于相对无病原的环境,对 SCID 或疑似 SCID 的患儿运用丙种球蛋白作为替代治疗,直至接受骨髓移植。

免疫重建是目前治疗 SCID 的根本方法。早期的免疫重建可使患儿得到长期生存的机会。治疗方法主要是移植人类白细胞抗原(HLA)一致的造血干细胞,或去除 T 细胞的单倍同一的骨髓。生后 3 个月内的骨髓移植或干细胞移植可使患儿生存率达 95%。这些接受移植的患儿在移植后 T 细胞发育至正常水平,NK 细胞水平较正常低,但是许多患儿的 B 细胞功能仍有障碍。因此,患儿在移植后需要 IVIG 和抗感染治疗。在移植前,需要采取的支持治疗:包括使用甲氧苄胺嘧啶—磺胺甲噁唑预防卡氏肺孢子虫肺炎,IVIG,不接种活疫苗,以及使用 CMV 阴性、去除淋巴细胞、经放射线照射的血制品。另外,基因治疗已经进入临床试验阶段,这一新的治疗手段有望在未来取得新的突破。

(二)X-连锁高 IgM 血症

既往认为 XHIGM 是低丙种球蛋白血症的一个临床变异型,目前认识到由于细胞免疫的参与,XHIGM 是一种严重的原发性免疫缺陷病,病死率高。患者需规律 IVIG 替代治疗,预防卡氏肺孢子虫感染,积极治疗隐孢子虫感染。每月按 500mg/kg 输注 IVIG 对减少感染频度和严重程度十分重要。如果患儿反应欠佳,可加大 IVIG 输注量和频率。为了防止支气管扩张等并发症的发生,血清 IgG 水平应保持在正常 IgG 范围的高限,常规输注 IVIG 可使血清 IgM 水平降低或正常化,恢复正常生长,临床症状消失;部分患儿的中性白细胞减少得到缓解。

对 CD40L 缺陷,有学者尝试注入可溶性 CD40L,但由于 CD40L。不仅表达于免疫细胞,还表达于其他细胞系,此方法特异性不强,在纠正 B 淋巴细胞产生抗体功能的同时,可能导致其他细胞系功能紊乱,目前不推荐使用。

干细胞移植治疗应用于 CD154 患儿,成功率 72%,与 T 细胞免疫缺陷相近。持续存在的肝脏疾病和(或)隐孢子虫感染与预后差明显相关。

(三)酶缺陷引起的免疫缺陷病

1. 腺苷脱氨酶缺陷

腺苷脱氨酶缺陷方法包括造血干细胞移植、酶替代治疗和基因治疗。

HSCT 治疗供体来源包括同胞兄弟姐妹配型相合供体、家属配型相合供体、非血缘关系配型相合供体和半相合抗体。若具有 MSD 和 MFD 供体,HSCT 是治疗 ADA 缺陷 SCID 最佳的选择方法。

目前 ADA 缺陷 SCID 使用 PEG-ADA 治疗。65%的患者治疗时间大于 5 年,1/3 患者为 10~19 年。提纯的牛 ADA 和聚乙二醇结合延长血循环,加快 ADA 缺乏导致的中毒浓度 Ado 和 dAdo 代谢,维持血浆高浓度异位 ADA,清除细胞外 Ado 和 dAdo,导致细胞内 dATP 处于正常水平。由于血浆 ADA 半衰期为 48~72h,通常每周 1 次或两次肌肉注射 15~30 U/(kg·W),根据血浆 ADA 活性、红细胞腺嘌呤、SAHH 活性和 dATP 结果调整剂量和使用次数。ADA 缺陷患者进行 PEG-ADA 治疗 5~12 年不等,经过 3~16 周治疗后,T、B 淋巴细胞绝对值增加,保护性免疫功能开始发展。治疗期间临床情况良好,无严重感染。认为 PEG-ADA 治疗至少受益 10 年。但经过几年治疗后淋巴细胞计数通常下降,继续给予酶治疗,有丝分裂原增殖反应逐渐减弱,大约 50%仍需 IVIG 替代治疗。有报道显示,PEG-ADA 治疗后患者胸腺功能下降,T 淋巴细胞凋亡。PEG-ADA 治疗后肝脏系统损害经常出现,其他并发症包括 C00mbs 试验阳性自身免疫性溶血性贫血、血管炎和巨噬细胞活化综合征。另外 PEG-ADA 不起根本性治疗作用,仅起到酶替代治疗。PEG-ADA 治疗目前主要用于不具备 MSD/MFD 供体或者反复肺部感染和残存免疫功能干扰移植的患者,亦为 hapIoidentical 移植治疗失败后二线选择方法,另一部分患者 HSCT 治疗前使用 PEG-ADA 治疗。

基因治疗 ADA 缺陷从 1990 年开始开展,通过目的基因转化的 CD34⁺ 细胞起作用。有研究显示 ADA 缺陷基因治疗更成功,基因转染细胞具有选择性优势,产生 PEG-ADA 治疗所不具有的持续 T 细胞功能和抗原特异性反应。从目前 ADA 缺陷患者基因治疗疗效来看,大多数细胞免疫功能恢复,长期随访无明显认知、神经和听力异常情况,基因治疗是安全的。

2. 嘌呤核苷酸磷酸化酶缺陷

PNP 缺陷患者除非接受骨髓移植,否则该病预后极差。但该病骨髓移植的经验还十分有限。基因治疗该病有限,其效果尚待观察。PNP 缺陷患者死亡因素为感染(包括继发性播散性水痘感染)、肿瘤、自身免疫性疾病、移植物抗宿主病(接受未照射的血制品)。

(四)其他联合免疫缺陷病

1. Jak-3 缺陷

Jak-3 缺陷患儿若不及时免疫重建,多死于婴儿期。目前最有效治疗方式为干细胞移植,在人类白细胞抗原(HLA)匹配的兄弟姊妹间干细胞移植成活率可达 90%,HLA 不匹配家族成员间干细胞移植存活率为 70%。有学者对 10 例 Jak-3 突变患儿接受干细胞移植后进行随访,其中 9 例存活(年龄 4~18 岁之间),并发现干细胞移植对 T 细胞的重建有较理想效果,所有存活患儿 T 细胞功能均正常,但对 B 细胞及 NK 细胞的重建效果欠佳。

基因治疗目前尚处于研究阶段,许多动物模型显示,载有 Jak-3 和 γc 基因的逆转录病毒在体内外均能纠正免疫细胞发育以及功能上的缺陷。X-SCID 基因治疗已经成功运用于临床,10 例典型 X-SCID 患者接受带有 γc 基因的同源 CD34$^+$ 干细胞移植后,9 例移植后 T 细胞及 NK 细胞的数量及功能基本恢复正常,尽管 B 细胞中转入基因表达量低,但 IgM、IgG 表达正常。遗憾的是,同样方法运用于 1 例干细胞移植失败后 Jak-3 缺陷却并未取得成功,考虑与该患者既往长期感染导致胸腺功能受累有关。尽管如此,从 Jak-3 发病机制及早期动物实验结果,有理由推测基因治疗将有望代替干细胞移植成为 Jak-3 缺陷的最佳选择。

2. Rag-1/Rag-2 缺陷

该病目前缺乏满意的治疗手段,患儿常因重症感染,尤其是呼吸道和败血症或器官衰竭死亡,若不进行有效治疗,常在 1 岁内死亡。国外报道,局部应用他克莫司治疗可改善皮肤炎症。有适当供体的骨髓移植及脐血干细胞移植可治疗该病,但死亡率仍达 46%。如果能早期明确诊断,并且迅速开始骨髓移植或脐带血干细胞细移植,可能可以降低死亡率。异基因造血干细胞移植成功率低于其他重症联合免疫缺陷病,移植后败血症发病率及相关风险也高于其他重症联合免疫缺陷病。X-连锁 SCID 基因治疗已经成功运用于临床,基因治疗可能在将来代替干细胞移植成为治疗 Omenn 综合征的最佳选择。

3. 主要组织相容性Ⅰ类抗原(MHC Ⅰ)和主要组织相容性Ⅱ类抗原(MHC Ⅱ)缺陷

所有患儿都需要 IVIG 支持和进行常规抗细菌和抗卡氏肺囊虫预防性治疗。HLA 配型同胞骨髓或脐血干细胞移植为该病最彻底的治疗方案。未经干细胞移植的患儿常于生后头几年死亡,但目前干细胞移植的成功率不尽满意。最大障碍是确诊年龄较迟、移植太晚、移植排斥和严重病毒感染。

4. ZAP-70 激酶缺陷症

该病干细胞移植治疗效果肯定,未经干细胞移植治疗者预后极差。

5. 网状组织发育不全

RD 患者主要治疗方式为干细胞移植,若不及时免疫重建多数于生后数天至数月死亡。1983 年成功实现第一例 RD 患儿骨髓移植,并随访 3 年,其细胞和体液免疫重建良好。RD 患儿进行 HLA 单倍体一致骨髓移植,失败患者主要死于移植物抗宿主反应(GVHD)和感染等并发症。对 RD 患者进行 HLA 单倍体一致骨髓移植前,较其他不伴髓系分化障碍的 SCID 需要较强的骨髓清除处理(白消安＋环磷酰胺)。近年来,也有脐血干细胞移植成功的报道。目前尚无关于 RD 基因治疗的相关报道。尽管 RD 患者骨髓移植成功率较低,但仍是治疗 RD 的唯一有效手段。

三、伴有其他症状的原发性免疫缺陷综合征

(一)湿疹血小板减少伴免疫缺陷综合征

WAS 的治疗方案需根据临床严重程度、病程、WAS 基因突变和 WASp 的表达情况而定。对典型 WAS,支持治疗和抗生素的预防治疗是必需的。此外,必要时可予 IVIG、血小板输注和脾切除。WAS 患儿如果不进行造血干细胞移植,终将死于感染出血和恶性肿瘤等并发症。早期进行造血干细胞移植是目前治疗 WAS 最有效的手段,HLA 同型同胞供体移植效果最佳。而 HLA 同型无关供体移植后,5 年存活率也可达 71%～81%。虽然造血干细胞移植治疗 WAS 技术成熟,但配型困难和移植后移植物抗宿主物病等并发症限制了其临床应用。

基因治疗由于避免了移植后的排斥反应，无需进行配型，有利于 WAS 的及时治疗。目前，WAS 的基因治疗已有 2 例 WAS 患者取得成功，但其中 1 例由于插入突变发生白血病。因此，基因治疗的安全性还有待进一步提高。

(二)胸腺发育不全

部分性 DiGeorge 综合征主要是对症治疗，随着年龄增长病情会减轻。细菌性窦肺感染需及时治疗。可能需要预防性抗生素，尤其冬季，有的患者可能需常年预防。伴有症状性低丙种球蛋白患者或预防效果不好的患者，可能需要丙种球蛋白替代治疗。活疫苗通常是安全的，建议 $CD4^+T<400/\mu L$ 时避免接种活疫苗，由于保护性抗体水平维持时间短，应定期监测抗体水平，必要时重复接种疫苗。

DiGeorge 综合征预后不良，特别是胸腺缺如的完全型 DiGeorge 综合征患儿，先天性免疫缺陷导致的感染则是死亡的最常见原因。对完全型 DiGeorge 综合征患儿，如果条件允许可考虑先行胸腺移植术，待患儿免疫系统重建后再行先天性心脏病矫治，这样可避免术后严重的多重感染导致心脏矫治术失败，对室间隔完整的大动脉转位等亚急性手术可考虑心脏手术一期胸腺移植，患儿预后可能会有所改观。低钙血症可给予补钙对症治疗，中枢神经发育障碍及生长发育迟缓尚无对策。随着对 DiGeorge 综合征发病基因缺失的进一步研究，通过导入外源性基因来改善患者症状、提高生活质量或将成为可能。

(三)共济失调毛细血管扩张综合征

本病目前尚无特异性治疗方法，可试行胸腺肽刺激疗法及胸腺移植术。任何感染均需积极治疗，健康儿童及时患轻微的鼻窦炎，有时也需静脉输注抗生素。本病患儿对放射线极为敏感，因为放射线可导致细胞和染色体损伤，在肿瘤发展中还有促进作用，因此本病患儿应避免不必要的放射检查。

(四)X-连锁淋巴细胞异常增生症

通常抗病毒药如阿昔洛韦、干扰素以及球蛋白疗效均不明显，但鬼臼乙叉苷(Vp-16)或环孢素 A(CSA)治疗暴发性淋巴细胞异常增生症和再生障碍性贫血有显著疗效。到目前为止，异体造血干细胞移植(HSCT)或骨髓移植(BMT)是唯一能治疗 XLP 的方法。HSCT 成功与否首先取决于 HSCT 时的年龄，其次与 HSCT 前的重要感染史有关。临床资料报道，15 岁之前应用 HSCT 的成功率很高。15 名接受 HSCT 治疗的 XLP 患者，小于 15 岁的 8 名存活 2 年或 2 年以上，且有正常免疫功能，而 15 岁以上的 7 名患者因移植后并发症于 100 天内死亡。

四、其他原发性免疫缺陷病

(一)自身免疫性淋巴细胞增生综合征

临床治疗原则为控制自身免疫性疾病和恶性肿瘤。对仅表现为淋巴结病或脾大的淋巴细胞增生并不一定需要使用免疫抑制剂。由于大多数 ALPS 患者淋巴细胞过度增生不足以威胁生命，故针对 ALPS 的治疗重点在于治疗自身免疫性疾病。自身免疫性疾病多见于血液系统，如溶血性贫血、血小板及中性粒细胞减少。若出现自身免疫性溶血性贫血或血小板减少，病情严重时可用甲泼尼松 5~30mg/kg 冲击，3~5d 后改用口服激素 1.2mg/kg 或静脉滴注丙种球蛋白 1~2g/kg，但需长期口服小剂量激素维持治疗。中性粒细胞可采用集落刺激因子 1~2μg/kg 皮下注射，一周三次。为避免长期口服激素所带来的不良反应或激素治疗效果差的病例,可采取免疫抑制剂治疗,如环孢素 A、长春新碱、氨甲蝶呤、巯嘌呤,但疗效尚无对比研究证实。有研究证明口服霉酚酸酯 $600mg/(m^2 \cdot d)$ 可有效控制血细胞减少,也有人用 rituximab(抗 CD20$^+$)治疗一例 ALPS 患者伴有难治性血小板减少的病例,效果显著。ALPS 所引起的难治性血细胞减少可考虑切脾治疗,但脾切除后死于脓毒血症的风险增加。

对于 Fas 介导的细胞凋亡作用完全缺失的患者,可考虑骨髓移植疗法。大多数 ALPS 患者淋巴细胞增生不会造成生命威胁,但脾脏过度肿大有脾脏破裂的危险,另外,约 10% ALPS 患者可发展为淋巴瘤。淋巴结增大或者脾脏肿大可利用激素或免疫抑制剂治疗,治疗后可部分回缩,但药物减量或停用药物后淋巴细胞增生症状又可恢复至用药前。少部分人通过鸡尾酒疗法可使淋巴细胞增生得到缓解。

对 ALPS 患者的长期随访发现,死亡病例多属于严重的血细胞减少,尤其是顽固性血小板减少引起的出血、脾脏破裂、切脾后严重感染、淋巴瘤。关于 ALPS 的长期预后目前尚不清楚,关于各治疗方案对 ALPS 患者长期预后目前亦无资料显示。

(二)干扰素-γ 受体缺陷病

该病患者应尽可能避免接触结核、伤寒等细胞内感染病人。禁用 BCG,但可接种其他疫苗。应预防性给予抗分枝杆菌药物。一旦发病,原则上宜进行终身治疗。IFN-γ 治疗的效果不肯定,其他细胞因子如 IL-2、IL-18 和 IFN-α 也可试用于抗分枝杆菌药物治疗无效的病例。

理想的治疗是干细胞移植,最好在发病之前或症状被控制之后进行。野生型 IFNGR1 基因转染骨髓主细胞和干细胞或外周血单核细胞可能是潜在的治疗手段。

(三)高 IgE 综合征

本病目前多采用控制感染和对症支持治疗。针对表面和深部的金黄色葡萄球菌感染有效的皮肤护理是关键。全身的免疫抑制剂对湿疹的治疗通常无效果,丙种球蛋白、血浆置换对控制重症感染及湿疹样皮疹有较好疗效。

IFN 可使患儿单核细胞趋化作用明显提高,并能抑制 IgE 产生,增加吞噬细胞内钙离子水平,有利于控制病毒感染及湿疹样皮炎。用 IFN-γ 及 IFN-α-2b 治疗 患有严重湿疹样皮炎的 HIES 患者,可使患者皮炎获得缓解;据报道 1 例 15 岁患儿 3 岁开始长期采用每周注射 3 次 IFN-γ、每月输注 1 次 IVIG、预防性口服抗生素及低剂量氟康唑的治疗方案,患儿疾病控制良好,仅偶尔有冷脓肿及鼻窦炎发作,生活质量显著改善,并未出现明显不良反应。

由于金黄色葡萄球菌引起的肺部破坏性感染是 HIES 患者致死的重要原因,长期预防金黄色葡萄球菌感染对降低病死率至关重要。目前主张预防性口服抗生素。抗金黄色葡萄球菌的青霉素应用最广泛,对于多重耐药的金黄色葡萄球菌病例,采用甲氧苄啶—磺胺甲噁唑是安全和有效的,并且还有抗耐甲氧西林金黄色葡萄球菌的作用,因此推荐患者长期预防性口服甲氧苄啶—磺胺甲噁唑。对于严重的肺部金黄葡萄球菌感染应及时选用万古霉素或利奈唑胺治疗,尽快控制感染以减少肺组织破坏。侵袭性真菌感染在 HIES 也很常见,尤其是肺部曲霉菌感染,对此应选用对曲霉菌有效的抗真菌药物,如伏立康唑、棘白菌素类抗真菌药。预防真菌感染可采用伊曲康唑口服液。对于肺脓肿、脓胸、纵隔念珠菌肉芽肿和葡萄球菌肺部感染引起的肺膨出(病程达 6 个月以上者),应及时行胸外科手术。

造血干细胞移植对于根治 HIES 具有重要作用。异基因造血干细胞移植治疗 AD-

HIES(Ⅰ型-HIES)成功实现了长期免疫重建,从而使患者得到治愈。由于Ⅱ型 HIES 常较Ⅰ型 HIES 病情严重,尤其是可并发危及生命的病毒感染和 CNS 损害,应尽早进行造血干细胞移植以重建正常的免疫功能。AR-HIES(Ⅱ型 HIES)患者经异基因骨髓移植成功治愈了皮肤病毒感染,并在移植后 2 年、4 年免疫功能完全正常,HIES 应在发生危及生命的并发症,包括严重感染及恶性肿瘤前进行移植。

五、原发性吞噬细胞缺陷病

(一)慢性肉芽肿病

CGD 的抗感染治疗需在明确病原后进行,包括痰培养、血培养及病灶组织培养,必要时行肺穿刺、肝穿刺及穿刺物细菌、真菌培养和病理分析;抗感染所需时间较长;经皮引流或切除脓肿非常必要,尤其是骨骼和深部软组织感染时,最有效的治疗为外科手术与抗生素同时运用。构巢曲霉与 CGD 患者严重感染相关,常常延伸至胸壁和脊柱,需要持续、长时间治疗(结合清创治疗)。严重、难治疗的感染,可辅助性输注粒细胞。炎症性肠病较困难,常需要加用糖皮质激素 1~2 个月。

CGD 患者均需长期用抗生素和抗真菌药物预防细菌和真菌感染,最常用复方磺胺甲噁唑和伊曲康唑。其中复方磺胺甲噁唑用量:20~30mg/(kg·d),分 2 次口服;伊曲康唑用量:<13 岁,体质量<50kg 者,100 mg/d;>13 岁,体质量>50kg 者,200mg/d。如果复方磺胺甲噁唑过敏,需用氯唑西林[25~50mg/(kg·d)]预防细菌感染。无论年龄大小,用药前都要检查是否有真菌感染,现常规推荐对所有 CGD 患者使用依曲康唑预防真菌感染。重组人干扰素-γ 作为免疫调节剂,可降低 CGD 患者感染率;推荐剂量:0.05mg/m², 每周 3 次,皮下注射。研究发现干扰素-γ 能增高血清和中性粒细胞—氧化氮(NO)水平,从而代替 O2- 的防御及杀菌功能。CGD 患者存活率在近 10 年有显著提高,约 90% 的患者可以活到成年;尤其是抗真菌药的应用,降低了 CGD 患者曲霉菌感染病死率;但最近发现一种新型耐药曲霉菌对两性霉素 B、伏立康唑、伊曲康唑等高度耐药,应引起重视。规律随访有助于早期发现、治疗无症状或轻微感染,以及无感染并发症,如结肠炎、肺肉芽肿和肺纤维化。CGD 患者应避免接触含曲霉菌较多的物品(干草、麦秆、篱笆、腐败植物、木材、锯屑、堆肥等),以免吸入真菌孢子及菌丝,发生暴发性肺炎。

免疫重建是目前唯一能根治 CGD 的方法,包括干细胞移植和基因治疗,将正常细胞或基因片段植入患者体内,持久地纠正吞噬细胞功能缺陷状态。国外已有不少造血干细胞移植(HSCT)治疗 CGD 取得很好效果的报道。随着分子生物学技术的发展,临床基因治疗 X-CGD 试验已在英国、美国等国家开展,并有 p47phoxCGD 成人患者基因治疗成功的报道。

(二)中性粒细胞减少症

CN 患者 T>38℃,应立即给予经验性抗生素治疗,并做病原菌培养;严重感染者,抗生素的选择原则应遵循"广谱、高效、足量"的原则,选用杀菌剂和静脉给药,选用对病原体敏感的抗生素。目前在中性粒细胞减少症的早期仍是经验用药,革兰阴性杆菌使用哌拉西林、氨基糖苷类、三代头孢菌素和碳青酶烯类;革兰阳性球菌使用大剂量青霉素、一、二代头孢菌素和万古霉素;对于重症中性粒细胞缺乏症的患者(ANC<0.1×10⁹/L)可能同时合并有革兰阴性和阳性菌感染,联合使用 β-内酰胺和氨基糖苷类抗生素。

G-CSF 的临床应用使先天性中性粒细胞减少症及 CN 患者的临床预后有了极大改善，而应用糖皮质激素、雄性激素、锂、静脉滴注免疫球蛋白和粒—巨噬细胞集落刺激因子的治疗则通常无效。G-CSF 可使 CN 患者外周血的中性粒细胞数值波动幅度增加，从而降低患者中性粒细胞减少的程度，缩短粒细胞缺乏时间，降低患者的感染概率，大大延长了患者的寿命。重组 G-CSF(rh-CSF)3-5μg/(kg·d)，皮下注射，可诱导中性粒细胞的分化并减少其凋亡。由于个体对 rh-CSF 治疗具有很大的异质性，因此应该逐渐调整 rh-CSF 剂量，以使患者中性粒细胞$>\times10^9$/L。需要注意的是，部分患者即使给予大剂量 rh-CSF(50～100μg/kg)，仍无明显疗效。长期应用 rh-CSF 治疗的 CN 患者随访显示，CN 患者每年感染病死率约为 0.9%，随时间的推移，患者发生骨髓增生异常综合征(MDS)/急性髓系白血病(AML)的危险性显著增加。

由于 CN 患者可发生克隆性转化，因此每年应对其进行细胞遗传学及 CSF 受体基因的检测。对于 rh-CSF 治疗无效或反应欠佳的 CN 患者建议尽早进行异基因造血干细胞移植治疗。

(三)白细胞粘附分子缺陷症

目前骨髓移植是所有重度表型患者的根治方法，已经有无关供体成功骨髓移植的案例。正常 $\beta2$ 亚单位基因(ITG$\beta2$)引入造血干细胞将有可能治疗 LAD I，最近已有报道在犬 LAD I 模型中成功进行基因治疗，该法也可能用于人类。也有报道泡沫病毒载体在犬 LAD I 模型中成功进行治疗，这是首次成功使用一种泡沫病毒载体来治疗遗传性疾病。

抗菌治疗能有效控制感染，一般不需预防性使用抗菌药物。由于 LAD II 是岩藻糖代谢异常所致，因此建议本病患者加大岩藻糖的摄入。有报道土耳其患儿补充岩藻糖后症状明显改善，可显著减少白细胞数目，提高白细胞粘附能力。但是在两例阿拉伯患儿中采用相同治疗却没有实验室检查结果和临床症状的改善，其原因尚不清楚。

LAD III 患者需要预防性使用抗生素，同时还要反复输血，骨髓移植是唯一治疗本病的方法，移植越早越好。

(四)Chediak-Higashi 综合征

由于出血、反复感染及淋巴瘤样恶化，约 80% 在儿童期死亡，少数可活到成年。本病目前尚无特殊治疗方法，加速期出现的时间是决定预后的关键，早期以对症、抗感染、丙球及大量维生素 C 治疗，抗生素不能有效控制感染。早期异基因造血干细胞移植可有效改善该病的免疫缺陷及血液系统缺陷，延缓加速期出现，但不能抑制神经系统病变发展。加速期可予以长春新碱治疗及脾切除处理，但预后差。对 LYST 基因所在的染色体区域 1q42 内多态性标记进行单体型分析将为 CHS 家族产前诊断带来希望。

六、原发性补体缺陷病

补体缺陷最直接的治疗方法就是补充缺少的补体成分，对某种补体成分完全缺陷的患者应用重组补体蛋白可能会有一定的效果，但从经济方面使用这些纯化蛋白却不太可行。

血浆治疗包括血浆输注和血浆置换两种方式。血浆输注能补充异常的补体成分和调节因子。血浆置换不仅有助于清除突变的 H 因子、I 因子、B 因子、C3 和 H 因子抗体，还可补充补体调节因子。目前尚没有关于血浆治疗溶血性尿毒症的随机对照试验研究结果。现有的专家共识建议血浆置换应在起病 24h 内进行，同时进行支持治疗(血浆输注、透析、降压)，治疗开始应置换 1.5 倍血浆容积或输注 20～30ml/kg 血浆。建议使用新鲜冰冻血浆。血浆置换后建议每日监测血常规、电解质、血肌酐和补体 C3。如果在疾病早期血肌酐正常或轻度增高时开始血浆治疗，有可能在数月或数年维持肾功能。对于有 C2 缺陷的 SLE 患者和一些有 H 因子缺陷的患者，以输入新鲜血浆替代缺失的补体成分取得了一定的成功。据报道有 C2 缺陷的 SLE 患者在 8 年的时间里输注了 56 次新鲜冷冻血浆（FFP），每次连续 4 天共输入 12U FFP，可得到经典途径补体成分一过性升高以及持续 6～8 周的完全临床缓解。

补体功能的恢复可能又会加重组织的炎性反应和损伤，故理论上还应同时使用免疫抑制剂。对于有严重器官受损的 C4 缺乏患者，如肾小球肾炎或者脑血管炎，霉酚酸酯（用于抑制 B 淋巴细胞增殖和潜在的同族免疫反应）应作为基本治疗；还可使用免疫球蛋白或者免疫吸附剂（可能会逆转疾病进程和减轻神经系统症状）。

肾移植或肝肾联合移植：在考虑移植前应仔细评估移植肾复发风险。H 因子和 I 因子基因突变者肾移植后复发率达 80%，MCP 基因突变者移植后复发风险低。B 因子和 c3 基因突变者移植后复发情况不详。在移植前应进行基因检测，并应进行充分的血浆治疗。由于移植后存在复发风险，且患者的家族成员可能存在补体缺陷，移植后自身可能发生溶血性尿毒症，因此活体肾移植为相对禁忌证。联合肝肾移植需谨慎。鉴于同种异体移植的肾脏不会再次发生严重的肾小球肾炎，C4 缺陷也不应作为肾移植的禁忌证。

H 因子浓缩制剂目前正在研制过程中，肝素、静脉应用丙种球蛋白、内皮细胞保护类药物如 ACEI、ARB、他汀类药物和别嘌呤醇的应用尚无定论。对于肾功能不全和高血压者应积极肾替代治疗以及控制血压。

还有研究表明骨髓移植可使 C1q 缺陷的小鼠达到临床治愈，且骨髓移植可提高血清 C1q 水平，对狼疮小鼠的模型起到一定的缓解作用。这提示骨髓移植可能对补体缺陷有着潜在的治疗作用。

继发性免疫缺陷

免疫缺陷状态是出生后的环境因素或其他原发疾病所致，当去除不利因素后，暂时性的免疫功能障碍可恢复正常，称为继发性免疫缺陷病（SID）或免疫功能低下（immunocompromise）。在人的一生中，在某一特定的时期或环境下均可发生一过性的继发性免疫缺陷病，它的发病率远高于原发性免疫缺陷病。引起继发性免疫缺陷病的常见因素有：营养紊乱、感染、免疫抑制剂、新生儿血液系统疾病和肿瘤、严重外伤和手术、先天性及遗传代谢性疾病伴免疫缺陷、其他疾病伴免疫缺陷等八种。

一、营养紊乱

淋巴细胞、吞噬细胞及其表达、分泌的蛋白质分子的更新和再合成，都需要特殊营养物质。儿童生长发育迅速，非常需要合理的营养供给。此时，如果某一营养素缺乏，可致相应的免疫功能缺陷，使小儿易患感染性疾病；反复感染，尤其是肠道感染又可引起更严重的营养吸收障碍而加重营养不良；感染本身也可直接引起免疫功能的进一步恶化。如此形成营养不良→免疫功能下降→反复感染的恶性循环，构成儿童时期重要的疾病谱。

(一)蛋白质—热能营养不良(PCM)

凡有免疫功能的抗体都是由蛋白质或其衍生物所组成。蛋白质—氨基酸可影响免疫球蛋白的生成,如缺乏缬氨酸、色氨酸,抗体反应明显受抑,淋巴组织萎缩,吞噬细胞清除力下降。故营养不足常伴广泛的免疫异常甚至胸腺萎缩。常伴黏膜屏障损伤,中性粒细胞吞噬和氧化杀菌功能缺陷;分泌性免疫球蛋白 A(IgA)轻度下降,特异性抗体反应减弱,可出现免疫球蛋白 G 亚类缺陷。全身淋巴组织体积缩小,胸腺萎缩,Hassal 小体脂肪变性。25%患儿的外周血淋巴细胞减少,尤其 CD4T 细胞数不足,CD4/CD8T 比率下降。淋巴细胞增殖功能低下,皮肤迟发性过敏反应也减弱。

(二)微量元素缺乏

微量元素的生物活性是通过有关酶而表现出来的,锌和铁缺乏将影响淋巴细胞和中性粒细胞的代谢过程,从而损害免疫功能。

1.锌缺乏症

我国 60%的学龄前儿童缺锌,可能与谷类食品为主或偏食习惯有关。锌为人体所必需的元素,但不能在体内合成,故血锌水平可反映人的营养状态。高等动物如在生长期缺锌可引起 SID。因锌有广泛的独特的生物学作用,正常淋巴组织含锌量较高,一个白细胞的含锌量等于红细胞的 25 倍。动物缺锌时其胸腺、脾脏的重量减少,人缺锌时肠系膜淋巴结、脾脏、胸腺的重量下降,严重时发生实质性萎缩,其程度与缺锌的量成正比。

免疫功能低下包括 T 细胞功能障碍和吞噬细胞功能异常。锌对免疫的发生及免疫功能的维持都有一定的影响,可直接参与免疫活动。锌能刺激胸腺细胞增生并分泌胸腺素,以维持细胞免疫的完整性。胸腺素是一种含锌的多肽,其生物活性必须依赖锌的存在,淋巴细胞转化过程中也需要锌,如缺锌则 T 淋巴细胞功能不全,白细胞吞噬功能减退,单核吞噬细胞膜上的 ATP 酶受抑制,从而减弱其趋化性。低锌作为慢性刺激可致血浆皮质醇浓度升高,破坏胸腺细胞,使细胞免疫功能障碍。缺锌也可暂时直接损害 B 淋巴细胞的应答反应。因锌通过 T 辅助细胞数量增多而协助 B 淋巴细胞产生抗体,以调节免疫球蛋白水平。缺锌可影响 IgG、IgM 以及补体的合成,使严重感染的机会增加。此外,锌缺乏常伴皮肤黏膜损害,致使屏障功能下降。血锌测定,宜作为反复呼吸道感染的过筛试验。但血锌测定结果仅供参考。补充锌 2~3 周后免疫功能即可恢复正常。锌过量也可致 T 细胞和吞噬细胞功能异常。

2.铁缺乏症

铁为所有生物所必需,如缺铁体内多种含铁酶及铁依赖酶的活性下降,并使免疫器官及免疫功能受损。因淋巴细胞的代谢与分化,维持淋巴组织的完整性及粒细胞的杀菌作用都需要铁。因此缺铁影响免疫系统:单核吞噬细胞受损,外周血中淋巴细胞对 pHA 反应减弱,淋巴组织萎缩,各种免疫指标下降。当血清铁或血红蛋白(Hb)仅轻微降低,即使无临床贫血征象(Hb≥110g/l),免疫功能即受到影响。主要影响 T 细胞,白细胞介素活性下降;由于缺乏 T 细胞的辅助,B 细胞免疫球蛋白合成转换受到影响,发生 IgG 亚类缺陷。

若已有缺铁性贫血,在铁治疗 1~2 周时,贫血尚未纠正,而部分免疫功能已恢复正常,口服铁剂治疗至少持续 4 周以上,以保证体内铁储备达到足够的水平。

3.其他微量元素缺乏

铜、镁、钙、钴和硒缺乏在动物模型中证实存在不同程度的免疫功能低下。近来的研究表明硒缺乏常见于病毒性心肌炎;克山病可能与硒缺乏所致免疫力下降、继发柯萨奇病毒感染有关。

(三)维生素缺乏症

维生素缺乏时,DNA和蛋白质的合成发生障碍,影响细胞代谢和功能,中性粒细胞吞噬和杀菌力也可受到损害。

1.维生素A缺乏

维生素A缺乏是感染发生率高的重要原因。我国是亚临床维生素A缺乏症的高发地区,某些地区可高达20%～40%。维生素A缺乏时感染的风险增加,因T淋巴细胞的分化及特异性抗体的生成受干扰,也影响黏膜上皮的免疫装置,使分泌性IgA水平下降,黏膜分泌液中溶菌酶的含量下降,导致局部免疫功能减退。

治疗本病的WHO推荐方案为一次口服维生素A20U单位,免疫功能异常于3周左右可消失。维生素A剂量过大也能引起免疫系统的损害。

2.其他维生素缺乏

维生素B6缺乏可引起胸腺上皮细胞机能低下,T细胞分化障碍,细胞免疫功能降低,吞噬细胞杀菌力亦降低。维生素C缺乏时,嗜中性白细胞杀菌力降低。当病人接受肾上腺糖皮质激素治疗时,在病人的饮食中补充维生素C以后,发现白细胞吞噬功能增强。这表明白细胞吞噬活动依赖于一定水平的维生素C。

(四)肥胖症

特别是单纯性肥胖症患儿常过食大量脂肪和碳水化合物,致使体内存储大量饱和脂肪酸等,对免疫活性细胞有抑制作用。肥胖症患儿由于多有偏食习惯,常伴有微量元素和维生素缺乏,如上所述,也可造成免疫功能低下。

二、感染

虽然机体免疫器官及组织正常,但许多重症细菌或病毒感染可破坏其免疫功能而导致SID。因感染可明显地抑制免疫反应能力,受感染的细胞可释放一种淋巴细胞毒素,而使T、B淋巴细胞的功能降低。机体在清除抗原的过程中又消耗了大量的免疫因子,而使感染泛化并呈难治性。不论局部或全身性感染,均可引起免疫功能降低,而对各种致病因子不能产生高效价、高亲合力的抗体,又使感染几率增高。感染是SID的常见病因。几乎所有的感染(细菌、病毒、霉菌、寄生虫)均可引起一过性免疫功能低下,所以,在控制感染中,要给予免疫调节治疗。

(一)病毒感染

感染以病毒感染尤为突出。可作用于胸腺上皮而使胸腺素分泌减少,病毒又在免疫器官及淋巴组织内增殖,使淋巴细胞变性坏死,免疫球蛋白产生减少。人类免疫缺陷病毒(HIV)感染者,称为获得性免疫缺陷病(AIDS)是其典型例子。麻疹病毒可直接感染T细胞、B细胞和单核细胞,抑制CTL和NK细胞活性,降低淋巴细胞增殖反应和抗体合成能力。免疫功能下降可为一过性,但也可能持续较长时间。所以,患麻疹后易合并金黄色葡萄球菌肺炎和结核病等的严重感染。疱疹病毒包括EB病毒、巨细胞病毒、单纯疱疹病毒1型、单纯疱疹病毒2型和人类疱疹病毒6型等,也能引起广泛的一过性免疫功能低下。呼吸道合胞病毒、流感病毒和腺病毒感染,可致暂时性淋巴细胞数减少、淋巴细胞增殖反应减弱、白细胞介素-2 和 CTL 活性下降。

(二)细菌感染

不同的细菌感染可导致不同的免疫功能异常,如分枝杆菌可致 T 细胞增殖反应减弱,CTL 活性下降,血清 IL-2 和 INF-γ 水平减少,细胞内 IL-2、IL-3、IL-2α 受体和粒单细胞-克隆因子(GM-CSF)mRNA 表达不足。

一般的多肽抗原激活淋巴细胞的概率通常为万分之一到十万分之一,而有的抗原物质却能激活 T 细胞总数的 2%~10%,这种抗原称之为超抗原(SAg)。细菌超抗原是一组由细菌编码的蛋白分子,它不经抗原递呈细胞处理,而以完整的蛋白质分子直接结合到细胞表面主要组织相容性复合物(MHC)Ⅱ类分子抗原结合槽外侧上,以非特异性方式激活大量带有特异性 Vβ 区的 T 细胞,约占细胞库的 5%~20%,远远超过普通抗原活化 T 细胞的数量。外源型超抗原则多为 G⁺ 球菌的外毒素如葡萄球菌肠毒素(SE)超抗原系列:SEA-Q、毒素休克综合征毒素 1(TSST1)、葡萄球菌脱皮毒素(EXT)和链球菌 M 蛋白等。细菌超抗原一方面通过激发 T 淋巴细胞多克隆活化,产生大量细胞因子而致临床疾病,另一方面又能导致 T 淋巴细胞克隆缺失和无反应性,引起免疫功能低下。

(三)霉菌和寄生虫感染

霉菌如念珠菌,寄生虫如疟疾、血吸虫、锥体虫等使 T 细胞增殖反应和迟发型皮肤反应减弱,易合并结核感染。

三、免疫抑制剂

抗炎和细胞毒性药物广泛用于治疗儿科疾病,包括炎症、感染、肿瘤、过敏、自身免疫性疾病和抗排斥反应。这些治疗方法一方面能达到治疗目的,另一方面也导致免疫功能下降。

(一)糖皮质激素

一般治疗量的激素对 Ig 产生的抑制作用较轻,但长期应用也可使 Ig 降低。短期超大剂量的甲基强的松龙冲击疗法后,IgG 可急剧降低,这是由于 IgG 的产生受到了抑制所引起的。激素对细胞免疫的抑制作用较强,长期使用可导致胸腺萎缩,血液中 T 细胞减少,对各种抗原皮试反应减弱以及淋巴细胞转化反应抑制。大剂量激素可使单核细胞趋化性与杀菌力均降低,并可抑制巨噬细胞对抗原的摄取与处理。此外,也观察到 C3 的分解代谢增高,血清 C3 水平下降。

(二)细胞毒类药物

嘌呤拮抗剂(咪唑硫嘌呤和 6-巯基嘌呤)可影响嘌呤代谢,从而影响核酸合成,对 T 细胞功能有抑制作用。烷化剂(环磷酰胺、苯丁酸氮芥)可阻碍 RNA 的合成。当大剂量使用时,对 Ig 的生成与迟发型皮肤变态反应均有抑制。叶酸拮抗剂(氨甲蝶呤)可抑制 Ig 产生,并可引起嗜中性白细胞发育障碍,对迟发型皮肤变态反应也有轻微抑制作用。嘧啶类抗代谢剂(阿糖胞嘧啶)可抑制 DNA 聚合酶,影响 DNA 复制,使淋巴细胞、粒细胞发育障碍。抗癌抗菌素(放线菌素 D、丝裂霉素)也可引起使 T 细胞和 B 细胞的数量和功能下降,抗体合成减少。植物生物碱(长春新碱)可引起体液免疫功能降低。

(三)医源性因素

某些如大手术及全麻后,可伴有急性免疫功能降低。在 4~24h 之内,即可有淋巴细胞明显减少,淋巴细胞转化率也明显降低。恢复到术前的正常水平平均需要 10 天。另外还发现 Ig 产生反应及迟发型皮肤变态反应减弱。胸部接受高剂量 X 线照射治疗者,可出现较长时间的细胞免疫功能抑制。脾摘除后,由于网状内皮组织在数量上的不足,可引起免疫功能缺陷。在婴儿则常易患恶性感染及败血症,称为脾摘除后综合征。

四、新生儿

新生儿时期的免疫功能和免疫反应处于一个特殊阶段,胎儿在宫内的封闭环境中未受到抗原刺激,母体免疫功能和分娩过程对新生儿免疫功能的影响等因素,均致使新生儿期出现生理性、暂时性免疫功能低下,易发生感染性疾病。

五、血液系统疾病和肿瘤

血液系统与免疫系统有着密切的关联,一些血液疾病(如白血病、恶性淋巴瘤)和肿瘤的发生与免疫缺陷有关。血液病和肿瘤又可因疾病本身或治疗因素导致继发性免疫功能缺陷。

恶性淋巴瘤及慢性淋巴细胞性白血病,随着病情的进展可直接浸润及破坏免疫组织,引起免疫功能降低,表现为皮肤试验反应性低下及淋巴细胞转化率的降低。癌症病人非特异性细胞免疫功能随着癌的进展而继续降低。其特异性细胞免疫功能早期可以增强,病程晚期则减弱以至消失。癌症病人血清中还存在有体液性免疫抑制因子,如免疫抑制蛋白、甲胎蛋白等。此外,尚可出现免疫抑制细胞。

六、严重外伤和手术

严重创伤和大手术后发生应激反应,使外周血皮质激素及内啡肽等激素增加,可能参与了免疫功能的损害。肠营养物质缺乏及分泌性免疫球蛋白 A(IgA)减少,可使肠黏膜损害加重,形成败血症或脓毒症的策源地。严重感染加重了免疫功能紊乱,导致感染性休克及器官功能衰竭,使病死率仍然较高。其免疫功能损害,包括非特异性免疫功能损伤和特异性免疫功能变化。

七、先天性及遗传代谢性疾病

伴免疫缺陷先天性及遗传代谢性疾病种类多、病因复杂。许多疾病累及免疫系统。包括染色体异常疾病、先天性酶缺陷疾病、先天性肌强直、先天性无脾症和骨发育不良等。

先天染色体异常病儿 T 细胞减少,T 细胞机能低下,迟发型皮肤变态反应低下,嗜中性白细胞趋化性及杀菌力均降低。

强直性肌营养不良病人的 Ig 分解代谢增高,IgG 的半衰期可由正常的 23 天减少到平均 11.4 天。这种病人中多数有血清 IgG 水平的降低。

八、其他疾病伴免疫缺陷

糖尿病病人的嗜中性白细胞游走功能、趋化性、杀菌力均降低。可能与胰岛素不足、高血糖、酸中毒有关。某些糖尿病病人细胞免疫功能也呈现低下。

尿毒症病人皮试反应性及淋巴细胞转化反应均降低。嗜中性白细胞的趋化性及吞噬功能也降低,NK 及 K 细胞的功能也降低。这种免疫功能降低,可能与细胞内酸中毒及血清中存在有抑制物质有关。另外也发现，某些病人有胸腺、淋巴结的萎缩。

蛋白漏出性胃肠症是血浆蛋白经消化道漏出、丢失，引起低蛋白血症、低 Ig 血症的一组疾病。见于胃肠道黏膜严重炎症、溃疡、水肿以及肠道淋巴管扩张或淋巴回流障碍等病理情况。

肾病综合征由于血浆蛋白从尿中大量丢失，可伴有 Ig 的丢失。特发性肾病综合征的活动期，血清中尚可检测出抑制淋巴细胞转化反应的体液性因子。肾病综合征还可以伴有吞噬细胞功能障碍。

附表

PID 分类及疾病名称	遗传特性	基因缺陷/可能的发病机制
联合免疫缺陷病		
T⁻B⁺严重联合免疫缺陷病		
γc 缺陷	XL	IL-2、4、7、9、15、21 受体 1 链基因缺陷
JAK3 缺陷	AR	JAK3 信号通路激酶缺陷
IL-7 受体 α 缺陷	AR	IL7α 受体链基因缺陷
CD45 缺陷	AR	CD45 缺陷
CD3δ/CD3ε/CD3ζ 缺陷	AR	T 细胞抗原受体 CD3δ/CD3ε/CD3ζ 缺陷
T⁻B⁻严重联合免疫缺陷病		
重组激活基因（RAG）-1/2 缺陷	AR	RAG-1 或 2 完全缺陷
DNA 交联修复蛋白 lC（Artemis）缺陷	AR	Artemis DNA 重组酶修复蛋白缺陷
腺苷脱氨酶（ADA）缺陷	AR	ADA 缺乏，淋巴毒性代谢产物（dATP、S 腺苷、同型胱氨酸）增高
网状组织发育不全	AR	T、B 和髓样细胞（干细胞缺陷）成熟缺陷
Omenn 综合征	AR	通常是 RAGl/2，但也可由 Artemis、IL-7α 受体、RMRP 基因错义突变使残余活化
DNA 连接酶Ⅳ	AR	DNA 连接酶Ⅳ缺陷，非同源末端连接受损
Cemunnos/XLF 缺陷	AR	Cemunnos 缺陷，NI IEJ 受损
CD40 配体缺陷	XL	CD40 配体、B 细胞、树突状细胞信号缺陷
CD40 缺陷	AR	CD40、B 细胞、树突状细胞信号缺陷
嘌呤核舒磷酸化酶（PNP）缺陷	AR	PNP 缺乏，因毒性代谢产物（如 dGTP）增高，使 T 细胞及神经缺损
CD3γ 缺陷	AR	CD3γ 链缺陷
CD8 缺陷	AR	CD8α 链缺陷
ZAP-70 缺陷	AR	ZAP-70 信号通路激酶缺陷
钙离子通道缺陷	AR	钙通道组成部分 Orai-l 缺陷
MHCⅠ类分子缺陷	AR	抗原加工相关转运子 1、2 或 TAPBP（tapasin）基因突变，导致 MHCⅠ类分子缺陷
MHCⅡ类分了缺陷	AR	MHCⅡ类分子的转录因子（C2TA、RFX5、RFXAP、RFX-ANK 基因）突变
翼状螺旋转录因子缺陷	AR	裸鼠中 FOXNI 编码的 forkhead box N1 转录因了缺陷
CD25 缺陷	AR	IL-2 受体 α 链缺陷
信号传导及转录活化因子（STAT）5b 缺陷	AR	STATB 基因缺陷，影响细胞 γδT 细胞、调节性 T 细胞、NK 细胞的发育及功能活化，T 细胞增殖受损

PID 分类及疾病名称	遗传特性	基因缺陷/可能的发病机制
抗体缺乏为主的免疫缺陷病		
严重低丙种球蛋白血症伴 B 细胞显著减少或缺乏		
Btk 缺乏	XL	Burton 酪氨酸激酶突变
μ 链缺乏	AR	μ 链突变
λ5 链缺乏	AR	λ5 突变
Igα 缺乏	AR	Igα 突变
Igβ 缺乏	AR	Igβ 突变
B 细胞连接蛋白(BLNK)缺乏	AR	BLNK 突变
胸腺瘤伴免疫缺陷	无	未知
骨髓发育不良	可变	可能有 7 号染色体单体,8-三体或先天性角化不良
血清 IgG 和 IgA 的重度减少伴 B 细胞的正常、减少或显著减少		
普通变异型免疫缺陷病	AR 或 AD	约 10% 有 TAC1、BAFFR、Msh5 多态性改变阳性家族史
ICOS 缺乏	AR	ICOS 突变
CD19 缺乏	AR	CD19 缺乏
X 连锁淋巴组织增殖综合征	XL	SH2DIA 突变
血清 IgG 和 IgA 重度减少,IgM 正常或增高,伴 B 细胞数目正常		
CD40L 缺乏	XL	CD40L(即 TNFSF5 或 CD154)突变
CD40 缺乏	AR	CD40(即 TNFRSF5)突变
激活诱导的胞苷脱氨酶缺乏	AR	AICDA 基因突变
UNG 缺乏	AR	UNG 基因突变
同种型或轻链缺乏而 B 细胞数目正常		
Ig 重链缺失	AR	染色体 14q32 缺失
K 链缺乏	AR	K 链恒定区基因突变
选择性 IgG 亚类缺陷	可变	未知
与 IgG 亚类缺陷相关的 IgA 缺乏	可变	未知
选择性 IgA 缺乏	可变	未知
特异性抗体缺陷伴正常 IG 和 B 细胞数	可变	未知
智时性婴儿低丙种球蛋白症伴正常 B 细胞数	可变	未知
其他定义明确的免疫缺陷综合征		
WAS	XL	WAS 蛋白(WASP)突变,细胞骨架缺陷,影响造血干细胞衍化
DNA 修复缺蹈(除上述所列之外)		
A-T 综合征	AR	ATM 基因突变.细胞周期检测点和 DNA 双链断裂修复缺陷
A-T 样病	AR	MRE11 亚等位基因突变,细胞周期检控点和 DNA 双链断裂修复缺陷
Nijmegen 断裂综合征	AR	NRS1(Nibrin)亚等位基因突变,细胞周期检控点和 DNA 双链断裂修复缺陷
Bloom 综合征	新缺陷或 AD	BLM 基因突变,一种 RecQ 样解螺旋体

续表

PID 分类及疾病名称	遗传特性	基因缺陷/可能的发病机制
先天性胸腺发育不全	AR	90％为影响胸腺发育基因缺陷，TBXI 转录因子突变
免疫—骨发育不良		
软骨毛发发育不良	AR	线粒体内 RNA 转录后加工的核糖核酸内切酶（RMRP）突变
Schimke 综合征	AR	SMARCAL1 突变
高 IgE 综合征（HIES）		
Job 综合征（常染色体显性异常 HIES）	AD 多为新的突变	STAT3 突变
常染色体隐性遗传伴分枝杆菌和病毒感染	AR	TYK2 基因突变.伴中枢神经系统出血，对真菌、病毒易感的发病机制仍未知
常染色体隐性遗传伴病毒感染和中枢神经系统血管病变或出血	AR	未知
慢性皮肤黏膜念珠菌病	AD, AR	未知
肝静脉闭塞病伴免疫缺陷	AR	SP110 基因突变
Hoyerall-Hreidarsson 综合征	XL	Dyskrin 突变
免疫失调病		
免疫缺陷伴色素减退		
Chediak-Higashi 综合征	AR	LYST 缺陷，溶酶体运输受损
Gfiscefli 综合征（2 型）	AR	编码分泌小囊泡内的鸟苷三磷酸酶的 RAB27A 基因缺陷
Hermansky-Pudlak 综合征（2 型）	AR	编码衔接蛋白复合物-3（AP-3）β 亚基的 AP3B1 基因突变
家族性噬血细胞淋巴增生综合征		
穿孔素缺陷	AR	PRFl 缺陷（一种主要溶解细胞的蛋白-穿孔素）
Munc13-D 缺陷	AR	MUNCl3D（初级小囊泡融合所需）缺陷
突触融合蛋白 11 缺陷	AR	STX11（参与小囊泡的运输及融合）缺陷
XLP		
XLPl	XL	SH2DIA（编码衔接蛋白，调节细胞内信号传递）缺陷
XLP2	XL	XIAP（编码凋亡抑制蛋白）缺陷
自身免疫综合征		
自身免疫淋巴增殖综合征（ALPS）		少数 TNFRSF6（细胞表面凋亡受体）缺陷；除生殖细胞突变、体细胞突变（如 ALPS1a 突变）严重病例外也可引起类似表型呈 AR
ALPS1a 型：CD95（Fas）缺陷	AD	
ALPS 1b 型：CD95L（Fas 配体）缺陷	AD, AR	TNFRSF6（CD95 凋亡受体的配体）缺陷
ALPS 2a 型：Caspasel0 缺陷	AD	CASPl0（细胞内凋亡途径）缺陷
ALPS 2b 型：Caspase8 缺陷	AD	CASP8（细胞内凋亡和活化途径）缺陷
ALPS N-Ras 型：N-Ras 活化缺陷	AD	编码具有多种信号传递功能的 GTP 结合蛋白的 NRAS 缺陷，活化的 NRAS 突变使线粒体凋亡受损
伴念珠菌病和外胚层发育不良的自身免疫多内分泌腺病	AR	编码转录调节蛋白的自身免疫调节基因（建立自我耐受所需）缺陷
免疫失调性多内分泌腺病肠病	XL	编码 T 细胞转录因子的 Foxp3 缺陷

PID 分类及疾病名称	遗传特性	基因缺陷/可能的发病机制
吞噬细胞的数量和（或）功能的先天性缺陷		
严重先天性中性粒细胞减少症（SCN）	AD	中性粒细胞弹性蛋白酶 2 缺陷：无法转运弹性蛋白酶
	AD	生长因子非依赖 1：抑制弹性蛋白酶
	AD	G-CSF 受体（G-CSFR）基因转位
Kostmann 综合征	AR	HSLS1 相关蛋白 Xl：控制凋亡
周期性中性粒细胞减少	AD	中性粒细胞弹性蛋白酶 2：无法转运弹性蛋白酶
X 连锁中性粒细胞减少/骨髓增生	XL	WASP：调节肌动蛋白的细胞骨架（丧失自动抑制）
p14 缺陷	AR	MAPBP 相互作用蛋向：内含体接头蛋白 14
白细胞粘附缺陷（LAD）l 型	AR	整合素 β2：粘附蛋白
LAD2 型	AR	岩藻糖调节分子 I 鸟苷二磷酸融合转运体
LAD3 型	AR	钙离子和甘油二酯调节鸟嘌呤核苷酸交换因子 1：Rapl 介导的整合素 β1-3 活化缺陷
Rae2 缺陷	AD	RAC2：调节肌动蛋白的细胞骨架
β-肌动蛋白缺陷	AD	肌动蛋白 β：胞质肌动蛋白质
局限性青少年牙周炎	AR	甲酰肽 1：趋化因子受体
Papillon-Lefe'vre 综合征	AR	CTSC：组织蛋白酶 C 激活丝氨酸蛋白
特异性颗粒缺陷	AR	C/EBPE：髓系转录因子
Shwachman-Diamond 综合征	AR	SBDS
X 连锁慢性肉芽肿病	XL	CYBB：电子传递蛋白（gp91phox）
常染色体慢性肉芽肿病	AR	CYBA：电子传递蛋白（p22phox）
		NCFI：衔接蛋白（p47phox）
		NCF2：激活蛋白（p67phox）
中性粒细胞 G-6PD 缺陷	XL	G-6PD：产生 NADpH
IL-12 和 IL-23 受体 βl 链缺陷	AR	IL-12 受体 βl：IL-12 和 IL-23 受体 βl 链
IL-12 p40 缺陷	AR	IL-12/IL-23 的 IL-12 p40 亚单位：合成 IL-12/IL-23
IFN-γ 受体 l 缺陷	AR，AD	IFN-γ 受体 1：IFN-γ 受体结合链
IFN-γ 受体 2 缺陷	AR	IFN-γ 受体 2：IFN-γ 受体信号链
STAT 缺陷（分 2 型）	AR	STAT1
	AD	STAT1
固有免疫缺陷		
无汁外胚层发育不良伴免疫缺陷	XL	NF-KB 活化的调节因子 NEMO 突变
	AD	B 细胞 K 轻链增强基因抑制物功能增强性突变，致 NF-KB 活化障碍
疣、低丙球血症、感染、先天性骨髓粒细胞缺乏综合征	AD	CXCL12 受体-CXCR4 功能增强性突变
疣状表皮发育不良	AR	EVER1，EVER2 基因突变
单纯疱疹病毒脑炎	AR	UNC93B1 基因突变
	AD	Toll 样受体 3 基因突变

续表

PID 分类及疾病名称	遗传特性	基因缺陷/可能的发病机制
自身炎性反应性紊乱		
家族性地中海热	AR	家族性地中海热基因突变
TNF-α 受体相关周期热综合征	AD	TNF-α 超家族 1A 基因突变
高 IgD 综合征	AR	甲羟戊酸激酶基因突变
Muckle-Wells 综合征	AD	冷诱发性自身炎性反应综合征 1(CIAS1)基因突变(也称 PYPAFI 或 NALP3)
家族性冷诱发性自身炎性反应综合征	AD	CIASI 基因突变
新生儿起病的多系统炎症性疾病或慢性婴儿神经皮肤关节综合征	AD	CIASI 基因突变
化脓性无菌性关节炎、坏疽性脓皮病,痤疮综合征	AD	脯氨酸/丝氨酸/苏氨酸磷酸酶相互作用蛋白 1 基因突变(即 CD2BP1)
Blau 综合征	AD	核苷酸结合寡聚化结构域蛋白 2 基因突变(也称 Caspase 募集结构域蛋白 15)
慢性反复多灶性骨髓炎和先天性红细胞性贫血	AR	LPIN2 基因突变
补体缺陷		
Clq 缺陷	AR	Clq
Clr 缺陷	AR	Clr
C1s 缺陷	AR	C1s
C4 缺陷	AR	C4A 和 C4B
C2 缺陷	AR	C2
C3 缺陷	AR	C3
C5 缺陷	AR	C5
C6 缺陷	AR	C6
C7 缺陷	AR	C7
C8α 缺陷	AR	C8α
C8β 缺陷	AR	C8β
C9 缺陷	AR	C9
C1 抑制物缺陷	AD	Cl 抑制物
因子 I 缺陷	AR	因子 I
因子 H 缺陷	AR	因子 H
因子 D 缺陷	AR	因子 D
备解素缺陷	XL	备解素
甘露糖结合蛋白(MBP)缺陷	AR	MBP
MBP 相炎丝氨酸蛋白酶(MASP2)缺陷	AR	MASP2
C3 受体缺陷	AR	整合素 β2

PID 分类及疾病名称	遗传特性	基因缺陷/可能的发病机制
膜辅助因子蛋白（MCP/CD46）缺陷	AD	MCP
膜攻击复合物（MAC）抑制物（CD59）缺陷	AR	CD59
阵发性夜间血红蛋白尿		获得性 X-磷脂酰肌醇聚糖 A 连锁突变

（本章编写人员：邵亚南，唐兰芳，熊文依）

参考文献

1. 蔡文琴,王伯沄. 实用免疫细胞化学与核酸分子杂交技术. 成都:四川科学技术出版社,1994.

2. 刘彦仿. 免疫组织化学. 北京:人民卫生出版社,1994.

3. 倪灿荣,马大烈,戴益民. 免疫组织化学实验技术及应用. 北京:化学工业出版社,2006.

4. 王伯沄,李玉松,黄高昇,等. 病理学技术. 北京:人民卫生出版社,2000.

5. 蔡文琴,王伯沄. 实用免疫细胞化学. 成都:四川科技出版社,1990.

6. 吴秉铨,刘彦仿. 免疫组织化学病理诊断. 北京:科学技术出版社,2007.

7. 王文勇. 免疫细胞(组织)化学和分子病理学技术. 西安:第四军医大学出版社,2010.

8. 李元敏. 免疫细胞化学. 北京:原子能出版社,1985.

9. 张罗,韩德明,顾之燕. 变态反应科学简史. 中国耳鼻咽喉头颈外科,2007,14(7):445−448.

10. Hurwitz S H. The development of specialization in allergy. California Medicine,1953, 78(3):216-221.

11. 叶世泰. 中国变态反应学科在北京协和医院的创建和发展. 中华临床免疫和变态反应杂志,2011,5(2):160−164.

12. 李宏. 2012年中华医学会变态反应学会分会委员会换届选举会议纪要. 中华临床免疫和变态反应杂志,2012,7(2):207−208.

13. 张乃峥,施全胜. 原发性干燥综合征的流行病学调查. 中华内科杂志,1993,32(8): 522−523.

14. 中华医学会风湿病学分会. 系统性硬化病诊断及治疗指南. 中华风湿病学杂志,2011, (15):256−258.

15. 李梦东等主编. 感染与免疫. 实用传染病学. 第3版. 北京:人民卫生出版社,2004:53−107.

16. 彭文伟主编. 感染与免疫. 传染病学. 第6版. 北京:人民卫生出版社,2004:1−16.

17. 王秀茹主编. 预防医学微生物学及检验技术. 北京:人民卫生出版社,2002:278−299.

18. 闻玉梅主编. 现代医学微生物学. 上海:上海医科大学出版社,1999:172−192.

19. 连文远. 预防接种手册. 上海:上海科学技术文献出版社,1997:22−172.

20. 李杰,庄辉. 疫苗衍生脊髓灰质炎病毒感染及其预防策略. 传染病信息,2002(15):7−9.

21. 卢亮平,李辉,邢丽丽等. 高剂量乙型肝炎疫苗免疫策略成本效益分析. 中国公共卫生, 2002(18):27−28.

22. 陈智. HBV和HCV核酸疫苗的临床应用前景. 中华肝脏病杂志,2000(8):373−374.

23. 李梦东,顾长海主编. 传染病学新进展. 北京:科学技术文献出版社,1986:1−16.

24. 王高峰,刘芳. 真菌感染的免疫学研究进展. 医学研究生学报 2013,26(8):846−850.

25. 缪晓辉,孔宪涛.HBV 基因定量分析技术应用价值、存在问题及展望.肝脏,1999(4): 172—174.

26. 胡继红,高振祥,尹铭芳.简介美国临床实验室标准化委员会最新推荐厌氧菌药敏试验方法及评价.中华检验医学杂志,2002(25):183—184.

27. 胡去建,许宏涛,张秀珍,等.全自动微生物鉴定专家系统的临床应用与评价.中华检验医学杂志,2001(2):247—248.

28. 陈菊梅主编.现代传染病学.北京:人民卫生出版社,1999:72—82.

29. 姜素椿,吕占秀主编.传染病基础与临床.北京:军事医学科学出版社,1999:79—83.

30. 乔汉臣主编.传染病学.北京:人民卫生出版社,1999:1—5.

31. 汤祥菊主编.医学免疫学精要.上海:上海科学普及出版社,1999:73—78.

32. 杨东亮,叶嗣颖主编.感染免疫学.武汉:湖北科学技术出版社,1998:45—63.

33. 于善谦主编.免疫学导论.北京:高等教育出版社,1999:147—177.

34. 朱立平,陈学清主编.免疫学常用实验方法.北京:人民军事出版社,2000:342—430.

35. 彭文伟主编.传染病学.第 6 版.北京:人民卫生出版社,2004:1—16.

36. 王季午主编.传染病学.第 3 版.上海:上海科学技术出版社,1998:214—229.

37. 斯崇文主编.现代传染病治疗学.合肥:安徽科学技术出版社,1998:236—245.

38. 张政,王福生.AIDS 的免疫重建和免疫治疗传染病信息.2009,22(6):325—329.

39. 艾滋病免疫重建治疗策略的研究进展.微生物与感染,2009,4(1):30—34.

40. 龚非力主编.医学免疫学.北京:科学出版社,2000:241—257.

41. 彭文伟主编.现代感染性疾病与传染病学.北京:科学出版社,2000:384—405.

42. 陈敏章,主编.国家基本药物。北京:人民卫生出版社,1999:794—806.

43. 王宇明,顾长海主编.感染病学新进展.北京:人民卫生出版社,2001:1—22.

44. 宋之琪.血清和万克醒制剂.中华医史杂志,1992(22):161—164.

45. 王基淑,孙洪恩,安子蔚等.抗狂犬病血清致过敏反应及血清病的探讨.中国生物制品学杂志,1993(6):136—137.

46. 迪芬巴赫(DJeffenlCh CWa),德维克斯勒(Dveksler GS)主编.黄培堂,俞炜源,陈添弥等译.PCR 技术实验指南,北京:科学出版社,1998:1—371.

47. 缪晓辉,孔宪涛,戚中田.微反应板酶联夹心杂交定量检测乙型肝炎病毒基因组.中华传染病学杂志,2000(18):40—43.

48. Brocker T,Riedinger M,Karjalainen K. Targeted expression of major histocompatibility complex(MHC)class II molecules demonstrates that dendritic cells can induce negative but not positive selection of thymocytes in vivo. J Exp Med 1997,185:541-550.

49. Proietto A I,Van Dommelen S,Zhou P,et al. Dendritic cells in the thymus contribute to T-regulatory cell induction. Proc Natl Acad Sci USA, 2008,105:19869-19874.

50. Coombes J L,Siddiqui K R,Arancibia-Carcamo C V,et al. A functionally specialized population of mucosal CD103$^+$ DCs induces Foxp3$^+$ regulatory T cells via a TGF-beta and retinoic acid-dependent mechanism. J Exp Med, 2007,204:1757-1764.

51. Vivier E,Raulet D H,Moretta A,et al. Innate or adaptive immunity? The example of natural killer cells. Science, 2011,331:44-49.

52. Jungraithmayr W, Codarri L, Bouchaud G, et al. Cytokine complex-expanded natural killer cells improve allogeneic lung transplant function via depletion of donor dendritic cells. Am J Respir Crit Care Med 2013,187:1349-1359.

53. Crome S Q, Lang P A, Lang K S, et al. Natural killer cells regulate diverse T cell responses. Trends Immunol, 2013,34:342-349.

54. Jenkins S J, Ruckerl D, Cook P C, et al. Local macrophage proliferation, rather than recruitment from the blood, is a signature of TH2 inflammation. Science, 2011, 332: 1284-1288.

55. Jiang X. Harnessing the immune system for the treatment of breast cancer. J Zhejiang Univ Sci B, 2014,15:1-15.

56. Jiang X, Tian W, Sung Y K, et al. Macrophages in solid organ transplantation. Vasc Cell, 2014,6:5.

57. Tian W, Jiang X, Tamosiuniene R, et al. Blocking macrophage leukotriene b4 prevents endothelial injury and reverses pulmonary hypertension. Sci Transl Med, 2013, 5:200ra117.

58. Xue J, Schmidt S V, Sander J, et al. Transcriptome-based network analysis reveals a spectrum model of human macrophage activation. Immunity, 2014,40:274-288.

59. Mosser D M, Edwards J P. Exploring the full spectrum of macrophage activation. Nat Rev Immunol, 2008,8:958-969.

60. Wynn T A, Chawla A, Pollard J W. Macrophage biology in development, homeostasis and disease. Nature, 2013,496:445-455.

61. Mantovani A, Cassatella M A, Costantini C, et al. Neutrophils in the activation and regulation of innate and adaptive immunity. Nat Rev Immunol, 2011, 11:519-531.

62. Bao Y, Cao X. Revisiting the protective and pathogenic roles of neutrophils: Ly-6G is key! Eur J Immunol, 2011, 41:2535-2538.

63. Noonan D M, De Lerma Barbaro A, Vannini N, et al. Inflammation, inflammatory cells and angiogenesis: decisions and indecisions. Cancer Metastasis Rev, 2008,27:31-40.

64. Jiang X, Sung Y K, Tian W, et al. Graft microvascular disease in solid organ transplantation. J Mol Med, 2014,92(8):797-810.

65. Kita H. Eosinophils: multifaceted biological properties and roles in health and disease. Immunol Rev, 2011,242:161-177.

66. Fuxa M, Skok J A. Transcriptional regulation in early B cell development. Curr Opin Immunol, 2007,19:129-136.

67. Allman D M, Ferguson S E, Lentz V M, et al. Peripheral B cell maturation. II. Heat-stable antigen(hi) splenic B cells are an immature developmental intermediate in the production of long-lived marrow-derived B cells. J Immunol, 1993,151:4431-4444.

68. Allman D, Lindsley R C, DeMuth W, et al. Resolution of three nonproliferative immature splenic B cell subsets reveals multiple selection points during peripheral B cell maturation. J Immunol, 2001,167:6834-6840.

69. Schiemann B,Gommerman J L,Vora K,et al. An essential role for BAFF in the normal development of B cells through a BCMA-independent pathway. Science,2001,293: 2111-2114.

70. Carsetti R,Kohler G,Lamers M C. Transitional B cells are the target of negative selection in the B cell compartment. J Exp Med,1995,181:2129-2140.

71. Merrell K T,Benschop R J,Gauld S B,et al. Identification of anergic B cells within a wild-type repertoire. Immunity,2006,25:953-962.

72. Meyer-Bahlburg A,Andrews S F,Yu K O,et al. Characterization of a late transitional B cell population highly sensitive to BAFF-mediated homeostatic proliferation. J Exp Med,2008,205:155-168.

73. Yurasov S,Wardemann H,Hammersen J,et al. Defective B cell tolerance checkpoints in systemic lupus erythematosus. J Exp Med,2005,201:703-711.

74. Mizoguchi A,Mizoguchi E,Takedatsu H,et al. Chronic intestinal inflammatory condition generates IL-10-producing regulatory B cell subset characterized by CD1d upregulation. Immunity,2002,16:219-230.

75. Fillatreau S,Sweenie C H,McGeachy M J,et al. B cells regulate autoimmunity by provision of IL-10. Nat Immunol,2002,3:944-950.

76. Mauri C,Gray D,Mushtaq N,et al. Prevention of arthritis by interleukin 10-producing B cells. J Exp Med,2003,197:489-501.

77. Wei B,Velazquez P,Turovskaya O,et al. Mesenteric B cells centrally inhibit CD4[+] T cell colitis through interaction with regulatory T cell subsets. Proc Natl Acad Sci USA,2005,102:2010-2015.

78. Tretter T,Venigalla R K,Eckstein V,et al. Induction of CD4[+] T-cell anergy and apoptosis by activated human B cells. Blood,2008,112:4555-4564.

79. Mizoguchi A,Mizoguchi E,Smith R N,et al. Suppressive role of B cells in chronic colitis of T cell receptor alpha mutant mice. J Exp Med,1997,186:1749-1756.

80. Jamin C,Morva A,Lemoine S,et al. Regulatory B lymphocytes in humans: a potential role in autoimmunity. Arthritis Rheum,2008,58:1900-1906.

81. Blair P A,Norena L Y,Flores-Borja F,et al. CD19(+)CD24(hi)CD38(hi)B cells exhibit regulatory capacity in healthy individuals but are functionally impaired in systemic Lupus Erythematosus patients. Immunity,2010,32:129-140.

82. Newell K A,Asare A,Kirk A D,et al. Identification of a B cell signature associated with renal transplant tolerance in humans. J Clin Invest,2010,120:1836-1847.

83. Shapiro-Shelef M,Lin K I,Savitsky D,et al. Blimp-1 is required for maintenance of long-lived plasma cells in the bone marrow. J Exp Med,2005,202:1471-1476.

84. Shapiro-Shelef M,Calame K. Regulation of plasma-cell development. Nat Rev Immunol,2005,5:230-242.

85. Monks C R,Freiberg B A,Kupfer H,et al. Three-dimensional segregation of supramolecular activation clusters in T cells. Nature,1998,395:82-86.

86. Kane L P,Lin J,Weiss A. Signal transduction by the TCR for antigen. Curr Opin Immunol, 2000,12:242-249.

87. Friedman R S,Beemiller P,Sorensen C M,et al. Real-time analysis of T cell receptors in naive cellsn vitro and in vivo reveals flexibility in synapse and signaling dynamics. J Exp Med, 2010,207:2733-2749.

88. Zell T,Khoruts A,Ingulli E,et al. Single-cell analysis of signal transduction in CD4 T cells stimulated by antigen in vivo. Proc Natl Acad Sci USA, 2001,98:10805-10810.

89. Gudmundsdottir H,Wells A D,Turka L A. Dynamics and requirements of T cell clonal expansion in vivo at the single-cell level: effector function is linked to proliferative capacity. J Immunol, 1999,162:5212-5223.

90. Schorle H,Holtschke T,Hunig T,et al. Development and function of T cells in mice rendered interleukin-2 deficient by gene targeting. Nature, 1991,352:621-624.

91. Willerford D M,Chen J,Ferry J A,et al. Interleukin-2 receptor alpha chain regulates the size and content of the peripheral lymphoid compartment. Immunity, 1995,3: 521-530.

92. Khoruts A,Mondino A,Pape K A,et al. A natural immunological adjuvant enhances T cell clonal expansion through a CD28-dependent,interleukin(IL)-2-independent mechanism. J Exp Med, 1998,187:225-236.

93. Acuto O,Michel F. CD28-mediated co-stimulation: a quantitative support for TCR signalling. Nat Rev Immunol, 2003,3:939-951.

94. Lipson E J,Drake C G. Ipilimumab: an anti-CTLA-4 antibody for metastatic melanoma. Clin Cancer Res, 2011,17:6958-6962.

95. Manetti R,Parronchi P,Giudizi M G,et al. Natural killer cell stimulatory factor(interleukin 12 [IL-12])induces T helper type 1(Th1)-specific immune responses and inhibits the development of IL-4-producing Th cells. J Exp Med, 1993,177:1199-1204.

96. Manetti R,Gerosa F,Giudizi M G,et al. Interleukin 12 induces stable priming for interferon gamma(IFN-gamma)production during differentiation of human T helper(Th) cells and transient IFN-gamma production in established Th2 cell clones. J Exp Med, 1994,179:1273-1283.

97. Seder R A,Gazzinelli R,Sher A,et al. Interleukin 12 acts directly on CD4$^+$ T cells to enhance priming for interferon gamma production and diminishes interleukin 4 inhibition of such priming. Proc Natl Acad Sci USA,1993,90:10188-10192.

98. Trinchieri G. Interleukin-12 and the regulation of innate resistance and adaptive immunity. Nat Rev Immunol, 2003,3:133-146.

99. Agnello D,Lankford C S,Bream J,et al. Cytokines and transcription factors that regulate T helper cell differentiation: new players and new insights. J Clin Immunol, 2003, 23:147-161.

100. Farrar J D,Murphy K M. Type I interferons and T helper development. Immunol Today, 2000,21:484-489.

101. Gracie J A,Robertson S E,McInnes I B. Interleukin-18. J Leukoc Biol,2003,73:213-224.

102. Liu Y J. Thymic stromal lymphopoietin: master switch for allergic inflammation. J Exp Med,2006, 203:269-273.

103. Sokol C L,Barton G M,Farr A G,et al. A mechanism for the initiation of allergen-induced T helper type 2 responses. Nat Immunol,2008,9:310-318.

104. Weaver C T,Elson C O,Fouser L A,et al. The Th17 pathway and inflammatory diseases of the intestines,lungs,and skin. Annu Rev Pathol, 2013, 8:477-512.

105. Miossec P,Korn T,Kuchroo V K. Interleukin-17 and type 17 helper T cells. N Engl J Med,2009,361:888-898.

106. Pollinger B. IL-17 producing T cells in mouse models of multiple sclerosis and rheumatoid arthritis. J Mol Med(Berl),2012,90:613-624.

107. Shilling R A,Wilkes D S. Role of Th17 cells and IL-17 in lung transplant rejection. Semin Immunopathol, 2011, 33:129-134.

108. Cosmi L,Liotta F,Maggi E,et al. Th17 cells: new players in asthma pathogenesis. Allergy, 2011,66:989-998.

109. Burgler S,Ouaked N,Bassin C,et al. Differentiation and functional analysis of human T(h)17 cells. J Allergy Clin Immunol, 2009,123:588-595,595 e581-587.

110. Lee Y,Awasthi A, Yosef N,et al. Induction and molecular signature of pathogenic TH17 cells. Nat Immunol, 2012,13:991-999.

111. Ye J,Huang X,Hsueh E C,et al. Human regulatory T cells induce T-lymphocyte senescence. Blood, 2012,120:2021-2031.

112. Shevach E M. Mechanisms of foxp3$^+$ T regulatory cell-mediated suppression. Immunity, 2009,30:636-645.

113. Vignali D A,Collison L W,Workman C J. How regulatory T cells work. Nat Rev Immunol, 2008,8:523-532.

114. Sakaguchi S, Yamaguchi T, Nomura T, et al. Regulatory T cells and immune tolerance. Cell, 2008,133:775-787.

115. Robinson D S,Larche M,Durham S R. Tregs and allergic disease. J Clin Invest, 2004,114:1389-1397.

116. Awasthi A,Murugaiyan G,Kuchroo V K. Interplay between effector Th17 and regulatory T cells. J Clin Immunol, 2008,28:660-670.

117. Jiang X, Shapiro D J. The immune system and inflammation in breast cancer. Mol Cell Endocrinol, 2014,382:673-682.

118. Hilbrands R,Howie D,Cobbold S,et al. Regulatory T cells and transplantation tolerance. Immunotherapy, 2013,5:717-731.

119. Walker L S. Treg and CTLA-4: two intertwining pathways to immune tolerance. J Autoimmun, 2013,45:49-57.

120. Lambrecht B N,Hammad H. Asthma: the importance of dysregulated barrier immu-

nity. Eur J Immunol, 2013,43:3125-3137.

121. Cosmi L, Liotta F, Lazzeri E, et al. Human CD8$^+$ CD25$^+$ thymocytes share phenotypic and functional features with CD4$^+$ CD25$^+$ regulatory thymocytes. Blood, 2003,102: 4107-4114.

122. Shameli A, Yamanouchi J, Tsai S, et al. IL-2 promotes the function of memory-like autoregulatory CD8$^+$ T cells but suppresses their development via FoxP3+Treg cells. Eur J Immunol, 2013,43:394-403.

123. Gravano D M, Hoyer K K. Promotion and prevention of autoimmune disease by CD8$^+$ T cells. J Autoimmun, 2013,45:68-79.

124. Jiang X, Nicolls M R. Working toward immune tolerance in lung transplantation. J Clin Invest, 2014,124:967-970.

125. Farber D L, Yudanin N A, Restifo N P. Human memory T cells: generation, compartmentalization and homeostasis. Nat Rev Immunol, 2014,14:24-35.

126. O'Shea J J, Paul W E. Mechanisms underlying lineage commitment and plasticity of helper CD4$^+$ T cells. Science, 2010,327:1098-1102.

127. Zeissig S, Blumberg R S. Commensal microbiota and NKT cells in the control of inflammatory diseases at mucosal surfaces. Curr Opin Immunol, 2013,25:690-696.

128. Fujii S I, Shimizu K, Okamoto Y, et al. NKT Cells as an Ideal Anti-Tumor Immunotherapeutic. Front Immunol, 2013,4:409.

129. Wu L, VanKaer L. Natural killer T cells and autoimmune disease. Curr Mol Med, 2009,9:4-14.

130. Meyer E H, DeKruyff R H, Umetsu D T. iNKT cells in allergic disease. Curr Top Microbiol Immunol, 2007,314:269-291.

131. Gober H J, Kistowska M, Angman L, et al. Human T cell receptor gammadelta cells recognize endogenous mevalonate metabolites in tumor cells. J Exp Med, 2003,197: 163-168.

132. Brandes M, Willimann K, Moser B. Professional antigen-presentation function by human gammadelta T Cells. Science, 2005,309:264-268.

133. Conti L, Casetti R, Cardone M, et al. Reciprocal activating interaction between dendritic cells and pamidronate-stimulated gammadelta T cells: role of CD86 and inflammatory cytokines. J Immunol, 2005,174:252-260.

134. Su D, Shen M, Li X, et al. Roles of gammadelta T cells in the pathogenesis of autoimmune diseases. Clin Dev Immunol, 2013, 2013:985753.

135. Sutton C E, Lalor S J, Sweeney C M, et al. Interleukin-1 and IL-23 induce innate IL-17 production from gammadelta T cells, amplifying Th17 responses and autoimmunity. Immunity, 2009,31:331-341.

136. Li L, Wu C Y. CD4$^+$ CD25$^+$ Treg cells inhibit human memory gammadelta T cells to produce IFN-gamma in response to M tuberculosis antigen ESAT-6. Blood, 2008, 111:5629-5636.

137. Kawamura A J. Fluorescent antibody techniques and their application. University of Park Press, 1977.

138. Costa M, Buffa R, Furness J B, et al. Immunohistochemical localization of polypeptides in peripheral autononic nerves using whole mount preparetion. Histochemistry, 1980, 65(2): 157-165.

139. Gonchoroff N J, Greipp P R, Kyle R A, et al. A monoclonal antibody reactive with 5-bromo-2-deoxyuridine that does not require DNA denaturation. Cytometry, 1985, 6 (6): 506-512.

140. Erber W N, Willis J I, Hoffman G J. An enhanced immunocytochemical method for staining bone marrow trephine sections. J Clin Pathol, 1997, 50(5): 389-393.

141. Nakane P K, Pierce G B Jr. enzyme labelled antibodies: Preparation and application for the localization of antigens. J Histochem Cytochem, 1966, 14(12): 929-931.

142. Noorden S V P J. Immunicytochemistry today techniques and practice. Immunocytochemistry. London: Wright PSG Bristol, 1983. ,

143. Sato Y, Mukai K, Watanabe S, et al. The AMeX method. A simplified technique of tissue processing and paraffin embedding with improved preservation of antigens for immunostaining. Am J Pathol, 1986, 125(3): 431-5.

144. Shi S R, Guo J, Cote R J, et al. Sensitivity and detection efficiency of a novel two-step detection system for immunocytochemistry. Appl Immunihistochem Mol Morphol, 1999, 7(3): 201-210.

145. Shi S R, Key M E, Kalra K L. Antigen retrieval in formalin-fixed, paraffin-embedded tissues: an enhancement method for immunohistochemical staining based on microwave oven heating of tissue sections. J Histochem Cytochem, 1991, 39(6): 741-748.

146. L A S. Immunocytochemistry. John Wiley & Sons, 1979.

147. Tsutsumi Y, Serizawa A, Kawai K. Enhanced polymer one-step staining (EPOS) for proliferating cell nuclear antigen (PCNA) and Ki-67 antigen: application to intra-operative frozen diagnosis. Pathol Int, 1995, 45(2): 108-115.

148. Asher M I, Montefort S, Bjorksten B, et al. Worldwide time trends in the prevalence of symptoms of asthma, allergic rhinoconjunctivitis, and eczema in childhood: ISAAC Phases One and Three repeat multicountry cross-sectional surveys. Lancet, 2006, 368 (9537): 733-743.

149. Dorner T, Lawrence K, Rieder A, et al. Epidemiology of allergies in Austria. Results of the first Austrian allergy report. Wiener Medizinische Wochenschrift, 2007, 157 (11-12): 235-242.

150. Zhang L, Han D, Huang D, et al. Prevalence of self-reported allergic rhinitis in eleven major cities in china. Int arch allergy immunol, 2009, 149(1): 47-57.

151. Zhang Y, Zhang L. Prevalence of allergic rhinitis in china. Allergy, asthma & immunology research, 2014, 6(2): 105-113.

152. Shen J, Ke X, Hong S, et al. Epidemiological features of allergic rhinitis in four major

cities in Western China. J Huazhong Univ Sci Technolog Med Sci, 2011, 31 (4):
433-440.

153. Wang Z H, Lin W S, Li S Y, et al. Research on prevalence and related factors in allergic rhinitis. Chin J Otorhinolaryngology Head and Neck Surgery [Chinese], 2011, 46 (3):225-231.

154. Leung R, Ho P, Lam C W, et al. Sensitization to inhaled allergens as a risk factor for asthma and allergic diseases in Chinese population. J Allergy Clin Immunol, 1997, 99 (5):594-599.

155. Li F, Zhou Y, Li S, et al. Prevalence and risk factors of childhood allergic diseases in eight metropolitan cities in China: a multicenter study. BMC public health, 2011, 11: 437.

156. Jenerowicz D, Silny W, Danczak-Pazdrowska A, et al. Environmental factors and allergic diseases. Ann Agri Environ Med, 2012, 19(3):475-481.

157. Harrer A, Egger M, Gadermaier G, et al. Characterization of plant food allergens: An overview on physicochemical and immunological techniques. Mol Nutr Food Res, 2010, 54(1):93-112.

158. Chapman M D, Ferreira F, Villalba M, et al. The European Union CREATE Project: A model for international standardization of allergy diagnostics and vaccines. J Allergy Clin Immunol, 2008, 122(5):882-889.

159. Marsh D G. Allergen nomenclature. Bull World Health Organ, 1986, 64(5):767-770.

160. King T P, Hoffman D, Lowenstein H, et al. Allergen nomenclature. Bull World Health Organ, 1994, 72(5):797-806.

161. King T P, Hoffman D, Lowenstein H, et al. Allergen nomenclature. Clin Exp Allergy, 1995, 25(1):27-37.

162. Radauer C, Nandy A, Ferreira F, et al. Update of the WHO/IUIS Allergen Nomenclature Database based on analysis of allergen sequences. Allergy, 2014, 69(4):413-419.

163. Chapman M D, Pomés A, Breiteneder H, et al. Nomenclature and structural biology of allergens. J Allergy Clin Immunol, 2007, 119(2):414-420.

164. Piboonpocanun S, Malainual N, Jirapongsananuruk O, et al. Genetic polymorphisms of major house dust mite allergens. Clin Exp Allergy, 2006, 36(4):510-516.

165. Burge H A, Rogers C A. Outdoor allergens. Environ Health Perspect, 2000, 108: 653-659.

166. Meno K, Thorsted P B, Ipsen H, et al. The crystal structure of recombinant proDer p 1, a major house dust mite proteolytic allergen. J Immunol, 2005, 175(6):3835-3845.

167. de Halleux S, Stura E, Vander Elst L, et al. Three-dimensional structure and IgE-binding properties of mature fully active Der p1, a clinically relevant major allergen. J Allergy Clin Immunol, 2006, 117(3):571-576.

168. Gutema T, Munimbazi C, Bullerman L B. Occurrence of fumonisins and moniliformin in corn and corn-based food products of US origin. J Food Pro, 2000, 63 (12):

1732-1737.

169. Ivanciuc O, Garcia T, Torres M, et al. Characteristic motifs for families of allergenic proteins. Mol Immunol, 2009,46(4):559-568.

170. Breiteneder H, Radauer C. A classification of plant food allergens. J Allergy Clin Immunol, 2004,113(5):821-830.

171. Dunwell J M. Cupins: A new superfamily of functionally diverse proteins that include germins and plant storage proteins. Biotechnol Genet Eng Rev, 1998,15:1-32.

172. Dunwell J M, Purvis A, Khuri S. Cupins: the most functionally diverse protein superfamily? Phytochem, 2004,65(1):7-17.

173. Radauer C, Breiteneder H. Evolutionary biology of plant food allergens. J Allergy Clin Immunol, 2007,120(3):518-525.

174. Radauer C, Lackner P, Breiteneder H. The Bet v 1 fold: an ancient, versatile scaffold for binding of large, hydrophobic ligands. BMC Evol Biol, 2008,8:286.

175. Jarolim E, Rumpold H, Endler A T, et al. IgE and IgG antibodies of patients with allergy to birch pollen as tools to define the allergen profile of betula-verrucosa. Allergy, 1989,44(6):385-395.

176. Markovic-Housley Z, Degano M, Lamba D, et al. Crystal structure of a hypoallergenic isoform of the major birch pollen allergen Bet v 1 and its likely biological function as a plant steroid carrier. J Mol biol, 2003,325(1):123-133.

177. Schirmer T, Hoffimann-Sommergrube K, Susani M, et al. Crystal structure of the major celery allergen Api g 1: Molecular analysis of cross-reactivity. J Mol Biol, 2005, 351(5):1101-1109.

178. Witke W. The role of profilin complexes in cell motility and other cellular processes. Trends Cell Biol, 2004,14(8):461-469.

179. Valenta R, Duchene M, Pettenburger K, et al. Identification of profilin as a novel pollen allergen-IgE autoractivity in sensitized individuals. Science, 1991,253(5019):557-560.

180. Asero R, Mistrello G, Roncarolo D, et al. Detection of clinical markers of sensitization to profilin in patients allergic to plant-derived foods. J Allergy Clin Immunol, 2003, 112(2):427-432.

181. Hoffmann-Sommergruber K. Plant allergens and pathogenesis-related proteins-What do they have in common? Int Arch Allergy Immunol, 2000,122(3):155-166.

182. Mauch F, Staehelin L A. Functional implications of the subcellular-localization of ethylene-induced chitinase and beta-1,3-glucanase in bean-leaves. Plant Cell, 1989,1(4): 447-457.

183. Alenius H, Kalkkinen N, Reunala T, et al. The main IgE-binding epitope of a major latex allergen, prohevein, is present in its N-terminal 43-amino acid fragment, hevein. J Immunol, 1996,156(4):1618-1625.

184. Klaric M S, Cvetnic Z, Pepeljnjak S, et al. Co-occurrence of aflatoxins, ochratoxin A,

fumonisins, and zearalenone in cereals and feed, determined by competitive direct enzyme-linked immunosorbent assay and thin-layer chromatography. Arh Hig Rada Toksikol, 2009, 60(4):427-434.

185. Eskola M, Parikka P, Rizzo A. Trichothecenes, ochratoxin A and zearalenone contamination and Fusarium infection in Finnish cereal samples in 1998. Food Addit Contam, 2001, 18(8):707-718.

186. Jeong K Y, Hong C S, Yong T S. Allergenic tropomyosins and their cross-reactivities. Protein Pept Lett, 2006, 13(8):835-845.

187. Elsayed S, Aas K. Isolation of purified allergens(COD) by isoelectric focusing. Int Arch Allergy and Appl Immunol, 1971, 40(3):428-438.

188. Cai Q F, Liu G M, Li T, et al. Purification and Characterization of Parvalbumins, the Major Allergens in Red Stingray(Dasyatis akajei). J Agri Food Chem, 2010, 58(24): 12964-12969.

189. Swoboda I, Bugajska-Schretter A, Verdino P, et al. Recombinant carp parvalbumin, the major cross-reactive fish allergen: A tool for diagnosis and therapy of fish allergy. J Immunol, 2002, 168(9):4576-4584.

190. Untersmayr E, Poulsen L K, Platzer M H, et al. The effects of gastric digestion on codfish allergenicity. J Allergy Clin Immunol, 2005, 115(2):377-382.

191. Spuergin P, Walter M, Schiltz E, et al. Allergenicity of alpha-caseins from cow, sheep, and goat. Allergy, 1997, 52(3):293-298.

192. Chapman M D, Wood R A. The role and remediation allergens in of animal allergic diseases. J Allergy Clin Immunol, 2001, 107(3):414-421.

193. Bernhiselbroadbent J, Dintzis H M, Dintzis R Z, et al. Allergenicity and antigenicity of chicken egg ovemucoid(GAL-D-Ⅲ) compared with ovalbumin(GAL-D-Ⅰ) in children with egg allergy and in mice. J Allergy Clin Immunol, 1994, 93(6):1047-1059.

194. Ferreira F, Hawranek T, Gruber P, et al. Allergic cross-reactivity: from gene to the clinic. Allergy, 2004, 59(3):243-267.

195. Radauer C, Breiteneder H. Pollen allergens are restricted to few protein families and show distinct patterns of species distribution. J Allergy Clin Immunol, 2006, 117(1): 141-147.

196. Vieths S, Scheurer S, Ballmer-Weber B. Current understanding of cross-reactivity of food allergens and pollen. In: Fu TJ, Gendel SM, editors. Genetically Engineered Foods Assessing Potential Allergenicity. Annals of the New York Academy of Sciences. 1964. New York: New York Acad Sciences, 2002:47-68.

197. Seiberler S, Scheiner O, Kraft D, et al. Characterization of a birch pollen allergen, Bet v Ⅲ, representing a novel class of Ca^{2+} binding proteins: specificexpression in mature pollen and dependence of patients' IgE binding on protein-bound Ca^{2+}. Embo J, 1994, 13(15):3481-3486.

198. Suphioglu C, Ferreira F, Knox R B. Molecular cloning and immunological characteri-

sation of Cyn d 7,a novel calcium-binding allergen from Bermuda grass pollen. FEBS letters，1997,402(2):167-172.

199. Burks A W,Cockrell G,Connaughton C,et al. Identification of peanut agglutinin and soybean trypsin inhibitor as minor legume allergens. Int Arch Allergy Immunol, 1994,105(2):143-149.

200. Moroz L A,Yang W H. Kunitz soybean trypsin inhibitor：a specific allergen in food anaphylaxis. N Engl J Med，1980,302(20):1126-8.58. Gu XL,Beardslee T,Zeece M,et al. Identification of IgE-binding proteins in soy lecithin. Int Arch Allergy Immunol，2001,126(3):218-225.

201. Cosgrove D J. Loosening of plant cell walls by expansins. Nature,2000,407(6802): 321-326.

202. Gadermaier G,Dedic A,Obermeyer G,et al. Biology of weed pollen allergens. Curr Allergy Asthma Rep,2004,4(5):391-400.

203. Wopfner N,Gadermaier G,Egger M,et al. The spectrum of allergens in ragweed and mugwort pollen. Int Arch Allergy Immunol，2005,138(4):337-346.

204. Czerwinski E W,Midoro-Horiuti T,White M A,et al. Crystal structure of Jun a 1,the major cedar pollen allergen from Juniperus ashei,reveals a parallel beta-helical core. J Biol Chem，2005,280(5):3740-3746.

205. Hoffmann-Sommergruber K. Pathogenesis-related(PR)-proteins identified as allergens. Biochem Soc Trans,2002,30:930-935.

206. Fernandez-Rivas M,van Ree R,Cuevas M. Allergy to Rosaceae fruits without related pollinosis. J Allergy Clin Immunol,1997,100(6):728-733.

207. Tassin-Moindrot S,Caille A,Douliez J P,et al. The wide binding properties of a wheat nonspecific lipid transfer protein-Solution structure of a complex with prostaglandin B-2. Eur J Biochem，2000,267(4):1117-1124.

208. van Ree R. Clinical importance of non-specific lipid transfer proteins as food allergens. Biochem Soc Trans,2002,30:910-913.

209. Pastorello E A,Pompei C,Pravettoni V,et al. Lipid transfer proteins and 2S albumins as allergens. Allergy,2001,56:45-47.

210. Gao Z-S,Yang Z-W,Wu S-D,et al. Peach allergy in China：A dominant role for mugwort pollen lipid transfer protein as a primary sensitizer. J Allergy Clin Immunol, 2013,131(1):224-226.

211. Pastorello E A,Vieths S,Pravettoni V,et al. Identification of hazelnut major allergens in sensitive patients with positive double-blind,placebo-controlled food challenge results. J Allergy Clin Immunol,2002,109(3):563-570.

212. Diaz-Perales A,Lombardero M,Sanchez-Monge R,et al. Lipid-transfer proteins as potential plant panallergens：cross-reactivity among proteins of Artemisia pollen,Castanea nut and Rosaceae fruits,with different IgE-binding capacities. Clin Exp Allergy, 2000,30(10):1403-1410.

213. Gaffin J M,Phipatanakul W. The role of indoor allergens in the development of asthma. Curr Opin Allergy Clin Immunol,2009,9(2):128-135.

214. Salo P M,Jiang X,Johnson C A,et al. Indoor allergens,asthma,and asthma-related symptoms among adolescents in Wuhan,China. Ann Epidemiol,2004,14(8):543-550.

215. Li J,Sun B,Huang Y,et al. A multicentre study assessing the prevalence of sensitizations in patients with asthma and/or rhinitis in China. Allergy,2009,64(7):1083-1092.

216. Kong W J,Chen J J,Zheng Z Y,et al. Prevalence of allergic rhinitis in 3-6-year-old children in Wuhan of China. Clin Exp Allergy,2009,39(6):869-874.

217. Sharma S,Lackie P M,Holgate S T. Uneasy breather:the implications of dust mite allergens. Clin Exp Allergy,2003,33(2):163-165.

218. Asokananthan N,Graham P T,Stewart D J,et al. House dust mite allergens induce proinflammatory cytokines from respiratory epithelial cells:The cysteine protease allergen,Der p 1,activates protease-activated receptor(PAR)-2 and inactivates PAR-1. J Immunol,2002,169(8):4572-4578.

219. Manavski N,Peters U,Brettschneider R,et al. Cof a 1:identification,expression and immunoreactivity of the first coffee allergen. Int arch Allergy Immunol,2012,159(3):235-242.

220. Zuidmeer L,van Leeuwen W A,Budde I K,et al. Lipid transfer proteins from fruit:cloning,expression and quantification. Int Arch Allergy Immunol,2005,137(4):273-281.

221. Schlatterer B,Baeker R,Schlatterer K. Improved purification of beta-lactoglobulin from acid whey by means of ceramic hydroxyapatite chromatography with sodium fluoride as a displacer. J Chromatogr B Analyt Technol Biomed Life Sci,2004,807(2):223-228.

222. Goodall S,Grandison A S,Jauregi P J,et al. Selective separation of the major whey proteins using ion exchange membranes. J Dairy Sci,2008,91(1):1-10.

223. Carnes J,Fernandez-Caldas E,Gallego M T,et al. Pru p 3(LTP)content in peach extracts. Allergy,2002,57(11):1071-1075.

224. Ahrazem O,Jimeno L,Lopez-Torrejon G,et al. Assessing allergen levels in peach and nectarine cultivars. Ann Allergy Asthma Immunol,2007,99(1):42-47.

225. Asturias J A,Arilla M C,Aguirre M,et al. Quantification of profilins by a monoclonal antibody-based sandwich ELISA. J Immunol Methods,1999,229(1-2):61-71.

226. Jimeno L,Duffort O,Serrano C,et al. Monoclonal antibody-based ELISA to quantify the major allergen of Artemisia vulgaris pollen,Art v 1. Allergy,2004,59(9):995-1001.

227. Van Ree R,Chapman M D,Ferreira F,et al. The CREATE Project:development of certified reference materials for allergenic products and validation of methods for their

quantification. Allergy, 2008,63(3):310-326.

228. Diani M, Altomare G, Reali E. T cell responses in psoriasis and psoriatic arthritis. Autoimmun Rev, 2014, 28(14):284-285.

229. Etna M P, Giacomini E, Severa M, et al. Pro-and anti-inflammatory cytokines in TB: A two-edged sword in TB pathogenesis. Semin Immunol, 2014, 26(6):543-551.

230. Sherlock J P, Taylor P C, Buckley C D. The biology of IL-23 and IL-17 and their therapeutic targeting in rheumatic diseases. Curr Opin Rheumatol, 2015, 27(1): 71-75.

231. Monaco C, Nanchahal J, Taylor P, et al. Anti-TNF Therapy: Past, Present and Future. Int Immunol, 2014, 19:102.

232. Kiss E, Lakos G, Szegedi G, et al. Anti-nuscleosome antibody, a reliable indicator for lupus nephritis. Autoimmunity, 2009, 42(5):393-398.

233. Sack U, Conrad K, Csernok E, et al. Autoantibody detection using indirect immuno-fluorescence on HEp-2 cells. Ann N Y Acad Sci, 2009, 1173:166-173.

234. Su K Y, Pisetsky D S. The role of extracellular DNA in autoimmunity in SLE. Scand J Immunol, 2009, 70(3):175-183.

235. Koenig M, Dieudé M, Senécal JL. Predictive value of antinuclear autoantibodies: the lessons of the systemic sclerosis autoantibodies. Autoimmun Rev, 2008, 7(8): 588-593.

236. Salliot C L, Gottenberg J E, Bengoufa D, et al. Autoimmun Rev. Anticentromere antibodies identify patients with Sjögren's syndrome and autoimmune overlap syndrome. J Rheumatol, 2007, 34(11):2253-2258.

237. Siapka S L, Patrinou-Georgoula M, Vlachoyiannopoulos P G, et al. Multiple specificities of autoantibodies against hnRNP A/B proteins in systemic rheumatic diseases and hnRNP L as an associated novel autoantigen. Autoimmunity, 2007, 40(3):223-233.

238. Mielnik P L, Wiesik-Szewczyk E, Olesinska M, et al. Clinical features and prognosis of patients with idiopathic inflammatory myopathies and anti-Jo-1 antibodies. Autoimmunity, 2006, 39(3):243-247.

239. Liu Z, Davidson A. Taming lupus—a new understanding of pathogenesis is leading to clinical advances. Nat Med, 2012, 18:871-882.

240. Tsokos G C. Systemic lupus erythematosus. N Engl J Med, 2011, 365:2110-2121.

241. Manger K, Manger B, Repp R, et al. Definition of risk factors for death, end stage renal disease, and thromboembolic events in a monocentric cohort of 338 patients with systemic lupus erythematosus. Ann Rheum Dis, 2002, 61:1065-1070.

242. Draborg A H L, Duus K, Houen G. Epstein-Barr virus and systemic lupus erythematosus. Clin Dev Immunol, 2012, 2012:370516.

243. J de A S, C A, P S G, et al. Systemic Lupus Erythematosus: Old and New Susceptibility Genes versus Clinical Manifestations. Curr Genomics, 2014, 15(1):52-65.

244. Miao C G, Yang J T, Yang Y Y, et al. Critical role of DNA methylation in the patho-

genesis of systemic lupus erythematosus: new advances and future challenges. Lupus. 2014,23(8):730-742.

245. Han J H L,Umiker B R,Kazimirova A A,et al. Expression of an anti-RNA autoantibody in a mouse model of SLE increases neutrophil and monocyte numbers as well as IFN-I expression. Eur J Immunol, 2014,44(1):215-226.

246. Kassim S H L,Jordan J,Schreiter J,et al. Systematic identification of novel SLE related autoantibodies responsible for type I IFN production in human plasmacytoid dendritic cells. Cell Immunol, 2013,284(1-2):119-128.

247. Adrianto I L,Wang S,Wiley G B,et al. Association of two independent functional risk haplotypes in TNIP1 with systemic lupus erythematosus. Arthritis Rheum,2012,64(11):3695-3705.

248. Fan W L,Liang D,Tang Y,et al. Identification of microRNA-31 as a novel regulator contributing to impaired interleukin-2 production in T cells from patients with systemic lupus erythematosus. Arthritis Rheum, 2012,64(11):3715-3725.

249. Racanelli V,Prete M,Musaraj G,et al. Autoantibodies to intracellular antigens: generation and pathogenetic role. Autoimmun Rev, 2011,10(8):503-508.

250. Scheinecker C L,Bonelli M,Smolen J S. Pathogenetic aspects of systemic lupus erythematosus with an emphasis on regulatory T cells. J Autoimmun, 2010,35(3):269-275.

251. Migliorini A,Anders H J. A novel pathogenetic conceptantiviral immunity in lupus nephritis. Nat Rev Nephrol, 2012,8:183-189.

252. Munoz L E,Lauber K,Schiller M,et al. The role of defective clearance of apoptotic cells in systemic autoimmunity. Nat Rev Rheumatol, 2010, 6:280-289.

253. Kanta H,Mohan C. Three checkpoints in lupus development: central tolerance in adaptive immunity,peripheral amplification by innate immunity and end-organ inflammation. Genes Immun, 2009,10(5): 390-396.

254. Moser K L,Kelly J A,Lessard C J,et al. Recent insights into the genetic basis of systemic lupus erythematosus. Genes Immun, 2009,10:373-379.

255. Marshak-Rothstein A, RifkinIR. Immunologically active autoantigens: the role of toll-like receptors in the development of chronic inflammatory disease. Annu Rev Immunol, 2007,25:419-441.

256. Guiducci C,Gong M,Xu Z,et al. TLR recognition of self nucleic acids hampers glucocorticoid activity in lupus. Nature, 2010,465: 937-941.

257. Moser K,Kalies K,Szyska M,et al. CXCR3 promotes the production of IgG1 autoantibodies but is not essential for the development of lupus nephritis in NZB/NZW mice. Arthritis Rheum, 2012,64:1237-1246.

258. Leffler J1,Bengtsson A A2,Blom A M3. The complement system in systemic lupus erythematosus: an update. Ann Rheum Dis, 2014,73(9):1601-6.

259. Chiewchengchol D1,Murphy R1,Morgan T1,et al. Mucocutaneous manifestations in

a UK national cohort of juvenile-onset systemic lupus erythematosus patients. Rheumatology (Oxford)，2014,53(8):1504-12.

260. Borchers AT1,Leibushor N,Naguwa S M,et al. Lupus nephritis: a critical review. Autoimmun Rev，2012,12(2):174-94.

261. Mittoo S1,Fell CD2. Pulmonary manifestations of systemic lupus erythematosus. Semin Respir Crit Care Med，2014,35(2):249-54.

262. Finucci Curi P1,Pierrestegui M1,Ortiz A1,et al. Pulmonary hemorrhage in patients with systemic lupus erythematosus. Clinical manifestations,prognosis and literature review. Med Clin (Barc)，2014(13): S0025-7753(14)00692-7.

263. Zirkzee E J,Steup-Beekman G M,van der Mast R C,et al. Prospective study of clinical phenotypes in neuropsychiatric systemic lupus erythematosus, multidisciplinary approach to diagnosis and therapy. J Rheumatol，2012,39(11):2118-2126.

264. Firestein G S. Evolving concepts of rheumatoid arthritis. Nature，2003，423: 356-361.

265. Klareskog L,Rönnelid J,Lundberg K,et al. Immunity to citrullinated proteins in rheumatoid arthritis. Annu Rev Immunol，2008,26:651-675.

266. MacGregor A J,Snieder H,Rigby A S,et al. Characterizing the quantitative genetic contribution to rheumatoid arthritis using data from twins. Arthritis Rheum，2000， 43:30-37.

267. Wellcome Trust Case Control Consortium. Genome-wide association study of 14,000 cases of seven common diseases and 3,000 shared controls. Nature，2007,447: 661-678.

268. Gregersen P K,Silver J,Winchester R J. The shared epitope hypothesis: an approach to understanding the molecular genetics of susceptibility to rheumatoid arthritis. Arthritis Rheum，1987,30:1205-1213.

269. Weyand C M, Goronzy J J. Disease-associated human histocompatibility leukocyte antigen determinants in patients with seropositive rheumatoid arthritis: functional role in antigen-specific and allogeneic T cell recognition. J Clin Invest，1990，85: 1051-1057.

270. De Almeida D E,Ling S,Pi X,et al. Immune dysregulation by the rheumatoid arthritis shared epitope. J Immunol，2010,185:1927-1934.

271. Kurreeman F A,Padyukov L,Marques R B,et al. A candidate gene approach identifies the TRAF1/C5 region as a risk factor for rheumatoid arthritis. PLoS Med，2007, 4(9):e278.

272. Plenge R M,Cotsapas C,Davies L,et al. Two independent alleles at 6q23 associated with risk of rheumatoid arthritis. Nat Genet，2007,39:1477-1482.

273. Kallberg H,Padyukov L,Plenge R M,et al. Gene-gene and gene-environment interactions involving HLA-DRB1,PTPN22,and smoking in two subsets of rheumatoid arthritis. Am J Hum Genet，2007，80:867-875.

274. Symmons D P, Bankhead C R, Harrison B J, et al. Blood transfusion, smoking, and obesity as risk factors for the development of rheumatoid arthritis: results from a primary care-based incident case-control study in Norfolk, England. Arthritis Rheum, 1997, 40:1955-1961.

275. Klareskog L, Stolt P, Lundberg K, et al. A new model for an etiology of rheumatoid arthritis: smoking may trigger HLA-DR(shared epitope)-restricted immune reactions to autoantigens modified by citrullination. Arthritis Rheum, 2006, 54:38-46.

276. De Rycke L, Peene I, Hoffman I E, et al. Rheumatoid factor and anticitrullinated protein antibodies in rheumatoid arthritis: diagnostic value, associations with radiological progression rate, and extraarticular manifestations. Ann Rheum Dis, 2004, 63: 1587-1593.

277. Scher J U, Ubeda C, Pillinger M H, et al. Characteristic oral and intestinal microbiota in rheumatoid arthritis(RA): a trigger for autoimmunity? Arthritis Rheum, 2010, 62:Suppl:1390. abstract.

278. Szekanecz Z, Pakozdi A, Szentpetery A, et al. Chemokines and angiogenesis in rheumatoid arthritis. Front Biosci(Elite Ed), 2009, 1:44-51.

279. McInnes I B, Schett G. Cytokines in the pathogenesis of rheumatoid arthritis. Nat Rev Immunol, 2007, 7:429-442.

280. Polzer K, Baeten D, Soleiman A, et al. Tumour necrosis factor blockade increases lymphangiogenesis in murine and human arthritic joints. Ann Rheum Dis, 2008, 67:1610-1616.

281. Hess A, Axmann R, Rech J, et al. Blockade of TNF-α rapidly inhibits pain responses in the central nervous system. Proc Natl Acad Sci USA, 2011, 108:3731-3736.

282. Mavragani C P, Moutsopoulos H M. The geoepidemiology of Sjögren's syndrome. Autoimmun Rev, 2010, 9(5):A305-310.

283. Iwakiri D, Zhou L, Samanta M, et al. Epstein-Barr virus(EBV)-encoded small RNA is released from EBV-infected cells and activates signaling from Toll-like receptor 3. J Exp Med, 2009, 206(10):2091-2099.

284. Yamano S, Renard J N, Mizuno F, et al. Retrovirus in salivary glands from patients with Sjögren's syndrome. J Clin Pathol, 1997, 50(3):223-230.

285. Cruz-Tapias P, Rojas-Villarraga A, et al. HLA and Sjögren's syndrome susceptibility. A meta-analysis of worldwide studies. Autoimmun Rev, 2012, 11(4):281-287.

286. Roitberg-Tambur A, Friedmann A, Safirman C, et al. Molecular analysis of HLA class Ⅱ genes in primary Sjögren's syndrome. A study of Israeli Jewish and Greek non-Jewish patients. Hum Immunol, 1993, 36(4):235-242.

287. Nordmark G, Kristjansdottir G, Theander E, et al. Additive effects of the major risk alleles of IRF5 and STAT4 in primary Sjögren's syndrome. Genes Immun, 2009, 10 (1):68-76.

288. Miceli-Richard C, Gestermann N, Ittah M, et al. The CGGGG insertion/deletion poly-

morphism of the IRF5 promoter is a strong risk factor for primary Sjögren's syndrome. Arthritis Rheum, 2009,60(7):1991-1997.

289. Shim G J, Warner M, Kim H J, et al. Aromatase-deficient mice spontaneously develop a lymphoproliferative autoimmune disease resembling Sjogren's syndrome. Proc Natl Acad Sci USA, 2004,101(34):12628-12633.

290. Spaan M, Porola P, Laine M, et al. Healthy human salivary glands contain a DHEA-sulphate processing intracrine machinery, which is deranged in primary Sjögren's syndrome. J Cell Mol Med, 2009,13(7):1261-1270.

291. Peri Y, Agmon-Levin N, Theodor E, et al. Sjögren's syndrome, the old and the new. Best Pract Res Clin Rheumatol, 2012,26(1):105-117.

292. Toubi E, Shoenfeld Y. The role of vitamin D in regulating immune responses. Isr Med Assoc J, 2010,12(3):174-175.

293. Szodoray P, Horvath IF, Papp G, et al. The immunoregulatory role of vitamins A, D and E in patients with primary Sjogren's syndrome. Rheumatology (Oxford), 2010, 49(2):211-217.

294. Nocturne G, Mariette X. Advances in understanding the pathogenesis of primary Sjögren's syndrome. Nat Rev Rheumatol, 2013,9(9):544-556.

295. Szodoray P, Horvath I F, Papp G, et al. The immunoregulatory role of vitamins A, D and E in patients with primary Sjogren's syndrome. Rheumatology (Oxford), 2010, 49(2):211-217.

296. Geginat J, Sallusto F, Lanzavecchia A. Cytokine-driven proliferation and differentiation of human naïve, central memory and effector memory CD4$^+$ T cells. Pathol Biol (Paris), 2003,51(2):64-66.

297. Vosters J L, Landek-Salgado M A, Yin H, et al. Interleukin-12 induces salivary gland dysfunction in transgenic mice, providing a new model of Sjögren's syndrome. Arthritis Rheum, 2009,60(12):3633-3641.

298. Bernacchi E, Amato L, Parodi A, et al. Sjögren's syndrome: a retrospective review of the cutaneous features of 93 patients by the Italian Group of Immunodermatology. Clin Exp Rheumatol, 2004,22(1):55-62.

299. Ramos-Casals M, Anaya J M, García-Carrasco M, et al. Cutaneous vasculitis in primary Sjögren syndrome: classification and clinical significance of 52 patients. Medicine (Baltimore), 2004,83(2):96-106.

300. Haga H J, Peen E. A study of the arthritis pattern in primary Sjögren's syndrome. Clin Exp Rheumatol, 2007,25(1):88-91.

301. Gary S. Firestein, Ralph C. Budd, Edward D. et al. Kelley's Textbook of Rheumatology, 2011:1393-1426.

302. Klareskog L, Gustafsson R, Schneyius A, et al. Increased expression of platelet derived growth factor type ß receptors in the skin of patients with systemic sclerosis. Arthritis Rheum, 1990, 33:1534-1541.

303. Fehali Bostwick C, Medsger T A Jr, Wright T M. Analysis of systemic sclerosis in twins reveals low concordance for disease and high concordance for the presence of antinuclear antibodies. Arthritis Rheum, 2003, 48:1956-1963.

304. Dumoitier N, Lofek S, Mouthon L. Pathophysiology of systemic sclerosis: state of the art in 2014. Presse Med, 2014, 43(10 Pt 2):267-278.

305. Broen J C, Radstake T R, Rossato M. The role of genetics and epigenetics in the pathogenesis of systemic sclerosis. Nat Rev Rheumatol, 2014, 10(11):671-681.

306. Cutolo M, Pizzorni C, Meroni M, et al. The role of nailfold videocapillaroscopy in Raynaud's phenomenon monitoring and early diagnosis of systemic sclerosis. Reumatismo, 2010, 62(4):237-247.

307. Black C M, DuBois R M. Organ involvement: pulmonary In Clements PJ, Furst DE (eds):Systemic Sclerosis. Baltimore, Williams and Wilkins, 1996, 299-331.

308. Czirják L, Foeldvari I, Müller-Ladner U. Skin involvement in systemic sclerosis. Rheumatology(Oxford). 2008, 47 Suppl 5:44-50.

309. Vij M, Agrawal V, Jain M. Scleroderma renal crisis in a case of mixed connective tissue disease. Saudi J Kidney Dis Transpl, 2014, 25(4):844-848.

310. Alhajeri H, Hudson M, Fritzler M, et al. The 2013 ACR/ EULAR Classification Criteria for Systemic Sclerosis Out-perform the 1980 Criteria. Data from the Canadian Scleroderma Research Group. Arthritis Care Res (Hoboken), 2014, 18: 22451.

311. Valentini G, Marcoccia A, Cuomo G, et al. The concept of early systemic sclerosis following 2013 ACREULAR criteria for the classification of systemic sclerosis. Curr Rheumatol Rev, 2014, 10(1):38-44.

312. Launay D, Savale L, Berezne A, et al. Lung and heart-lung transplantation for systemic sclerosis patients. A monocentric experience of 13 patients, review of the literature and position paper of a multidisciplinary Working Group. Presse Med, 2014, 43(10 Pt 2):345-363.

313. Herzog E L, Mathur A, Tager A M, et al. Review: interstitial lung disease associated with systemic sclerosis and idiopathic pulmonary fibrosis: how similar and distinct? Arthritis Rheumatol, 2014, 66(8):1967-1978.

314. Maddison P: Prevention of vascular damage in scleroderma with angiotensin-converting enzyme(ACE)inhibition. Rheumatology, 2002, (41): 965-971.

315. Chaisson N F, Hassoun P M. Systemic sclerosis-associated pulmonary arterial hypertension. Chest, 2013, 144(4):1346-1356.

316. Braun J1, Sieper J. Ankylosing spondylitis, Lancet, 2007, 369(9570): 1379-1390.

317. LS1, Gu J, Yu D. Pathogenesis of ankylosing spondylitis, Nat Rev Rheumatol, 2010, 6(7):399-405.

318. Francois R J, Gardner D L, Degrave E J, et al. Histopathologic evidence that sacroiliitis in ankylosing spondylitis is not merely enthesitis, Arthritis Rheum, 2000, 43: 2011-2024.

319. Appel H,Kuhne M,Spiekermann S,et al. Immunohistologic analysis of zygapophyseal joints in patients with ankylosing spondylitis,Arthritis Rheum,2006, 54:2845-2851.

320. Braun J,Inman R: Clinical signifiance of inflmmatory back pain for diagnosis and screening of patients with axial spondylarthritis, Ann Rheum Dis, 2010, 69: 1264-1268.

321. Peters M,Visman I,Nielen M,et al. Ankylosing spondylitis: a risk factor for myocardial infarction? Ann Rheum Dis,2010, 69:579-581.

322. Tyrrell P N M,Davies A M,Evans N: Neurological disturbances in ankylosing spondylitis,Ann Rheum Dis,1994, 53:714-717.

323. Van der Linden S M,Valkenburg H A,Cats A: Evaluation of diagnostic criteria for ankylosing spondylitis: a proposal for modifiation of the New York criteria,Arthritis Rheum,1984, 27:361-368.

324. Weber U1,Lambert R G,Østergaard M,et al. The diagnostic utility of magnetic resonance imaging in spondylarthritis: an international multicenter evaluation of one hundred eighty-seven subjects,Arthritis Rheum,2010, 62:3048-3058.

325. Rudwaleit M1,Landewé R,van der,et al. The development of Assessment of SpondyloArthritis international Society classification criteria for axial spondyloarthritis(part I): classification of paper patients by expert opinion including uncertainty appraisal. Ann Rheum Dis, 2009,68(6):770-776.

326. Rudwaleit M1,Landewé R,van der,et al. The development of Assessment of SpondyloArthritis international Society classification criteria for axial spondyloarthritis(part II): validation and final selection. Ann Rheum Dis, 2009,68(6):777-783.

327. Bennett A N,McGonagle D,O'Connor P,et al. Severity of baseline magnetic resonance imaging-evident sacroiliitis and HLA-B27 status in early inflmmatory back pain predict radiographically evident ankylosing spondylitis at eight years, Arthritis Rheum,2008, 58:3413-3418.

328. Kroon F,Landewé R,Dougados M,et al. Continuous NSAID use reverts the effects of inflammation on radiographic progression in patients with ankylosing spondylitis. Ann Rheum Dis, 2012,71(10):1623-1629.

329. Poddubnyy D,Rudwaleit M,Haibel H,et al. Effect of non-steroidal anti-inflammatory drugs on radiographic spinal progression in patients with axial spondyloarthritis: results from the German Spondyloarthritis Inception Cohort. Ann Rheum Dis, 2012,71 (10):1616-1622.

330. Haroon N,Kim T H,Inman R D. NSAIDs and radiographic progression in ankylosing spondylitis Bagging big game with small arms? Ann Rheum Dis, 2012, 71(10): 1593-1595.

331. Measley R E J,Levisvn M E. Host defense mechanisms in the pathogenesis of urinary tract infection. Med Clin N Am, 1991,75(2):275-282.

332. Welshey P D. Infection and infectious diseases. Postgrad Med J,1990,66:807-900.

333. Ishioka G Y, Fikes J, Hermanson G, et al. Utilization of MHC class I transgenic mice for develop ment of minigene DNA vaccine encoding multiple HLA-restricted CTL epitopes. J Immunol, 1999,162(7):3915-3939.

334. Rclman D A, Falkow S. Amolecular perspective of microbial pathogenicity. In: andell, Douglas and Bennett's eds. Principles end Practice of Infectious Diseases. 5th ed, Harcout Asia:Churchill livingstone,2001:1-3.

335. Sicherer S H, Winkelstein J A. Primary immunodefciertcy diseases in adults, JAMA, 1998,279:58-61.

336. Enns R K, Bromley S E, Day S P, et al. Molecuar diagnostic methnds for infectious diseases, approved guideline. Natl Commit clin Lab Stand,1995:1-10.

337. Jonathan R K. Modern methods and their utility in clinical virology. Infect Dis Rev, 2000, 2:2-4.

338. Silverstcin A M. The history of immunology. In: W. E. Pu. Fundamental immunology 4th ed. New York,Ravent press,1998.

339. Fraud M O, Mandell G L. Immunomodulators. In: Mandell GL,Bennett JE,Dolin R. eds. Mandell Douglas, and Bennett's Principles and Practice of Infectious Diseases, 5th ed philadelphia:Churchill livingstone,2000:491-501.

340. Nemunaitis J A. comparatiye review of calony-s tirnulating factors. Drugs, 1997,54: 709-729.

341. Lifton R. Bennett J M,Clinical use of granulocyte-macrophage colony-stimulating factors and granulocyte colony stirnulating factors in neutropenia associated with malignancy. Hematol Oncol Clin North Am, 1996,10:825-839.

342. Anderson M L M. Nucleic acid hybridization. oxford, BIOS Scientific Publishers, 1999: 1-210.

343. Jonathan R K. Modern methods and their utility in clinical virology. Infect Dis Rev, 2000,2:2-4.

344. Ray R,Norden B. Peptide nucleic acid(PNA): its medical and biotechnical applications and promise for the future. PASEBJ, 2000,14:1041-1060.

345. Greijer A E,Aclriaanse H M A,Dekkers C A J,et al. Multiplex real-time NASBA for monitoring ex-pression dynamics of human cytomegalovirus encoded lEl and pp67 RNA. J Clin Virol, 2002,24:57-66.

346. Pfaller M A. Molecular approaches to diagnosing and managing infectious diseases: practicality and costs. EID, 2001,7:312-318.

347. Dong F,Allawi H T,Anderson T,et al. Secondary structure prediction arid strncturergpecific sequence analysis of single-stranded DNA. Nucl Acid Res, 2001, 29: 3248-3257.

348. Tan W H,Fang X H,Li J,et al,Molecular beacons:a novel DNA probe for nucleic acid and pro-tein studies. Chem Eur J, 2000,6:1107-1111.

349. Salahudeen A K, Haider N, May W. Cold ischemia and the reduced long-term survival

of cadaveric renal allografts. Kidney Int, 2004,65(2):713-718.

350. Andrade C F, Waddell T K, Keshavjee S, et al. Innate immunity and organ transplantation: the potential role of toll-like receptors. Am J Transplant, 2005,5(5):969-975.

351. Hart D N, Fabre J W. Kidney-specific alloantigen system in the rat. Characterization and role in transplantation. J Exp Med, 1980,151(3):651-666.

352. Qureshi F, Rabb H, Kasiske B L. Silent acute rejection during prolonged delayed graftfunction reduces kidney allograft survival. Transplantation, 2002, 74 (10): 1400-1404.

353. Whitelegg A, Barber L D. The structural basis of T-cell allorecognition. Tissue Antigens, 2004,63(2):101-108.

354. Lakkis F G, Arakelov A, Konieczny B T, Inoue Y. Immunologic "ignorance" of vascularizedorgan transplants in the absence of secondary lymphoid tissue. Nat Med, 2000, 6(6):686-688.

355. Afzali B, Lombardi G, Lechler R I. Pathways of major histocompatibility complex allorecognition. Curr Opin Organ Transplant, 2008,13(4):438-444.

356. Auchincloss Jr H, Sultan H. Antigen processing and presentation in transplantation. Curr Opin Immunol, 1996,8(5):681-687.

357. Smyth L A, Herrera O B, Golshayan D, et al. A novel pathway of antigen presentation bydendritic and endothelial cells: Implications for allorecognition and infectious diseases. Transplantation, 2006,82(1 Suppl.):S15-18.

358. Clarkson M R, Sayegh M H. T-cell costimulatory pathways in allograft rejection and tolerance. Transplantation, 2005,80(5):555-563.

359. Merrill J P, Murray J E, Harrison J H, et al. Successful homotransplantation of the human kidney between identical twins. J Am Med Assoc, 1956,160(4):277-282.

360. Heidt S, Segundo D S, Chadha R, et al. The impact of Th17 cells on transplant rejection and the induction of tolerance. Curr Opin Organ Transplant, 2010, 15 (4): 456-461.

361. Feng G, Chan T, Wood K J, et al. Donor reactive regulatory T cells. Curr Opin OrganTransplant, 2009,14(4):432-438.

362. Gill R G. NK cells: elusive participants in transplantation immunity and tolerance. Curr Opin Immunol, 2010,22(5):649-654.

363. Nath D S, Basha H I, Mohanakumar T. Antihuman leukocyte antigen antibody-induced autoimmunity: role in chronic rejection. Curr Opin Organ Transplant, 2010,15 (1):16-20.

364. Rosenberg A S. The T cell populations mediating rejection of MHC class I disparate skingrafts in mice. Transpl Immunol, 1993,1(2):93-99.

365. Cramer D V, Wu G D, Chapman F A, et al. Lymphocytic subsets and histopathologic changes associated with the development of heart transplant arteriosclerosis. J Heart Lung Transplant, 1992,11(3 Pt 1):458-466.

366. Gebel H M,Bray R A. The evolution and clinical impact of human leukocyte antigen technology. Curr Opin Nephrol Hypertens,2010,19(6):598-602.

367. Leffell M S,Zachary A A. Antiallograft antibodies:relevance,detection,and monitoring. Curr Opin Organ Transplant,2010,15(1):2-7.

368. Sanchez-Fueyo A,Strom T B. Immunologic basis of graft rejection and tolerancefollowing transplantation of liver or other solid organs. Gastroenterology,2011,140(1):51-64.

369. de Fijter J W. Rejection and function and chronic allograft dysfunction. Kidney Int Suppl,2010,(119):38-41.

370. Veronese F V,Noronha I L,Manfro R C,et al. Prevalence and immunohistochemical findings of subclinical kidney allograft rejection and its association with graft outcome. Clin Transplant,2004,18(4):357-364.

371. Shapiro R,Basu A,Tan H,et al. Kidney transplantation under minimal immunosuppression after pretransplant lymphoid depletion with Thymoglobulin or Campath. J Am Coll Surg,2005,200(4):505-15,quiz A59-61.

372. Deeks E D,Keating G M. Rabbit antithymocyte globulin(thymoglobulin):a review of its usein the prevention and treatment of acute renal allograft rejection. Drugs,2009,69(11):1483-1512.

373. Charpentier B,Rostaing L,Berthoux F,et al. A three-arm study comparing immediate tacrolimus therapy with antithymocyte globulin induction therapy followed by tacrolimus or cyclosporine A in adult renal transplant recipients. Transplantation,2003,75(6):844-851.

374. Mourad G,Garrigue V,Squifflet J P,et al. Induction versus noninduction in renal transplant recipients with tacrolimus-based immunosuppression. Transplantation,2001,72(6):1050-1055.

375. Morris P J,Russell N K. Alemtuzumab(Campath-1H):a systematic review in organ transplantation. Transplantation,2006,81(10):1361-1367.

376. Trzonkowski P,Zilvetti M,Chapman S,et al. Homeostatic repopulation by CD28-CD8t Tcells in alemtuzumab-depleted kidney transplant recipients treated with reduced immunosuppression. Am J Transplant,2008,8(2):338-347.

377. Pearl J P,Parris J,Hale D A,et al. Immunocompetent T-cells with a memory-like phenotype are the dominant cell type following antibody-mediated T-cell depletion. Am J Transplant,2005,5(3):465-474.

378. Lopez M,Clarkson M R,Albin M,et al. A novel mechanism of action for anti-thymocyteglobulin:induction of CD4tCD25tFoxp3t regulatory T cells. J Am Soc Nephrol,2006,17(10):2844-2853.

379. Calne R,Friend P,Moffatt S,et al. Prope tolerance,perioperative campath 1H,and lowdosecyclosporin monotherapy in renal allograft recipients. Lancet,1998,351(9117):1701-1702.

380. Watson C J，Bradley J A，Friend P J，et al. Alemtuzumab(CAMPATH 1H)induction therapyin cadaveric kidney transplantation-efficacy and safety at five years. Am J Transplant，2005，5(6)：1347-1353.

381. Wu Z，Bensinger S J，Zhang J，et al. Homeostatic proliferation is a barrier totransplantation tolerance. Nat Med，2004，10(1)：87-92.

382. Trzonkowski P，Zilvetti M，Friend P，et al. Recipient memory-like lymphocytes remain unresponsive to graft antigens after CAMPATH-1H induction with reduced maintenance immunosuppression. Transplantation，2006，82(10)：1342-1351.

383. Vathsala A，Ona E T，Tan S Y，et al. Randomized trial of Alemtuzumab for prevention of graft rejection and preservation of renal function after kidney transplantation. Transplantation，2005，80(6)：765-774.

384. Ciancio G，Burke G W，Gaynor J J，et al. A randomized trial of three renal transplant induction antibodies：early comparison of tacrolimus，mycophenolate mofetil，and steroid dosing，and newer immune-monitoring. Transplantation，2005，80(4)：457-465.

385. Shyu S，Dew M A，Pilewski J M，et al. Five-year outcomes with alemtuzumab induction after lung transplantation. J Heart Lung Transplant，2011，30(7)：743-754.

386. Willicombe M，Brookes P，Santos-Nunez E，et al. Outcome of patients with preformed donor-specific antibodies following alemtuzumab induction and tacrolimusmonotherapy. Am J Transplant，2011，11(3)：470-477.

387. Knechtle S J，Pascual J，Bloom D D，et al. Early and limited use of tacrolimus to avoid rejection in an alemtuzumab and sirolimus regimen for kidney transplantation：clinical results and immune monitoring. Am J Transplant，2009，9(5)：1087-1098.

388. Bloom D，Chang Z，Pauly K，et al. BAFF is increased in renal transplant patients followingtreatment with alemtuzumab. Am J Transplant，2009，9(8)：1835-1845.

389. Chatenoud L，Bluestone J A. CD3-specific antibodies：a portal to the treatment of autoimmunity. Nat Rev Immunol，2007，7(8)：622-632.

390. Ablamunits V，Bisikirska B，Herold K C. Acquisition of regulatory function by human CD8$^+$ T cells treated with anti-CD3 antibody requires TNF. Eur J Immunol，2010，40(10)：2891-2901.

391. Golshayan D，Pascual M. Tolerance-inducing immunosuppressive strategies in clinical transplantation：an overview. Drugs，2008，68(15)：2113-2130.

392. Knechtle S J. Immunoregulation and tolerance. Transplant Proc，2010，42(9 Suppl.)：13-15.

393. Tang Q，Henriksen K J，Boden E K，et al. Cutting edge：CD28 controls peripheral homeostasis of CD4tCD25t regulatory T cells. J Immunol，2003，171(7)：3348-3352.

394. Bluestone J A，Liu W，Yabu J M，et al. The effect of costimulatory and interleukin 2 receptor blockade on regulatory T cells in renal transplantation. Am J Transplant，2008，8(10)：2086-2096.

395. Vincenti F，Charpentier B，Vanrenterghem Y，et al. A phase Ⅲ study of belatacept-

based immunosuppression regimens versus cyclosporine in renal transplant recipients (BENEFIT study). Am J Transplant，2010,10(3):535-546.

396. Larsen C P,Grinyo′ J,Medina-Pestana J,et al. Belatacept-based regimens versus a cyclosporine A-based regimen in kidney transplant recipients：2-year results from the BENEFIT and BENEFIT-EXT studies. Transplantation，2010,90(12):1528-1535.

397. Karam V H,Gasquet I,Delvart V,et al. Quality of life in adult survivors beyond 10 yearsafter liver, kidney, and heart transplantation. Transplantation, 2003, 76 (12): 1699-1704.

398. Vincenti F,de Andre′ s A,Becker T,et al. Interleukin-2 receptor antagonist induction in modern immunosuppression regimens for renal transplant recipients. Transpl Int, 2006,19(6):446-457.

399. Webster A C,Playford E G,Higgins G,et al. Interleukin 2 receptor antagonists for renal transplant recipients：a meta-analysis of randomized trials. Transplantation, 2004,77(2):166-176.

400. Keown P,Balshaw R,Khorasheh S,et al. Meta-analysis of basiliximab forimmunoprophylaxis in renal transplantation. BioDrugs, 2003,17(4):271-279.

401. Brennan D C,Schnitzler M A. Long-term results of rabbit antithymocyte globulin and basiliximab induction. N Engl J Med, 2008,359(16):1736-1738.

402. McKeage K,McCormack P L. Basiliximab：a review of its use as induction therapy in renal transplantation. BioDrugs, 2010,24(1):55-76.

403. Carvalho-Gaspar M,Jones N D,Luo S,et al. Location and time-dependent control of rejection by regulatory T cells culminates in a failure to generate memory T cells. J Immunol，2008,180(10):6640-6648.

404. Nadig S N,Wieckiewicz J,Wu D C,et al. In vivo prevention of transplant arteriosclerosis byexvivo-expanded human regulatory T cells. Nat Med, 2010,16(7):809-813.

405. Billingham R E,Brent L,Medawar P B. Actively acquired tolerance of foreign cells. Nature,1953,172(4379):603-606.

406. Ashton-Chess J,Giral M,Brouard S,et al. Spontaneous operational tolerance after immunosuppressive drug withdrawal in clinical renal allotransplantation. Transplantation, 2007,84(10):1215-1219.

407. Orlando G,Soker S,Wood K. Operational tolerance after liver transplantation. J Hepatol，2009,50(6):1247-1257.

408. Tzakis A G,Reyes J,Zeevi A,et al. Early tolerance in pediatric liver allograft recipients. J Pediatr Surg, 1994,29(6):754-756.

409. Mazariegos G V,Sindhi R,Thomson A W,et al. Clinical tolerance following liver transplantation：long term results and future prospects. Transpl Immunol, 2007,17(2):114-119.

410. Sánchez-Fueyo A. Immunological tolerance and liver transplantation. Gastroenterol Hepatol，2005,28(4):250-256.

411. Sawada T, Asanuma Y, Furuya T, et al. Induction of systemic tolerance in islet allograft by liver transplantation. Transplant Proc, 2001,33(6):2995-2999.

412. Bryan CF1, Luger A M, Martinez J, et al. Cold ischemia time: an independent predictor of increased HLA class I antibody production after rejection of a primary cadaveric renal allograft. Transplantation, 2001,71(7):875-879.

413. Kouwenhoven E A, de Bruin R W, Bajema I M, et al. Cold ischemia augments allogeneic-mediated injury in rat kidney allografts. Kidney Int, 2001,59(3):1142-1148.

414. Heidt S, Segundo D S, Chadha R, et al. The impact of Th17 cells on transplant. Rejection and the induction of tolerance. Curr Opin Organ Transplant, 2010,15(4):456-461.

415. Chang A T, Platt J L. The role of antibodies in transplantation. Transplant Rev(Orlando), 2009,23(4):191-198.

416. Matzinger P. The danger model: a renewed sense of self. Science, 2002,296(5566):301-305.

417. Dunn G P, Old L J, Schreiber R D. The immunobiology of cancer immunosurveillance and immunoediting. Immunity, 2004,21(2):137-148.

418. Kenneth Murphy. Janeway's Immunobiology. 8th ed. Garland Science, Taylor & Francis Group. 2012.

419. van den Boorn J G, Hartmann G. Turning tumors into vaccines: co-opting the innate immune system. Immunity, 2013,39(1):27-37.

420. Chen D S, Mellman I. Oncology meets immunology: the cancer-immunity cycle. Immunity, 2013,39(1)1-10.

421. Anguille S, Smits E L, Lion E, et al. Clinical use of dentritic cells for cancer therapy. Lancet Oncol, 2014,15(7):257-267.

422. Darcy P K, Neeson P, Yong C S, et al. Manipulating immune cells for adoptive immunotherapy of cancer. Curr Opin Immunol, 2014,27:46-52.

423. Maus M V, Fraietta J A, Levine B L, et al. Adoptive immunotherapy for cancer or viruses. Annu Rev Immunol, 2014,32:189-225.

图书在版编目（CIP）数据

临床免疫学进展 / 汪慧英，杨旭燕主编. —杭州：
浙江大学出版社，2015.2
ISBN 978-7-308-14404-9

Ⅰ.①临… Ⅱ.①汪… ②杨… Ⅲ.①临床医学—免
疫学—研究 Ⅳ.①R392

中国版本图书馆 CIP 数据核字（2015）第 032973 号

临床免疫学进展

汪慧英 杨旭燕 主编

责任编辑	周卫群
封面设计	刘依群
出版发行	浙江大学出版社
	（杭州市天目山路 148 号 邮政编码 310007）
	（网址：http://www.zjupress.com）
排　　版	杭州中大图文设计有限公司
印　　刷	杭州日报报业集团盛元印务有限公司
开　　本	787mm×1092mm　1/16
印　　张	25.75
字　　数	627 千
版 印 次	2015 年 2 月第 1 版　2015 年 2 月第 1 次印刷
书　　号	ISBN 978-7-308-14404-9
定　　价	58.00 元